U0188243

淋巴水肿
外科原则与手术技巧

PRINCIPLES AND PRACTICE OF
LYMPHEDEMA SURGERY

2nd Edition

主 编 ［美］Ming-Huei Cheng ［美］David W. Chang
　　　［美］Ketan M. Patel

主 译 韩宝三 龙 笑 葛 新 李 赞

上海科学技术出版社

图书在版编目（CIP）数据

淋巴水肿外科原则与手术技巧 /（美）郑明辉，（美）大卫·张，（美）科坦·帕特尔主编；韩宝三等主译. -- 上海：上海科学技术出版社，2023.8
书名原文：Principles and Practice of Lymphedema Surgery（2nd Edition）
ISBN 978-7-5478-6217-9

Ⅰ. ①淋… Ⅱ. ①郑… ②大… ③科… ④韩… Ⅲ. ①淋巴水肿－外科手术 Ⅳ. ①R654.7

中国国家版本馆CIP数据核字(2023)第106914号

Principles and Practice of Lymphedema Surgery, Second Edition by Ming-Huei Cheng, David W. Chang and Ketan M. Patel

上海市版权局著作权合同登记号 图字：09-2022-0294 号

淋巴水肿外科原则与手术技巧

主　编　［美］Ming-Huei Cheng
　　　　　［美］David W. Chang
　　　　　［美］Ketan M. Patel
主　译　韩宝三　龙　笑　葛　新　李　赞

上海世纪出版（集团）有限公司
上 海 科 学 技 术 出 版 社 出版、发行
（上海市闵行区号景路159弄A座9F-10F）
邮政编码201101　www.sstp.cn
山东韵杰文化科技有限公司印刷
开本 889×1194　1/16　印张 17.5
字数 420千字
2023年8月第1版　2023年8月第1次印刷
ISBN 978-7-5478-6217-9/R·2785
定价：218.00元

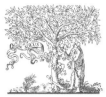

Elsevier (Singapore) Pte Ltd.

3 Killiney Road,

#08-01 Winsland House I,

Singapore 239519

Tel: (65) 6349-0200; Fax: (65) 6733-1817

内容提要

本书汇集多国权威专家的诊治经验，参考最新的研究和指南，对淋巴系统的原理、影像诊断，以及淋巴水肿的治疗、术后管理及热点问题进行了全面解读，突出原理与实践、科研与临床的紧密结合。本书以淋巴水肿外科手术的基础为切入点，全面介绍了淋巴系统的解剖结构、病理生理和分子研究，详细介绍了淋巴系统影像诊断的实施、判读、分期分型和应用，同时重点阐述外科治疗的患者选择、手术规划、术前注意事项、手术技巧和术后护理，对治疗效果的评测工具、随访进行了较详细的说明。本书对于规范化和规模化开展淋巴水肿外科工作具有切实的指导意义。

本书图文并茂、内容全面新颖，可供淋巴水肿专病、肿瘤科、乳腺科医师和护士等医务工作者阅读，可作为指导患者自我监测与随访的参考书，也能为优化淋巴水肿全程管理、推广手术技术提供指导。

献 辞

　　我要向我的家人——父母 Sz-Shin 和 Shiou-Shu Wu，妻子 Hsiao-Fang，我的三个女儿 Josephine、Christine 和 Stephanie 表示衷心的感谢，他们给予我温暖和爱的源泉。大部分闲暇时间，我都在创作这本书，对于家人们一如既往的支持，我感激不尽。

Ming-Huei Cheng

＊ ＊ ＊

　　谨以此书献给我的父母 Paul 和 Esther Chang、妻子 Mary、孩子 Matthew 和 Loren，感谢他们对我的爱和支持。

David W. Chang

＊ ＊ ＊

　　谨以此书献给我的妻子 Ashley，感谢她一直爱我，为我们带来和谐的生活。

　　谨以此书献给我的家人，感谢他们的支持和鼓励。

　　谨以此书献给我的导师和老师们，感谢他们的知识、教育和友谊。

Ketan M. Patel

译者名单

主　　译　韩宝三　龙　笑　葛　新　李　赞

副 主 译　赵海东　赵　鹏　龚益平　宋达疆　王子函　朱　佳

翻译秘书　董爱萍　张绪良

译　　者　（按姓氏笔画排序）

于志勇　山东省肿瘤医院乳腺外科

丰　采　中南大学湘雅医院放射科

王　海　海军军医大学第一附属医院超声诊疗科

王子函　北京大学人民医院乳腺外科

王玟心　上海交通大学医学院附属新华医院乳腺外科

韦长元　广西医科大学附属肿瘤医院乳腺外科

冈天然　中日友好医院麻醉科

牛瑞洁　上海交通大学医学院附属第九人民医院黄浦分院乳腺外科

邓呈亮　遵义医科大学附属医院烧伤整形外科

龙　笑　中国医学科学院北京协和医院整形美容外科

叶　萍　上海理工大学乳腺肿瘤智能诊断与治疗研究中心

朱　佳　江西省南昌大学第一附属医院乳腺外科

任　敏　安徽医科大学第一附属医院乳腺外科

刘　颖　上海交通大学医学院附属新华医院乳腺外科

刘培峰　上海市肿瘤研究所

李　赞　湖南省肿瘤医院乳腺肿瘤整形外科

李云竹　四川大学华西医院整形美容烧伤外科

李竹君　中国医学科学院北京协和医院整形美容外科

李志扬　广东省汕头大学医学院第二附属医院甲状腺乳腺疝外科

杨伊兰　中国医学科学院北京协和医院整形美容外科

汪登斌　上海交通大学医学院附属新华医院放射科

宋达疆　湖南省肿瘤医院乳腺肿瘤整形外科

张小龙　陕西省榆林市星元医院乳腺外科

张绪良　江西省九江市妇幼保健院乳腺外科

陆　森　上海交通大学医学院附属新华医院乳腺外科

陈芳芳　湖北省武汉大学附属中南医院乳腺甲状腺外科

武　彪　江西省南昌大学第一附属医院乳腺外科

林全坤　上海交通大学医学院附属新华医院乳腺外科

郑世鹏　郑州大学第一附属医院乳腺外科

赵　吉　上海交通大学医学院附属同仁医院乳腺外科

赵　希　湖南中医药高等专科学校附属第一医院乳腺科

赵　海　辽宁省抚顺市第四医院乳腺外科

赵　鹏　甘肃省第三人民医院乳腺肿瘤整形科

赵海东　大连医科大学附属第二医院乳腺外科

娄丛坤　上海交通大学医学院附属新华医院乳腺外科

费哲为　上海交通大学医学院附属新华医院乳腺外科

钱　军　蚌埠医学院第一附属医院肿瘤外科

黄久佐　中国医学科学院北京协和医院整形美容外科

黄晓琴　上海交通大学医学院附属瑞金医院灼伤整形科

龚益平　湖北省武汉大学人民医院乳腺甲状腺外科

盛志娟　甘肃省肿瘤医院乳腺外科

常梦玲　上海交通大学医学院附属第九人民医院整复外科

梁铮韵　中国医学科学院北京协和医院整形美容外科

葛　新　郑州大学第一附属医院乳腺外科

董爱萍　上海理工大学乳腺肿瘤智能诊断与治疗研究中心

蒋朝华　上海交通大学医学院附属第九人民医院整复外科

韩宝三　上海交通大学医学院附属新华医院乳腺外科

温博涵　上海交通大学医学院附属新华医院乳腺外科

魏在荣　遵义医科大学附属医院烧伤整形外科

编者名单

主 编

Ming-Huei Cheng, MD, MBA, FACS
Professor, Department of Plastic Surgery
Chief, Center of Lymphedema Microsurgery
Chief, Center of Tissue Engineering
Chang Gung Memorial Hospital
Adjunct Professor, Section of Plastic Surgery
The University of Michigan

David W. Chang, MD, FACS
Chief of Plastic and Reconstructive Surgery
Director of Microsurgery Fellowship
Professor of Surgery
The University of Chicago Medicine and Biological
    Sciences

Ketan M. Patel, MD
Associate Professor
Director, Center for Advanced Lymphedema
    Treatment and Surgery
Division of Plastic Surgery
Department of Surgery
Keck Medical Center of USC

编 者

Allison Brandt Anbari, PhD, RN, CLT-LANA
Assistant Research Professor
Sinclair School of Nursing
University of Missouri-Columbia
Columbia, MO, USA

Elizabeth A. Anderson, MSN, RN, CLT
T32 Health Behavior Science Fellow
Sinclair School of Nursing
University of Missouri-Columbia
Columbia, MO, USA

Jane M. Armer, PhD, RN, CLT, FAAN
Professor
Sinclair School of Nursing
Director, Nursing Research
Ellis Fischel Cancer Center
Director
American Lymphedema Framework Project
University of Missouri-Columbia
Columbia, MO, USA

Michael Bernas, MS
Associate Professor of Medical Education
Director, Scholarly Pursuit and Thesis
TCU and UNTHSC School of Medicine
Fort Worth, TX, USA

Francesco Boccardo Jr, MD, PhD, FACS
Scientific Section and Research Center in
    Lymphatic Surgery
Lymphology and Microsurgery
Department of Surgical Sciences and Integrated
    Diagnostics—DISC
University School of Medical Sciences and
    Pharmaceutics
Genoa, Italy

Miguel G. Bravo, MD
Division of Plastic and Reconstructive Surgery
Beth Israel Deaconess Medical Center
Boston, MA, USA

Håkan Brorson, MD, PhD
Associate Professor
Senior Consultant Plastic Surgeon
Department of Clinical Sciences
Lund University
Plastic and Reconstructive Surgery
Skåne University Hospital
Malmö, Sweden
Professor Faculty of Medicine
Esculera de Graduados
Asociación Médica Argentina
Buenos Aires, Argentina

Carola Brussaard, MD
Department of Medical Imaging & Radiology
University Hospital Brussels (VUB)
Brussels, Belgium

Corradino Campisi, MD, PhD, FACS, MD H.C., Prof H.C.
Distinguished Professor of General Surgery, Vascular Surgery, and Emergency Surgery
Scientific Section and Research Center in Lymphatic Surgery
Lymphology and Microsurgery
Department of Surgical Sciences and Integrated Diagnostics—DISC
University School of Medical Sciences and Pharmaceutics
Genoa, Italy

Corrado Cesare Campisi, MD, PhD, MRMES (Master on Reconstructive Microsurgery Eurpean School)
Adjunct Professor
University of Catania
Plastic, Reconstructive and Aesthetic Surgery
Campisi & Partners, Genoa
GVM Care & Research—Private Hospitals
Villa Serena, Genoa
Rapallo-Genoa, Reggio Emilia
Genoa, Italy

David W. Chang, MD, FACS
Chief of Plastic and Reconstructive Surgery
Director of Microsurgery Fellowship
Professor of Surgery
The University of Chicago Medicine and Biological Sciences
Chicago, IL, USA

Edward I. Chang, MD, FACS
Associate Professor
Department of Plastic Surgery
University of Texas MD Anderson Cancer Center
Houston, TX, USA

Jeff Chang, MD
Clinical Assistant Professor
Division of Plastic Surgery, Department of Surgery
City of Hope Comprehensive Cancer Center
Duarte, CA, USA

Albert H. Chao, MD
Associate Professor
Department of Plastic Surgery
Ohio State University
Columbus, OH, USA

Hung-Chi Chen, MD, PhD, FACS
Professor
Department of Plastic Surgery
Director
International Medical Service Center
China Medical University Hospital
Taichung City, Taiwan, China

Ming-Huei Cheng, MD, MBA, FACS
Professor, Department of Plastic Surgery
Chief, Center of Lymphedema Microsurgery
Chief, Center of Tissue Engineering,
Chang Gung Memorial Hospital
Chang Gung University
College of Medicine
Taoyuan, Taiwan, China
Adjunct Professor, Section of Plastic Surgery
The University of Michigan
Ann Arbor, MI, USA

Thomas Constantine, MD, CM, FRCSC, FACS
Plastic Surgeon
Humber River Hospital
Toronto, Ontario, Canada

Michelle Coriddi, MD
Assistant professor
Plastic & Reconstructive Surgeon
Plastic and Reconstructive Surgery
Memorial Sloan Kettering Cancer Center
New York, NY, USA

Kate D. Cromwell, MS, MPH
Clinical Studies Coordinator
Surgical Oncology
The University of Texas MD Anderson
Cancer Center
Houston, TX, USA

Joseph H. Dayan, MD
Reconstructive Surgeon
Division of Plastic Surgery
Memorial Sloan Kettering Cancer Center
New York, NY, USA

Joseph L. Feldman, MD, CLT-LANA
Program Director, Lymphedema Treatment Program
NorthShore University HealthSystem
Senior Clinician Educator
University of Chicago Pritzker School of Medicine
Chicago, IL, USA

Daniel J. Gould, MD, PhD
Plastic Surgeon
Marina Plastic Surgery
Cedars Sinai Marina del Rey Hospital
Marina del Rey, CA, USA

Suzanne M. Inchauste, MD
Division of Plastic and Reconstructive Surgery
Department of Surgery
Stanford University School of Medicine
Stanford, CA, USA

Katherine A. Jackson, MHS, OTR/L, CLT-LANA
Occupational Therapist
Lymphedema Program Coordinator
Department of Rehabilitation Services
NorthShore University HealthSystem
Evanston, IL, USA

Anna Rose Johnson, MD, MPH
Division of Plastic and Reconstructive
    Surgery
Beth Israel Deaconess Medical Center
Boston, MA, USA

Raghu P. Kataru, PhD
Senior Scientist
Department Surgery
Memorial Sloan Kettering Cancer Center
New York, NY, USA

Isao Koshima, MD, PhD
Professor and Chief
International Center for Lymphedema
Hiroshima University Hospital
Hiroshima City, Japan

Tiffany Ting-Fong Liu, MD
Division of Reconstructive Microsurgery
Department of Plastic and Reconstructive Surgery
Chang Gung Memorial Hospital
College of Medicine
Chang Gung University
Taoyuan, Taiwan, China

Michele Maruccia, MD, PhD
Professor of Plastic and Reconstructive Surgery
Division of Plastic and Reconstructive Surgery
Department of Emergency and Organ
    Transplantation
University of Bari Aldo Moro
Bari, Italy

Babak J. Mehrara, MD

Chief

Plastic and Reconstructive Surgery

Memorial Sloan Kettering Cancer Center

Professor

Plastic and Reconstructive Surgery

Weill Cornell Hospital

New York, NY, USA

Alexander T. Nguyen, MD, FACS, CLT

Plastic Surgeon

Integrative Lymphedema Institute

Dallas, TX, USA

Dung H. Nguyen, MD

Division of Plastic and Reconstructive Surgery

Department of Surgery

Stanford University School of Medicine

Stanford, CA, USA

Marco Pappalardo, MD, MSc

Division of Reconstructive Microsurgery

Department of Plastic and Reconstructive Surgery

Chang Gung Memorial Hospital

Chang Gung University

College of Medicine

Taoyuan, Taiwan, China

Plastic and Reconstructive Surgery

Department of Surgical

Oncological and Oral Sciences

University of Palermo

Italy

Ketan M. Patel, MD

Associate Professor

Director, Center for Advanced Lymphedema
　Treatment and Surgery

Division of Plastic Surgery

Department of Surgery

Keck Medical Center of USC

Los Angeles, CA, USA

Melissa Ryan, PhD

Plastic Surgeon

Scientific Section and Research Center in
　Lymphatic Surgery

Lymphology and Microsurgery

Department of Surgical Sciences and Integrated
　Diagnostics—DISC

University School of Medical Sciences and
　Pharmaceutics

Genoa, Italy

Akira Shinaoka, MD, PhD

Assistant Professor

Department of Human Morphology and Department
　of Plastic and Reconstructive Surgery

Okayama University Graduate School of Medicine

Dentistry and Pharmaceutical Science

Okayama, Japan

Dhruv Singhal, MD

Plastic Surgeon

Division of Plastic and Reconstructive Surgery

Beth Israel Deaconess Medical Center

Boston, MA, USA

Roman J. Skoracki, MD

Plastic Surgeon

Department of Plastic Surgery

Ohio State University

Columbus, OH, USA

Mark L. Smith, MD, FACS

Professor

Surgery

Zucker School of Medicine at Hofstra/Northwell

Hempstead, NY, USA

System Vice Chair

Vice President

Surgical Service Line, Eastern Region

Northwell Health System

Lake Success

Director, Reconstructive Oncology

Northwell Health Cancer Institute

Lake Success, NY, USA

Hiroo Suami, MD, PhD
Associate Professor
Australian Lymphoedema Education, Research and
　Treatment
Faculty of Medicine and Health Sciences
Macquarie University
Sydney, Australia

Yuanlu Sun, PhD, RN, CLT-LANA
Assistant Professor
College of Nursing
University of Missouri-St. Louis
St. Louis, MO, USA

Dorit Tidhar, MPT, CLT
National Director, Research
Physical Therapy Department
Maccabi Healthcare Services
Tel Aviv, Israel

Nuha K. Wareg, MPH, MBBS
Practice Facilitator
Family and Community Medicine
University of Missouri-Columbia
Columbia, MO, USA

Takumi Yamamoto, MD, PhD
Chief and Director
Department of Plastic and Reconstructive
　Surgery
National Center for Global Health and Medicine
　(NCGM)
Tokyo, Japan

Shuji Yamashita, MD, PhD
Assistant Professor
Department of Plastic and Reconstructive Surgery
The University of Tokyo Hospital
Tokyo, Japan

Mehmet Emin Cem Yildirim, MD
Reconstructive Microsurgery Fellow
International Medical Service Center
China Medical University Hospital
Taichung City, Taiwan, China

Assaf Zeltzer, MD, PhD, FCC (Plast)
President of the Belgian Society for Lymphology
　(BESL)
Director
Lymphedema Clinic and European Center for
　Lymphatic Surgery
Department of Plastic and Reconstructive Surgery
University Hospital Brussels (VUB)
Brussels, Belgium

中文版前言

淋巴水肿是一个重要的全球性问题，目前全世界淋巴水肿患者人数超过 1.7 亿，世界卫生组织（WHO）把淋巴水肿列为第 11 位常见的慢性疾病，目前我国大约有超过 200 万患者。全球范围内，最常见的原因是丝虫病，而我国已经基本消除了丝虫病，目前主要由肿瘤治疗引发。然而，淋巴系统的研究多年来进展缓慢，究其原因，与淋巴系统的研究需要显微外科技术、特殊的显影技术、病例相对分散、治疗实践常需要结合康复技术的长期治疗等有关。以乳腺外科为例，传统的乳腺癌根治术有 20%～25% 患者手术后会出现不同程度的患侧上肢水肿，而治疗效果多数并不满意。随着前哨淋巴结示踪技术的确立、传播和放疗技术的精准化，乳腺癌术后上肢水肿的比例下降为 5%～8%，但是淋巴水肿相关问题仍然困惑着患者。

在我国，淋巴水肿长期不受重视，研究进展相对缓慢，多数临床医师对淋巴系统领域并不熟悉。国内有淋巴外科或淋巴研究小组的医疗机构尚少见，与淋巴水肿有关的学术交流更不普遍。对美好生活的向往是每个人的心愿，患者的需求就是我们临床医师的职业追求。可喜的是，近年国内多家医院开展了超显微外科治疗淋巴水肿技术，也有多家医院开办了淋巴水肿康复学习班，但有关淋巴水肿的图书还不多，所以我们从引进国外先进的有关淋巴水肿诊治技术的图书开始，逐渐丰富国内该领域的知识体系。当我们努力完成本书第一版的翻译工作时，我们从出版社了解到本书即将出版第二版，经过讨论，所有译者均坚持重新申请引进第二版图书翻译出版，我们期望能把最新的淋巴系统的知识传播到国内，为国内淋巴水肿诊治水平的提高贡献一份力量。

本书的翻译对于译者也是一个新的学习过程和挑战机会。我们认真翻译和校对了 10 次，由于知识储备和认识有限，常感难以达到理想中的"信、达、雅"，我们心怀忐忑，所以期望读者在阅读过程中给予指正，以帮助我们在再版时及时更正。

感谢所有为本书出版做出贡献的老师和同道。

特别致谢以下组织对本书出版给予的大力支持：

中国乳房重建外科联盟；

与美丽同行·志愿者联盟；

东方乳房重建手术临床解剖学培训基地；

中国妇女发展基金会 与美丽同行·女性健康关爱计划。

世界因为有您而更加美丽！

韩宝三

2023 年 8 月

英文版前言

淋巴水肿的治疗目前正走在医学的前沿。

对于存在残疾和功能障碍的一些患者，手术和保守治疗可改善其生活。

外科医师、临床医师和治疗师已经认识到，淋巴水肿这种慢性病对患者的影响很大。为帮助患者获得最佳的治疗效果，我们必须制订全面的治疗方案，同时构建专业的治疗团队。人们正在积极开展有价值的手术方法治疗淋巴水肿，如淋巴管−静脉分流术、淋巴管移植和带血管淋巴结移植等显微外科技术，以达到缓解水肿症状之目的。参与编写各章内容的权威专家对该领域复杂手术有深入的认识。此外，本书对吸脂术和切除技术也进行了详尽的描述和探讨，还介绍了相关外科手术的适应证、疗效和技术细节等，为读者安全、有效地开展手术打下了理论基础。

本书编写方式独特，具有创新性，利于读者"从头到尾"全面地理解淋巴学和淋巴水肿外科学，利于其开展实践操作，即先从淋巴学的基础知识说起，最后是如何评估治疗效果，读者将一步步地熟悉淋巴水肿患者治疗的全过程。随着淋巴水肿外科的不断发展，亟须借助内容全面的资料，本书就是很好的选择，它可以向全世界顺利推广淋巴水肿诊治专业技术和提供医学指导。

Ming-Huei Cheng, David W. Chang, and Ketan M. Patel

致　谢

　　如果团队没有刻苦耐劳和乐于奉献的精神，是干不好工作的。我要感谢为本书贡献了时间、激情或精力的人们，向他们致以最诚挚的谢意。感谢我的良师，来自长庚纪念医院的 Fu-Chan Wei、Hung-Chi Chen 和 David Chwei-Chin Chuang 教授对我的启示。

　　我还要感谢 Geoffrey L. Robb、Gregory R. D. Evans、Michael J. Miller 和 Stephen S. Kroll 教授，他们在我攻读得克萨斯大学安德森癌症中心医学博士期间（1998—1999 年），促进了我批判性思维及学术写作技巧的提升。衷心感谢我的助手——Miffy Chia-Yu Lin、Hsing-Yu Lin 和 Pinky Yang 所付出的全部时间和精力，感谢 Ingrid Kuo and Spend Design Co., Ltd., Taoyuan, Taiwan, China 提供的精彩插图。

Ming-Huei Cheng

目 录

视频目录

PIN 码激活说明

新用户注册:

1. 刮开涂层, 获取 PIN 码。
2. 网址: https://healthcaredu.com/register/index.php
3. 输入相关信息注册。注册成功后, 网页会自动转入会员登录界面。
4. 填写用户名、密码和机构代码 (P_00001) 登录。
5. 点击 "PIN 码" → 点击 "激活 PIN 码" → 输入 PIN 码 → 点击 "激活"。
6. 点击 "我的课程", 可观看图书配套电子内容。

老用户登录:

1. 刮开涂层, 获取 PIN 码。
2. 网址: https://healthcaredu.com/login/index.php
3. 填写用户名、密码和机构代码 (P_00001) 登录。
4. 点击 "PIN 码" → 点击 "激活 PIN 码" → 输入 PIN 码 → 点击 "激活"。
5. 点击 "我的课程", 可观看图书配套电子内容。

第 1 章

内容导读

MING-HUEI CHENG, DAVID W. CHANG, AND KETAN M. PATEL

借鉴过去，诊疗当下，预示未来。

——希波克拉底

概述

自 21 世纪初以来，淋巴水肿的外科治疗取得了飞速发展。显微外科技术的不断进步，为存在身体和心理后遗症的淋巴水肿患者提供了新的治疗方法。淋巴显微外科相较于其他显微重建外科起步晚，可能是因为目前对于淋巴水肿、淋巴系统解剖生理学及淋巴水肿病理生理学等还缺乏足够的认识。在淋巴水肿的研究中，一直存在诸多棘手问题，包括评估患肢的病理生理变化和结构组成，复现手术效果，平衡疾病评估结果的差异等。近些年，新科技、新技术、新技能突飞猛进，人们对淋巴水肿病程有了进一步理解，从而推动了外科技术的发展，加深了对疾病的认识。

原发性或继发性淋巴水肿患者的数量逐年攀升，吸引了更多学者的注意。即使在发达国家，继发性肢体淋巴水肿在接受区域淋巴结清扫术和（或）放疗的乳腺和妇科肿瘤患者中仍然普遍存在。在肿瘤的治疗过程中，患者与病魔进行着顽强斗争，身心早已饱受摧残，而一旦出现症状性淋巴水肿，可用的治疗方法却寥寥无几。因此，向这些患者提供有效的保守和手术治疗，对患者自身及整个医疗系统都意义重大，患者在生活与工作中可能面临身体压力、失业等问题，这需要与医疗效果进行衡量。

淋巴水肿在诊断和治疗上仍存有许多争议，包括通用诊断标准、患肢测量方法及不同专科医师提供的治疗方案。淋巴水肿的临床分期和治疗方案在乳腺肿瘤科、妇科肿瘤学、康复科、肿瘤科、放射科、放射肿瘤学、血管外科和显微重建外科等专科医师中并未达成共识。各专科医师拥有不同的临床经验，所提供的治疗方案也会迥然不同，因此如何选择合适的治疗方案更是难上加难。

由于淋巴管-静脉吻合术和带血管淋巴结移植术的引入，显微重建外科医师逐渐将目光投向了淋巴水肿手术。尽管相关技术在 21 世纪前就已经出现，但直到最近才开始在临床上应用。运用专门培训的显微外科技术开展手术，确保淋巴液分流进入静脉系统，可以缓解淋巴水肿肢体的压力，进而重新建立淋巴循环，促进瘀滞淋巴液在体内的向心性回流。这些手术技术在临床系列病例中得到验证，并进一步引起了外科学界的关注。

这些新技术诞生后受到外科医师的欢迎，他们开创新外科学会，召开新学术会议，推广新技术。这些新事物形成综合效应，进一步促进了淋巴水肿外科领域的不断发展和壮大，而本书为各章汇编，时效性不可低估。应用手术治疗淋巴水肿的热度飙升，需要全面了解相关的手术治疗方法、非手术治疗方法和诊断方式。感谢不同专业领域的众多专家为本书做出的重要贡献。凭借在淋巴水肿治疗上积累的丰富经验，本书作者团队经过深思熟虑，从实用性出发，力求所有相关专业的读者都可以看懂。

《淋巴水肿外科原则与手术技巧》向读者提供了深入而实用的医学知识，分为淋巴系统的原理、淋巴系统的影像诊断、淋巴水肿的治疗、淋巴水肿的术后管理四篇。本书内容安排合理，便于临床医师对淋巴水肿患者展开临床治疗实践。

第 1 篇

想要理解淋巴水肿外科手术的基础，就必须了解它的历史、争议、成就和所面临的困难。历史总是惊人重复，因此在开展淋巴水肿手术之前，先行概述本专业这些方面的知识，对于提高临床医师的理解力至关重要。第 1 篇介绍原理和理论，为目前理解淋巴水肿的生理原理和病理变化奠定了基础。淋巴水肿的病情发展呈现长期性和动态变化，疾病过程复杂，需要了解脉管系统生理的动态变化，当淋巴流出道长期阻塞时，下游淋巴管会像静脉系统那样发生特征性改变。最近发表了相当多的动物和尸体研究，这将有助于我们改进手术技术，达到更好的治疗效果。分子水平的基础研究有助于淋巴水肿病理生理学的理解，如脂肪生成、炎症和纤维化等过程。通过进一步的分子研究来找到用于治疗或改善淋巴水肿的药物，这并非遥不可及。而原发性淋巴水肿及其伴随的血管病变可能具有更复杂的病因，需要开展更多的研究来解决相关问题。

第 2 篇

自 20 世纪 90 年代以来，核素淋巴造影术开始用于淋巴水肿的诊断，但新版的淋巴水肿分期可以明确淋巴水肿的严重程度，有利于医师选择不同的手术方法。由于技术的进步，应用吲哚菁绿淋巴造影术成为淋巴水肿诊断中的一项重要课题。这一技术也用于指导淋巴管-静脉吻合术。磁共振成像（MRI）和计算机断层扫描（CT）为淋巴水肿的诊断和预后提供了新方法。对淋巴水肿患者展开临床实践的关键是彻底了解现有的

非手术或保守治疗方法。许多患者在淋巴水肿治疗期间要接受弹力衣等物理治疗。而对处于不同疾病阶段的患者而言，什么样的治疗措施才是合适的？如何确保患者在治疗后能达到最佳的功能状况？目前，临床上已有多种形式的治疗方案，可提高疗效，促进患者康复，此篇将会具体阐述这些治疗方案。

第 3 篇

本书的一个主要优势是详细介绍了现有的淋巴水肿外科治疗方法。有关生理性手术（淋巴显微外科技术）和非生理性手术（切除手术和减积手术），将在本篇中详细讨论。治疗晚期淋巴水肿患者常采用切除手术，可联合或不联合带血管淋巴结移植，患肢（肢体变粗、沉重）的压力负荷在手术后降低。此外，针对目前普遍采用的带血管淋巴结皮瓣手术，包括新兴的网膜和肠系膜带血管淋巴结手术方式，本书将由浅入深，分步阐述，确保术者能够安全有效地采集皮瓣。尽管很多已命名的皮瓣都已应用于其他各种重建手术中，但鉴于这些都是组合手术及要引入带血管淋巴结手术，我们应谨慎操作并利用解剖技术来确保手术的成功及可重复性。此篇内容还包括对超显微外科技术进行评估，包括淋巴管-静脉吻合术的各种术式及操作技巧。另外，本篇综述了在对可用脉管、适宜手术部位和可选手术技术进行评估时要考虑的重要问题，以确保淋巴管-静脉旁路手术的效果与预期一致。本篇还介绍了淋巴显微外科预防性治疗这一新概念和新技术。我们很高兴收到了各位作者提供的大量视频，这极大地提高了本书的整体质量。

第 4 篇

淋巴水肿的疗效评估与治疗本身同样重要，这一理念已融入每个技术章节。淋巴水肿手术在不断拓展，以患者为中心的治疗方案将推动本专业的可持续性发展。尽管掌握手术及非手术治疗方案是确保康复的基础，但是出于多种理由，系

统化、标准化的疗效评估方法也至关重要。客观评价法更易获取测定结果，有助于预测疗效和推广治疗方案。此外，标准化的疗效评估方法易于判断病情，在外科领域具有应用价值，进一步增强了我们对淋巴水肿手术的全面认识。随着兴趣的提升和经验的积累，其他医师会采用患者报告的疗效测量方法作为测量基准，证明各种治疗方案的可行性。

结论

淋巴水肿外科治疗快速发展，全球相关的临床经验也在不断积累。我们对重点章节进行全面的结构化汇编，为临床医师提供了针对不同病例组的系统化方法。视频以手术过程和手术技术细节为主题，内容详细全面、循序渐进，对治疗方法的讲解更加直观。总之，本书的每一篇都为临床医师提供了全面而深入的知识基础，有助于他们将淋巴水肿治疗方法付诸医疗实践。

第 1 篇

淋巴系统的原理

Principles of the Lymphatic System

第**2**章

淋巴系统的解剖和结构生理

HIROO SUAMI AND AKIRA SHINAOKA

关键点

- 准确掌握上肢和下肢淋巴系统的正常解剖，有利于医师识别出淋巴水肿引起的结构改变。
- 当浅集合淋巴管发生退变时，淋巴水肿组织内的淋巴解剖结构会发生实质性改变。

- 淋巴水肿可由穿过腋窝或腹股沟区的淋巴通路流出受限所致，与其他区域的淋巴引流途径发生改变不一定有关系。

引言

深入理解淋巴系统的解剖学，有助于医师明确诊断淋巴水肿和选择合适的手术方案。因此，对于从事淋巴疾病诊疗工作的外科医师，不仅要充分掌握淋巴系统的正常解剖结构，还要熟知淋巴水肿所致的解剖学改变。

淋巴系统与血管系统有明显区别，因此血管系统的医学常识并不能帮助我们理解淋巴系统。例如，淋巴系统没有类似心脏的泵血器官；相反，淋巴液的流动主要靠集合淋巴管的自主收缩推动淋巴流动，外周淋巴液会借助骨骼肌运动促进淋巴流动。人体通过动脉和静脉系统实现全身血液循环和血流灌注；而淋巴液在周围组织生成，经淋巴系统回流进入血液循环。

Starling 定律是调节人体液体交换的基本原理 [1]。鉴于对内皮多糖包被层的功能有了新认识，传统的 Starling 定律最近做了相应修改 [2]。修订的 Starling 定律表明，由于无法通过毛细血管和小静脉进行重吸收，过滤后的液体主要经淋巴管反流入循环系统。因此，淋巴系统功能障碍是组织水肿的主要原因。

自 17 世纪汞法发明以来，淋巴管的正常结

构解剖研究已经历时 3 个多世纪 [3]。汞在解剖准备中得到应用并且作为解剖学材料得到认可，增加了人们对循环和淋巴系统的理解 [4]。由于毒性，汞后来不再被应用于解剖学研究。Hiroo Suami 开发出一种可显示尸体标本中淋巴管的显微注射技术 [5]。操作步骤是先应用过氧化氢使淋巴管充气膨胀后被识别，然后将细针插入淋巴管，再注入染料或放射性造影剂，之后淋巴管就能显示出来。近年来，吲哚菁绿（indocyanine green，ICG）淋巴造影术不仅能实现淋巴水肿患者的淋巴管显影，对尸体的淋巴管同样可行 [6]。这种新的成像方法提供了更多的影像学数据，利于我们深入了解淋巴水肿组织中的解剖变化。根据一些研究者的解剖学成果、ICG 淋巴造影术数据和历史资料中的存档图表，我们提出了一个全新的解剖学概念——淋巴群（lymphosome），据此将皮肤划分为不同的淋巴区域 [7, 8]。淋巴区域是指由几个浅淋巴管组成的一个浅淋巴管群，与第一级（前哨）淋巴结相连接（图 2.1）。

医师应该了解正常的淋巴解剖结构，借助影像学基线资料辨别淋巴水肿组织中的解剖结构改变，但仅仅了解正常的解剖结构不足以解释淋巴水肿的影像学改变，因为淋巴水肿往往还与其他

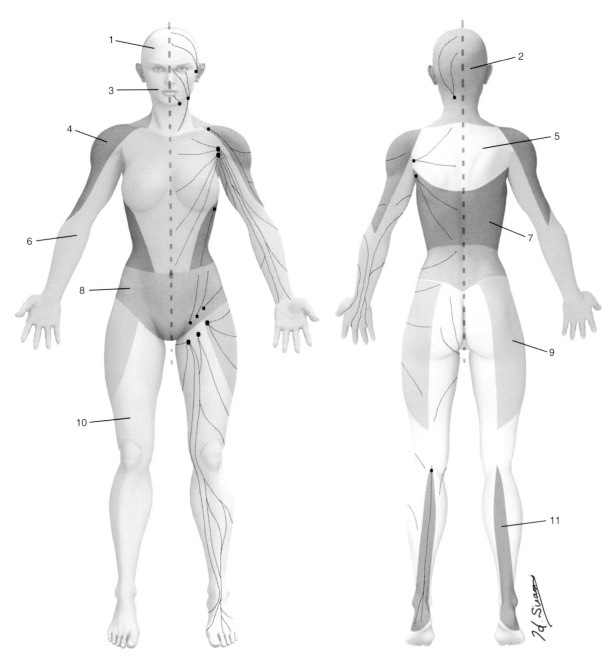

• 图 2.1　人体淋巴群。根据相应部位的淋巴结划分淋巴区域：1，颞；2，枕；3，颏下；4，锁骨下；5，肩胛下；6，腋外侧；7，胸肌；8，腹股沟浅部；9，腹股沟外侧；10，腹股沟下；11，腘（感谢 Hiroo Suami, MD, PhD 提供图片）

因素相关，如淋巴管生成、皮肤淋巴管回流（又称为皮肤回流）和其他结构上的变化。淋巴结清扫术后，淋巴管的解剖结构会发生变化，人体会试图通过不同的方式来维持淋巴引流。解剖结构变化不仅发生在手术部位，也可能发生在与被切除淋巴结相连的任何淋巴管的下游区域。在本章中，我们将描述四肢的正常淋巴解剖结构，并介绍淋巴水肿所致的解剖学变化。

正常上肢淋巴系统解剖

　　上肢的淋巴管起始于手指和手掌（图 2.2）。皮肤的毛细淋巴管和前集合淋巴管相通，汇合成集合淋巴管，在皮下组织内走行（图 2.3）。Kubik 认为每个集合淋巴管都对应着独立的狭长皮肤区域[9]，因此只有向外周多部位注射淋巴成像示踪剂才能获得淋巴管的全面视图[10]。如果

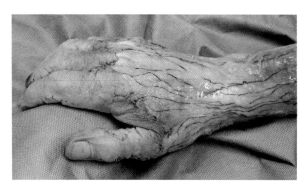

• 图 2.2　染料注入浅集合淋巴管的手标本照片

仅选择 1 个或 2 个部位进行示踪剂注射，术者可能就无法识别出其他部位的受累淋巴管。曾有人认为，不同个体的淋巴管之间存在很大的差异，但实际上并没有来自解剖学证据的支持，而且这一说法也不准确。人与人之间确实存在一定的解剖变异，但就集合淋巴管与相应淋巴结的关系而言，其正常淋巴解剖结构是一致的。

　　上肢淋巴管主要流向以下 2 条通路中的 1 条：腋窝或锁骨淋巴结[11]。深筋膜将淋巴系统分隔为浅、深两层淋巴管。浅淋巴管与腋窝的 1 个或 2 个优势淋巴结（1 个或多个上肢前哨淋巴结）相连。深淋巴管沿着大动脉走行，与腋窝淋巴结相连接。Mascagni[12] 和 Sappey[13] 分别描

述了与锁骨淋巴结相连接的集合淋巴管。最近，Kubik 将这条淋巴通路命名为"侧束"（lateral bundle），由于该通路独立于腋窝的淋巴通路，在腋窝淋巴结清扫时可予保留，因此他认为侧束在淋巴水肿的预防上具有潜在的重要性[9]。Leduc 等通过尸体解剖发现，36% 研究对象的上肢存在侧束[14]。

　　上肢淋巴引流途径的解剖照片和示意图见图 2.4。浅、深淋巴引流系统在大多数区域是互相独立的，但解剖变异可使它们在肘部内侧形成天然的联系。贵要静脉沿着前臂前面内侧向上走行，穿过肘部内侧的深筋膜，注入上臂肱静脉。少数浅集合淋巴管有时与贵要静脉伴行，在上臂形成深集合淋巴管（图 2.4B）。这些淋巴管通常会穿过滑车上淋巴结——肘窝间隙小淋巴结。采用淋巴显像技术识别滑车外淋巴结时，操作者应想到该淋巴结的输出淋巴管转变成深淋巴管。当患者因乳腺癌或皮肤癌行前哨淋巴结活检或 1 区淋巴结清扫时，这种解剖转变可充当旁路途径。深淋巴管与腋静脉伴行，肿瘤外科医师通常不会将腋静脉骨骼化，就是为了避免损伤附近的深淋巴管。深淋巴管对应的淋巴结位于腋窝中央，远离手臂前哨淋巴结。

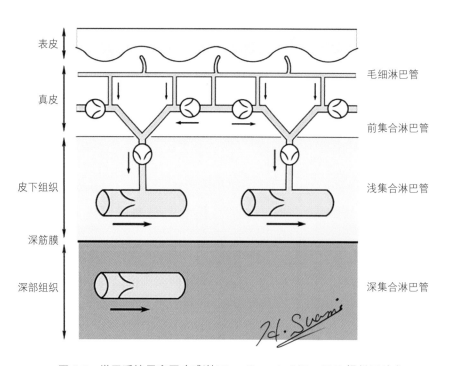

• 图 2.3　淋巴系统示意图（感谢 Hiroo Suami, MD, PhD 提供图片）

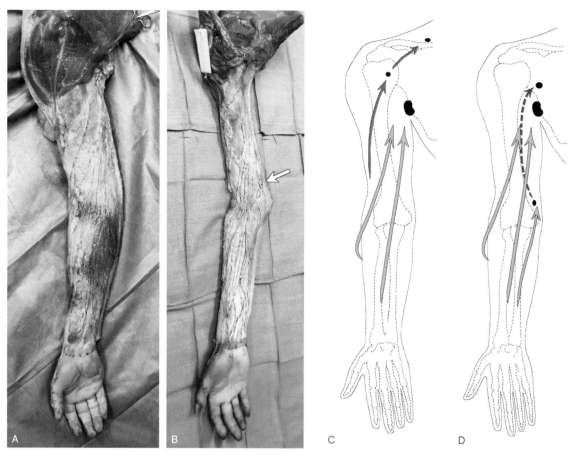

- 图 2.4　上肢淋巴引流途径的解剖照片和示意图。A、C. 腋窝淋巴结引流途径（绿色），锁骨淋巴结引流途径（紫色）。B、D. 腋窝淋巴结引流途径：淋巴液流经浅集合淋巴管（绿色），穿过滑车外淋巴结（白色箭头），再由深集合淋巴管（红色）到达腋窝淋巴结

淋巴水肿上肢的淋巴管解剖改变

　　皮肤淋巴管回流征是诊断淋巴水肿的关键影像学指标。皮肤回流的起因是集合淋巴管中的上游淋巴液流动受限，特征是淋巴液从集合淋巴管回流到皮肤，引起皮肤的毛细淋巴管和前集合淋巴管扩张。回流区的皮肤含水量高于未受累皮肤，因此皮肤含水量是一种测定解剖学变化的无创性指标（图 2.5）。虽然淋巴水肿患者会有皮肤回流区的不适和发胀等不适表现，但当浅淋巴管受阻时，皮肤回流会发挥重要作用，即通过建立功能性替代途径，保证淋巴液的回流。对于轻、中度淋巴水肿［如国际淋巴学会（ISL）Ⅰ期或Ⅱ期］，皮肤淋巴管回流不仅在阻塞和通畅的淋巴管之间形成桥梁，还会在大多数集合淋巴管发生退变（如 ISL Ⅲ期）之后成为输送淋巴液的替

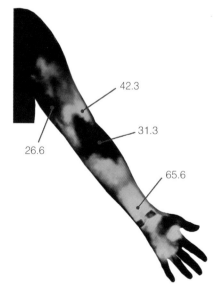

- 图 2.5　采用吲哚菁绿淋巴造影术测量淋巴水肿上肢（包括皮肤淋巴管回流区和非回流区）的皮肤含水量，皮肤淋巴管回流区的皮肤含水量高于未受累的非回流区皮肤

代途径（图2.6）[15]。

淋巴水肿的病理生理学是指淋巴液的产生（流入）和排空（流出）之间失去平衡，即流入超过流出。然而，关于疾病如何发展，淋巴水肿解剖学信息所提供的知识量仍然非常有限。肿瘤外科医师经常会向患者解释说，乳腺癌相关淋巴水肿（breast cancer-related lymphedema，BCRL）是腋窝淋巴结清扫导致淋巴引流受阻所致。我们现有的针对BCRL患者的ICG成像临床数据表明，同侧腋窝仍然是腋窝淋巴结清扫后的主要引流途径[16]。因此，我们建议向患者这样解释淋巴

水肿的病理生理学：腋窝淋巴结清扫后，腋窝处的淋巴液流出受限（并非完全阻塞）导致引流不足，从而发生淋巴水肿。

ICG淋巴造影术、淋巴管造影术和核素淋巴造影术能识别出上肢淋巴水肿的4种淋巴引流模式，即同侧腋窝区、锁骨区、胸骨旁区或对侧腋窝区（图2.7）引流模式[16]。我们发现，淋巴水肿患肢的皮肤回流区与周围分界清晰。对于早期淋巴水肿所累及的淋巴管，其皮肤回流区开始只局限在小范围区域。晚期淋巴水肿患者的淋巴管受损较严重，皮肤回流区的范围扩大[8]。对淋巴

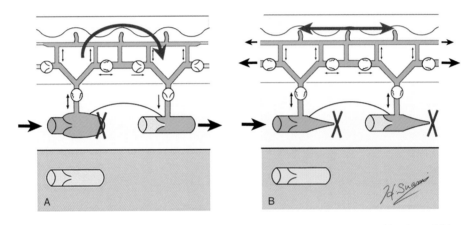

• 图2.6　淋巴水肿结构改变示意图。A. 皮肤淋巴管回流在阻塞的淋巴管和通畅的淋巴管之间形成桥梁。B. 在浅集合淋巴管发生退变之后，皮肤淋巴管回流成为输送淋巴液的替代途径（感谢Hiroo Suami，MD，PhD提供图片）

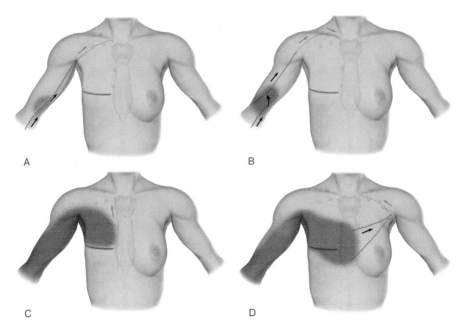

• 图2.7　上肢淋巴水肿的淋巴引流模式示意图。A. 同侧腋窝区。B. 锁骨区。C. 胸骨旁区。D. 对侧腋窝区（引自Suami H, Koelmeyer L, Mackie H, et al. Patterns of lymphatic drainage after axillary node dissection impact arm lymphoedema severity: a review of animal and clinical imaging studies. Surg Oncol. 2018;27:743-750）

水肿患者皮肤淋巴管回流区的识别，有助于外科医师确定手术部位，有助于淋巴水肿治疗师确定异常的淋巴引流路径后实施手法淋巴引流。

正常下肢淋巴系统解剖

和上肢一样，下肢淋巴管也分为浅、深两层，在正常肢体（不存在淋巴水肿）中，这两个系统通常相互独立。淋巴水肿的主要原因是浅淋巴系统功能障碍，因此浅淋巴系统成为淋巴水肿研究的主要领域。有关深淋巴系统的解剖学研究非常有限，但在 Kutsuna[17]、Kubik[18] 和 Delamere[19] 撰写的图书中能找到相关资料。

浅淋巴管始于足趾和足底的毛细淋巴管，在皮下组织中汇合形成集合淋巴管。浅集合淋巴管有 2 条回流通路，1 条与大隐静脉伴行后进入腹

股沟淋巴结，另 1 条与小隐静脉伴行，进入腘窝淋巴结（图 2.8）。Sappey 将大隐静脉淋巴组进一步分为 2 个亚组：内侧组和外侧组。虽然 Sappey 没有提及这两组之间的解剖关系，但我们发现这两组淋巴管各自独立，彼此毫无联系。我们在解剖研究中发现，小腿大隐静脉淋巴组的集合淋巴管可以进一步分为 3 个亚组：前内侧组、后内侧组和前外侧组（图 2.9）[20, 21]。总的来说，小腿部位存在 4 组不同的集合淋巴管，包括后外侧（小隐静脉）组在内（图 2.10）。前内侧组的淋巴管与大隐静脉的轴向分支伴行；后内侧组的淋巴管与大隐静脉的主干伴行，位置比前内侧组深。前内侧组始终保持在浅层，与深淋巴管无连接；而后内侧组有时会与大腿远端内侧区域的深淋巴管相连（图 2.8B）。下肢深淋巴管与腹股沟深淋巴结相连。大腿内侧浅、深两层淋巴

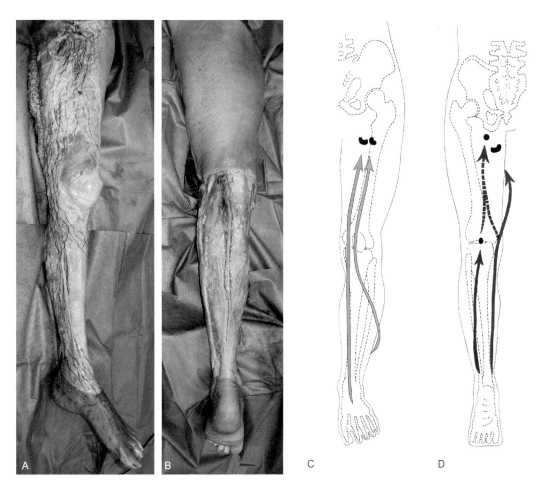

• 图 2.8　下肢淋巴引流途径的解剖照片和示意图。A、C. 前面观。B、D. 后面观。前内侧途径（蓝色），前外侧途径（绿色），后内侧途径（紫色），后外侧途径（红色）

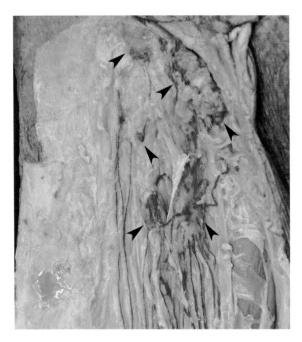

• 图 2.9　右腹股沟区解剖照片。染色的浅集合淋巴管和淋巴结（箭头）。前内侧途径（蓝色），前外侧途径（绿色），后内侧途径（红色）

管之间的解剖变异很重要，因为如果腹股沟浅部淋巴结清扫损伤了腹股沟浅淋巴结的淋巴引流，那么这种解剖变异可以作为迂回通路，从而维持淋巴引流。

后外侧组的集合淋巴管与小隐静脉伴行，进入腘淋巴结。人们发现 90% 以上的正常腿部都有这种引流途径。腘窝处有 1～2 个腘浅淋巴结。腘淋巴结的输出淋巴管垂直向下走行，形成深淋巴管。

综上所述，在小腿中发现了 4 组不同的浅淋巴组。每个淋巴组和相应前哨淋巴结（即淋巴群）之间的关系非常重要，临床上使用淋巴做图可以判断哪些淋巴结和淋巴管受到影响。例如，淋巴做图不仅揭示为什么腿部皮肤癌的前哨淋巴结活检会引起淋巴水肿，还引导术者在选择携带腹股沟淋巴结作为淋巴结移植皮瓣时，如何避免发生供区淋巴水肿[21]。腹股沟浅部含有 10～20

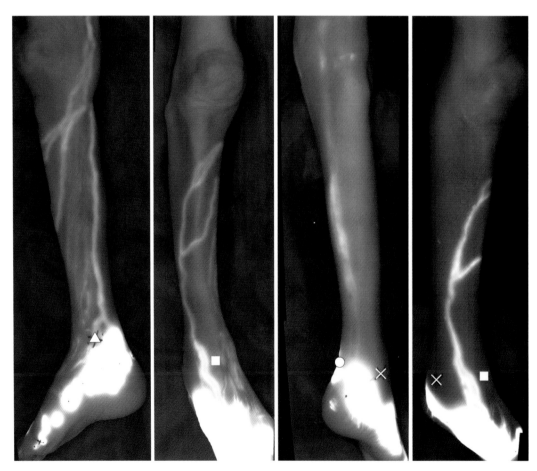

• 图 2.10　吲哚菁绿淋巴造影术显示，下肢标本存在四条不同的途径：前内侧途径（蓝色），前外侧途径（绿色），后内侧途径（紫色），后外侧途径（红色）

个淋巴结。先前针对生殖器癌和腿部黑色素瘤行前哨淋巴结做图的临床研究表明，恶性肿瘤所在位置与腹股沟浅部前哨淋巴结的位置之间存在特定的相关性[22,23]。因此，可以得出这个结论：在浅表腹股沟淋巴结含有几个特定淋巴结能发挥前哨淋巴结的作用，它们接收来自相应皮肤淋巴区域（淋巴群）的淋巴流入。

淋巴水肿下肢的淋巴管解剖改变

对于下肢淋巴水肿患者，其下肢原来正常的淋巴解剖结构会发生显著变化。淋巴结清扫术后，或原发性淋巴水肿患者腹股沟淋巴结发生退变，会导致一些引流途径受损，此时形成替代途径来维持淋巴引流。有几篇文献的作者通过淋巴成像技术发现淋巴水肿部位解剖发生了变化。Kinmonth 通过对腿部原发性淋巴水肿患者实施淋巴造影检查，将患者分为淋巴管增生型和淋巴管再生障碍型[24]。用核素淋巴造影术检查时，识别患肢的腘淋巴结是诊断淋巴功能障碍的标准之一，因为趾蹼处注射通常无法识别腘淋巴结[25]。我们推测，当大隐静脉淋巴管途径受损且原先的淋巴引流途径改道连接到后外侧途径时，可通过趾间隙注射来识别腘淋巴结。Maegawa 研究小组使用核素淋巴造影术对腿部淋巴水肿的严重程度进行分类[26]。他们的研究结果表明，淋巴管的退变始于腹股沟区域周围，并且会随着淋巴水肿的进展而向远端扩展。他认为，当严重的淋巴水肿呈现出晚期表现时，淋巴管最终会消失。

经 ICG 淋巴造影术检查显示，腿部淋巴水肿患者常有淋巴引流途径的改变。当患者患有单

侧淋巴水肿相关的生殖器肿胀时，其淋巴引流途径发生改变，即从同侧腹股沟区转变为越过身体中线并流向对侧腹股沟区（图 2.11）。形成这种新途径（替代途径）的原因是皮肤回流和（或）淋巴管再生。跨中线（midline crossing）的位置较低，比如从耻骨联合前越过中线。我们发现腿部淋巴水肿患者出现这种替代途径时，他们通常伴有生殖器或下腹部淋巴水肿。另一种替代途径是引流至同侧腋窝区，这种变异比较罕见，可能仅仅在双侧腿部淋巴水肿伴有双侧盆腔内引流途径受到限制的病例中才能见到。到目前为止，腿部淋巴水肿患者淋巴引流途径的改变还没有得到足够的关注，进一步的研究也许能够阐明淋巴水肿的病理生理学。

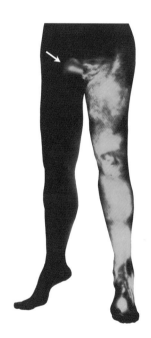

• 图 2.11　对接受腹股沟淋巴结清扫的单侧腿部淋巴水肿患者行吲哚菁绿淋巴造影术检查的图像。左侧患肢的淋巴引流途径发生改变，即从同侧腹股沟区域转变为流向对侧腹股沟区域（箭头）

结论

目前还没有关于淋巴管解剖学和结构生理学的教科书，通过查阅历史资料中的正常淋巴解剖图、借鉴正在进行的解剖学研究等方式，有助于我们更好地了解正常的淋巴解剖。随着新成像技术的发生、发展，淋巴水肿成像中有关解剖结构

改变的影像学数据将继续增加。作者强调，医师必须掌握淋巴系统正常的解剖结构，才能辨别淋巴水肿所致的结构改变。对于淋巴水肿引起淋巴管的变化，我们更要深化认识，因为这有利于制订淋巴水肿综合治疗方案（包含保守和手术治疗）。

参考文献

[1] Starling EH. On the absorption of fluids from connective tissue spaces. *J Physiol*. 1896; 19: 321−326.

[2] Levick JR, Michael CC. Microvascular fluid exchange and the revised Starling principle. *Cardiovasc Res*. 2010; 87: 198−210.

[3] Mayerson HS. Three centuries of lymphatic history — an outline. *Lymphology*. 1969; 2: 143−150.

[4] Hendriksen MM. Anatomical mercury: changing understandings of quicksilver, blood, and the lymphatic system, 1650−1800. *J Hist Med Allied Sci*. 2015; 70: 516−548.

[5] Suami H, Taylor GI, Pan WR. A new radiographic cadaver injection technique for investigating the lymphatic system. *Plast Reconstr Surg*. 2005; 115: 2007−2013.

[6] Shinaoka A, Koshimune S, Yamada K, et al. A fresh cadaver study on indocyanine green fluorescence lymphography: a new whole body imaging technique for investigating the superficial lymphatics. *Plast Reconstr Surg*. 2018; 141: 1161−1164.

[7] Suami H. Lymphosome concept: anatomical study of the lymphatic system. *J Surg Oncol*. 2017; 115: 13−17.

[8] Suami H, Scaglioni M. Anatomy of the lymphatic system and the lymphosome concept with reference to lymphoedema. *Semin Plast Surg*. 2018; 32: 5−11.

[9] Kubik S. The role of the lateral upper arm bundle and the lymphatic watersheds in the formation of collateral pathways in lymphedema. *Acta Biol Acad Sci Hung*. 1980; 31: 191−200.

[10] Shinaoka A, Koshimune S, Yamada K, et al. Correlations between tracer injection sites and lymphatic pathways in the leg: a near-infrared fluorescence lymphography study. *Plast Reconstr Surg*. 2019; 144: 634−642.

[11] Suami H, Taylor GI, Pan WR. The lymphatic territories of the upper limb: anatomical study and clinical implications. *Plast Reconstr Surg*. 2007; 119: 1813−1822.

[12] Mascagni P. *Vasorum Lymphaticorum Corporis Humani Historia et Ichonographia*. Sienne: P. Carli; 1787.

[13] Sappey PC. *Anatomie, Physiologie, Pathologie des Vaisseaux Lymphatiques consideres chez L'Homme et les Vertebres*. Paris: Adrien Delahaye; 1874.

[14] Leduc A, Caplan I, Leduc O. Lymphatic drainage of the upper limb, substitution lymphatic pathways. *Eur J Lymphology*. 1993; 4: 1−18.

[15] Suami H, Kato S. Anatomy of the lymphatic system and its structural disorders in lymphedema. In: Lee BB, Rockson SG, Bergan J, eds. *Lymphedema: A Concise Compendium of Theory and Practice*. Cham: Springer Nature; 2018: 57−78.

[16] Suami H, Koelmeyer L, Mackie H, et al. Patterns of lymphatic drainage after axillary node dissection impact arm lymphoedema severity: a review of animal and clinical imaging studies. *Surg Oncol*. 2018; 27: 743−750.

[17] Kutsuna M. *Anatomie des lymphsystems der Japaner*. Tokyo: Kanehara Shuppan Co.; 1968.

[18] Földi M, Földi E, Stossenreuther, et al. *Földi's Textbook of Lymphology for Physicians and Lymphedema Therapists*. 2nd ed. Munich: Elsevier GmbH; 2006.

[19] Delamere G, Poirier P, Cuneo B. *The Lymphatics*. Westminster: Archibald Constable & Co. Ltd.; 1903.

[20] Shinaoka A, Koshimune S, Suami H, et al. Lower-limb lymphatic drainage pathways and lymph nodes: A CT lymphangiography cadaver study. *Radiology*. 2020; 294: 223−229.

[21] Scaglioni MF, Suami H. Lymphatic anatomy of the inguinal region in aid of vascularized lymph node flap harvesting. *J Plast Reconstr Aesthet Surg*. 2015; 63: 419−427.

[22] Collarino A, Donswijk ML, van Driel WJ, et al. The use of SPECT/ CT for anatomical mapping of lymphatic drainage in vulvar cancer: possible implications for the extent of inguinal lymph node dissection. *Eur J Nucl Med Mol Imaging*. 2015; 42: 2064−2071.

[23] Van der Ploeg IMC, Kroon BBR, Olmos RAV, et al. Evaluation of lymphatic drainage patterns to the groin and implications for the extent of groin dissection in melanoma patients. *Ann Surg Oncol*. 2009; 16: 2994−2999.

[24] Kinmonth JB. Primary lymphedema: classification and other studies based on oleo-lymphography and clinical features. *J Cardiovasc Surg*. 1969; 10(suppl): 65−77.

[25] Burnand KM, Glass DM, Sundaraiya S, et al. Popliteal node visualization during standard pedal lymphoscintigraphy for a swollen limb indicates impaired lymph drainage. *Am J Roentgenol*. 2011; 197: 1443−1448.

[26] Mikami T, Hosono M, Yabuki Y, et al. Classification of lymphoscintigraphy and relevance to surgical indication for lymphaticovenous anastomosis in upper limb lymphedema. *Lymphology*. 2011; 44: 155−167.

第 3 章

淋巴水肿的动物研究和尸体解剖

SUZANNE M. INCHAUSTE, DUNG H. NGUYEN, AND MING-HUEI CHENG

关键点

- 淋巴管生成过程分为有规律性的 4 个不同阶段：淋巴管赋能、淋巴管定型、淋巴管分化和淋巴管成熟。
- 血管内皮生长因子 C 和血管内皮生长因子受体 -3 信号传导对淋巴管生成至关重要。
- 继发性淋巴水肿的动物模型的建立，加深了我们对其发病机制的理解，促进了治疗的进步。
- 动物模型有助于进一步研究带血管淋巴结移植和淋巴管 - 静脉吻合术治疗淋巴水肿的生理

机制、分子基础和长期结局。

- 淋巴水肿的动物模型表明，生长因子介导疗法和纳米原纤维胶原支架在加强淋巴水肿治疗方面具有重要作用。
- 啮齿动物模型中带血管淋巴结皮瓣的静脉阻断临界时间为 4 小时，比动脉阻断临界时间所需的 5 小时更短，结局更严重。
- 尸体研究有助于更好地了解人体浅、深淋巴系统的解剖结构，并为临床应用扩展了供体带血管淋巴结池。

引言

　　淋巴系统在维持组织液稳定、协助免疫监视（将淋巴细胞和抗原呈递细胞运输至淋巴结）等方面发挥重要作用。淋巴系统功能失调将导致淋巴水肿，这是一种慢性进展性疾病，可见组织间液、大分子物质和细胞碎片在局部积聚，导致局部免疫功能受损和受累组织的不可逆变化、皮肤增厚、皮下纤维化和复发性感染。

　　淋巴水肿是一种慢性、致人衰弱的疾病。在发达国家和发展中国家，淋巴水肿作为一种癌症治疗的迟发性后遗症，通常继发于淋巴结清扫和（或）放射治疗[1]。有效的药物和手术治疗仍然是一个挑战，目前尚无治愈的方法。

淋巴水肿研究概述

　　本章重点介绍淋巴水肿基础研究的历史和现

状。淋巴系统相关动物模型的研究发展，使人们对遗传性和获得性淋巴水肿的遗传、分子和病理生理学有了更多了解。慢性获得性淋巴水肿的动物模型改进了外科手术技术和对治疗结果的循证评估。

分子研究

　　依据在猪身上进行的实验，Florence Sabin 在 1902 年首次提出淋巴管生长的机制，认为胚胎静脉产生的原始淋巴囊引发了淋巴管发育[2-4]。随后基于小鼠遗传模型的后续研究发现，早期淋巴血管发育来自胚胎静脉内皮细胞的信号依赖性分化[5-7]。Rickson 等将淋巴管生成过程分为以下 4 个不同阶段：淋巴管赋能（lymphatic competence）、淋巴管定型（lymphatic commitment）、淋巴管分化（lymphatic specification）和淋巴管成熟（lymphatic maturation）[8]。

15

淋巴管赋能发生在胚胎期的第 8.5～9.5 天，所有静脉内皮细胞均表达血管内皮生长因子受体-3（VEGFR-3）和淋巴管内皮透明质酸受体-1（LYVE-1）。血管内皮生长因子 C（VEGF-C）及其受体（VEGFR-3）可以刺激内皮细胞向淋巴管分化[9-12]。研究表明，VEGFR-3 敲除的小鼠因心血管衰竭导致早期死亡，并且其淋巴形成完全停止[13]。

目前，表达 VEGFR-3 突变异活性失活的 Chy 小鼠被当作研究人类遗传性淋巴水肿（Milroy 病）的模型。研究发现，经病毒介导的重组 VEGF-C 给药治疗后，Chy 小鼠淋巴功能得到恢复[14,15]。将 Chy 小鼠与过度表达 VEGF-C156S（VEGFR-3 特异性配体）的转基因小鼠进行杂交，其双转基因后代的淋巴功能也得到恢复[14,16]。这些研究均支持 VEGF-C 是一种具有前景的淋巴功能不全分子疗法。

淋巴管定型发生于胚胎期的第 9.5～10.5 天，胚胎静脉血管内皮细胞亚群通过表达转录因子 Prospero 相关的同源框基因（PROX-1）向淋巴系分化。有人认为来自周围间充质细胞的一种未知信号能诱导转录因子 PROX-1 的表达。相关研究表明 PROX-1 敲除的小鼠存在淋巴发育缺陷，这也证实了 PROX-1 在淋巴特异性分化过程中起作用。

淋巴管分化发生在胚胎期第 10.5～11.5 天，以多种淋巴特异性标志物得到表达和血管内皮特异性标志物的表达下调为特征。

胚胎期第 11.5～12.5 天原始淋巴囊开始形成，此过程称为淋巴管成熟。胚胎期的第 14.5 天，这些淋巴管几乎完全成熟。淋巴管的成熟和组建过程持续到出生后早期，构成了成人淋巴管网。

动物模型

遗传学动物模型有助于我们了解淋巴系统的胚胎发育和原发性淋巴水肿的可能机制。最新的继发性淋巴水肿动物模型加深了我们对这一疾病的认识，指引了治疗的新方向（表 3.1）。动物模型所面临的挑战是提高淋巴水肿研究结果的可重复性和可持续性。

犬

1968 年，Olszewski 等制作了犬淋巴水肿的动物模型，建模方法为横断犬后肢的主要淋巴管，以及环形切除皮肤、皮下组织、筋膜和骨膜，留下的组织缺损进行二期愈合[17-19]。随后通过手术完全移除大腿的淋巴管链建立了改良模型，使淋巴水肿的发生速度提高 1/3～2/3。Das 等和 Chen 等认为，通过向下至肌筋膜的软组织环形切除手术，然后对开放伤口进行放疗，会导致犬下肢淋巴水肿[20,21]。这些犬动物模型可用于研究淋巴管-静脉吻合术和带血管淋巴结移植方法对于逆转淋巴水肿的有效性[20,21]。

Suami 等利用犬动物模型研究淋巴区域，发现犬（图 3.1）和人（图 3.2）的浅淋巴系统和深淋巴系统具有相似性[22]。犬动物模型显示淋巴结清扫术后有淋巴侧支形成，这可能有助于我们进一步理解人体淋巴结清扫术后和放射治疗后的淋巴改变[23]。

羊

Tobbia 等通过切除羊腘窝处的单个淋巴结，同时结扎该淋巴结的结前与结后淋巴管，制成羊淋巴水肿模型[24]，术后 3 天淋巴水肿最严重，术后 12～16 周淋巴功能恢复 80%。这项研究证明了侧支淋巴途径具有再生和发育能力。Tobbia 等在羊模型中还发现，采用带血管淋巴结移植可以改善下肢淋巴水肿，而未进行带血管淋巴结移植者没有改善[25]。

兔

一些研究者已经开发了兔耳的淋巴水肿模型。相比大型哺乳动物模型，兔耳淋巴水肿模型耗时更少、更经济实惠。兔耳缺少深淋巴系统，主要的神经血管和淋巴系统位于耳根，这使得手术剥离更简单。Huang 等通过切除深达软骨的环形条状组织和结扎淋巴干，产生了持续 6 个月以上的稳定淋巴水肿[26]。反对者指出无法重复

| 表 3.1 | 淋巴水肿研究中各种动物模型的发展和比较 |

动物	淋巴水肿模型	淋巴水肿的治疗成功率	意义或临床意义	优　点	缺　点
犬	• 环形切除犬后肢的皮肤、疏松结缔组织、筋膜和淋巴干，联合术前或术后放射	66.6%～70.6%	• 增加放射后可实现持久的淋巴水肿 • 第一个模型证明了 VLNT 的有效性 • 犬和人的淋巴群具有解剖学相关性	• 淋巴解剖结构与人体相似	• 手术复杂 • 潜伏期长
羊	• 切除单个腘窝淋巴结，结扎结前和结后淋巴管	100%	• 能够利用放射性标记的白蛋白对淋巴引流能力进行量化评估	• 解剖结构简单、淋巴结和淋巴管较大，手术操作简单	• 成本高 • 术后 12～16 周，80% 的淋巴功能再生
兔	• 早期的兔耳模型通过环形切除皮肤、黏膜下组织和骨膜来建模，但有较高的软骨坏死率，随后通过保留骨膜来改良模型 • 后肢模型通过环形切除腹股沟淋巴结和淋巴管，切除后肢大腿皮肤和黏膜下组织，联合术后放射来建模	94%（耳） 80%（后肢）	• 显示局部予以 VEGF-C 后能改善淋巴功能 • VEGF-C 联合骨髓基质细胞对淋巴生成有协同作用 • 证实 VEGF-C 和骨髓基质细胞移植可产生淋巴组织	• 解剖结构简单 • 相比大型动物模型，成本低、时间花费少	• 模型设计具有可变性 • 移植到暴露组织上的组织存活困难
啮齿动物	• 鼠遗传模型包括 Chy 鼠模型、各种基因敲除鼠模型及转基因鼠模型 • 鼠尾模型通过在尾巴基底部做环形切口，使皮肤回缩 3 mm 形成环形缺损，随后灼烧淋巴干来建模 • 后肢模型通过切除区域淋巴结和结扎淋巴干，随后进行单剂量 20 Gy 放射来建模。但组织缺损并非必要	20%（Chy-3 小鼠模型） 100%（尾模型） 82%（后肢模型）	• 鼠遗传模型主要用于研究淋巴系统的胚胎发育和原发性淋巴水肿的分子机制 • 淋巴碎片的再生证实和注射外源性 VEGF-C 有关 • 在淋巴水肿中发现与炎症反应和氧化应激相关的基因表达上调，提示抗炎治疗是淋巴水肿的一种潜在治疗方式 • VLNT 治疗可改善淋巴引流，与淋巴结移植的数量有关	• 经济花费少，并且模型容易得到	• 鼠后肢与人肢体的淋巴引流的解剖和细胞机制有所不同

注：VEGF-C，血管内皮生长因子；VLNT，带血管淋巴结移植。

实验结果，并报道有软骨坏死。Fu 等通过技术改良得以保留软骨膜，且未观察到软骨坏死。对该模型做进一步研究后，研究者确定了淋巴结碎片移植后淋巴再生的组织学证据和淋巴引流的改善[27]。随后的一些研究指出，这个模型仅对成

年兔有效[28]。

局部应用重组人 VEGF-C 可改善淋巴功能，减少真皮纤维化，显示了其淋巴管生成的组织学证据[15, 29]。体外研究表明，VEGF-C 可刺激骨髓基质细胞（bone marrow stromal cells，

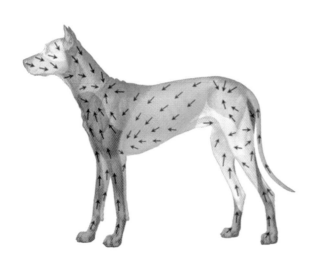

• 图 3.1 根据不同区域的淋巴结、相应的淋巴导管与淋巴引流方向制作的犬淋巴群模型

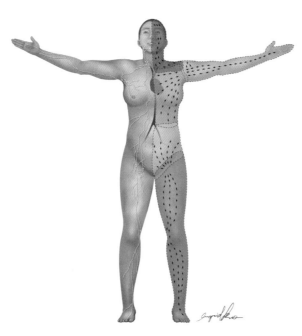

• 图 3.2 根据不同区域的淋巴结部位、相应的淋巴管和淋巴引流制作的人体标本淋巴群模型

BMSC）形成淋巴管[30]。利用这些研究结果，Zhou 等证明在兔肢体获得性淋巴水肿模型中联合 VEGF-C 和 BMSC 的治疗方式对淋巴管生成具有协同作用[31]。

啮齿动物

啮齿动物模型比大型动物模型更容易获得，且成本更低，因此各种啮齿动物模型得以研究开发。鼠尾模型因其复制淋巴水肿的简单性和有效性而获得普及，方法是在鼠尾基部做环形切口，

使皮肤回缩 3 mm，随后灼烧深淋巴干[18]。鼠尾模型已被用于研究 VEGF-C/VEGFR-3 信号通路的作用及基质金属蛋白酶 9（MMP-9）的保护作用[32]。研究表明，在淋巴管缺失或缺陷的情况下，VEGF-C 可能有助于加强淋巴的增殖能力，在含有淋巴管但其功能较差的情况下却并非如此[28, 32, 33]。还有研究利用鼠尾淋巴水肿模型显示炎症反应和氧化应激相关基因表达的上调[34, 35]。

由于鼠尾缺乏淋巴结，其淋巴引流的流体动力学和细胞机制与人体有所不同，故鼠尾淋巴水肿模型的反对者认为该模型和人类疾病缺乏相关性。

开发可靠且可重复的啮齿动物后肢模型一直具有挑战性。由于鼠淋巴再生速度快，仅切除皮瓣和底层淋巴干的初始模型并不成功[36]。进一步研究表明，联合术前或术后放射能引起慢性淋巴水肿[17, 37, 38]。Sommer 等报道切除鼠后肢腹股沟和腘窝淋巴结及邻近淋巴管，随后予以 15 Gy 的放射剂量，4 周后可形成稳定的淋巴水肿状态[39]。研究还发现，注射外源性 VEGF-C 可促进放疗和淋巴结切除术区域内移植的淋巴结碎片再生[40]。Yang 等采用完全的腹股沟和腘窝淋巴结切除，浅、深淋巴管结扎，联合术后单剂量 20 Gy 放疗，成功制成小鼠慢性淋巴水肿模型，维持时间超过 3 个月（图 3.3～图 3.5）[41]。Nguyen 等用校正法证实，将带血管腹主动脉旁淋巴结移植到获得性淋巴水肿肢体与移植的淋巴结数量相关（图 3.6～图 3.8）[42]。Cheng 等开发的小鼠模型实现了吲哚菁绿淋巴造影术对淋巴引流的量化评估[43, 44]，并因此证明了带血管淋巴结在淋巴引流中发挥直接作用，即通过带血管淋巴结皮瓣中的天然淋巴-静脉途径将淋巴液引流到受区静脉中（图 3.9～图 3.12）；在不含淋巴结的皮瓣中未观察到这种情况（图 3.13 和图 3.14）。该项研究的实验数据有力证实了临床结果，在很大程度上阐释了带血管淋巴结移植的机制[43, 44]。

最近的研究利用相同的慢性淋巴水肿小鼠模型[41]证明了放置纳米纤维胶原支架对预防和治

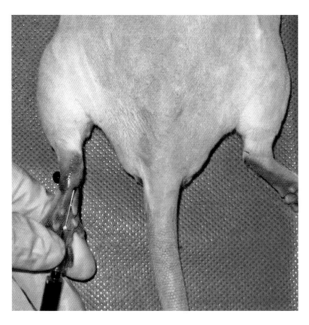

• 图 3.3 在大鼠后肢皮下注射 10% 偶氮蓝（Evan's blue）0.1 mL，用于识别腘窝和腹股沟区的淋巴结及淋巴管

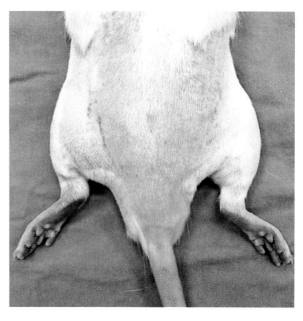

• 图 3.5 淋巴结切除和放疗后 1 个月，偶氮蓝（Evan's blue）残留在缺少淋巴结和放射后的鼠后肢，采用微型 CT 扫描小鼠踝关节至骶髂关节部位，重建图像显示经处理的后肢体积明显增加

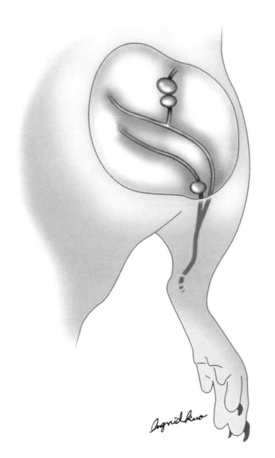

• 图 3.4 切除腘窝和腹股沟淋巴结，横断浅、深淋巴管

疗淋巴水肿的有效性 [45, 46]。规则排列的多腔纳米纤维胶原支架允许液体在组织间隙中的毛细淋巴管内流动（图 3.15）。组织间隙中的液体通道可能通过细胞贴附、排列和迁移等方式引导淋巴管新生。研究表明，将规则排列的纳米纤维胶原支架放置于淋巴管闭塞处，具有引导淋巴管新生的作用 [47-49]。Nguyen 等使用淋巴水肿小鼠模型（淋巴切除术 / 放疗后 1 个月）作为实验对象，将植入嵌有同种异体脂肪干细胞的纳米纤维胶原支架（BioBridge）的小鼠作为治疗组，未治疗的小鼠作为对照组（图 3.16）。此外，还设置了预防组，即接受淋巴切除术后的小鼠在放疗前就已经在体内放置嵌有脂肪干细胞的纳米纤维胶原支架 [50]。Toyserkani 等证实脂肪干细胞贴附在纳米纤维胶原支架（BioBridge）上，能促进淋巴管生成 [51]。微型 CT 和体积分析显示，术后 1 个月预防组未出现淋巴水肿。术后 4 个月，治疗组和预防组的体积较对照组均显著减小（图 3.17）。近红外荧光检查显示，治疗组和预防组在紧挨纳米纤维胶原支架处有淋巴管生长（图 3.18）。近红外荧光检查数据分析显示，治疗组和预防组淋巴管的数量和体积均有所增加 [50]。

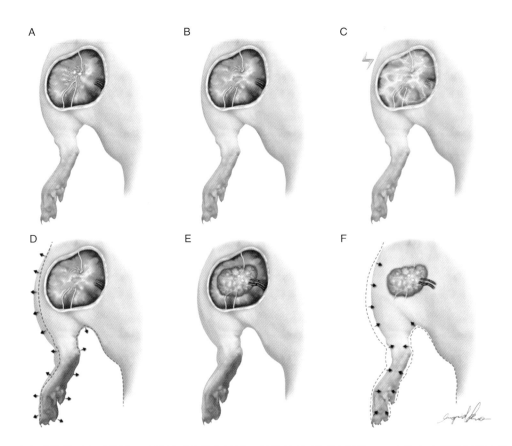

• 图 3.6　啮齿动物模型中后肢淋巴水肿形成和带血管淋巴结移植的系列示意图。A. 在腹股沟脂肪组织中发现腹股沟
　　　淋巴结。B. 切除腹股沟淋巴结、腘窝淋巴结（未显示）和淋巴管。C. 后肢采用单剂量 20 Gy 放射。D. 后肢出现淋
　　　巴水肿，体积增大。E. 切取带血管的腹主动脉旁淋巴结皮瓣，将其移植至腹股沟区。F. 移植成功的淋巴结皮瓣将积
　　　聚的淋巴液引流至股静脉，淋巴水肿肢体体积缩小

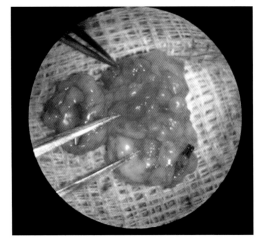

• 图 3.7　基于腹腔动脉，切取带血管腹主动脉
　　　旁淋巴结皮瓣

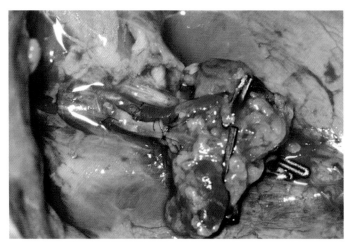

• 图 3.8　将带血管淋巴结皮瓣移植至腹股沟区，吻合血管蒂与股
　　　血管

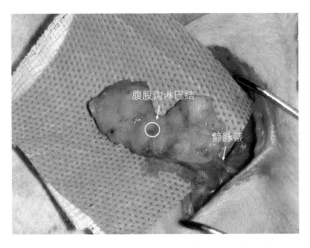

• 图 3.9　从大鼠模型中解剖出携带淋巴结的腹股沟皮瓣，确定皮瓣蒂部。向带血管淋巴结皮瓣边缘注射 0.05 mL 吲哚菁绿

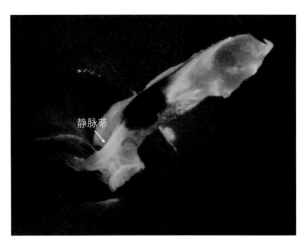

• 图 3.12　荧光从淋巴结通过静脉蒂，平均用时 12 秒

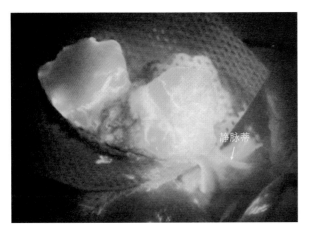

• 图 3.10　用波长 760 nm 过滤的吲哚菁绿摄像机观察荧光，可见淋巴液从皮瓣边缘引流至静脉蒂，平均用时 153 秒

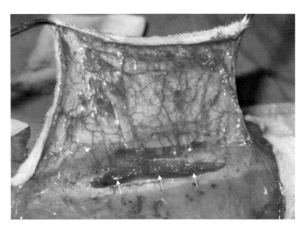

• 图 3.13　解剖大鼠腹壁下动脉穿支皮瓣，皮瓣不含淋巴结，箭头指向皮瓣的血管穿支

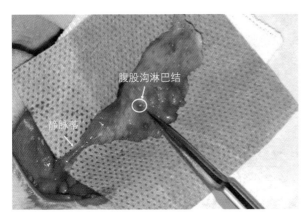

• 图 3.11　在大鼠模型中取携带淋巴结的腹股沟皮肤皮瓣，确定皮瓣蒂。直接向淋巴结注射 0.05 mL 吲哚菁绿

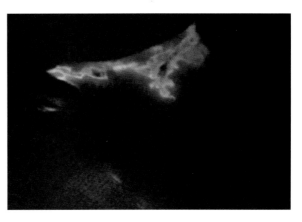

• 图 3.14　荧光在局部滞留，未引流至静脉蒂，观察时间达 30 分钟

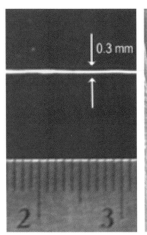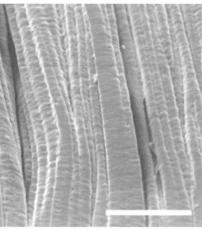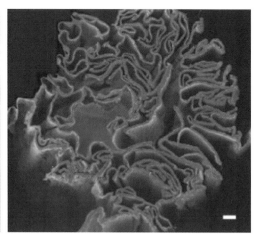

- 图 3.15 纳米纤维胶原支架（BioBridge）的宏观视图（左）、表面结构（中）和横截面结构（右）。白色线条的距离分别代表 50 μm（中）和 20 μm（右）

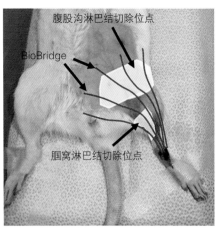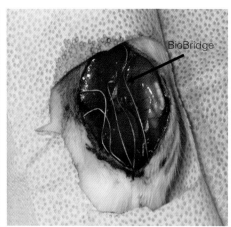

- 图 3.16 预防组放置纳米纤维胶原支架（BioBridge）。切除腹股沟淋巴结和腘窝淋巴结，向每个肢体置入 5 个 BioBridge 并通过微型夹子连接在结缔组织上

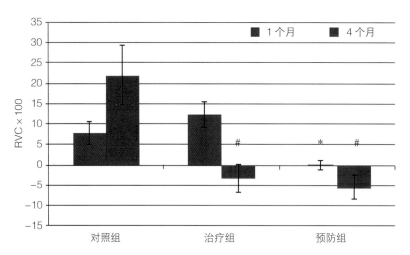

- 图 3.17 微型 CT 和体积分析。对照组于术后 1 个月出现淋巴水肿（RVC=7.7±2.6），术后 4 个月时充分确定为淋巴水肿（RVC=22±7.4）。预防组未发生淋巴水肿（术后 1 个月的 RVC=0.1±0.9，术后 4 个月的 RVC=−5.7±2.9）。治疗组中，术后 1 个月出现淋巴水肿的动物模型（RVC=12.2±3.1）在术后 4 个月时淋巴水肿情况缓解（RVC=−3.4±2.9）。#$P < 0.02$（与术后 4 个月的对照组相比），*$P < 0.01$（与术后 1 个月的对照组相比）。RVC，相对体积变化；RVC= 平均值 ± 标准误差

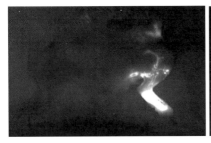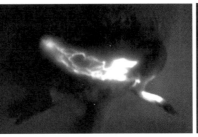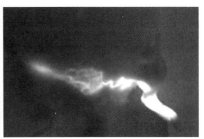

• 图 3.18　近红外荧光显示，治疗组和预防组的集合淋巴管朝向对侧腹股沟区

　　Mendez 等对一组用和不用 VEGFR-3 中和抗体处理的小鼠进行了腋窝淋巴结清扫，并评估了淋巴引流情况[52]。该研究结果重点强调，细胞间隙中的液体恢复正常引流并伴有淋巴管新生，因而证明淋巴损伤后细胞间隙环境起了适应性作用。

　　采用吲哚菁绿淋巴造影术对小鼠模型淋巴引流进行的定量评价证实，淋巴液通过带血管淋巴结皮瓣中的天然淋巴-静脉途径引流到受区静脉[43]，而未进行淋巴结移植的皮瓣内不存在这种情况。这些实验是对带血管淋巴结皮瓣移植的机制的有力证实[43]。

　　应用啮齿动物模型探索带血管淋巴结皮瓣临界缺血时限，经吲哚菁绿淋巴造影术、激光多普勒血流成像和组织学评价等方法确定为 5 小时[53]。Tinhofer 等进一步指出啮齿动物模型中带血管淋巴结皮瓣静脉闭塞的时限为 4 小时，比动脉缺血的时限更短、更严重[54]（图 3.19）。这些研究结果对于带血管淋巴结皮瓣移植的临床实践非常有帮助，特别是术后即刻出现的动脉或静脉损伤[55]。

猪

　　Hadamitzky 等使用获得性淋巴水肿猪模型证明，将 BioBridge 放置并横跨淋巴管阻塞处，可以引导 BioBridge 附近的淋巴管新生，并且术后 3 个月通过淋巴管的免疫荧光染色可以观察到[49]。采用 BioBridge 单独或联合淋巴结碎片治疗尤卡坦小型猪，与手术对照组或 BioBridge 联合外源性 VEGF-C 的第二组比较[56]。BioBridge 放置后的功能变化可以通过 CT、MRI 和作为细胞外液体积聚指标的生物阻抗光谱（bioimpedance

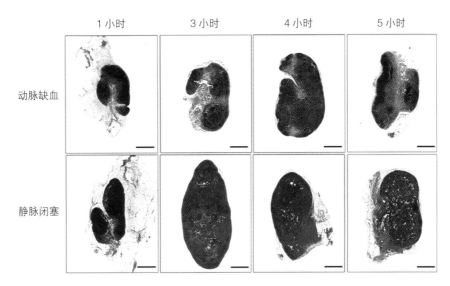

• 图 3.19　淋巴结在不同静脉闭塞时间条件下的苏木精和伊红染色，出血和充血情况随着闭塞程度的增加而加重（引自 Tinhofer IE, Yang CY, Chen C, Cheng MH. Impacts of arterial ischemia or venous occlusion on vascularized groin lymph nodes in a rat model. J Surg Oncol. 2020;121:153-162.）

spectroscopy，BIS）进行评估。与 BioBridge 植入前相比，无论是否使用淋巴结碎片，所有猪模型在植入 BioBridge 后均有 BIS 率的明显改善。6 个月后，组织病理学显示细胞沿着 BioBridge 排列（图 3.20），并且尸体解剖显示存在淋巴管（图 3.21）。该研究证明了植入 BioBridge 后的淋巴新生，这有可能成为淋巴水肿的辅助治疗手段。

尸体解剖

掌握正常淋巴系统至关重要，这利于大家了解肢端淋巴水肿的变化，进而理解淋巴水肿显微外科手术（如淋巴管-静脉吻合术和带血管淋巴结移植）引起的改变。1874 年，Sappy 发表了用水银描绘淋巴系统的尸体研究[57]。Suami 等的研究进一步将淋巴系统分为紧邻表皮下的毛细淋巴管、位于真皮深层具有瓣膜系统的前集合淋巴管，以及浅集合淋巴管和深集合淋巴管[58, 59]。浅集合淋巴管和深集合淋巴管有三层，即内皮细胞层、平滑肌细胞层、胶原纤维和成纤维细胞层，它们通过节律性收缩推动淋巴液在淋巴系统内流动。1909 年，Bartels 提出的淋巴结屏障学

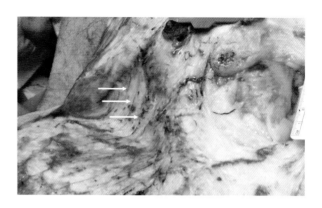

• 图 3.21　植入 BioBridge 的猪肢体在 6 个月时的尸体解剖，白色箭头指向新生淋巴管

说[60] 认为四肢浅淋巴系统起始于指尖和足趾处的毛细淋巴管，然后过渡到与皮肤静脉系统平行走行更深处的集合淋巴管，并与近处的 1～2 个优势淋巴结相连。

根据皮肤不同层次的解剖，浅淋巴系统始终分布于皮下脂肪深层、下肢疏松组织中[61]，以及腹部 Scarpa 筋膜的正上方[62]。具备浅淋巴管的解剖知识是淋巴管-静脉旁路手术成功的关键[61]。进一步的尸体研究描述了多种淋巴结皮瓣的手术解剖和切取技术，扩展了带血管淋巴结移植的可能供区部位，包括腹股沟、颏下、锁骨上、胸部、网膜及肠系膜[63-67]。

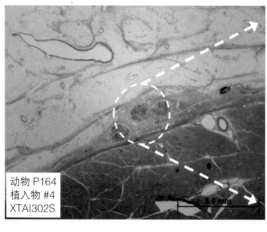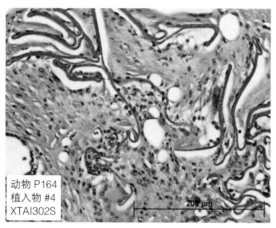

• 图 3.20　BioBridge 植入后的组织病理横截面（白色圆圈）（左）；进一步放大后可见新生淋巴管形成，细胞沿着 BioBridge 排列（右）

结论

各种已发表的淋巴水肿动物研究会提供有关原发性淋巴水肿在分子水平和发病机制等方面的基本信息，我们尚且需要进一步研究动物模型和人之间的差异。然而，这些研究指出生长因子

介导疗法和 BioBridge 有希望用于促进淋巴管生成。治疗原发性淋巴水肿和继发性淋巴水肿的动物模型扩展了我们对淋巴水肿发病机制的理解，并有助于开发有前景的外科治疗方法。

参考文献

[1] Cormier JN, Mungovan KS, Xing Y, Ross MI, Armer JM. Lymphedema beyond breast cancer. *Cancer*. 2010; 5138−5149.

[2] Sabin FR. The method of growth of the lymphatic system. *Science*. 1916; 44(1127): 145−158.

[3] Sabin FR. On the origin of the lymphatic system from the veins and the development of the lymph hearts and thoracic duct in the pig. *Am J Anat*. 1902; 1(3): 367−389.

[4] Sabin FR. On the development of the superficial lymphatics in the skin of the pig. *Am J Anat*. 1904; 3(2): 183−195.

[5] Oliver G, Detmar M. The rediscovery of the lymphatic system: old and new insights into the development and biological function of the lymphatic vasculature. *Genes Dev*. 2002; 16(7): 773−783.

[6] Oliver G. Lymphatic vasculature development. *Nat Rev Immunol*. 2004; 4(1): 35−45.

[7] Shin W, Rockson, SG. Lymphangiogenesis: recapitulation of angiogenesis in health and disease. In: Forough R, ed. *New Frontiers in Angiogenesis*. Springer Verlag: Dordrecht, The Netherlands; 2006: 159−202.

[8] Shin WS, Rockson SG. Animal models for the molecular and mechanistic study of lymphatic biology and disease. *Ann N Y Acad Sci*. 2008; 1131: 50−74.

[9] Joukov V, Pajusola K, Kaipainen A, et al. A novel vascular endothelial growth factor, VEGF-C, is a ligand for the Flt4 (VEGFR-3) and KDR (VEGFR-2) receptor tyrosine kinases. *EMBO J*. 1996; 15 (7): 1751.

[10] Jeltsch M, Kaipainen A, Joukov V, et al. Hyperplasia of lymphatic vessels in VEGF-C transgenic mice. *Science*. 1997; 276(5317): 1423−1425.

[11] Veikkola T, Karkkainen M, Claesson-Welsh L, Alitalo K. Regulation of angiogenesis via vascular endothelial growth factor receptors. *Cancer Res*. 2000; 60(2): 203−212.

[12] Enholm B, Karpanen T, Jeltsch M, et al. Adenoviral expression of vascular endothelial growth factor-C induces lymphangiogenesis in the skin. *Circ Res*. 2001; 88(6): 623−629.

[13] Dumont DJ, Jussila L, Taipale J, et al. Cardiovascular failure in mouse embryos deficient in VEGF receptor-3. *Science*. 1998; 282 (5390): 946−949.

[14] Karkkainen MJ, Saaristo A, Jussila L, et al. A model for gene therapy of human hereditary lymphedema. *Proc Natl Acad Sci U S A*. 2001; 98(22): 12677−12682.

[15] Rockson SG. Preclinical models of lymphatic disease: the potential for growth factor and gene therapy. *Ann N Y Acad Sci*. 2002; 979: 64−75. discussion 76−69.

[16] Bruyere F, Noel A. Lymphangiogenesis: in vitro and in vivo models. *FASEB J*. 2010; 24(1): 8−21.

[17] Kanter MA, Slavin SA, Kaplan W. An experimental model for chronic lymphedema. *Plast Reconstr Surg*. 1990; 85(4): 573−580.

[18] Shin WS, Szuba A, Rockson SG. Animal models for the study of lymphatic insufficiency. *Lymphat Res Biol*. 2003; 1(2): 159−169.

[19] Hadamitzky C, Pabst R. Acquired lymphedema: an urgent need for adequate animal models. *Cancer Res*. 2008; 68(2): 343−345.

[20] Das SK, Franklin JD, O'Brien BM, Morrison WA. A practical model of secondary lymphedema in dogs. *Plast Reconstr Surg*. 1981; 68(3): 422−428.

[21] Chen HC, Pribaz JJ, O'Brien BM, Knight KR, Morrison WA. Creation of distal canine limb lymphedema. *Plast Reconstr Surg*. 1989; 83(6): 1022−1026.

[22] Suami H, Shin D, Chang DW. Mapping of lymphosomes in the canine forelimb: comparative anatomy between canines and humans. *Plast Reconstr Surg*. 2012; 129(3): 612−620.

[23] Suami H, Yamashita S, Soto-Miranda MA, Chang DW. Lymphatic territories (lymphosomes) in a canine: an animal model for investigation of postoperative lymphatic alterations. *PLoS One*. 2013; 8(7): e69222.

[24] Tobbia D, Semple J, Baker A, Dumont D, Semple A, Johnston M. Lymphedema development and lymphatic function following lymph node excision in sheep. *J Vasc Res*. 2009; 46(5): 426−434.

[25] Tobbia D, Semple J, Baker A, Dumont D, Johnston M. Experimental assessment of autologous lymph node transplantation as treatment of postsurgical lymphedema. *Plast Reconstr Surg*. 2009; 124(3): 777−786.

[26] Huang GK, Hsin YP. An experimental model for lymphedema in rabbit ear. *Microsurgery*. 1983; 4(4): 236−242.

[27] Fu K, Izquierdo R, Vandevender D, Warpeha RL, Fareed J. Transplantation of lymph node fragments in a rabbit ear lymphedema model: a new method for restoring the lymphatic pathway. *Plast Reconstr Surg*. 1998; 101(1): 134−141.

[28] Yoon YS, Murayama T, Gravereaux E, et al. VEGF-C gene therapy augments postnatal lymphangiogenesis and ameliorates secondary lymphedema. *J Clin Invest*. 2003; 111(5): 717−725.

[29] Szuba A, Skobe M, Karkkainen MJ, et al. Therapeutic lymphangiogenesis with human recombinant VEGF-C. *FASEB J*. 2002; 16(14): 1985−1987.

[30] Yang Y, Yang JT, Chen XH, et al. Construction of tissue-engineered lymphatic vessel using human adipose derived stem cells differentiated lymphatic endothelial like cells and decellularized arterial scaffold: a preliminary study. *Biotechnol Appl Biochem*. 2018; 65(3): 428−434.

[31] Zhou H, Wang M, Hou C, Jin X, Wu X. Exogenous VEGF-C augments the efficacy of therapeutic lymphangiogenesis induced by allogenic bone marrow stromal cells in a rabbit model of limb secondary lymphedema. *Jpn J Clin Oncol*. 2011; 41(7): 841−846.

[32] Rutkowski JM, Moya M, Johannes J, Goldman J, Swartz MA. Secondary lymphedema in the mouse tail: lymphatic hyperplasia, VEGF-C upregulation, and the protective role of MMP-9. *Microvasc Res*. 2006; 72(3): 161−171.

[33] Goldman J, Le TX, Skobe M, Swartz MA. Overexpression of VEGF-C causes transient lymphatic hyperplasia but not increased lymphangiogenesis in regenerating skin. *Circ Res*. 2005; 96(11): 1193−1199.

[34] Tabibiazar R, Cheung L, Han J, et al. Inflammatory manifestations of experimental lymphatic insufficiency. *PLoS Med*. 2006; 3(7): e254.

[35] Chang TC, Uen YH, Chou CH, Sheu JR, Chou DS.

The role of cyclooxygenase-derived oxidative stress in surgically induced lymphedema in a mouse tail model. *Pharm Biol.* 2013; 51(5): 573−580.

[36] Wang GY, Zhong SZ. A model of experimental lymphedema in rats' limbs. *Microsurgery.* 1985; 6(4): 204−210.

[37] Lee-Donaldson L, Witte MH, Bernas M, Witte CL, Way D, Stea B. Refinement of a rodent model of peripheral lymphedema. *Lymphology.* 1999; 32(3): 111−117.

[38] Oashi K, Furukawa H, Oyama A, et al. A new model of acquired lymphedema in the mouse hind limb: a preliminary report. *Ann Plast Surg.* 2012; 69(5): 565−568.

[39] Sommer T, Meier M, Bruns F, Pabst R, Breves G, Hadamitzky C. Quantification of lymphedema in a rat model by 3D-active contour segmentation by magnetic resonance imaging. *Lymphat Res Biol.* 2012; 10(1): 25−29.

[40] Sommer T, Buettner M, Bruns F, Breves G, Hadamitzky C, Pabst R. Improved regeneration of autologous transplanted lymph node fragments by VEGF-C treatment. *Anat Rec (Hoboken).* 2012; 295 (5): 786−791.

[41] Yang CY, Nguyen DH, Wu CW, et al. Developing a lower limb lymphedema animal model with combined lymphadenectomy and low-dose radiation. *Plast Reconstr Surg Glob Open.* 2014; 2(3): e121.

[42] Kwiecien GJ, Gharb BB, Tadisina KK, et al. Quantity of lymph nodes in the vascularized lymph node transfer influences its lymphaticovenous drainage. *J Reconstr Microsurg.* 2018; 34(1): 41−46.

[43] Cheng MH, Huang JJ, Wu CW, et al. The mechanism of vascularized lymph node transfer for lymphedema: natural lymphaticovenous drainage. *Plast Reconstr Surg.* 2014; 133(2): 192e−198e.

[44] Ito R, Zelken J, Yang CY, Lin CY, Cheng MH. Proposed pathway and mechanism of vascularized lymph node flaps. *Gynecol Oncol.* 2016; 141(1): 182−188.

[45] Miteva DO, Rutkowski JM, Dixon JB, Kilarski W, Shields JD, Swartz MA. Transmural flow modulates cell and fluid transport functions of lymphatic endothelium. *Circ Res.* 2010; 106(5): 920−931.

[46] Goldman J, Conley KA, Raehl A, et al. Regulation of lymphatic capillary regeneration by interstitial flow in skin. *Am J Physiol Heart Circ Physiol.* 2007; 292(5): H2176−2183.

[47] Toyserkani NM, Jensen CH, Tabatabaeifar S, et al. Adipose-derived regenerative cells and fat grafting for treating breast cancer-related lymphedema: lymphoscintigraphic evaluation with 1 year of follow-up. *J Plast Reconstr Aesthet Surg.* 2019; 72(1): 71−77.

[48] Walmsley GG, Atashroo DA, Maan ZN, et al. High-throughput screening of surface marker expression on undifferentiated and differentiated human adipose-derived stromal cells. *Tissue Eng Part A.* 2015; 21(15-16): 2281−2291.

[49] Hadamitzky C, Zaitseva TS, Bazalova-Carter M, et al. Aligned nanofibrillar collagen scaffolds — guiding lymphangiogenesis for treatment of acquired lymphedema. *Biomaterials.* 2016; 102: 259−267.

[50] Nguyen DH, Dionyssiou D, Zaitseva T, Montenegro C, Sue G, Deptula P, Wan D, Paukshto M, Rockson S. *Aligned nanofibrillar collagen scaffolds can treat and prevent lymphedema in rats 2019. American Society of Reconstructive Microsurgery Annual Meeting.* Palm Desert, CA; 2019.

[51] Toyserkani NM, Christensen ML, Sheikh SP, Sorensen JA. Stem cells show promising results for lymphoedema treatment-a literature review. *J Plast Surg Hand Surg.* 2015; 49(2): 65−71.

[52] Mendez U, Brown EM, Ongstad EL, Slis JR, Goldman J. Functional recovery of fluid drainage precedes lymphangiogenesis in acute murine foreleg lymphedema. *Am J Physiol Heart Circ Physiol.* 2012; 302(11): H2250−2256.

[53] Yang CY, Ho OA, Cheng MH, Hsiao HY. Critical ischemia time, perfusion, and drainage function of vascularized lymph nodes. *Plast Reconstr Surg.* 2018; 142(3): 688−697.

[54] Tinhofer IE, Yang CY, Chen C, Cheng MH. Impacts of arterial ischemia or venous occlusion on vascularized groin lymph nodes in a rat model. *J Surg Oncol.* 2019; 121: 153−162.

[55] Koide S, Lin CY, Chen C, Cheng MH. Long-term outcome of lower extremity lymphedema treated with vascularized lymph node flap transfer with or without venous complications. *J Surg Oncol.* 2019.

[56] Hadamitzky C, Zaitseva TS, Bazalova-Carter M, et al. Lymphedema induction and treatment in Yucatan minipigs. National Lymphedema Network International Conference; March 5th 2014, 2014; Barcelona.

[57] Anatomie Sappey M. *Physiologie, Pathologie Des Vaisseaux Lymphatiques.* Paris. Adrien Delahaye; 1874.

[58] Suami H, Taylor GI, Pan WR. The lymphatic territories of the upper limb: anatomical study and clinical implications. *Plast Reconstr Surg.* 2007; 119(6): 1813−1822.

[59] Suami H, Pan WR, Mann GB, Taylor GI. The lymphatic anatomy of the breast and its implications for sentinel lymph node biopsy: a human cadaver study. *Ann Surg Oncol.* 2008; 15(3): 863−871.

[60] Bartels P. Das Lymphgefasssystem. In: Fischer G, ed. *Bardeleben's Handbuch der Anatomie des Menschen.* Vol. 3, pt. 4. Jena: Gustav Fisher. Nabu Press: German; 1909.

[61] Tourani SS, Taylor GI, Ashton MW. Understanding the three-dimensional anatomy of the superficial lymphatics of the limbs. *Plast Reconstr Surg.* 2014; 134(5): 1065−1074.

[62] Tourani SS, Taylor GI, Ashton MW. Anatomy of the superficial lymphatics of the abdominal wall and the upper thigh and its implications in lymphatic microsurgery. *J Plast Reconstr Aesthet Surg.* 2013; 66(10): 1390−1395.

[63] Tinhofer IE, Meng S, Steinbacher J, et al. The surgical anatomy of the vascularized lateral thoracic artery lymph node flap-A cadaver study. *J Surg Oncol.* 2017; 116(8): 1062−1068.

[64] Nonomura H, Tan BK, Tan PWW, Goh T. A surgical approach to the harvest of the vascularized submandibular and submental lymph node flap: the "through-the-gland" dissection technique. *Ann Plast Surg.* 2018; 80(4): 432−437.

[65] Steinbacher J, Tinhofer IE, Meng S, et al. The surgical anatomy of the supraclavicular lymph node flap: a basis for the free vascularized lymph node transfer. *J Surg Oncol.* 2017; 115(1): 60−62.

[66] Tzou CH, Meng S, Ines T, et al. Surgical anatomy of the vascularized submental lymph node flap: anatomic study of correlation of submental artery perforators and quantity of submental lymph node. *J Surg Oncol.* 2017; 115(1): 54−59.

[67] Scaglioni MF, Suami H. Lymphatic anatomy of the inguinal region in aid of vascularized lymph node flap harvesting. *J Plast Reconstr Aesthet Surg.* 2015; 68(3): 419−427.

第4章

淋巴水肿的病理生理和分子研究

BABAK J. MEHRARA, JOSEPH H. DAYAN, MICHELLE CORIDDI, AND RAGHU P. KATARN

引言

淋巴水肿包括由淋巴系统自身发育或遗传异常引起的原发性淋巴水肿，以及由外在因素（如感染、创伤、恶性肿瘤、肥胖等）损害淋巴功能而导致的继发性淋巴水肿。尽管这两种淋巴水肿亚型都存在淋巴功能不全，但是疾病的病理生理学过程复杂，临床表现多变。

最近有研究从分子机制层面对疾病进展的调控及淋巴异常（或损伤）导致的纤维脂肪沉积做了一定的阐述。虽然这项研究令人兴奋，为开发有效的淋巴水肿治疗方法带来了一丝希望，但仍有许多未知。例如，目前尚不清楚为什么一些淋巴水肿患者的病情轻微、不明显，而另一些患者则呈现快速进展的暴发性病程；也不清楚为什么肢体的一些区域比其他区域更容易发生纤维脂肪沉积且疾病进展更快；同样，为什么部分患者能够形成绕过淋巴损伤区的新生侧支淋巴管，从而延缓淋巴水肿进展，目前也不清楚。因此，对淋巴水肿临床活检标本和临床前模型进行细胞和分子研究是生物医学的需求，至关重要，意义重大，有助于阐明有关淋巴水肿病理变化的调节机制。基于这种认识，我们今后就能阻止淋巴水肿的发生，提高药物和手术治疗的效果。本章将对最近的细胞和分子研究进行综述，这些研究揭示了淋巴水肿的病理生理学。

原发性淋巴水肿的病理生理研究

经 DNA 测序研究发现原发性淋巴水肿患者存在基因异常 [1-8]。这种在家庭中传递的基因缺陷可能由种系突变导致，也可能由体细胞的自发性突变发展而来 [9]。基因缺陷会给原发性淋巴水肿患者带来各种影响：起调节淋巴生长和修复作用的生长因子出现异常表达或功能失常，淋巴管瓣膜异常，淋巴管渗漏，以及淋巴平滑肌细胞发生变化。值得注意的是，在大多数原发性淋巴水肿患者中引起淋巴水肿发病的基因缺陷仍然未知，而原发性淋巴水肿最常见的病因是集合淋巴管数量不足和功能不全。这些缺陷可能在出生时就存在，随时间推移愈发恶化，最终导致淋巴水肿。

原发性淋巴水肿患者的发病时间和严重程度有很大不同，可有多种因素参与调控，包括异常基因的外显率、环境因素或激素水平等。例如，由于淋巴系统运输大分子物质的能力还有储备，仅有轻微的遗传性淋巴异常的患者可不出现临床症状。但在手术损伤或肥胖等外加不利因素作用下，淋巴功能进行性下降，最终出现明显的淋巴水肿症状。在另外一些存在淋巴系统种系突变的患者中，异常基因的外显率有限，仅累及部分淋巴管。当疾病病理生理发展到一定程度，超过淋巴系统运输大分子物质的能力时，患者就可能出现淋巴水肿。因此，原发性淋巴水肿的发病时间不确切，一些患者在出生后不久就有症状，称为先天性淋巴水肿，另一些患者很久以后才会发病，称为早发性淋巴水肿或迟发性淋巴水肿，后者更常见。

先天性淋巴水肿在女性患者中最常表现为下肢肿胀，约占所有原发性淋巴水肿病例的 10%～25%[3]。患者的病情严重程度不一，部分患者仅出现轻度肿胀，部分患者则有严重的病理改变。此外，原发性淋巴水肿可单侧或双侧发病，患肢严重程度可不同。Milroy 病（米尔罗伊病，又称遗传性淋巴水肿）是一种家族性疾病，发病与性别相关，是先天性淋巴水肿中典型的类型，占所有先天性原发性淋巴水肿患者总数的 2%～3%[10]。Milroy 病患者存在血管内皮生长因子受体 3（VEGFR-3）杂合失活突变，通常在出生后不久出现腿部肿胀和乳糜胸。血管内皮生长因子 C（VEGF-C）和血管内皮生长因子 D（VEGF-D）作为配体激活 VEGFR-3 的过程是调节淋巴管内皮细胞分化、增殖、迁移和功能的一种关键机制。VEGFR-3 纯合突变在小鼠胚胎发育中具有致死性，相反，杂合失活突变小鼠仍有一部分淋巴发育。因此，Milroy 病患者的四肢淋巴管发育不良，通常下肢更严重。

在 35 岁之前发病称为早发性淋巴水肿，多见于女性（男女比例为 1∶4），患者常在青春期前后出现单侧下肢淋巴水肿症状。疾病发病时间与雌激素波动有重叠，因此研究人员推测性激素可能在疾病的发生发展中起作用[3]。然而调节这种反应的细胞机制仍不清楚，只有少数学者对女性中性激素的淋巴调控功能进行了研究。尽管疾病的严重程度差异很大，但大多数早发性淋巴水肿患者在病理上表现为初始淋巴管减少，集合淋巴管发育不良。

35 岁以后发病则称为迟发性淋巴水肿。这种原发性淋巴水肿不常见，采用排除性诊断，最常累及女性下肢，遗传因素仍不清楚。近来有遗传学研究表明，一些迟发性淋巴水肿患者存在 FOXC2 基因突变，而 FOXC2 基因能够调节淋巴管瓣膜的发育[11-13]。

大多数研究人员承认，仅凭发病年龄对原发性淋巴水肿进行分类随意性较大，对评估个体患者不是很有帮助。例如，采用年龄分类方法无法描述疾病的主要病理生理状况，因此对制订针对性的干预措施作用不大。相反，多数患者通常采用姑息治疗，如加压治疗和物理疗法，防止疾病进展。近年来，更多研究者把临床表现与基因测序联系起来，据此制定出新的分类方法[14]，将先天性淋巴水肿分为以下五大类别：综合征型、全身型或内脏型、发育障碍型、先天性发病，以及迟发性发病。这种更为精确的分类方法包含非常丰富的病理信息，有助于诊断或治疗干预。

继发性淋巴水肿的病理生理研究

继发性淋巴水肿是由淋巴系统阻塞或损伤所致，在世界范围内最常见的病因是致病线虫（班氏吴策丝虫、马来布鲁丝虫和帝汶布鲁丝虫）感染人体，引起淋巴系统阻塞，通常被称为丝虫病。估计全球丝虫性淋巴水肿患者人数至少 2 亿人。丝虫是一类寄生线虫，通过蚊子传播。蚊子所携带的丝虫幼虫经皮肤伤口进入人体，寄生于人体组织，幼虫逐渐发育并沿着淋巴管迁移。幼虫过度生长，随后诱发严重炎症反应，淋巴循环因而阻塞形成进展性淋巴水肿，有一定的致残性[15]。丝虫病的治疗有限，只能在疾病早期服用抗寄生虫药杀死发育中的幼虫。由于丝虫成虫对这类药物具有耐药性，许多患者的病情会持续进展，因此必须采用减容手术切除水肿组织，维持患者的生活质量。

在西方国家，大多数淋巴水肿患者之所以发病，是由于恶性肿瘤治疗引起了医源性淋巴系统受损。乳腺癌、黑色素瘤、妇科或泌尿系肿瘤等实体肿瘤可沿淋巴管扩散，向区域淋巴结转移，所以需要切除相关淋巴结构，从而完善局部肿瘤控制和肿瘤分期[16]。一些恶性肿瘤（如肉瘤）不会向区域淋巴结转移，通常也不需要通过淋巴清扫来达到外科控制或进行分期。然而，广泛的软组织切除和放疗也会严重损伤淋巴系统引起淋巴水肿。尽管报道的淋巴水肿发病率变化很大，但据估计，在所有接受实体瘤手术治疗的患者中有 15%～30% 的人会发生淋巴水肿。

对于大多数接受实体肿瘤手术治疗的患者，其术后会出现一过性、轻微的肢体或组织肿胀，在 2～6 周内会自行消退，无须任何干预。部分患者在术后 4～36 个月会出现淋巴水肿（平均 6～8 个月）[17]。乳腺癌患者行腋窝淋巴结清扫后，在术后 3 年内淋巴水肿的发病率接近 80%。但是，有些患者可能在初次手术多年后方会出现水肿，通常是患肢受到轻微感染或创伤所诱发[18]。对于接受妇科或盆腔肿瘤治疗的患者，下肢淋巴水肿的发病往往更快。在某些情况下，手术后出现的肿胀会一直不消退，这些患者通常会出现淋巴水肿的快速进展。调节这些病情进展的细胞机制虽不清楚，但是重力和位置作用使组织液更易积聚在下肢，这无疑是下肢水肿的一个促成因素。

不同淋巴水肿患者的疾病进展差异极大。一些患者病情轻，进展缓慢，不需要重大干预；另一些患者病情重，淋巴水肿的发病呈暴发性，尽管给予了最大限度的医疗干预，但疾病进展迅速[19]。大多数病情严重的患者都有发生淋巴水肿的额外风险因素（见下文），最突出的是放疗和肥胖。这些风险因素能够放大淋巴损伤的严重程度，同时影响调节脂肪沉积和纤维化的免疫应答。例如，我们在小鼠模型上已经证明，放疗会显著降低淋巴系统运输组织液和免疫细胞的能力[20]。放疗虽不会导致明显的淋巴水肿，但若与手术损伤结合，放疗降低了形成淋巴侧支的可能性，放大了淋巴毁损引起的淋巴缺陷。同样，我们也发现肥胖小鼠由于炎症反应增强和全身淋巴功能下降，在淋巴损伤后往往会出现更严重的淋巴水肿[21]。

对大多数患有淋巴水肿的患者来说，早期诊断和强力的物理治疗 / 加压治疗很有用，有助于预防疾病进展，改善长期疗效。这种方法在淋巴水肿的外科治疗中尤为重要，因为术前采用保守治疗可以减少局部组织内组织液的积聚，调节炎症反应，从而促进侧支淋巴管的建立。保守疗法包括物理干预（如弹力袜和综合消肿治疗）和改变生活方式（如减重和锻炼）等，可以独立地改善淋巴功能[22, 23]。

继发性淋巴水肿的细胞和分子机制

人们一直认为，淋巴水肿的病理生理机制与淋巴损伤后无法形成淋巴侧支循环有关。依据在犬身上进行的解剖学研究，Suami 及其同事确实发现，腋窝淋巴清扫后会形成侧支淋巴通路，绕过手术部位，流入同侧或对侧颈部 / 腋窝。遗传学研究结果为 Suami 的实验假说提供了支持，证明淋巴管生成生长因子及其受体存在基因表达异常或功能异常[24]。不出意外，许多临床前研究表明，生长因子（VEGF-C、肝细胞生长因子、血小板源性生长因子等）能促进淋巴管内皮细胞的增殖和分化，治疗实验性淋巴水肿的疗效令人满意[25-27]。在淋巴结清扫的猪模型上进行的研究表明，VEGF-C 基因治疗提升了淋巴结移植术后的淋巴再生能力[28]。上述研究发现推动了 VEGF-C 基因疗法联合带血管淋巴结移植术治疗乳腺癌相关淋巴水肿临床试验（Lymfactin, Herantis Pharma, Inc.）的开展。这项前瞻性、随机 II 期临床试验目前尚未报道结果。

治疗淋巴水肿患者可选用淋巴管生成疗法，但这一方法备受争议，由于最近的研究结果显示该疗法在其他实验模型中未能改善淋巴水肿，因此应用受阻[29]。VEGF-C 缺乏可引起淋巴水肿的观点同样受到质疑，因为淋巴水肿患者的淋巴水肿组织和血清中，VEGF-C 的表达居然不降反升[30]。癌症患者 VEGF-C 基因疗法涉及的基因翻译可能同样复杂，因为 VEGF-C 也是乳腺癌生长和转移的关键调节因子[27]。

淋巴损伤和侧支淋巴管形成这一假说，无法合理解释淋巴水肿表现出的临床特征。例如，淋巴损伤和侧支形成的假说无法解释为什么淋巴水肿会延迟发生，侧支淋巴管通常在手术后几周或几个月内形成，但大多数患者在手术后几个月甚至几年后才会出现淋巴水肿症状。此外，这种淋巴水肿病理模型不能为以下情况提供依据：部分患者只进行了看似简单的"小手术"（如前哨淋巴结活检或静脉剥离术），但术后仍出现淋巴水肿。淋巴水肿病理学对淋巴管缺陷模型做出了反驳，或许最有趣之处是发现淋巴水肿的病变范围广，累及肢体的整个淋巴管树，而不是仅仅累及损伤部位的淋巴管。继发性淋巴水肿的这些临床特征表明，淋巴损伤只是开始，某些患者还会存在其他病理途径被激活，从而介导疾病的发生和发展。因此，与超生理剂量应用淋巴管生成疗法相比，针对其他病理途径进行治疗可能是更合理的方案。

淋巴水肿组织的组织学特征是纤维脂肪组织沉积、慢性低度炎症反应。纤维化过程累及真皮，导致粗大的胶原束沉积在脂肪组织周围。在晚期患者中，毛细淋巴管和集合淋巴管会被粗大的胶原束包裹[31, 32]。疾病进展与多种因素有关，包括集合淋巴管硬化、淋巴管平滑肌细胞的增殖和淋巴管腔的最终闭塞。尽管在淋巴水肿中调节淋巴管平滑肌细胞发生肥大的细胞机制尚不清楚，但研究人员推测，这可能是由于淋巴损伤和纤维化阻塞了淋巴管，使后负荷增加所致。事实上，相关临床研究选择在实施腋窝淋巴结切除术前，对患者采用血压袖带、核素淋巴造影术检查，研究发现淋巴管泵内压升高会增加术后发生淋巴水肿的风险[33]。人们曾经认为这种压力升高反映了潜在的淋巴病理学，会加重手术不良反应，增加淋巴管泵功能衰竭的倾向[34]。

淋巴组织进行性纤维化和淋巴管闭塞表明，淋巴水肿可能是由淋巴组织纤维化引起的淋巴器官衰竭。这个假说得到以下事实的佐证：在所有其他器官系统中，纤维化是其他所有器官系统功能衰竭的共同终末途径。此时，功能性实质组织逐渐被非功能性瘢痕组织所取代。纤维化疾病和淋巴水肿也存在共同的临床特征，即临床表现多种多样、疾病呈慢性进展、受到遗传或环境因素的调节。淋巴水肿的重要危险因素很多，如辐射、肥胖和反复感染等，而在各种其他纤维增生性疾病的纤维化进程中，这些危险因素同样发挥关键的调节作用。根据这些临床特点，我们推测，手术导致的淋巴系统损伤，会诱发部分患者发生进行性纤维化，机体的淋巴功能受损，

当达到临界值时，才会出现明显的淋巴水肿。疾病发病风险也受到纤维化的独立致病因素所调节。

斯坦福大学 Stanley Rockson 的前瞻性研究表明，慢性炎症在淋巴水肿的病理中起着至关重要的作用。研究小组利用小鼠淋巴水肿模型发现，淋巴水肿会激活炎症级联反应[35]。更重要的是，他们发现非甾体抗炎药酮洛芬对炎症有抑制作用，可降低淋巴损伤所致的淋巴水肿的严重程度。为此，酮洛芬临床试验拉开帷幕，针对 55 名患有上肢或下肢原发性或继发性淋巴水肿的患者，给予酮洛芬治疗，获得药物的疗效结果。该试验最初是一项开放标签研究，共有 21 名患者参与，后来转变为随机、双盲、安慰剂对照试验，共有 34 名患者参与。虽然酮洛芬未能减小多余的肢体体积，但淋巴水肿皮肤的活检标本显示炎症减轻，皮肤组织病理得到改善。该研究组的后续研究表明，酮洛芬通过阻断白三烯 B4 途径，从而使淋巴水肿患者受益[36]。最近，bestatin 临床试验也已完成，bestatin 是一种优先阻断白三烯 B4 通路的药物，虽然结果尚未公布，但早期研究报道表明，接受 bestatin 治疗后，患者的肢体体积没有显著改善。该结果难以解释，但推测可能是所研究的患者群体存在异质性（上肢或下肢的原发性淋巴水肿，上肢或下肢的继发性淋巴水肿）；或者，可能是因为用药时间较短，不足以逆转多年的病理改变、明显的纤维脂肪组织沉积。

我们使用抗炎药物治疗淋巴水肿会更加谨慎，需要先确定淋巴水肿组织中纤维化的关键调节因子所属炎症亚型，然后在此基础上开展治疗[37]。在淋巴水肿小鼠模型、淋巴水肿患者的临床活检标本中，都可见淋巴水肿组织出现大量的 $CD4^+T$ 细胞（辅助性 T 细胞）浸润。此外，辅助 T 细胞的浸润程度与淋巴水肿的严重程度呈正相关。缺乏辅助性 T 细胞，或使用中和抗体耗尽辅助性 T 细胞，可防止淋巴管异常和组织纤维化。相反，在小鼠模型中，细胞毒性 T 细胞、B 细胞或巨噬细胞等其他免疫细胞类型的耗竭，不会影响淋巴水肿的病理生理。

最近，我们发现淋巴水肿组织中的辅助性 T 细胞分化成 Ⅱ 型辅助性 T 细胞（Th2）表型，分泌大量促纤维化细胞因子，包括白介素 4（IL-4）、IL-13 和转化生长因子 B1。通过中和这些生长因子，可有效治疗或预防淋巴水肿，这与 T 辅助细胞耗竭的原理基本相同。这个观念很重要，因为免疫疗法的原理是使用中和抗体来中和细胞因子或特定的免疫细胞亚型，现在许多慢性炎症疾病常会采用免疫疗法，包括特应性皮炎、克罗恩病、类风湿关节炎、银屑病等。这些免疫方法具有高度靶向性，因此患者耐受性良好，也不会产生普通抗炎药物（皮质类固醇等）的副作用。更重要的是，与 VEGF-C 注射不同，Th2 的抑制作用不会增加癌症转移或复发的风险，可安全用于癌症幸存者。因此，免疫疗法可能是治疗淋巴水肿的一种新方法，可作为外科手术的辅助治疗，改善患者预后。

我们在最近的更多研究中发现，将他克莫司（tacrolimus，已获美国食品药品管理局批准上市，是一款通过降低 T 细胞活性来治疗特应性皮炎的药品）应用于淋巴水肿小鼠模型的皮肤上，也非常有效 [32]。重要的是，他克莫司局部给药通常不会发生全身性吸收，规避了许多可能出现的药物副作用。我们应该开展更多临床研究，验证他克莫司治疗淋巴水肿的有效性。

淋巴水肿风险因素的分子机制

肥胖、辐射、感染、衰老和遗传等诸多因素会增加手术后发生淋巴水肿的风险 [38-45]。肥胖是淋巴水肿发病的一个重要风险因素。与正常体重患者［体重指数（body mass index，BMI）< 25 kg/m²］相比，BMI > 30 kg/m² 的肥胖患者发生淋巴水肿的风险增加了 2～5 倍 [46, 47]。即使体重增加发生在淋巴结切除术后，也会使淋巴水肿的发病风险增加 2 倍 [41]。一项随机、对照、前瞻性临床试验的 1 级证据与上述研究结果相一致，证明减肥或阻力运动可以显著减小上肢体积，独立于其他干预手段 [48]。一些前瞻性纵向研究支持这些发现，证明在久坐不动的生活方式下，非肥胖人群淋巴水肿的发生率增加了近 2 倍，这表明仅仅依靠运动就能改善淋巴功能 [49]。

相关临床研究和实验研究已经探讨分析了肥胖、运动因素影响淋巴系统的调节机制。一项有趣的临床研究在考察了正常体重志愿者和健康的肥胖志愿者后表明，肥胖显著降低了脂肪组织大分子清除率，这说明肥胖症患者在基线水平时淋巴清除率已经受损 [50]。一项观察性研究也支持上述观点并发现，即使身体部位未做过手术，也未遭受其他损伤，严重肥胖症患者（BMI > 59 kg/m²）依然会出现自发性腿部淋巴水肿 [51]。该研究基于小样本数据，部分患者的核素淋巴造影术结果异常，示踪剂摄取延迟（引流淋巴结、皮肤回流所致），提示淋巴功能受损与原发性或继发性淋巴水肿一致。因此研究人员推断，肥胖症会导致淋巴功能进行性下降，一旦淋巴系统运输大分子的能力衰竭，患者便会出现明显的淋巴水肿。这一推断经动物实验证实：对存在淋巴功能缺陷的动物实施淋巴切除术，术后发现，动物的淋巴水肿症状加重 [52]。另有实验研究表明，西方高脂肪饮食带来的体重增加与淋巴管数量、淋巴管泵送能力和淋巴管通透性呈线性负相关 [53]。这些病理性改变是由肥胖患者脂肪组织中的慢性炎症反应介导，同时伴随淋巴管周围的巨噬细胞和 T 细胞集聚。炎症细胞通过诱导一氧化氮合酶表达上调，从而导致一氧化氮合成增多，这是一个重要的病理环节，使淋巴集合管扩张和丧失泵送能力。有趣的是，在小鼠模型中，肥胖对淋巴系统的炎症表现随着运动增加或体重减轻而部分可逆 [53, 54]。然而，在临床研究中，研究者分析了减肥手术前、后患者的核素淋巴造影术结果后表明，肥胖诱发的某些淋巴系统病理改变是不可逆的 [55]。综上所述，减肥和运动可能对拟行淋巴手术治疗的患者有益，因为这些行为改变能改善淋巴功能，促进淋巴再生。但我们还需要做更多的研究，以确定肥胖对淋巴系统的病理效应是否可逆，以及如何在细胞水平对它进行调控。

在广泛软组织切除或淋巴清扫的患者中，放疗会使淋巴水肿的发病风险增加 2～5 倍 [56-59]。

研究发现，临床上不做手术、仅放疗的患者很少出现淋巴水肿[59]。这在临床前模型的实验中得到验证，尽管放疗降低了淋巴系统运输大分子的能力，但不足以导致明显的淋巴水肿[20]。放疗对淋巴系统的病理效应主要是纤维化，在小鼠模型中，采取预防性的抗放疗性纤维化治疗，对保护淋巴功能效果显著。放疗和肥胖带来的负面影响是相加的，因为放疗的肥胖患者比没有放疗的更容易发生淋巴水肿[60]。也有几项研究并没有表明放疗和乳腺癌幸存者发生淋巴水肿之间有联系。不同研究得到的结果并不一致，这很可能与放疗照射范围不同（照射乳房对比照射局部淋巴引流区）、患者人群异质性有关。不管怎样，大型前瞻性研究已经证明，对区域淋巴结放疗会显著增加淋巴水肿的发病风险[60]。

许多研究将术后感染、蜂窝织炎与接受淋巴结清扫的患者发生淋巴水肿联系起来[61]，认为是感染破坏了淋巴系统，导致手术后淋巴引流能力进一步减退。这一假说在近期的研究中得到证实，研究者发现细菌毒素和葡萄球菌感染会永久性损伤淋巴管内皮细胞以及淋巴管平滑肌细胞[62]。另有动物研究表明，淋巴损伤会诱导调节性 T 细胞聚集，这可能是淋巴水肿组织中的一种慢性炎症调控方式（见后文）[37]。调节性 T 细胞在机体抑制免疫中起关键作用，是自身免疫的重要调节因子，但在淋巴水肿组织中，调节性 T 细胞的异常聚集会产生不利影响，包括巨噬细胞吞噬和处理细菌的能力受损，T 细胞和 B 细胞介导的获得性免疫反应受抑制[37]。由此可见，存在这些免疫反应异常的淋巴水肿患者发生感染的风险增加。因此先天性和获得性免疫功能缺陷患者容易发生淋巴损伤后感染，给淋巴系统带来额外伤害，进而形成恶性循环，促进疾病快速进展。

研究人员发现，年龄较大的患者发生淋巴水肿的风险更高。例如，一项针对 287 名澳大利亚乳腺癌幸存者的研究中，50 岁以上的患者发生腋窝淋巴结清扫后淋巴水肿的可能性是手术时年龄小于 50 岁人群的 3.1 倍[49]。然而，年龄作为淋巴水肿危险因素的重要性仍备受争议，因为其他研究未能表明两者之间存在显著相关性[63]。虽然如此，小鼠的临床前研究表明衰老对淋巴管有影响，包括降低淋巴管的泵送能力，抑制淋巴管内皮细胞增殖以及增加淋巴管通透性[64, 65]。这些病理改变可能与肥大细胞和组胺生成有关。总之，衰老可能会增加淋巴水肿的发病风险。但是，其中涉及调控的细胞机制，以及生理年龄和生物年龄对淋巴水肿的影响作用，我们还要进一步研究。

基因突变既与原发性淋巴水肿有关联，自然也可能通过降低基线淋巴功能等途径增加继发性淋巴水肿的发病风险，这不足为奇。Finegold 等报道，连接蛋白 47 或者肝细胞生长因子发生基因突变后，显著增加了乳腺癌相关淋巴水肿的发病风险[66, 67]。其他研究表明，单核苷酸多态性（同一基因的正常变异体）显著增加了乳腺癌腋窝淋巴结清扫后继发性淋巴水肿的发病风险[68]。最近的一项荟萃分析总结了以往关于继发性淋巴水肿患者存在基因变异的报告后发现，多达 18 个基因的编码变异会增加淋巴水肿的发病风险[24]。这一观点尤为重要，因为基因检测成本降低后，患者便会在术前进行基因筛查以识别高危患者，从而证明进行额外的药物或手术干预来降低淋巴水肿的发生风险是有必要的。此处的关键点是淋巴水肿病情复杂，其发病风险受内部（基因或患者相关）和外部（手术或治疗）风险因素双重影响。同样明确的是，这些独立变量彼此之间会相互作用，进一步调控疾病的发病风险。

结论

继发性淋巴水肿既是癌症治疗的常见并发症，也是癌症幸存者的主要并发症。最近的研究不仅有助于阐明这种疾病的病理生理学，成为迈向靶向治疗的关键一步，还有助于改善淋巴水肿的手术疗效。

参考文献

[1] Gordon K, Schulte D, Brice G, et al. Mutation in vascular endothelial growth factor-C, a ligand for vascular endothelial growth factor receptor-3, is associated with autosomal dominant Milroy-like primary lymphedema. *Circ Res*. 2013; 112: 956-960.

[2] Irrthum A, Devriendt K, Chitayat D, et al. Mutations in the transcription factor gene SOX18 underlie recessive and dominant forms of hypotrichosis-lymphedema-telangiectasia. *Am J Hum Genet*. 2003; 72: 1470-1478.

[3] Choi I, Lee S, Hong YK. The new era of the lymphatic system: no longer secondary to the blood vascular system. *Cold Spring Harb Perspect Med*. 2012; 2: a006445.

[4] Hennekam RC, Geerdink RA, Hamel BC, et al. Autosomal recessive intestinal lymphangiectasia and lymphedema, with facial anomalies and mental retardation. *Am J Med Genet*. 1989; 34: 593-600.

[5] Mendola A, Schlogel MJ, Ghalamkarpour A, et al. Mutations in the VEGFR3 signaling pathway explain 36% of familial lymphedema. *Mol Syndromol*. 2013; 4: 257-266.

[6] Leiding JW, Holland SM. Warts and all: human papillomavirus in primary immunodeficiencies. *J Allergy Clin Immunol*. 2012; 130: 1030-1048.

[7] Lindhurst MJ, Parker VE, Payne F, et al. Mosaic overgrowth with fibroadipose hyperplasia is caused by somatic activating mutations in PIK3CA. *Nat Genet*. 2012; 44: 928-933.

[8] Lindhurst MJ, Sapp JC, Teer JK, et al. A mosaic activating mutation in AKT1 associated with the Proteus syndrome. *N Engl J Med*. 2011; 365: 611-619.

[9] Browse NL, Stewart G. Lymphoedema: pathophysiology and classification. *J Cardiovasc Surg (Torino)*. 1985; 26: 91-106.

[10] Irrthum A, Karkkainen MJ, Devriendt K, et al. Congenital hereditary lymphedema caused by a mutation that inactivates VEGFR3 tyrosine kinase. *Am J Hum Genet*. 2000; 67: 295-301.

[11] Bell R, Brice G, Child AH, et al. Analysis of lymphoedema-distichiasis families for FOXC2 mutations reveals small insertions and deletions throughout the gene. *Hum Genet*. 2001; 108: 546-551.

[12] Finegold DN, Kimak MA, Lawrence EC, Levinson KL, Cherniske EM, Pober BR, Dunlap JW, Ferrell RE. Truncating mutations in FOXC2 cause multiple lymphedema syndromes. *Hum Mol Genet*. 2001; 10: 1185-1189.

[13] Fang J, Dagenais SL, Erickson RP, et al. Mutations in FOXC2 (MFH-1), a forkhead family transcription factor, are responsible for the hereditary lymphedema-distichiasis syndrome. *Am J Hum Genet*. 2000; 67: 1382-1388.

[14] Connell FC, Gordon K, Brice G, et al. The classification and diagnostic algorithm for primary lymphatic dysplasia: an update from 2010 to include molecular findings. *Clin Genet*. 2013; 84: 303-314.

[15] Babu S, Nutman TB. Immunopathogenesis of lymphatic filarial disease. *Semin Immunopathol*. 2012; 34: 847-861.

[16] Cormier JN, Askew RL, Mungovan KS, et al. Lymphedema beyond breast cancer: a systematic review and meta-analysis of cancer-related secondary lymphedema. *Cancer*. 2010; 116: 5138-5149.

[17] Norman SA, Localio AR, Potashnik SL, et al. Lymphedema in breast cancer survivors: incidence, degree, time course, treatment, and symptoms. *J Clin Oncol*. 2009; 27: 390-397.

[18] Petrek JA, Senie RT, Peters M, et al. Lymphedema in a cohort of breast carcinoma survivors 20 years after diagnosis. *Cancer*. 2001; 92: 1368-1377.

[19] McLaughlin SA. Lymphedema: separating fact from fiction. *Oncology (Williston Park)*. 2012; 26: 242-249.

[20] Avraham T, Yan A, Zampell JC, et al. Radiation therapy causes loss of dermal lymphatic vessels and interferes with lymphatic function by TGF-beta1-mediated tissue fibrosis. *Am J Physiol Cell Physiol*. 2010; 299: C589-C605.

[21] Savetsky IL, Torrisi JS, Cuzzone DA, et al. Obesity increases inflammation and impairs lymphatic function in a mouse model of lymphedema. *Am J Physiol Heart Circ Physiol*. 2014; 307: H165-H172.

[22] Harris SR, Hugi MR, Olivotto IA, et al. Clinical practice guidelines for the care and treatment of breast cancer: 11. Lymphedema. *Can Med Assoc J*. 2001; 164: 191-199.

[23] McKenzie DC, Kalda AL. Effect of upper extremity exercise on secondary lymphedema in breast cancer patients: a pilot study. *J Clin Oncol*. 2003; 21: 463-466.

[24] Visser J, van Geel M, Cornelissen AJM, et al. Breast cancer-related lymphedema and genetic predisposition: a systematic review of the literature. *Lymphat Res Biol*. 2019; 17: 288-293.

[25] Visuri MT, Honkonen KM, Hartiala P, et al. VEGF-C and VEGFC156S in the pro-lymphangiogenic growth factor therapy of lymphedema: a large animal study. *Angiogenesis*. 2015; 18: 313-326.

[26] Baker A, Kim H, Semple JL, et al. Experimental assessment of pro-lymphangiogenic growth factors in the treatment of post-surgical lymphedema following lymphadenectomy. *Breast Cancer Res BCR*. 2010; 12: R70.

[27] Hartiala P, Saarikko AM. Lymphangiogenesis and lymphangiogenic growth factors. *J Reconstr Microsurg*. 2016; 32: 10-15.

[28] Lahteenvuo M, Honkonen K, Tervala T, et al. Growth factor therapy and autologous lymph node transfer in lymphedema. *Circulation*. 2011; 123: 613-620.

[29] Goldman J, Conley KA, Raehl A, et al. Regulation of lymphatic capillary regeneration by interstitial flow in skin. *Am J Physiol Heart Circ Physiol*. 2007; 292: H2176-H2183.

[30] Jensen MR, Simonsen L, Karlsmark T, et al. Higher vascular endothelial growth factor-C concentration in plasma is associated with increased forearm capillary filtration capacity in breast cancer-related lymphedema. *Physiol Rep*. 2015; 3: e12403.

[31] Mihara M, Hara H, Hayashi Y, et al. Pathological steps of cancer-related lymphedema: histological changes in the collecting lymphatic vessels after lymphadenectomy. *PLoS One*. 2012; 7: e41126.

[32] Gardenier JC, Kataru RP, Hespe GE, et al. Topical tacrolimus for the treatment of secondary lymphedema. *Nat Commun*. 2017; 8: 14345.

[33] Cintolesi V, Stanton AW, Bains SK, et al. Constitutively enhanced lymphatic pumping in the upper limbs of women who later develop breast cancer-related lymphedema. *Lymphat Res Biol*. 2016; 14: 50-61.

[34] Modi S, Stanton AW, Svensson WE, et al. Human lymphatic pumping measured in healthy and lymphoedematous arms by lymphatic congestion lymphoscintigraphy. *J Physiol*. 2007; 583: 271-285.

[35] Nakamura K, Radhakrishnan K, Wong YM, et al. Anti-inflammatory pharmacotherapy with ketoprofen ameliorates

experimental lymphatic vascular insufficiency in mice. *PLoS One*. 2009; 4: e8380.

[36] Tian W, Rockson SG, Jiang X, et al. Leukotriene B4 antagonism ameliorates experimental lymphedema. *Sci Transl Med*. 2017; 9: eaal3920.

[37] Kataru RP, Baik JE, Park HJ, et al. Regulation of immune function by the lymphatic system in lymphedema. *Front Immunol*. 2019; 10: 470.

[38] Ahmed RL, Schmitz KH, Prizment AE, et al. Risk factors for lymphedema in breast cancer survivors, the Iowa Women's Health Study. *Breast Cancer Res Treat*. 2011; 130: 981−991.

[39] Ridner SH, Dietrich MS, Stewart BR, et al. Body mass index and breast cancer treatment-related lymphedema. *Supportive Care in Cancer*. 2011; 19: 853−857.

[40] Kwan ML, Darbinian J, Schmitz KH, et al. Risk factors for lymphedema in a prospective breast cancer survivorship study: the Pathways Study. *Arch Surg*. 2010; 145: 1055−1063.

[41] McLaughlin SA, Wright MJ, Morris KT, et al. Prevalence of lymphedema in women with breast cancer 5 years after sentinel lymph node biopsy or axillary dissection: patient perceptions and precautionary behaviors. *J Clin Oncol*. 2008; 26: 5220−5226.

[42] Meeske KA, Sullivan-Halley J, Smith AW, et al. Risk factors for arm lymphedema following breast cancer diagnosis in Black women and White women. *Breast Cancer Res Treat*. 2009; 113: 383−391.

[43] Paskett ED, Naughton MJ, McCoy TP, et al. The epidemiology of arm and hand swelling in premenopausal breast cancer survivors. Cancer Epidemiology, Biomarkers & Prevention: a publication of the American Association for Cancer Research, cosponsored by the American Society of Preventive. *Oncology*. 2007; 16: 775−782.

[44] Sakorafas GH, Peros G, Cataliotti L, et al. Lymphedema following axillary lymph node dissection for breast cancer. *Surg Oncol*. 2006; 15: 153−165.

[45] Norman SA, Localio AR, Kallan MJ, et al. Risk factors for lymphedema after breast cancer treatment. Cancer Epidemiology, Biomarkers & Prevention: a publication of the American Association for Cancer Research, cosponsored by the American Society of Preventive. *Oncology*. 2010; 19: 2734−2746.

[46] Treves N. An evaluation of the etiological factors of lymphedema following radical mastectomy; an analysis of 1,007 cases. *Cancer*. 1957; 10: 444−459.

[47] Helyer LK, Varnic M, Le LW, et al. Obesity is a risk factor for developing postoperative lymphedema in breast cancer patients. *Breast J*. 2010; 16: 48−54.

[48] Shaw C, Mortimer P, Judd PA. A randomized controlled trial of weight reduction as a treatment for breast cancer-related lymphedema. *Cancer*. 2007; 110: 1868−1874.

[49] Hayes SC, Janda M, Cornish B, et al. Lymphedema after breast cancer: incidence, risk factors, and effect on upper body function. *J Clin Oncol*. 2008; 26: 3536−3542.

[50] Arngrim N, Simonsen L, Holst JJ, et al. Reduced adipose tissue lymphatic drainage of macromolecules in obese subjects: a possible link between obesity and local tissue inflammation? *Int J Obes (Lond)*. 2013; 37: 748−750.

[51] Greene AK, Grant FD, Slavin SA. Lower-extremity lymphedema and elevated body-mass index. *N Engl J Med*. 2012; 366: 2136−2137.

[52] Hespe GE, Ly CL, Kataru RP, et al. Baseline lymphatic dysfunction amplifies the negative effects of lymphatic injury. *Plast Reconstr Surg*. 2019; 143: 77e−87e.

[53] Nitti MD, Hespe GE, Kataru RP, et al. Obesity-induced lymphatic dysfunction is reversible with weight loss. *J Physiol*. 2016; 594: 7073−7087.

[54] Hespe GE, Kataru RP, Savetsky IL, et al. Exercise training improves obesity-related lymphatic dysfunction. *J Physiol*. 2016; 594: 4267−4282.

[55] Greene AK, Grant FD, Maclellan RA. Obesity-induced lymphedema nonreversible following massive weight loss. *Plast Reconstr Surg Glob Open*. 2015; 3: e426.

[56] Armer JM. The problem of post-breast cancer lymphedema: impact and measurement issues. *Cancer Invest*. 2005; 23: 76−83.

[57] Erickson VS, Pearson ML, Ganz PA, et al. Arm edema in breast cancer patients. *J Natl Cancer Inst*. 2001; 93: 96−111.

[58] Kocak Z, Overgaard J. Risk factors of arm lymphedema in breast cancer patients. *Acta Oncol*. 2000; 39: 389−392.

[59] Kissin MW, Querci della Rovere G, et al. Risk of lymphoedema following the treatment of breast cancer. *Br J Surg*. 1986; 73: 580−584.

[60] Warren LE, Miller CL, Horick N, et al. The impact of radiation therapy on the risk of lymphedema after treatment for breast cancer: a prospective cohort study. *Int J Radiat Oncol Biol Phys*. 2014; 88: 565−571.

[61] Gould N, Kamelle S, Tillmanns T, et al. Predictors of complications after inguinal lymphadenectomy. *Gynecol Oncol*. 2001; 82: 329−332.

[62] Jones D, Meijer EFJ, Blatter C, et al. Methicillin-resistant *Staphylococcus aureus* causes sustained collecting lymphatic vessel dysfunction. *Sci Transl Med*. 2018; 10.

[63] Soran A, D'Angelo G, Begovic M, et al. Breast cancer-related lymphedema — what are the significant predictors and how they affect the severity of lymphedema? *Breast J*. 2006; 12: 536−543.

[64] Ecker BL, Kaur A, Douglass SM, et al. Age-related changes in HAPLN1 increase lymphatic permeability and affect routes of melanoma metastasis. *Cancer Discov*. 2019; 9: 82−95.

[65] Nizamutdinova IT, Maejima D, Nagai T, et al. Histamine as an endothelium-derived relaxing factor in aged mesenteric lymphatic vessels. *Lymphat Res Biol*. 2017; 15: 136−145.

[66] Finegold DN, Baty CJ, Knickelbein KZ, et al. Connexin 47 mutations increase risk for secondary lymphedema following breast cancer treatment. *Clin Cancer Res*. 2012; 18: 2382−2390.

[67] Finegold DN, Schacht V, Kimak MA, et al. HGF and MET mutations in primary and secondary lymphedema. *Lymphat Res Biol*. 2008; 6: 65−68.

[68] Miaskowski C, Dodd M, Paul SM, et al. Lymphatic and angiogenic candidate genes predict the development of secondary lymphedema following breast cancer surgery. *PLoS One*. 2013; 8: e60164.

第5章

原发性淋巴水肿伴血管和其他淋巴病变

MING-HUEI CHENG AND TIFFANY TING-FONG LIU

关键点

- 原发性肢体淋巴水肿是一种使人衰弱的疾病，新生儿的发病率为每 10 000 人有 1～3 人。患者可同时出现血管病变或者腹膜后淋巴管瘤病伴乳糜性腹腔积液。

- 原发性肢体淋巴水肿的诊断包括病史、体格检查、核素淋巴造影术和吲哚菁绿淋巴造影术。多普勒超声和计算机断层扫描血管造影是诊断是否伴发血管病变的关键评估工具。磁共振和单光子发射计算机断层扫描是诊断腹膜后淋巴管瘤病的必要手段。

- 研究发现，淋巴管-静脉吻合术和带血管淋巴结移植等显微外科手术能够改善原发性肢

体淋巴水肿患者的肢体功能。对大多数原发性肢体淋巴水肿患者而言，如果症状严重且持续时间长或者核素淋巴造影术显示淋巴管完全阻塞，则需要进行带血管淋巴结移植治疗。

- 血管支架植入术适用于伴有近端静脉或动脉闭塞的原发性肢体淋巴水肿，推荐手术时机为淋巴水肿显微外科手术前 6 个月。

- 乳糜静脉旁路术（chylovenous bypass）能有效治疗腹膜后淋巴管瘤病，若患者同时伴有原发性肢体淋巴水肿，可以同步进行淋巴水肿显微外科手术联合乳糜静脉旁路术。

引言

原发性肢体淋巴水肿是一种使人衰弱的疾病，据报道，每 10 000 名新生儿中有 1～3 人发病，男女比例为 1 : 3.5[1, 2]，根据发病年龄分为先天性（出生时发病）、早发性（出生后至 35 岁）和迟发性（超过 35 岁）[3]。研究者在原发性淋巴水肿患者中发现了特定的基因突变，包括 VEGFR-3（Milroy 病）[4, 5]、PIEZO1[6]、EPHB4[7]、CCBE1（Hennekam 综合征）[8]、PI3K/AKT/mTOR 通路（PI3KCA 相关过度生长谱）[9]、SOX18（少毛症-毛细血管扩张症-淋巴水肿）[10]、FOXC2（淋巴水肿-双行睫综合征）[11] 和 KIF11（小头畸形-脉络膜视网膜病变-淋巴水肿-智力低下）[12]。除诊断所需的临床病史和体格检

查外，近年来锝-99m（99mTc）核素淋巴造影术、吲哚菁绿（ICG）淋巴造影术的应用进展显著提高了原发性肢体淋巴水肿的诊断准确度[13, 14]。虽然原发性肢体淋巴水肿手术治疗的确切疗效尚未得到证实，但研究表明淋巴管-静脉吻合术（lymphovenous anastomosis，LVA）和带血管淋巴结移植（vascularized lymph node transfer，VLNT）等显微外科手术确实有效[15-17]。关于原发性肢体淋巴水肿患者长期预后的文献很少。

伴随的血管和其他淋巴病变，如静脉血栓形成、血管畸形、动脉闭塞、腹膜后淋巴管瘤病引起的乳糜腹腔积液等，可诱发甚至加重原发性肢体淋巴水肿。由于关于原发性肢体淋巴水肿患者发生血管和其他淋巴疾病的研究报道很少，因此

往往被忽视，诊断上更加困难。

在本章中，作者重点介绍了自己的临床经验并结合相关文献，在原发性肢体淋巴水肿伴血管和淋巴系统疾病的诊断和治疗上提供建议。

概念

先前报道显示，20%～30% 的慢性静脉疾病患者同时伴有淋巴功能障碍，这可能是由蜂窝织炎或淋巴系统负荷过重引起的[18-21]。因此，静脉阻塞和淋巴功能障碍之间可能存在潜在协同效应。Szuba 等的报道指出，4.6% 的肢体淋巴水肿患者同时存在静脉阻塞[22]；Sachanandani 等报道称，在 95 例肢体淋巴水肿患者中，合并血管病变者有 15 例（15.8%）[23]。

淋巴管瘤病是一种发病率尚不明确的罕见疾病，特点是淋巴管过度增生后形成淋巴管瘤，累及软组织和内脏，有时会累及骨[24-27]。淋巴管瘤病的主要并发症包括乳糜胸、乳糜性心包积液和乳糜性腹腔积液[27]。特别是腹膜后淋巴管瘤病，可表现为乳糜性腹腔积液伴发下肢淋巴水肿[28]。在腹膜后淋巴管瘤病的治疗上，以往会采用胸腔穿刺术、胸膜固定术或者腹腔穿刺术联合淋巴水肿治疗。一项研究发现，在 44 例原发性肢体淋巴水肿患者中，腹膜后淋巴管瘤病例有 6 例（13.6%）[22]。

考虑到原发性肢体淋巴水肿伴发血管和其他淋巴管病变的发生率相对较高，又存在加重淋巴水肿严重度的协同效应，我们有必要及早发现伴发疾病，及时干预，阻止疾病进展。

患者选择

原发性淋巴水肿

目前，尚无广泛认可的原发性肢体淋巴水肿患者治疗指南，但继发性肢体淋巴水肿诊断和治疗的基本原则应该可以适用于原发性肢体淋巴水肿。原发性和继发性淋巴水肿的主要区别在于症状出现更早、症状持续时间更长、病情更严重、可能并存其他血管或淋巴疾病。

临床证据表明，患者可以从 LVA 和 VLNT 等显微外科手术中获益[15-17]。为了区分比较这两种技术，Cheng MH 等对 17 例原发性淋巴水肿患者的 19 个淋巴水肿肢体实施了这两种手术[16]。ICG 淋巴造影术显示淋巴管通畅的患者进行 LVA，而淋巴管不通畅的患者则进行 VLNT[15-17]。研究结果表明，VLNT 改善肢体功能的效果优于 LVA，包括肢体周径减小和体重降低[15-17]。Cheng MH 等的另一项研究（提前在线发布）证明，先天性肢体淋巴水肿的儿童患者可以从显微外科治疗中获益[17]。

伴有血管病变

针对继发性肢体淋巴水肿伴发的血管病变，其筛查方式包括多普勒超声、静脉造影[22]、血管内超声（对于面积狭窄大于 50% 的静脉阻塞，检测敏感度为 88%）[18] 和计算机断层扫描血管造影（computed tomography angiography，CTA）[23]。当检查效果与 CTA 相同时，建议使用诊断与治疗一体化的传统血管造影术[23]。

伴有腹膜后淋巴管瘤病

目前腹膜后淋巴管瘤病的诊断方法首先是直接淋巴造影术，其次是计算机断层扫描（CT）和磁共振成像（MRI）[29-33]。Chen 等使用 MRI 对出现腹部症状和（或）腹腔积液的原发性肢体淋巴水肿患者进行检查，以观察乳糜是否渗入腹腔，若检查结果为阳性，则使用单光子发射 CT（SPECT）观察是否有腹膜后淋巴管畸形[34]。有 7 例腹膜后淋巴管瘤病疑似患者进行了剖腹探查，其中 6 例确诊该病，MRI 和 SPECT 联合使用的诊断特异度为 85.7%（图 5.1）。

术前注意事项

淋巴水肿显微手术技术的选择

对于诊断为 Cheng 淋巴水肿 Ⅱ～Ⅳ 级，并且 ^{99m}Tc 核素淋巴造影术提示完全阻塞或者 ICG 淋巴造影术提示淋巴管不通畅的肢体淋巴水肿患者，推荐 VLNT[13, 35, 36]。对于 Cheng 淋巴水肿

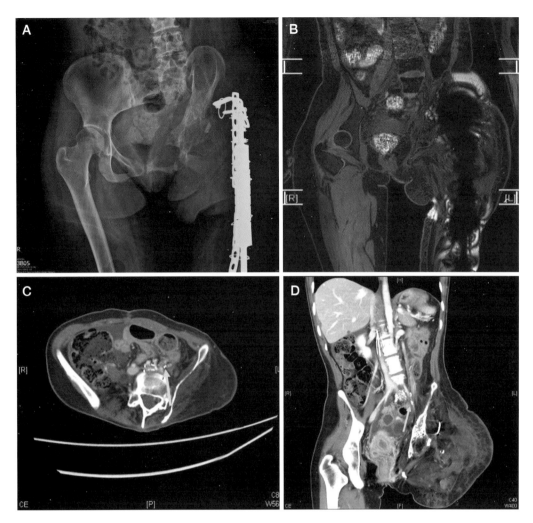

• 图 5.1 一例原发性肢体淋巴水肿合并腹膜后淋巴管瘤病患者的影像图片。A. 盆腔 X 线显示左侧股骨干、股骨头骨折，带内置假体；左侧髂骨溶骨性骨折后钢丝固定。B. 盆腔 MRI 显示造影剂外渗入左侧骨盆、左侧股骨区和双侧脊柱旁区域，符合腹膜后淋巴管瘤病；左侧骨盆和大腿的软组织中观察到特征性的蜂窝状淋巴水肿纤维化。C、D. 盆腔 CTA 显示左侧髂区乳糜静脉旁路通畅（黄色箭头），术后 3 周（C. 冠状面）和术后 3 个月（D. 矢状面）检查无乳糜腹腔积液［引自 Chen C, Chu SY, Lin C, Liu KH, Cheng MH. Intra-abdominal chylovenous bypass treats retroperitoneal lymphangiomatosis. J Surg Oncol. 2020;121(1):75-84］

Ⅰ～Ⅱ级，^{99m}Tc 核素淋巴造影术提示部分阻塞，以及 ICG 淋巴造影术提示淋巴管通畅的患者，首选 LVA[13, 35, 36]。Cheng 等发现 84.6% 的先天性肢体淋巴水肿患者需要进行 VLNT[17]。由于原发性肢体淋巴水肿早期严重程度与延误诊断和治疗有关，因此大多数原发性肢体淋巴水肿病例可能需要进行 VLNT（图 5.2）。

血管介入的时机

研究表明，VLNT 术前接受血管疾病介入治疗（旨在治疗肢体淋巴水肿）的患者组，在 12 个月的随访期间，其功能结局优于 VLNT 术中同步或术后接受血管介入的患者组，但最后随访时两组并无显著差异[23]。然而，淋巴水肿和静脉高压会引起环境压力升高，使 VLNT 后静脉血栓形成的风险增加，因此研究者建议应该先行血管介入，术后等待 6 个月使静脉系统达到平衡，再行 VLNT。

手术技术

淋巴水肿显微外科手术

淋巴水肿显微外科手术包括 VLNT 和 LVA，可按照其他章节所述进行操作。研究者倾向于对

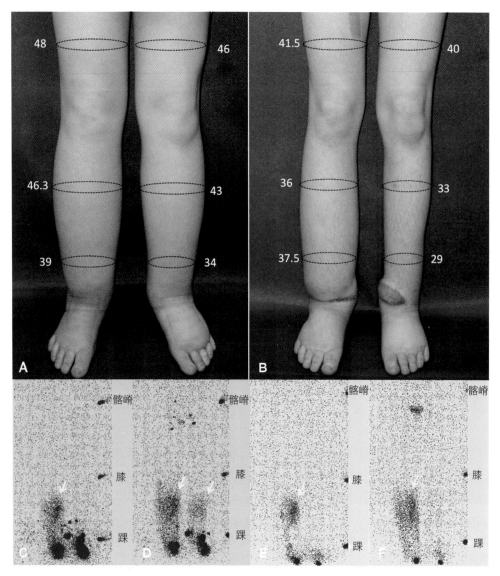

•图 5.2　一例双下肢原发性淋巴水肿患者，行双侧脚踝的颏下带血管淋巴结移植术，这是术前和术后照片以及核素淋巴造影术结果。A. 患者术前照片，肢体周径（膝盖以上、膝盖以下和脚踝以上）以厘米（cm）为单位。B. 术后 15 个月，右腿平均肢体周径改善 6.1 cm，左腿平均改善 7 cm。C、D. 术前核素淋巴造影术显示部分阻塞和远端皮肤淋巴管回流（黄色箭头表示）。E、F. 术后 15 个月，核素淋巴造影术显示皮肤淋巴管回流改善（引自 Cheng MH, Liu TTF. Lymphedema microsurgery improved outcomes of congenital extremity lymphedema. Microsurgery. 2020 年 6 月 11 日提前在线发布）

Cheng 淋巴水肿Ⅰ～Ⅱ级的原发性肢体淋巴水肿患者进行侧-端 LVA，而对Ⅱ～Ⅳ级患者行颏下 VLNT[35, 37-39]。

伴有血管病变的治疗

　　血管病变的治疗应该考虑个体病变的性质和严重程度。干预措施包括外层纤维化组织松解、血管支架植入术、球囊血管成形术和血栓切除术。多数血管病变的治疗是与血管外科医师（或

介入放射科医师）合作完成的。

腹腔内乳糜静脉旁路术

　　双膦酸盐、西罗莫司、干扰素和放疗等治疗腹膜后淋巴管瘤病的证据有限[25, 40, 41]。目前已经探索过的外科治疗方法包括修复和结扎扩张的淋巴管[28]、硬化剂治疗[41-44]、乳糜静脉吻合术[42]、切除术、CO_2 激光、乳糜静脉/淋巴管-静脉分流术[41]。Campisi 等设计了多种淋巴管-静脉

分流技术，包括直接淋巴管修复、乳糜通道 / 囊肿–静脉分流吻合术、淋巴管–静脉吻合术联合静脉移植[41]。

Chen 等在 2012—2018 年进行了相关研究[34]，针对腹膜后淋巴管瘤病合并乳糜性腹腔积液伴发原发性下肢淋巴水肿的患者，行腹腔内乳糜静脉旁路术（chylovenous bypass，CVB）和 VLNT 治疗。为了缓解肢体淋巴水肿，大多数病例在 CVB 前接受颏下 VLNT 治疗。VLNT 作为手术之选，是因为这些伴有腹膜后淋巴管瘤病的患者通常症状持续时间更长，淋巴管阻塞严重。供区部位选择网膜或颏下[45]。

2019 年 Chen 等首次描述了 CVB，CVB 是将腹内乳糜性腹腔积液分流入静脉系统[34]。在剖腹探查术中，腹膜后探查能辨别乳糜漏（因淋巴管畸形所致）位置，表现为局灶性乳白色液体渗出；然后在显微镜下确认渗漏的实际部位，通常位于脐水平和髂前上棘水平之间，在输尿管和髂内动脉周围。应用双极烧灼术在淋巴管瘤软组织表面构建一个直径为 4 mm 的小孔，作为乳糜的受控出口。以髂内静脉分支或卵巢静脉作为受区静脉，用于引流乳糜。接下来，用 9-0 尼龙线间断缝合 8~12 针，将受区静脉远端与淋巴管瘤出口进行侧–端吻合。将 ICG 注射在淋巴管瘤远端部位，以验证 CVB 通畅性（图 5.3）。

术后护理

一般来说，VLNT 和 LVA 的术后护理可以参照其他章并根据以下建议进行完善。

伴有血管病变的原发性淋巴水肿患者的 VLNT 术后

游离皮瓣模型的失败与移植淋巴结中静脉高压及其他免疫反应的增加呈正相关[46]，因而对于伴有血管病变的肢体淋巴水肿患者，其有更高的血栓形成风险，尤其是静脉闭塞的患者[47]。

Basta 等最近对淋巴显微外科手术进行了荟萃分析[48]，一共纳入 27 项研究，其中有 6 项研究采用围手术期抗凝治疗（2 项研究使用低分子量肝素，2 项研究使用右旋糖酐，2 项研究使用低剂量阿司匹林）。研究人员对微血管吻合术中使用抗凝治疗进行观察后发现，活化部分凝血活酶时间（APTT）从 1.5 倍正常范围增加至 2 倍正常范围后，可以使原发性静脉血栓形成体积减小 60%[49, 50]；采用放置原位导管的局部肝素化治疗的患者，游离皮瓣手术的再探查率和失败率降低[51]。Qiu 等先前推荐 VLNT 术后患者可滴注肝素使 APTT 水平维持在 1.5 倍正常范围，对此需要再研究[3]。另一方面，较高剂量的肝素给药，也可能导致血管蒂周围出血、局部血肿和受损。根据这些观点，作者建议对 VLNT 术后的原发肢体淋巴水肿患者采取常规剂量的肝素滴注（每天 12 500~25 000 U），维持 APTT 水平在 1.2~1.5 倍正常范围，可减少静脉损伤、闭塞或血肿的发生风险。

CVB 术后

CVB 术毕转回普通病房之前，患者需要在显微外科重症监护室监测 3~5 天，再转回普通病房[34]。术后 3~6 个月，建议低脂饮食联合特定的中链甘油三酯。腹腔引流管可以在引流量低于每天 30 mL 时给予拔除。

结果

原发性淋巴水肿伴血管病变

Sachanandani 等报道称[23]，在 12 例原发性淋巴水肿伴有近端静脉病变的患者中，7 例在 VLNT 术前接受了针对血管病变的治疗，5 例在 VLNT 术中同步或术后接受了针对静脉病变的治疗。随访 12 个月，前一组患者的肢体周径减小率明显高于后者（14%：5.6%，$P < 0.05$）；然而，最后一次随访时，两组之间没有显著差异（23.7%：12.2%，$P = 0.6$）。

研究者在同一项研究中发现，VLNT 术后的并发症发生率为 60%，其中术后静脉血栓形成最多见（在 15 例患者中有 7 例，占 46.7%）。可能的原因如下：淋巴水肿肢体的软组织受压并发生缩性和纤维化改变；长期静脉受压带来的静脉

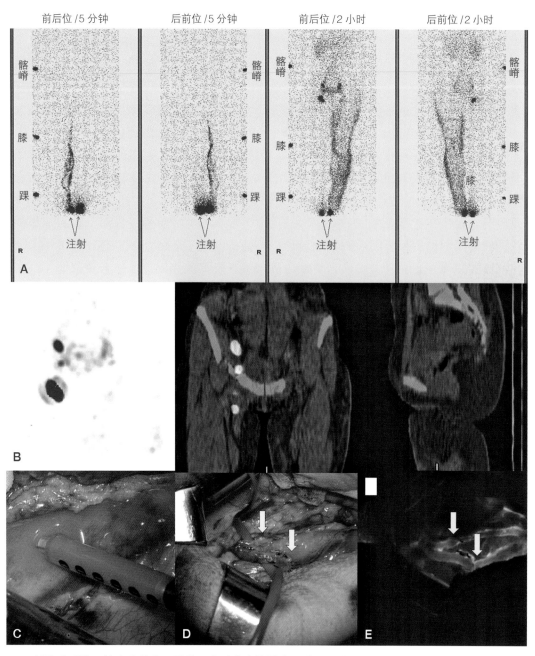

• 图 5.3 一例腹膜后淋巴管瘤病伴左下肢淋巴水肿患者的影像图片和术中照片,患者同时接受了乳糜静脉旁路术和带血管淋巴结移植。A. ^{99m}Tc 核素淋巴造影术显示,腹股沟 / 盆腔淋巴结减少和整个左下肢出现皮肤淋巴管回流征。B. 单光子发射计算机断层扫描显示,沿左髂血管 / 主动脉旁区域存在示踪剂累积,提示淋巴管瘤病。C. 术中发现乳糜(注射器吸取)随时都会从脊柱前方的腹膜后淋巴管瘤软组织中漏出。D、E. 使用 9-0 尼龙线,以侧-端吻合(D. 黄色箭头表示)进行了两次乳糜静脉旁路术,并且通过吲哚菁绿成像(E)验证了通畅性[引自 Chen C, Chu SY, Lin C, Liu KH, Cheng MH. Intra-abdominal chylovenous bypass treats retroperitoneal lymphangiomatosis. J Surg Oncol. 2020;121(1):75]

高压促进了血管改变;术后血流变化所致。

原发性淋巴水肿伴腹膜后淋巴管瘤病

对于原发性肢体淋巴水肿伴有腹膜后淋巴管瘤病的患者,采用 VLNT 联合 CVB 可明显减小患肢周径,降低蜂窝织炎的发生率[34]。大多数患者可以耐受常规饮食,而不是低脂饮食,术后 6 个月对水肿肢体停用弹力衣。CVB 术后,腹膜后淋巴管瘤病患者的"淋巴水肿生活质量"平均评分显著改善(图 5.4)[52]。

术前　　　　　　　　　　术后第 15 天　　　　　　　　术后第 11 个月

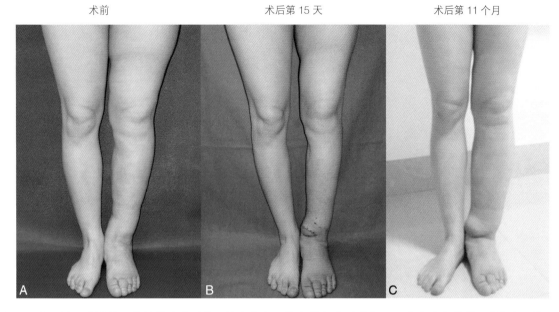

• 图 5.4　左下肢原发性淋巴水肿伴腹膜后淋巴管瘤病患者的术前和术后照片。A. 患者在术前脱下弹力衣后的即刻照片，可见从左大腿至足部出现特征性的纤维脂肪组织沉积和淋巴水肿。B. 患者在 VLNT 和乳糜静脉旁路术后 15 天的照片，可见膝关节上、膝关节下和足背区域的肢体周径减少，踝关节周围的肿胀主要是由 VLNT 造成的。C. 术后 11 个月时患者左腿的随访照片，尽管患者术后没有穿弹力衣并且工作中经常长时间保持站立，但是膝关节上、膝关节下和踝关节上的肢体周径测量值与术前相比仍略有改善。VLNT，带血管淋巴结移植 [引自 Chen C, Chu SY, Lin C, Liu KH, Cheng MH. Intra-abdominal chylovenous bypass treats retroperitoneal lymphangiomatosis. J Surg Oncol. 2020;121(1):75-84]

将腹腔内积聚的乳糜分流入静脉系统是一种接近生理模式的治疗方案，可以减少腹腔积液积聚，限制蛋白质流失，抑制过多淋巴液流向肢体，从而降低肢体淋巴水肿、低白蛋白血症、肢体蜂窝织炎、软组织损伤或骨损伤的发病风险 [22]。

推荐意见

由于静脉血栓形成、动脉闭塞、血管畸形和腹膜后淋巴管瘤病等伴随疾病会加重肢体淋巴水肿的严重程度，因此作者强烈建议在诊断原发性肢体淋巴水肿时不可忘记这些伴随疾病，应将伴随疾病与治疗淋巴水肿一起纳入疾病管理中（图 5.5）。

对于 VLNT 或 LVA 疗效不佳和（或）有乳糜性腹腔积液的原发性肢体淋巴水肿患者，应进一步评估腹膜后淋巴管瘤病（图 5.5）。如果 MRI 提示对比剂外渗入骨盆和腹部，应进行 SPECT 扫描以检查腹膜后淋巴管。如果证实为腹膜后淋巴管瘤病，建议 CVB 和淋巴水肿显微

外科手术（VLNT 或 LVA）同步进行。目前有必要开展进一步的研究来确定这些手术的实施顺序，确保达到最好的治疗效果。

原发性肢体淋巴水肿患者开始治疗之前，需要评估伴随的血管病变。多普勒超声和 CTA 对诊断伴随的血管病变有很大帮助 [23]，传统血管造影可以对伴随的血管病变进行诊断和治疗。为使静脉回流恢复平衡，淋巴水肿显微手术应在血管病变治疗后 6 个月进行。

总之，原发性肢体淋巴水肿的患者中，伴有血管病变和腹膜后淋巴管瘤病的人并不少见。对原发性肢体淋巴水肿患者的评估应包括使用核素淋巴造影术、ICG 淋巴造影术、多普勒超声、CTA 和 MRI 确定是否伴发血管疾病和腹膜后淋巴管瘤病。LVA 或 VLNT 对于原发性和继发性肢体淋巴水肿具有同等疗效。对于伴随的血管疾病，可选用支架植入术或球囊血管成形术进行治疗。对于腹膜后淋巴管瘤病，采用 CVB 联合淋巴水肿显微外科手术（VLNT 或 LVA）同时或分阶段治疗可获得满意的疗效。

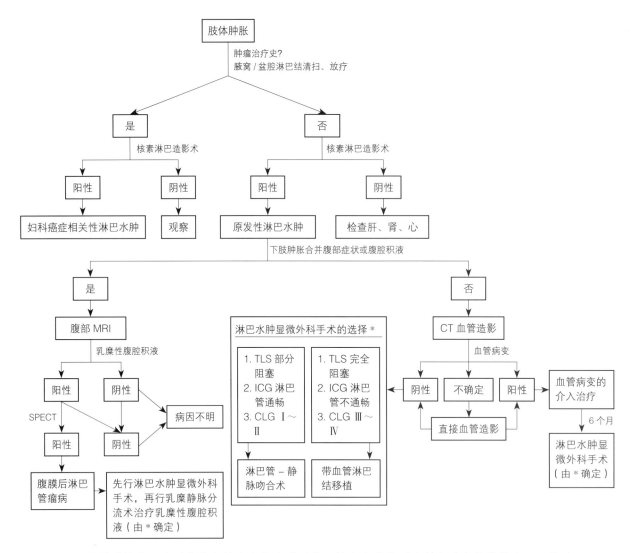

• 图 5.5 原发性肢体淋巴水肿伴发血管疾病和腹膜后淋巴管瘤病的鉴别诊断和治疗的推荐步骤和检查。CLG，Cheng 淋巴水肿分级；ICG，吲哚菁绿淋巴造影术；MRI，磁共振成像；SPECT，单光子发射计算机断层扫描；TLS，中国台湾淋巴水肿分期［引自 Chen C, Chu SY, Lin C, Liu KH, Cheng MH. Intra-abdominal chylovenous bypass treats retroperitoneal lymphangiomatosis. J Surg Oncol. 2020;121(1):75-84］

参考文献

[1] Kurland LT, Molgaard CA. The patient record in epidemiology. *Sci Am*. 1981; 245(4): 54-63.

[2] Smeltzer DM, Stickler GB, Schirger A. Primary lymphedema in children and adolescents: a follow-up study and review. *Pediatrics*. 1985; 76(2): 206-218.

[3] Kinmonth JB, Taylor GW, Tracy GD, Marsh JD. Primary lymphoedema; clinical and lymphangiographic studies of a series of 107 patients in which the lower limbs were affected. *Br J Surg*. 1957; 45(189): 1-9.

[4] Karkkainen MJ, Ferrell RE, Lawrence EC, et al. Missense mutations interfere with VEGFR-3 signalling in primary lymphoedema. *Nat Genet*. 2000; 25(2): 153-159.

[5] Connell FC, Ostergaard P, Carver C, et al. Analysis of the coding regions of VEGFR3 and VEGFC in Milroy disease and other primary lymphoedemas. *Hum Genet*. 2009; 124(6): 625-631.

[6] Fotiou E, Martin-Almedina S, Simpson MA, et al. Novel mutations in PIEZO1 cause an autosomal recessive generalized lymphatic dysplasia with non-immune hydrops fetalis. *Nat Commun*. 2015; 6: 8085.

[7] Martin-Almedina S, Martinez-Corral I, Holdhus R, et al. EPHB4 kinase-inactivating mutations cause autosomal dominant lymphatic-related hydrops fetalis. *J Clin Invest*. 2016; 126(8): 3080-3088.

[8] Melber DJ, Andreasen TS, Mao R, et al. Novel mutation in CCBE 1 as a cause of recurrent hydrops fetalis from Hennekam lymphangiectasia-lymphedema syndrome-1. *Clin Case Rep*. 2018; 6 (12): 2358-2363.

[9] Keppler-Noreuil KM, Sapp JC, Lindhurst MJ, et al. Clinical delineation and natural history of the PIK3CA-related overgrowth spectrum. *Am J Med Genet A*. 2014; 164A(7): 1713-1733.

[10] Moalem S, Brouillard P, Kuypers D, et al. Hypotrichosis-lymphedema-telangiectasia-renal defect associated with a truncating mutation in the SOX18 gene. *Clin Genet*. 2015; 87(4): 378−382.

[11] Fang J, Dagenais SL, Erickson RP, et al. Mutations in FOXC2 (MFH-1), a forkhead family transcription factor, are responsible for the hereditary lymphedema-distichiasis syndrome. *Am J Hum Genet*. 2000; 67(6): 1382−1388.

[12] Ostergaard P, Simpson MA, Mendola A, et al. Mutations in KIF11 cause autosomal-dominant microcephaly variably associated with congenital lymphedema and chorioretinopathy. *Am J Hum Genet*. 2012; 90(2): 356−362.

[13] Cheng MH, Pappalardo M, Lin C, Kuo CF, Lin CY, Chung KC. Validity of the novel Taiwan lymphoscintigraphy staging and correlation of Cheng lymphedema grading for unilateral extremity lymphedema. *Ann Surg*. 2018; 268(3): 513−525. doi: 10.1097/SLA.0000000000002917.

[14] Yamamoto T, Yoshimatsu H, Narushima M, Yamamoto N, Hayashi A, Koshima I. Indocyanine green lymphography findings in primary leg lymphedema. *Eur J Vasc Endovasc Surg*. 2015; 49 (1): 95−102. doi: 10.1016/j.ejvs. 2014.1010.1023.

[15] Qiu SS, Chen HY, Cheng MH. Vascularized lymph node flap transfer and lymphovenous anastomosis for Klippel-Trenaunay syndrome with congenital lymphedema. *Plast Reconstr Surg Glob Open*. 2014; 2(6): e167.

[16] Cheng MH, Loh CYY, Lin CY. Outcomes of vascularized lymph node transfer and lymphovenous anastomosis for treatment of primary lymphedema. *Plast Reconstr Surg Glob Open*. 2018; 6(12): e2056. doi: 10.1097/ GOX. 0000000000002056. eCollection 0000000000002018 Dec.

[17] Cheng MH, Liu TTF. Lymphedema microsurgery improved outcomes of pediatric primary extremity lymphedema. *Microsurgery*. 2020 Jul 11. Online ahead of print.

[18] Raju S, Furrh JBt, Neglen P. Diagnosis and treatment of venous lymphedema. *J Vasc Surg*. 2012; 55(1): 141−149.

[19] Gloviczki P, Calcagno D, Schirger A, et al. Noninvasive evaluation of the swollen extremity: experiences with 190 lymphoscintigraphic examinations. *J Vasc Surg*. 1989; 9(5): 683−689; discussion 690.

[20] Collins PS, Villavicencio JL, Abreu SH, et al. Abnormalities of lymphatic drainage in lower extremities: a lymphoscintigraphic study. *J Vasc Surg*. 1989; 9(1): 145−152.

[21] Bull RH, Gane JN, Evans JE, Joseph AE, Mortimer PS. Abnormal lymph drainage in patients with chronic venous leg ulcers. *J Am Acad Dermatol*. 1993; 28(4): 585−590.

[22] Szuba A, Razavi M, Rockson SG. Diagnosis and treatment of concomitant venous obstruction in patients with secondary lymphedema. *J Vasc Interv Radiol*. 2002; 13(8): 799−803.

[23] Sachanandani NS, Chu SY, Ho OA, Cheong CF, Lin MC, Cheng MH. Lymphedema and concomitant venous comorbidity in the extremity: comprehensive evaluation, management strategy, and outcomes. *J Surg Oncol*. 2018; 118(6): 941−952.

[24] Gordon KD, Mortimer PS. Progressive lymphangiomatosis and Gorham's disease: case report and clinical implications. *Lymphat Res Biol*. 2011; 9(4): 201−204.

[25] Blei F. Lymphangiomatosis: clinical overview. *Lymphat Res Biol*. 2011; 9(4): 185−190.

[26] Aviv RI, McHugh K, Hunt J. Angiomatosis of bone and soft tissue: a spectrum of disease from diffuse lymphangiomatosis to vanishing bone disease in young patients. *Clin Radiol*. 2001; 56(3): 184−190.

[27] Lala S, Mulliken JB, Alomari AI, Fishman SJ, Kozakewich

HP, Chaudry G. Gorham-Stout disease and generalized lymphatic anomaly — clinical, radiologic, and histologic differentiation. *Skeletal Radiol*. 2013; 42(7): 917−924.

[28] Kinmonth JB, Taylor GW. Chylous reflux. *Br Med J*. 1964; 1 (5382): 529−532.

[29] Marom EM, Moran CA, Munden RF. Generalized lymphangiomatosis. *AJR Am J Roentgenol*. 2004; 182(4): 1068.

[30] Lin RY, Zou H, Chen TZ, et al. Abdominal lymphangiomatosis in a 38-year-old female: case report and literature review. *World J Gastroenterol*. 2014; 20(25): 8320−8324.

[31] Ginat DT, Sahler LG, Patel N, Saad WA, Waldman DL. Post-lymphangiographic computed tomography in chylothorax after esophagogastrectomy: a case report. *Lymphology*. 2009; 42(3): 130−133.

[32] Deso S, Ludwig B, Kabutey NK, Kim D, Guermazi A. Lymphangiography in the diagnosis and localization of various chyle leaks. *Cardiovasc Intervent Radiol*. 2012; 35(1): 117−126.

[33] Jin D, Sun X, Shen W, Zhao Q, Wang R. Diagnosis of lymphangiomatosis: a study based on CT lymphangiography. *Acad Radiol*. 2020; 27(2): 219−226.

[34] Chen C, Chu SY, Lin C, Liu KH, Cheng MH. Intra-abdominal chylovenous bypass treats retroperitoneal lymphangiomatosis. *J Surg Oncol*. 2020; 121(1): 75−84. https: //doi.org/10.1002/jso.25514.

[35] Patel KM, Lin CY, Cheng MH. A prospective evaluation of lymphedema-specific quality-of-life outcomes following vascularized lymph node transfer. *Ann Surg Oncol*. 2015; 22(7): 2424−2430. doi: 10.1245/2410.1245/s10434-10014-14276-10433.

[36] Engel H, Lin CY, Huang JJ, Cheng MH. Outcomes of lymphedema microsurgery for breast cancer-related lymphedema with or without microvascular breast reconstruction. *Ann Surg*. 2018; 268 (6): 1076−1083.

[37] Ito R, Wu CT, Lin MC, Cheng MH. Successful treatment of early-stage lower extremity lymphedema with side-to-end lymphovenous anastomosis with indocyanine green lymphography assisted. *Microsurgery*. 2016; 36(4): 310−315.

[38] AlJindan FK, Lin CY, Cheng MH. Comparison of outcomes between side-to-end and end-to-end lymphovenous anastomoses for early-grade extremity lymphedema. *Plast Reconstr Surg*. 2019; 144 (2): 486−496.

[39] Cheng MH, Huang JJ, Nguyen DH, et al. A novel approach to the treatment of lower extremity lymphedema by transferring a vascularized submental lymph node flap to the ankle. *Gynecol Oncol*. 2012; 126(1): 93−98.

[40] Bhardwaj R, Vaziri H, Gautam A, Ballesteros E, Karimeddini D, Wu GY. Chylous ascites: a review of pathogenesis, diagnosis and treatment. *J Clin Transl Hepatol*. 2018; 6(1): 105−113.

[41] Campisi C, Bellini C, Eretta C, et al. Diagnosis and management of primary chylous ascites. *J Vasc Surg*. 2006; 43(6): 1244−1248.

[42] Noel AA, Gloviczki P, Bender CE, Whitley D, Stanson AW, Deschamps C. Treatment of symptomatic primary chylous disorders. *J Vasc Surg*. 2001; 34(5): 785−791.

[43] Kinmonth JB. Management of some abnormalities of the chylous return. *Proc R Soc Med*. 1972; 65(8): 721−722.

[44] Browse NL, Wilson NM, Russo F, al-Hassan H, Allen DR. Aetiology and treatment of chylous ascites. *Br J Surg*. 1992; 79 (11): 1145−1150.

[45] Rockson SG. Lymphedema after breast cancer treatment. *N*

Engl J Med. 2018; 379(20): 1937−1944.

[46] Rooks MD, Gould JS, Masear V, Powell 3rd JH, Gould S. Effects of venous hypertension on rabbit free flap survival. *Microsurgery.* 1991; 12(4): 253−261.

[47] Koide S, Lin CY, Chen C, Cheng MH. Long-term outcome of lower extremity lymphedema treated with vascularized lymph node flap transfer with or without venous complications. *J Surg Oncol.* 2020; 121(1): 129−137.

[48] Basta MN, Gao LL, Wu LC. Operative treatment of peripheral lymphedema: a systematic meta-analysis of the efficacy and safety of lymphovenous microsurgery and tissue transplantation. *Plast Reconstr Surg.* 2014; 133(4): 905−913.

[49] Askari M, Fisher C, Weniger FG, Bidic S, Lee WP. Anticoagulation therapy in microsurgery: a review. *J Hand Surg Am.* 2006; 31(5): 836−846.

[50] Stockmans F, Stassen JM, Vermylen J, Hoylaerts MF, Nystrom A. A technique to investigate mural thrombus formation in small arteries and veins: I. Comparative morphometric and histological analysis. *Ann Plast Surg.* 1997; 38(1): 56−62.

[51] Hudson DA, Engelbrecht G, Duminy FJ. Another method to prevent venous thrombosis in microsurgery: an in situ venous catheter. *Plast Reconstr Surg.* 2000; 105(3): 999−1003.

[52] Keeley V, Crooks S, Locke J, Veigas D, Riches K, Hilliam R. A quality of life measure for limb lymphoedema (LYMQOL). *J Lymphoedema.* 2010; 5(1): 1−12.

第 2 篇

淋巴系统的影像诊断

Diagnostic Imaging of the Lymphatic System

第6章

核素淋巴造影术的判读、分期和分级

MARCO PAPPALARDO AND MING-HUEI CHENG

关键点

- 核素淋巴造影术（lympho scintigraphy；又称淋巴闪烁造影术）是一种客观、可靠的影像学检查方法，用于诊断淋巴水肿、确定其严重程度并进行分类和提供治疗指导意见。
- 核素淋巴造影术的诊断价值在于其技术性能细致和图像判读准确。
- 核素淋巴造影术的主要缺点是缺乏标准化方案，导致不同的研究之间难以比较。
- 目前已提出的几种核素淋巴造影术分期方法

或评分系统，临床应用各不相同。中国台湾核素淋巴造影术分期（TLS）系统近来通过了验证，其纳入了核素淋巴造影术检查结果中相关性最高的指标并按严重程度分组，是一种非常方便的方法，可以用于淋巴管阻塞的诊断和严重程度分类。
- Cheng 淋巴水肿分级系统具有应用前景，与更多的 TLS 信息相结合，用于指导不同的患者选择不同的手术方式。

引言

肢体淋巴水肿是一种慢性衰弱性疾病，病情容易进展，如果治疗不充分，在疾病晚期出现残疾和复发性蜂窝织炎的概率会升高[1]。淋巴水肿病情进展后，患者的总体生活质量会显著下降，伴有明显的身体不适和外形缺憾[2]。随着淋巴水肿治疗的日益普及和对该疾病的重视[3]，早期发现和早期诊断可降低发病率，提高治疗的成功率。肢体淋巴水肿通常根据病史和体格检查得到确诊。然而，正确诊断淋巴水肿和判断其严重程度，为患者寻找有效的治疗，对医师来说是一个挑战。用于协助诊断淋巴水肿的影像学检查方法很多。核素淋巴造影术于1950年[4]首次问世，多年来已成为诊断淋巴水肿的基准检查，能够直观显示淋巴系统的功能状态[5-7]。该检查创伤小，操作简单，安全性高，放射性示踪剂很少引起过敏反应[8]。人工将带有放射性锝-99m

（99mTc）标记示踪剂的蛋白质或胶体注射至指（趾）蹼间隙中，随后，放射性示踪剂通过淋巴管、集合淋巴管被淋巴系统摄取，并转运至腹股沟淋巴结或腋窝淋巴结所在的近端肢体。这属于核医学操作，能够显示近端淋巴结的摄取以及浅、深淋巴管的形态，检测影像学异常表现。核素淋巴造影术的主要局限是缺乏标准化方案、图像分辨率有时比较低[9]，因此对文献中多项核素淋巴造影术研究进行比较时，研究者会受到不同方案之间的结果和结论不一致的干扰。

核素淋巴造影术在全球的应用现状各不相同。虽然一些医学中心将其作为常规诊断检查之一，几乎所有疑似淋巴水肿的患者都会做这项检查，但其他医学中心则很少应用，主要原因是不会分析、判读检查结果。

文献中提出了几种核素淋巴造影术分期或评分系统[5, 6, 10-17]，临床应用各不相同。中国台湾核素淋巴造影术分期（Taiwan lymphoscintigraphy staging，TLS）系统与淋巴水肿的客观临床表现相关，是诊断肢体淋巴水肿、确定淋巴阻塞严重程度和指导选择适宜治疗方案的可靠方法[18, 19]。

本章重点介绍核素淋巴造影术的临床应用和判读，包括肢体淋巴水肿的诊断和严重程度评定、不同治疗方式的适应证，以及治疗效果评估。

淋巴水肿的诊断和严重程度：临床表现与核素淋巴造影术结果

淋巴水肿的诊断

对于出现肢体肿胀的患者，无论病因是什么，通常都统一称为"淋巴水肿"。淋巴水肿是一种特殊的疾病，具有特定的临床和影像表现，可能是原发性或继发性的。尽管如此，所有转诊至淋巴水肿专科的"淋巴水肿"患者中，25%的人实际上患有其他疾病[20]。

淋巴水肿的鉴别诊断范围很广，包括肥胖、脂肪水肿、感染、原发性/复发性恶性肿瘤、血管异常和全身性疾病（充血性心力衰竭、肝衰竭、肾衰竭、低蛋白血症、电解质失衡和周围神经病变等）[21, 22]。敏锐的临床医师应能够准确诊断不同病因导致的肢体肿胀。正确诊断肢体肿胀很重要，这是开始治疗和建立客观基线资料的前提[23]。

完善的病史和体格检查是正确诊断淋巴水肿必不可少的第一步。通常根据患者的病史，就能确认原发性和继发性淋巴水肿的病因。患者的临床表现主要是肢体沉重、肿胀、组织增厚、感觉异常和复发性蜂窝织炎，偶尔伴有局部疼痛。疾病初期表现为远端肢体的凹陷性水肿，随着皮下脂肪沉积和纤维化的不断加重，继而转变为非凹陷性水肿。Stemmer 征通常用于淋巴水肿的临床诊断[24]。值得注意的是，这些临床表现可由多种疾病引起，因此诊断为淋巴水肿并非总是准确的。

同时评估静脉和淋巴系统对于精确诊断至关重要。对于任何类型的淋巴水肿患者，应首先进行多普勒超声检查，以鉴别淋巴或静脉来源的致病因素和诊断是否伴有血管异常。对于可疑的临床检查发现（如血管瘤、血管畸形、可触及的震颤等），一些研究者在临床上会采用计算机断层扫描血管造影（CTA）来诊断血管病变[25]。

自 2018 年以来，作者医院淋巴水肿中心增加单光子发射计算机断层扫描（SPECT）和磁共振成像（MRI），用于诊断腹膜后淋巴管瘤病继发的乳糜性腹腔积液[26]。

淋巴水肿的分级

国际淋巴学会（International Society of Lymphology，ISL）分期系统已在医学界广泛应用[27]，其根据水肿的主观描述和客观症状进行分期。简单来说，0 期（潜在性淋巴水肿）为损伤性淋巴回流受损，无肿胀或无肉眼可见的水肿；1 期（自发性可逆性淋巴水肿）为肉眼可见的肿胀或水肿，在抬高患肢或保守治疗后可消退；2 期（自发性不可逆淋巴水肿）是指水肿呈进展性，对加压治疗无明显反应；3 期（淋巴滞留性象皮肿）是指严重的不可逆性肿胀、脂肪沉积和纤维化，导致皮肤增厚、紧实和过度角化。然而，ISL 分期系统不能反映淋巴循环异常，用于指导患者手术治疗和疗效随访是不可靠的。

人们普遍认为，肢体周径或体积属于评估淋巴水肿状态的客观性临床指标之一[28]。淋巴水肿肢体体积的测量方法包括卷尺周径测量法、perometry（光电体积测量仪）、排水法和CT[29]。经验丰富的临床医师根据解剖学位置测量肢体周径：对于上肢，测量肘部上方和下方 10 cm 处；对于下肢，测量膝关节上方和下方 15 cm 处，踝关节上方 10 cm 处。通过比较患肢和健肢的这些测量值，不仅实现了淋巴水肿的定量分析，还能随访患肢体积随时间的变化。使用卷尺测量的缺点是其准确性不如容积测量。但最近的一项研究表明，卷尺周径测量与 CT 容积测量之间存在显著相关性[28]。

另外，研究人员基于临床症状、周径测量、生理学测量及临床表现和影像结果相结合等，提出了其他多种分级方法[30-32]。Cheng 淋巴水肿分级系统是基于客观临床和影像表现的五级系统，用于评估肢体淋巴水肿的严重程度和指导手术治疗[33]。此方法根据患肢与健侧肢体的周径差进行分级，如下所示：0级，< 9%；Ⅰ级，10%～19%；Ⅱ级，20%～29%；Ⅲ级，30%～39%；Ⅳ级，> 40%。

淋巴功能障碍的核素淋巴造影术诊断标准：定性和定量分析

目前用于辅助诊断淋巴水肿的影像学方法包括核素淋巴造影术、CT、MRI 和吲哚菁绿（ICG）淋巴造影术等[29]。国际淋巴学会（ISL）和国际血液学联合会都推荐核素淋巴造影术作为诊断淋巴水肿的标准方法[27, 34]。这种成像方式对于判断淋巴水肿的发生、记录淋巴阻塞的严重程度起着至关重要的作用，是选择治疗方法和跟踪疗效评估的重要环节[19]。

核素淋巴造影术能够提供定性和定量分析。定性分析是指通过视觉信息——主要是淋巴结和淋巴管的显影图像，来描述淋巴系统的形态[9]。淋巴功能障碍的定性指标常有以下几种：① 近端淋巴结（腋窝或腹股沟淋巴结等）的对称性、摄取强度、数量和显影时间。② 淋巴管的数量和走行。③ 侧支淋巴通路。④ 深淋巴结（肘部、腘部等）显影。⑤ 皮肤淋巴管回流征[1, 6, 9, 35]。

一些研究者建议，将放射性示踪剂从注射部位均匀到达近端腋窝淋巴结的基准时间定为10～30分钟。若60分钟显影，考虑为淋巴运输延迟；120分钟则考虑为淋巴管运输能力明显受损[36, 37]。然而，最近的一项研究表明，在健康志愿者和淋巴结清扫术前的黑素瘤患者中，通常120分钟之后腋窝淋巴结才能显影[38]。

Vaqueiro 等展示了核素淋巴造影术对通畅的淋巴管具有显影作用[39]。核素淋巴造影术能够显示淋巴管的数量和走行。线样、充盈或远端线样淋巴管缺损等影像表现是淋巴管-静脉吻合术（LVA）的指征[18]。

皮肤淋巴管回流征是指由于深淋巴管的瓣膜关闭不全，导致淋巴液从淋巴管异常外渗至组织间隙[40]，目前已有学者尝试对皮肤淋巴管回流征的严重程度进行分级[16, 41]。如果未经治疗，皮肤淋巴管回流会长期存在，可能会发展为进展性肢体淋巴水肿，水肿从远端肢体延伸累及整个肢体。

淋巴液是由浅淋巴系统流向深淋巴系统的，所以肘部或膝关节淋巴结显影常提示异常[6, 9]。但也有研究发现，给"正常"受试者皮下注射放射性示踪剂后，腘窝或滑车上淋巴结也会显像[7, 9]。Hassanein 等[42]发现，采用定性指标诊断淋巴水肿的敏感度和特异度分别为96%、100%；对于高度怀疑原发性淋巴水肿的病例，但核素淋巴造影术结果为阴性的病例，建议至少1年后重复该项检查。

核素淋巴造影术提供的定量评估通常侧重于以下几点：① 近端淋巴结对造影剂的摄取。② 放射性造影剂从注射部位或肢体完全清除。③ 血液中出现可溶性分子和各种其他因素的计算[43]。研究人员曾使用定量分析来评估乳腺癌治疗后淋巴阻塞的严重程度、下肢淋巴水肿患者的治疗效果[41, 44]。定量评估通过对患肢与健肢的比较分析以确定淋巴管阻塞是否由先前的原发性损伤所致[14]。然而，核素淋巴造影术定量分析也有缺点，因其检查结果不一致、检查时间过长而饱受诟病[23, 39, 45]。

原发性淋巴水肿和继发性淋巴水肿：核素淋巴造影术的影像表现

原发性和继发性淋巴水肿的核素淋巴造影术的影像表现有所不同[23]。原发性淋巴水肿病例的常见影像表现如下：注射部位放射性示踪剂大量积聚；淋巴管清晰度差；近端淋巴结显影延迟或缺损；罕见病例（例如淋巴管发育不全）表现为放射性示踪剂在软组织或淋巴管中积聚，淋巴再生障碍表现为放射性示踪剂不积聚[46]。在继发性淋巴水肿病例中，核素淋巴造影术常表现为淋巴运输能力降低或缺失，软组织和淋巴管内有放射性示踪剂积聚[46]。但是，也有一些研究者认为，核素淋巴造影术无法区分淋巴水肿是原发性还是继发性[47, 48]。

核素淋巴造影术分期 / 评分系统：实现淋巴水肿的诊断和严重程度评估

在医学文献中，有相当多的核素淋巴造影术分期或评分系统被报道用于四肢淋巴水肿的诊断和严重程度评估（表 6.1）[5, 6, 10-17]。由于这些方法的复杂程度与淋巴水肿严重程度相关性尚不明确，因此在常规实践中的应用各不相同。

Kleinhans 等 [14] 于 1985 年首先提出输送指数（transport index，TI）评分。目前已得到广泛认可，通过对同一患者进行多次打分后计算某段时间内淋巴引流的改善或恶化情况。在多项研究中，TI 作为一种半定量分析法证明了核素淋巴造影术具有较高的敏感度和特异度，尤其是在非典型病例中 [7, 49]。TI 评分纳入了多个考量因素，包括淋巴输送动力学（K）、分布模式（D）、淋巴结显影（N）、淋巴结初始显影所需时间（T）和淋巴管显影（V）。TI < 10 分，提示正常；TI ≥ 10 分，提示存在病理性异常。

Cambria 等 [5] 对 188 例肢体肿胀患者（386 个肢体）开展前瞻性研究。在同样运动量后，采用改良 Kleinhans TI 评分，或根据输送至近端淋巴结的时间，探讨放射性示踪剂在患者体内的消散情况。研究人员发现，无症状的 79 个肢体的核素淋巴造影术呈现正常模式（TI < 5 分），而临床诊断为淋巴水肿的 124 例患者 TI 评分升高，平均为 23.8 分。有趣的是，在伴有静脉异常的 41 例患者中，有 18 例（44%）显示 TI 异常 [5]。

Szuba 等 [41] 根据皮肤淋巴管回流征和腋窝淋巴结显影情况，提出上肢核素淋巴造影术评分系统，对 19 例乳腺癌治疗后的患者进行评分，同时计算患侧腋窝放射性与健侧的比值（ARR）。评分范围：0（正常淋巴引流）～ 8（严重淋巴损伤）。

Lee 和 Bergan [11] 依据定性指标开发了新的四级分期系统，包括淋巴造影术分期系统和临床分期系统（基于临床表现和生活质量），对 220 例患者开展疗效预测和指导进行保守治疗或者手术治疗。一共随访 4 年，每隔 6 个月进行一次临床分期评估，每年进行一次核素淋巴造影术。

Pecking 等 [10] 将临床表现和影像学检查相结合，提出下肢淋巴水肿分期系统。研究人员依据国际淋巴学会的四期分级标准和核素淋巴造影术的六期分级标准，将下肢淋巴水肿的临床严重程度分为四期。尽管该系统包含定性、定量指标，但因过于宽泛备受质疑，仅适用于研究淋巴水肿的诊断，而无法评估手术适应证 [12]。

中国台湾核素淋巴造影术分期

中国台湾核素淋巴造影术分期（TLS）系统是最近开发并经过验证的新评价方法，用于单侧肢体淋巴水肿的诊断和严重程度测定 [18, 19]。这款评价工具综合了来自整形外科医师与核医学医师的专业意见，在临床上用于肢体淋巴水肿的辅助诊断和评估。

TLS 系统是涉及淋巴结造影检查的特定分级标准。显影剂注射 120 分钟后，通过观察近端（腋窝 / 回肠–腹股沟）和中间（肘前 / 腘窝）淋巴结的显影剂摄取情况，初步评估三种淋巴引流模式。三种淋巴引流模式可进一步细分为七期，即正常淋巴引流（normal lymphatic drainage）（L-0）、部分阻塞（partial obstruction）（P-1、P-2 和 P-3）和完全阻塞（total obstruction）（T-4、T-5 和 T-6），分类依据是淋巴导管对显影剂的摄取（线样、充盈或不显影）和皮肤淋巴管回流征的位置（近端、远端或整个肢体）（表 6.2）[18, 19]。当观察到近端淋巴结正常显影，即显影为线样淋巴导管时，诊断为正常淋巴引流（图 6.1）。以下情况可诊断为部分阻塞：① 显影的近端淋巴结数量减少，中间淋巴结不显影。② 显影的近端淋巴结数量减少，中间淋巴结显影。③ 近端淋巴结未显影，中间淋巴结显影。部分阻塞模式细分为三期，可指导治疗方案的选择：P-1 显示远端线样淋巴导管，无皮肤淋巴管回流征（图 6.2）；P-2 可见线样或充盈淋巴管，伴近端或远端皮肤淋巴管回流征；P-3 表现为淋巴管充盈，整个肢体出现皮肤淋巴管回流征（图 6.3）。当近端和中间淋巴结均未显影时，诊断为完全梗阻。完全阻塞模式进一步分为三期：T-4 表现为淋巴导管充盈或不显影，伴有远端皮肤淋巴管回流

表6.1　用于淋巴水肿的诊断和严重程度评估的核素淋巴造影术分期/评分系统

项目	例数	肢体	LG方案 99mTc	剂量	途径	QI	Qn	锻炼	成像	临床标准	LG结果	分期/评分	验证	研究结果	治疗方法	疗效
Kleinhans 等[14]	81	• UE • LE	SSC	75~110 MBq	s.c.	—	p	p	4小时 动态	—	• 淋巴输送动力学 • 分布模式 • LN开始显影的时间 • LN评估 • 淋巴管评估	TI 0: 正常 45: 病理	179例 • 观察者间信度 r=0.9	122例 • 83例无淋巴水肿（TI=3.9） • 39例肢体淋巴水肿（TI=30.9） • 敏感度97.4% • 特异度90.3%	ALT （n=23）	TI: 均值下降 5.9
Cambria 等[5]	188	• UE • LE	ASC	503 μCi	s.c.	—	p	p	动态	主观	• 局部LN开始显影的时间 • 示踪剂分布模式 • 运输动力学 • 淋巴管和LN显影	改良TI 0: 正常 45: 病理	—	• 正常肢体（TI=2.6） • 肢体淋巴水肿（TI=23.8）	—	—
Szuba 等[41]	19	• UE • LE	SC	0.25 mCi	s.c.	p	p	p	静态 • 10分钟 • 1小时 • 5小时	—	• ARR • 皮肤淋巴管回流征 • 腋LN显影	0~8	—	• ARR与水肿体积小比例的相关性 • LG评分，治疗前时患侧上肢多余体积和患侧淋巴水肿持续时间的相关性	CDT （n=19）	• 患侧上肢体积平均减小342.4 mL（71~871 mL） • 体积平均减小48.1%
Lee 和 Bergan[11]	220	• UE • LE	ASC	N/A	N/A	p	—	N/A	N/A	主观	• LN的摄取 • 皮肤淋巴管回流征 • 侧支淋巴管 • 主淋巴管 • 放射性同位素清除率	4期	—	临床分期和LG分期之间的广泛重叠	CDT	• 171例临床分期不变 • 26例情况恶化，临床分期进展 • 23例病情改善

续　表

项目	例数	肢体	LG方案 ^99mTc	剂量	途径	s.c.	QI	Qn	锻炼	成像	临床标准	LG结果	分期/评分	验证	研究结果	治疗方法	疗效
Pecking 等[10]	4 328	• LE	NC	N/A	s.c.	p	—	p	—	动态: •10分钟 •60分钟 •2小时	ISL (0~Ⅲ)	定性: •浅、深淋巴系统 •腹股沟LN •皮肤淋巴管回流征 定量: •运输效能 •放射性胶体的引流途径 •皮肤淋巴管回流征 •腹股沟LN的状况	4期 (L0~L3)	—	临床和LG定性结果不一致	—	—
Gebousky 等[15]	88	• UE	SC	20 MBq	s.c.	p	p	p		静态: •60秒 动态: •30~180分钟	主观性量量表: 0~4	定性: •臂和肘LN编号 •用药部位缺乏运输能力 •扩张的淋巴管-静脉的显影情况 •皮肤淋巴管回流征(位置) 定量: •Bayesian(贝叶斯)方法	4期 (0~4)	—	病例中LG和临床分期的符合率为78.9%	—	—

续 表

项目	例数	肢体	99mTc	剂量	途径	QI	Qn	锻炼	成像	临床标准	LG结果	分期/评分	验证	研究结果	治疗方法	疗效
Maegawa等[12]	142	•LE	HSA	40 MBq	s.c.	p	—	—	静态: •30分钟 •120分钟	ISL (0~Ⅲ)	•腹股沟LN •淋巴管与GSV伴行 •淋巴液积聚 •CL •皮肤淋巴管回流征	5种类型 (Ⅰ~Ⅴ)	—	•Type Ⅰ (n=18) •Type Ⅱ (n=19) •Type Ⅲ (n=23) •Type Ⅳ (n=33) •Type Ⅴ (n=13) •LG分型与临床分期之间存在一定关系	LVA (n=35) 条肢体/31例患者	•体积缩小83~3 573 mL •患肢淋巴水肿稍加重 •水肿情况平均改善872 mL
Mikami等[13]	78	•UE	HSA	40 MBq	s.c.	p	—	—	静态: •30分钟 •120分钟	ISL (0~Ⅲ)	•Maegawa改良分期 •E亚型: 注射后30分钟近端LN显影 •L亚型: 注射后120分钟近端LN显影 •0亚型: 近端LN不显影	Maegawa改良分期, 5种类型, 3个亚型	—	•Type Ⅰ (n=15) •Type Ⅱ (n=13) •Type Ⅲ (n=22) •Type Ⅳ (n=22) •Type Ⅴ (n=6) •LG分型之间存在显著差异	LVA (n=20)	•在20例中有13例的肢体体积缩小 •平均比值: −4.57%±9.6%
Dylke等[16]	57	•UE	ASC	20~30 MBq	i.d.	p	—	—	静态: •30分钟 •60分钟 •120分钟 •180分钟	—	皮肤淋巴管回流征: •0: 无皮肤淋巴管回流征 •1: 范围小,局部皮肤淋巴管回流征 •2: 环形回流<50%前臂 •3: 环形回流>50%前臂	Szuba 4分法: 测量皮肤淋巴管回流征的范围	观察者内信度: k=0.418, SE=0.008	•Type Ⅰ (n=15) •Type Ⅱ (n=13) •Type Ⅲ (n=22) •Type Ⅳ (n=22) •Type Ⅴ (n=6) •LG分型之间存在显著差异	—	—

续　表

项目	例数	肢体	LG 方案							临床标准	LG 结果	分期/评分	验证	研究结果	治疗方法	疗效
			99mTc	剂量	途径	QI	Qn	锻炼	成像							
Ebrahim 等[17]	81	•LE	NC	20 MBq	s.c.	p	—	—	静态: •5分钟 •20分钟 •35分钟 •50分钟锻炼后 •60分钟 •180分钟	—	8个标准: •显示淋巴管 •淋巴管模式 •腹股沟 LN 摄取 •盆腔 LN 摄取 •腰椎 LN 摄取 •腿部 LN 摄取 •局灶性积聚 •皮肤淋巴管回流征	•0: 正常引流 •58: 严重受损	观察者同一致性为83.7%~99.4%	—	—	—
Cheng 等[18]	285	•UE •LE	PT	37 MBq	s.c.	p	—	p	静态: •5分钟 •120分钟	•CD •CTVD •Cheng 淋巴水肿分级	•近端 LN •中间 LN •淋巴管 •皮肤淋巴管回流征	•正常引流(L-0) •部分阻塞(P-1, P-2, P-3) •完全阻塞(T-4, T-5, T-6)	•观察者同一致性(ICC: 0.89) •TLS 与临床表现之间具有强相关性	TLS •正常引流(n=128) •部分阻塞(n=146) •完全阻塞(n=11)	•手术(n=154) •非手术(n=131)	手术组: •CD 得到改善: 从23%降至14.6% •平均 CRR: 40.4%

注：引自 Pappalardo M, Cheng MH. Lymphoscintigraphy for the diagnosis of extremity lymphedema: current controversies regarding protocol, interpretation, and clinical application. J Surg Oncol. 2020;121(1):37—47。

ALT, autologous lymphatic transplantation, 自体淋巴移植; ARR, axillary radioactivity ratio, 腋窝放射性比值; ASC, antimony sulfide colloid, 硫化锑胶体; CD, circumferential difference, 周径差; CDT, complete decongestive therapy, 综合消肿疗法; CRR, circumferential reduction rate, 周径缩小比例; CTVD, computed tomography volumetric difference, CT 体积差; GSV, great saphenous vein, 大隐静脉; HSA, human serum albumin, 人血清白蛋白; ICC, intraclass correlation coefficient 组内相关系数; i.d., intradermal, 皮内; ISL, International Society of Lymphology staging, 国际淋巴组织学会分期; LE, lower extremity, 下肢; LG, lymphoscintigraphy, 核素淋巴造影术; LN, lymph node, 淋巴结; LVA, lymphovenous anastomosis, 淋巴管-静脉吻合术; N/A, not available, 未知; NC, nanocolloid, 纳米胶体; PT, phytate, 肌醇六磷酸盐; p, performed, 执行; Ql, qualitative, 定性; Qn, quantitative, 定量; SC, sulfur colloid, 硫胶体; SSC, stannous sulfur colloid, 硫化亚锡胶体; Tl, transport index, 输送指数; TLS, Taiwan lymphoscintigraphy staging, 中国台湾核素淋巴造影术分期; UE, upper extremity, 上肢。

表 6.2		单侧肢体淋巴水肿的中国台湾淋巴造影术分期					
引流模式	正常	部分阻塞			完全阻塞		
分期	L-0	P-1	P-2	P-3	T-4	T-5	T-6
近端淋巴结[a]	正常	减少	减少/无	减少/无	无	无	无
中间淋巴结[b]	无	无	显影/无	显影/无	无	无	无
淋巴导管[c]	线样	线样	充盈	充盈/无	充盈/无	无	无
皮肤淋巴管回流征[d]	无	无	近端/远端	全部	远端	全部	无

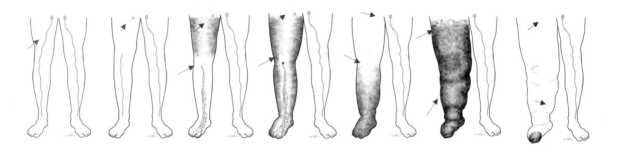

注：根据核素淋巴造影术的三种主要结果（近端/中间淋巴结显影、线样淋巴管和皮肤淋巴管回流征）将患者分为三大模式，再细分为七期：正常引流（L-0）、部分阻塞（P-1、P-2 和 P-3）和完全阻塞（T-4、T-5 和 T-6）。红色箭头显示核素淋巴造影术的检查结果。所有绘图中，右下肢为淋巴水肿患肢，左下肢为健康肢体用于对照［图片引自 Pappalardo M, Cheng MH. Lymphoscintigraphy for the diagnosis of extremity lymphedema: current controversies regarding protocol, interpretation, and clinical application. J Surg Oncol. 2020;121(1):3747］。
[a] 近端淋巴结条目下"正常""减少"和"无"的意义：与对侧健康肢体相比，患侧近端淋巴结分别表现为显影良好、显影减少和无显影。
[b] 中间淋巴结条目下"显影"和"无"的意义：处于肘或膝水平的淋巴结对显影剂摄取表现为有显影和无显影。
[c] 淋巴导管条目下："线样"表明所有肢体淋巴导管内的显影剂可显影；"充盈"表明显影剂异常积聚或外渗；"无"表明淋巴导管未显影。
[d] 皮肤淋巴管回流征分为三种类型："近端"是指肘或膝水平以上的皮肤受累；"远端"是指肘或膝水平以下的皮肤受累；当累及整个肢体时，则为"全部"。

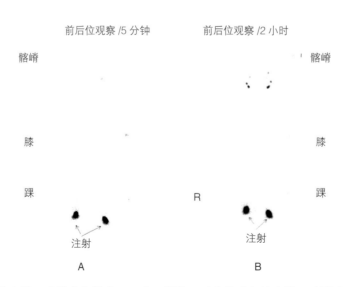

• 图 6.1　A. 中国台湾核素淋巴造影术分期为 L-0（正常淋巴引流模式）核素淋巴造影术表现，为正常引流模式。B. 注射示踪剂后 5 分钟、120 分钟，分别采集图像。双下肢淋巴引流无异常发现，淋巴导管和回肠-腹股沟淋巴结清晰显影

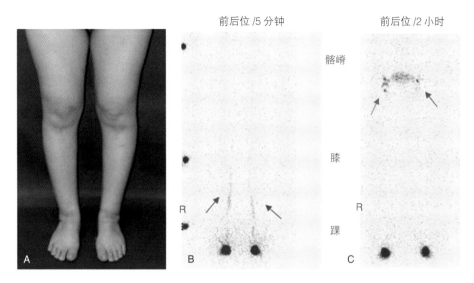

- **图 6.2**　A. 患者，女，43 岁，因宫颈癌行子宫切除术、双侧输卵管卵巢切除术和双侧盆腔淋巴结清扫术后，继发性双侧下肢淋巴水肿（Cheng 淋巴水肿分级为 I 级）。B、C. 术前核素淋巴造影术显示部分阻塞，中国台湾核素淋巴造影术分期为 P-1，回肠–腹股沟淋巴结摄取减少，双下肢远端可见线样淋巴导管 [引自 Pappalardo M, Chang DW, Masia J, et al. Summary of hands-on supermicrosurgery course and live surgeries at 8th World Symposium for Lymphedema Surgery. J Surg Oncol. 2020;121(1):8–19]

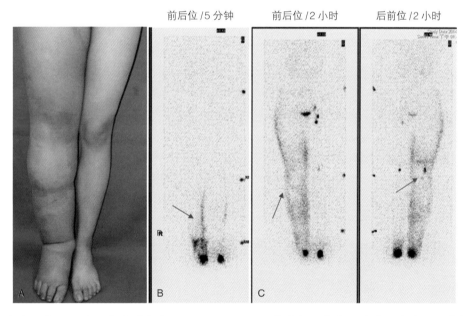

- **图 6.3**　A. 患者，女，19 岁，出生时患有 Klippel–Trenaunay 综合征，伴右下肢淋巴水肿。下肢多发性蜂窝织炎，需行抗生素治疗。右下肢葡萄酒色斑。膝上和膝下的周径差分别为 48.8% 和 42.9%。CT 血管造影显示右侧髂动脉充盈，下腔静脉 / 右侧髂静脉充盈，疑似右侧腹股沟水平动静脉瘘。核素淋巴造影术显示部分阻塞（中国台湾核素淋巴造影术分期为 P-3），淋巴管充盈（B），回肠–腹股沟淋巴结未显影，腘淋巴结有摄取，整个肢体出现皮肤淋巴管回流（C）[引自 Sachanandani NS, Chu SY, Ho OA, et al. Lymphedema and concomitant venous comorbidity in the extremity: comprehensive evaluation, management strategy, and outcomes. J Surg Oncol. 2018;118(6):941–952]

（图 6.4）；T-5 表现为淋巴导管不显影，伴有整个肢体的皮肤淋巴管回流征；T-6 表现为淋巴导管不显影，无皮肤淋巴管回流征，这是因为放射性示踪剂在远端注射部位不流动。TLS 系统的信度测试结果显示一致性和可重复性，在观察者之间和观察者内部都达到高度一致 [18]。通过对 258

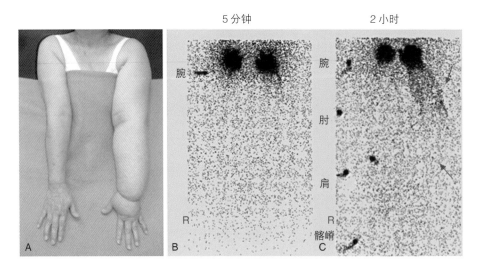

• 图 6.4　A. 患者，女，62 岁，左上肢淋巴水肿（Cheng 淋巴水肿分级为Ⅲ级），继发于左乳腺切除术、腋窝淋巴结清扫和术后放、化疗。B、C. 左上肢的中国台湾核素淋巴造影术分期（TLS）为 T-4 期，近端淋巴结不显影，淋巴导管不显影，远端出现皮肤淋巴管回流征［引自 Pappalardo M, Chang DW, Masia J, et al. Summary of hands-on supermicrosurgery course and live surgeries at 8th World Symposium for Lymphedema Surgery. J Surg Oncol. 2020;121 (1):8-19］

例单侧肢体淋巴水肿患者进行 TLS 系统评估后发现，影像学研究与客观临床表现（如肢体周径差、CT 体积差和 Cheng 淋巴水肿分级）之间存在高度相关[18, 33]，表明淋巴阻塞程度随着淋巴水肿严重程度的增加而增加。

核素淋巴造影术的临床应用：患者选择和治疗计划

Vaqueiro 等[39] 首先发现，核素淋巴造影术可观察淋巴管的通畅性，适合在微脉管性 LVA 技术中应用，而临床上无法预见 LVA 效果。研究者根据患者术后的核素淋巴造影术发现，这些淋巴导管的通畅好，从注射部位到腋窝淋巴结的淋巴输送速度增快。Maegawa 等[12] 采用自制的核素淋巴造影术五分类法以确定是否需要对下肢淋巴水肿患者行显微外科手术治疗，他们认为核素淋巴造影术Ⅲ型（腹股沟淋巴结不显影，存在皮肤淋巴管回流征）是 LVA 的最佳指征。Mikami 等[13] 指出，在上肢淋巴水肿患者中，Ⅰ 型（存在额外的侧支）、Ⅱ 型和Ⅲ型（上臂或前臂的皮肤淋巴管回流征）患者是 LVA 的合适人选。

一些临床经验丰富的医师为了明确患者是否有手术治疗适应证，会借助 Cheng 淋巴水肿分级系统[18, 19, 33, 50, 51]，它包括临床表现（测量肢体周径和蜂窝织炎发作）和影像学表现（TLS 和 ICG 淋巴造影术）（表 6.3）。TLS 纳入了 Cheng 淋巴水肿分级系统之后，内容变得更加全面，这为决策适宜的治疗方案提供了更多依据。对显影的近端淋巴结数量减少和线样淋巴导管通畅性（通常为部分梗阻模式，即 P-1、P-2 和 P-3 期）进行评价，是医师选择 LVA 治疗的关键决定因素。在核素淋巴造影术显示淋巴导管呈线样或充盈的情况下，为了评估浅淋巴管，我们可通过 ICG 核素淋巴造影术进一步确定功能性淋巴导管。另一方面，核素淋巴造影术对近端淋巴结不显影及提示淋巴清除功能严重受损，则是完全阻塞（T-4、T-5 和 T-6 期）的明确迹象，其特征就是淋巴导管不显影、皮肤淋巴管回流，甚至是放射性示踪剂滞留在注射区域。在这种情况下，带血管淋巴结（VLN）移植可实现淋巴系统功能的最大恢复。采用该分期系统后，符合 Cheng 淋巴水肿分级和 TLS 系统提出的淋巴显微手术要求的手术组患者，在淋巴水肿严重程度方面比保守治疗的非手术组患者有更大的改善[18]。

| 表 6.3 | 改良 Cheng 淋巴水肿分级系统纳入了中国台湾核素淋巴造影术分期，用于肢体淋巴水肿的外科治疗 |

Cheng 淋巴水肿分级 *		周径差（%）	蜂窝织炎发作次数（次／年）[c]	TLS 分期 [‡]	ICG 淋巴造影	治疗方法
0[a]		2～9	0～1	L-0 P-1，P-2	淋巴导管通畅	CDT LVA
I [b]	I A I B	10～19	1～2	P-1，P-2，P-3 P-3，T-4	淋巴导管通畅 弥漫性皮肤淋巴管回流征	LVA VLN 移植
II [b]	II A II B	20～29	2～3	P-1，P-2，P-3 P-3，T-4，T-5	淋巴导管通畅 弥漫性皮肤淋巴管回流征	LVA VLN 移植
III		30～39	3～4	P-3 T-4，T-5，T-6	无显影	VLN 移植 + 其他手术
IV		> 40	> 4	T-4，T-5，T-6	无显影	VLN 移植 + 其他手术

注：CDT，complete decongestive therapy，综合消肿疗法；ICG，indocyanine green lymphography，吲哚菁绿淋巴造影术；LVA，lymphovenous anastomosis，淋巴管-静脉吻合术；TLS，Taiwan lymphoscintigraphy staging，中国台湾核素淋巴造影术分期；VLN，vascularized lymph node，带血管淋巴结。

[a] Cheng 0 级患者通常行 CDT 治疗，只有不愿意穿弹力衣的患者才行 LVA 治疗。

[b] Cheng Ⅰ 级和 Ⅱ 级患者根据 TLS 分期进行治疗。对于部分阻塞模式和 ICG 提示淋巴导管通畅的患者，行 LVA 治疗；对于完全阻塞模式和 ICG 提示无通畅淋巴导管的患者，则行 VLN 移植。

[c] 在第二阶段行吸脂术和减容手术。

引自 Pappalardo M, Cheng MH. Lymphoscintigraphy for the diagnosis of extremity lymphedema: current controversies regarding protocol, interpretation, and clinical application. J Surg Oncol. 2020;121(1):37-47。

核素淋巴造影术的疗效评估

核素淋巴造影术也被用于评估淋巴显微手术的治疗效果。Sacks 等 [52] 对 LVA 术后的患者进行核素淋巴造影，结果发现示踪剂从注射部位输送至腋窝淋巴结的速度加快，肝脏显像时间提前。Vaqueiro 等 [39] 根据术前淋巴导管的核素淋巴造影术对 5 例接受 LVA 的患者进行了术后评估，结果显示并无差异。

Becker 等 [53] 对 24 例上肢淋巴水肿患者实施带血管腹股沟淋巴结（VGLN）皮瓣移植至腋窝的手术，有 92% 患者在术后主观症状得以改善，然而，在 16 例患者中只有 5 例（31%）在术后核素淋巴造影术中显示出移植淋巴结具有活性。据 Saaristo 等 [54] 报道，在接受 VLN 移植治疗的 19 例患者中，有 7 例患者的术后核素淋巴造影术显示 TI 有所改善 [55]。最近，Liu 等 [56] 分析了 30 例行 VGLN 皮瓣移植至腋窝的手术的上肢淋巴水肿患者，术后患者的临床表现和放射学结果并不一致，尽管 70% 的患者表现为肢体周径减小，但只有 37% 的患者术后核素淋巴造影术提示有改善。

鉴于这些初步研究，核素淋巴造影术也许是一种有效的成像模式，通过比较术前和术后图像，并与客观的临床表现相关联，可以更好地区分手术的成功与否（图 6.5）。

核素淋巴造影术与其他影像检查

尽管核素淋巴造影术有许多优点，但近期一些研究人员指出，低质量的分辨率、有限的解剖信息、低灵敏度及造影结果偶尔"异常"是该技术的制约因素 [57]。近年来，ICG 淋巴造影术已成为评估淋巴解剖和功能的有效工具 [58, 59]。这种成像方式无辐射，可以更精细地实时显示浅淋巴管，即便在术中也是如此 [57]。ICG 淋巴造影术准确度高，尤其适用于亚临床和早期淋巴

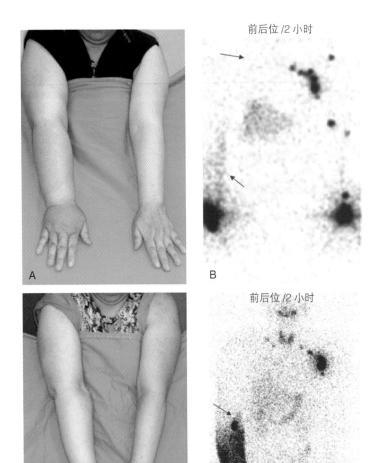

前后位 /2 小时

前后位 /2 小时

• 图 6.5　A. 患者，女，68 岁，右上肢淋巴水肿（Cheng 淋巴水肿分级为 Ⅲ 级），继发于右侧乳腺切除术和腋窝淋巴结清扫。术前，患者肘上和肘下的周径差分别为 35.7% 和 34.8%。B. 术前核素淋巴造影术显示右上肢完全阻塞（T-4），无腋窝淋巴结摄取和远端皮肤淋巴管回流征。C. 根据 Cheng 淋巴水肿分级系统，患者接受了带血管腹股沟淋巴结皮瓣移植至右肘部。经过 56 个月的随访，患者对右上肢柔软度感到满意，肘上和肘下的周径减小为 58% 和 40%。D. 术后核素淋巴造影术显示，移植的带血管淋巴结在肘部水平对 ^{99m}Tc 的摄取情况（红色箭头），右上臂皮肤淋巴管回流的蓄积较少

水肿的诊断。然而，ICG 淋巴造影术无法观察皮下组织中深度超过 1 cm 的近端淋巴结和淋巴导管。

　　磁共振（MR）淋巴造影术似乎可以增强淋巴管的显影效果，并勾勒出肢体的淋巴脉管系统。一些研究人员报道称，与核素淋巴造影术相比，MR 淋巴造影术在检测解剖和功能性淋巴异常方面更敏感、更准确 [60, 61]，其应用范围更广。然而与其他成像方式相比，MR 淋巴造影术的技术要求更高，成本更高，较难普及推广。目前，尚无使用 MR 淋巴造影术准确评估淋巴水肿的指南、分期或分类标准。

　　尽管 ICG 和 MR 淋巴造影术具有较好的应用前景，特别是在外科治疗方面 [62]，但在淋巴水肿的诊断方面，这些技术的准确性和普及度均不如核素淋巴造影术。ICG 淋巴造影术对淋巴水肿的特异度仅为 55% [63]，而 MR 淋巴造影术的敏感度为 68% [64]。

结论

　　核素淋巴造影术是诊断肢体淋巴水肿最可靠的影像学方法，可显示近端淋巴结和浅、深淋巴管。中国台湾核素淋巴造影术分期（TLS）系统可诊断和评估淋巴管阻塞的严重程度，简单又可靠。Cheng 淋巴水肿分级系统与 TLS 系统相结合，形成综合性淋巴水肿分级系统，用于为患者选择适宜的外科手术治疗。

声明

Ming-Huei Cheng 已收取爱思唯尔公司（Elsevier, Inc.）支付的教科书版税。

参考文献

[1] Rockson SG. Causes and consequences of lymphatic disease. *Ann N Y Acad Sci*. 2010; 1207(suppl 1): e2−6.

[2] Finnane A, Hayes SC, Obermair A, et al. Quality of life of women with lower-limb lymphedema following gynecological cancer. *Expert Rev Pharmacoecon Outcomes Res*. 2011; 11(3): 287−297.

[3] Pappalardo M, Chang DW, Masia J, et al. Summary of hands-on supermicrosurgery course and live surgeries at 8th world symposium for lymphedema surgery. *J Surg Oncol*. 2020; 121(1): 8−19.

[4] Walker LA. Localization of radioactive colloids in lymph nodes. *J Lab Clin Med*. 1950; 36(3): 440−449.

[5] Cambria RA, Gloviczki P, Naessens JM, et al. Noninvasive evaluation of the lymphatic system with lymphoscintigraphy: a prospective, semiquantitative analysis in 386 extremities. *J Vasc Surg*. 1993; 18 (5): 773−782.

[6] Szuba A, Shin WS, Strauss HW, et al. The third circulation: radionuclide lymphoscintigraphy in the evaluation of lymphedema. *J Nucl Med*. 2003; 44(1): 43−57.

[7] Weissleder H, Weissleder R. Lymphedema: evaluation of qualitative and quantitative lymphoscintigraphy in 238 patients. *Radiology*. 1988; 167(3): 729−735.

[8] Yoshida RY, Kariya S, Ha-Kawa S, et al. Lymphoscintigraphy for imaging of the lymphatic flow disorders. *Tech Vasc Interv Radiol*. 2016; 19(4): 273−276.

[9] Kramer EL. Lymphoscintigraphy: defining a clinical role. *Lymphat Res Biol*. 2004; 2(1): 32−37.

[10] Pecking AP, Wartski M, Cluzan RV, et al. SPECT-CT fusion imaging radionuclide lymphoscintigraphy: potential for limb lymphedema assessment and sentinel node detection in breast cancer. *Cancer Treat Res*. 2007; 135: 79−84.

[11] Lee BB, Bergan JJ. New clinical and laboratory staging systems to improve management of chronic lymphedema. *Lymphology*. 2005; 38(3): 122−129.

[12] Maegawa J, Mikami T, Yamamoto Y, et al. Types of lymphoscintigraphy and indications for lymphaticovenous anastomosis. *Microsurgery*. 2010; 30(6): 437−442.

[13] Mikami T, Hosono M, Yabuki Y, et al. Classification of lymphoscintigraphy and relevance to surgical indication for lymphaticovenous anastomosis in upper limb lymphedema. *Lymphology*. 2011; 44(4): 155−167.

[14] Kleinhans E, Baumeister RG, Hahn D, et al. Evaluation of transport kinetics in lymphoscintigraphy: follow-up study in patients with transplanted lymphatic vessels. *Eur J Nucl Med*. 1985; 10(7−8): 349−352.

[15] Gebouský P, Kárný M, Krízová H, et al. Staging of upper limb lymphedema from routine lymphoscintigraphic examinations. *Comput Biol Med*. 2009; 39(1): 1−7.

[16] Dylke ES, McEntee MF, Schembri GP, et al. Reliability of a radio-logical grading system for dermal backflow in lymphoscintigraphy imaging. *Acad Radiol*. 2013; 20(6): 758−763.

[17] Ebrahim M, Savitcheva I, Axelsson R. Reliability of a scoring system for qualitative evaluation of lymphoscintigraphy of the lower extremities. *J Nucl Med Technol*. 2017; 45(3): 219−224.

[18] Cheng MH, Pappalardo M, Lin C, et al. Validity of the Novel Taiwan Lymphoscintigraphy Staging and correlation of Cheng Lymphedema Grading for unilateral extremity lymphedema. *Ann Surg*. 2018; 268(3): 513−525.

[19] Pappalardo M, Cheng MH. Lymphoscintigraphy for the diagnosis of extremity lymphedema: current controversies regarding protocol, interpretation, and clinical application. *J Surg Oncol*. 2020; 121(1): 37−47.

[20] Maclellan RA, Couto RA, Sullivan JE, et al. Management of primary and secondary lymphedema: analysis of 225 referrals to a center. *Ann Plast Surg*. 2015; 75(2): 197−200.

[21] Szuba A, Rockson SG. Lymphedema: classification, diagnosis and therapy. *Vasc Med*. 1998; 3(2): 145−156.

[22] Tiwari A, Cheng KS, Button M, et al. Differential diagnosis, investigation, and current treatment of lower limb lymphedema. *Arch Surg*. 2003; 138(2): 152−161.

[23] Williams WH, Witte CL, Witte MH, et al. Radionuclide lymphangioscintigraphy in the evaluation of peripheral lymphedema. *Clin Nucl Med*. 2000; 25(6): 451−464.

[24] Stemmer R. [A clinical symptom for the early and differential diagnosis of lymphedema]. *Vasa*. 1976; 5(3): 261−262.

[25] Sachanandani NS, Chu SY, Ho OA, et al. Lymphedema and concomitant venous comorbidity in the extremity: comprehensive evaluation, management strategy, and outcomes. *J Surg Oncol*. 2018; 118(6): 941−952.

[26] Chen C, Chu SY, Lin C, et al. Intra-abdominal chylovenous bypass treats retroperitoneal lymphangiomatosis. *J Surg Oncol*. 2019; 121(1): 75−84.

[27] International Society of Lymphology. The diagnosis and treatment of peripheral lymphedema: 2013 consensus document of the International Society of Lymphology. *Lymphology*. 2013; 46(1): 1−11.

[28] Ho OA, Chu SY, Huang YL, et al. Effectiveness of vascularized lymph node transfer for extremity lymphedema using volumetric and circumferential differences. *Plast Reconstr Surg Glob Open*. 2019; 7(2): e2003.

[29] Nitti M, Hespe G, Cuzzone D, et al. Definition, incidence and pathophysiology of lymphedema. In: Cheng MH, Chang DW, Patel KM, eds. *Principles and Practice of Lymphedema Surgery*. China: Elsevier; 2016: 40−50.

[30] Campisi C, Davini D, Bellini C, et al. Lymphatic microsurgery for the treatment of lymphedema. *Microsurgery*. 2006; 26(1): 65−69.

[31] Yamamoto T, Narushima M, Doi K, et al. Characteristic indocyanine green lymphography findings in lower extremity lymphedema: the generation of a novel lymphedema severity staging system using dermal backflow patterns. *Plast Reconstr Surg*. 2011; 127(5): 1979−1986.

[32] Chang DW, Suami H, Skoracki R. A prospective analysis of 100 consecutive lymphovenous bypass cases for treatment of extremity lymphedema. *Plast Reconstr Surg*. 2013; 132(5): 1305−1314.

[33] Patel KM, Lin CY, Cheng MH. A prospective evaluation of lymphedema-specific quality-of-life outcomes following vascularized lymph node transfer. *Ann Surg Oncol*. 2015; 22(7): 2424−2430.

[34] Lee BB, Andrade M, Antignani PL, et al. Diagnosis and treatment of primary lymphedema. Consensus document of the International Union of Phlebology (IUP) — 2013. *Int Angiol*. 2013; 32(6): 541-574.

[35] Bourgeois P. Critical analysis of the literature on lymphoscintigraphic investigations of limb edemas. *Eur J Lymphology*. 1997; 6(21): 1-9.

[36] Rezende LF, Pedras FV, Ramos CD, et al. Preoperative upper limb lymphatic function in breast cancer surgery. *Rev Assoc Med Bras*. 1992; 57(5): 540-544. 2011.

[37] Gloviczki P, Calcagno D, Schirger A, et al. Noninvasive evaluation of the swollen extremity: experiences with 190 lymphoscintigraphic examinations. *J Vasc Surg*. 1989; 9(5): 683-689; discussion 690.

[38] Rossi M, Grassi R, Costa R, et al. Evaluation of the upper limb lymphatic system: a prospective lymphoscintigraphic study in melanoma patients and healthy controls. *Plast Reconstr Surg*. 2016; 138(6): 1321-1331.

[39] Vaqueiro M, Gloviczki P, Fisher J, et al. Lymphoscintigraphy in lymphedema: an aid to microsurgery. *J Nucl Med*. 1986; 27(7): 1125-1130.

[40] Tartaglione G, Rubello D. The evolving methodology to perform limb lymphoscintigraphy: from rest to exercise acquisition protocol. *Microvasc Res*. 2010; 80(3): 540-544.

[41] Szuba A, Strauss W, Sirsikar SP, et al. Quantitative radionuclide lymphoscintigraphy predicts outcome of manual lymphatic therapy in breast cancer-related lymphedema of the upper extremity. *Nucl Med Commun*. 2002; 23(12): 1171-1175.

[42] Hassanein AH, Maclellan RA, Grant FD, Greene AK. Diagnostic accuracy of lymphoscintigraphy for lymphedema and analysis of false-negative tests. *Plast Reconstr Surg Glob Open*. 2017; 5(7): e1396.

[43] Partsch H. Assessment of abnormal lymph drainage for the diagnosis of lymphedema by isotopic lymphangiography and by indirect lymphography. *Clin Dermatol*. 1995; 13(5): 445-450.

[44] Kim YB, Hwang JH, Kim TW, Chang HJ, Lee SG. Would complex decongestive therapy reveal long term effect and lymphoscintigraphy predict the outcome of lower-limb lymphedema related to gynecologic cancer treatment? *Gynecol Oncol*. 2012; 127(3): 638-642.

[45] Jensen MR, Simonsen L, Karlsmark T, et al. The washout rate of a subcutaneous 99mTc-HSA depot in lower extremity lymphoedema. *Clin Physiol Funct Imaging*. 2012; 32(2): 126-132.

[46] Yuan Z, Chen L, Luo Q, et al. The role of radionuclide lymphoscintigraphy in extremity lymphedema. *Ann Nucl Med*. 2006; 20(5): 341-344.

[47] Tomczak H, Nyka W, Lass P. Lymphoedema: lymphoscintigraphy versus other diagnostic techniques — a clinician's point of view. *Nucl Med Rev Cent East Eur*. 2005; 8(1): 37-43.

[48] Keeley V. The use of lymphoscintigraphy in the management of chronic oedema. *J Lymphoedema*. 2006; 1: 42-57.

[49] Kafejian-Haddad AP, Perez JM, Castiglioni ML, et al. Lymphscintigraphic evaluation of manual lymphatic drainage for lower extremity lymphedema. *Lymphology*. 2006; 39(1): 41-48.

[50] Pappalardo M, Lin C, Ho OA, et al. Staging and clinical correlations of lymphoscintigraphy for unilateral gynecological cancer-related lymphedema. *J Surg Oncol*. 2020; 121(3): 422-434.

[51] Ho OA, Lin CY, Pappalardo M, et al. Comparisons of submental and groin vascularized lymph node flaps transfer for breast cancer-related lymphedema. *Plast Reconstr Surg Glob Open*. 2018; 6(12): e1923.

[52] Sacks GA, Sandler MP, Born ML, et al. Lymphoscintigraphy as an adjunctive procedure in the perioperative assessment of patients undergoing microlymphaticovenous anastomoses. *Clin Nucl Med*. 1983; 8(7): 309-311.

[53] Becker C, Assouad J, Riquet M, et al. Postmastectomy lymphedema: long-term results following microsurgical lymph node transplantation. *Ann Surg*. 2006; 243(3): 313-315.

[54] Saaristo AM, Niemi TS, Viitanen TP, et al. Microvascular breast reconstruction and lymph node transfer for postmastectomy lymphedema patients. *Ann Surg*. 2012; 255(3): 468-473.

[55] Viitanen TP, Visuri MT, Hartiala P, et al. Lymphatic vessel function and lymphatic growth factor secretion after microvascular lymph node transfer in lymphedema patients. *Plast Reconstr Surg Glob Open*. 2013; 1(2): 1-9.

[56] Liu HL, Pang SY, Lee CC, et al. Orthotopic transfer of vascularized groin lymph node flap in the treatment of breast cancer-related lymphedema: clinical results, lymphoscintigraphy findings, and proposed mechanism. *J Plast Reconstr Aesthet Surg*. 2018; 71(7): 1033-1040.

[57] Yamamoto T, Yamamoto N, Ishiura R. Evaluation of the upper limb lymphatic system: a prospective lymphoscintigraphic study in melanoma patients and healthy controls. *Plast Reconstr Surg*. 2017; 139(4): 1028e-1029e.

[58] Mihara M, Hara H, Araki J, et al. Indocyanine green (ICG) lymphography is superior to lymphoscintigraphy for diagnostic imaging of early lymphedema of the upper limbs. *PLoS One*. 2012; 7(6): e38182.

[59] Yamamoto T, Matsuda N, Doi K, et al. The earliest finding of indocyanine green lymphography in asymptomatic limbs of lower extremity lymphedema patients secondary to cancer treatment: the modified dermal backflow stage and concept of subclinical lymphedema. *Plast Reconstr Surg*. 2011; 128(4): 314e-321e.

[60] Liu NF, Lu Q, Liu PA, et al. Comparison of radionuclide lymphoscintigraphy and dynamic magnetic resonance lymphangiography for investigating extremity lymphoedema. *Br J Surg*. 2010; 97(3): 359-365.

[61] Neligan PC, Kung TA, Maki JH. MR lymphangiography in the treatment of lymphedema. *J Surg Oncol*. 2017; 115(1): 18-22.

[62] Chang DW, Masia J, Garza R, et al. Lymphedema: surgical and medical therapy. *Plast Reconstr Surg*. 2016; 138(3 suppl): 209S-218S.

[63] Akita S, Mitsukawa N, Kazama T, et al. Comparison of lymphoscintigraphy and indocyanine green lymphography for the diagnosis of extremity lymphoedema. *J Plast Reconstr Aesthet Surg*. 2013; 66(6): 792-798.

[64] Weiss M, Burgard C, Baumeister R, et al. Magnetic resonance imaging versus lymphoscintigraphy for the assessment of focal lymphatic transport disorders of the lower limb: first experiences. *Nuklearmedizin*. 2014; 53(5): 190-196.

第 7 章

吲哚菁绿（ICG）淋巴造影术及其应用

TAKUMI YAMAMOTO AND ISAO KOSHIMA

关键点

- 吲哚菁绿（ICG）淋巴造影术是实时、清晰地观察浅表淋巴流动的一种成像手段，无电离辐射暴露风险。

- 动态 ICG 淋巴造影术作为一种双相荧光影像检测技术，能充分提高 ICG 淋巴造影的淋巴做图效果，对疾病严重程度分期更为准确。

- 随着淋巴水肿的进展，ICG 淋巴造影术依次表现为线样（linear）型、飞溅（splash）型、星尘（stardust）型，最后是弥散（diffuse）型。

- ICG 淋巴造影术可以对继发性淋巴水肿的病理生理严重程度进行分期，并对原发性淋巴水肿进行分类。

引言

尽管核素淋巴造影术被认为是淋巴成像的金标准，但也存在许多缺点，需要别的技术来弥补。核素淋巴造影术获得的图像较模糊，且有电离辐射暴露的风险[1, 2]。目前，ICG 近红外荧光淋巴造影术和 ICG 淋巴造影术已经应用于淋巴水肿的评估[3-16]。与其他成像方式相比，ICG 淋巴造影术对于浅淋巴循环的显影更加清晰，因而逐渐被广泛应用[2-5, 7]。由于 ICG 淋巴造影术可以实时荧光成像，因此可被应用于淋巴管-静脉吻合术（lymphaticovenular anastomosis，LVA）、带血管淋巴结移植（vascularized lymph node transfer，VLNT）、淋巴间置皮瓣移植（lymph-interpositional-flap transfer，LIFT），以及不同淋巴水肿部位（如手臂、腿部、面部和生殖器）的吸脂术[5, 13-28]。动态 ICG 淋巴造影术，又称双相 ICG 淋巴造影术，已发展为仅需单次注射 ICG 就可以进行淋巴水肿的病理生理评估和术中淋巴管的做图 / 导航（图 7.1）[7, 8, 11, 12, 28-31]。

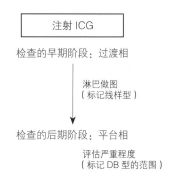

• 图 7.1　动态（双相）ICG 淋巴造影；DB 型，皮肤淋巴管回流型

ICG 淋巴造影的影像特征

ICG 淋巴造影术的影像表现分为两种类型：正常的"线样"型；异常的"皮肤淋巴管回流（dermal backflow，DB）"型[3, 4, 6, 7]。DB 型又细分为网状型、飞溅型、星尘型和弥散型。网状型属于非典型的 DB 型，在早期过渡相显影；飞溅型、星尘型和弥散型属于 DB 型，在后期平台相显影；网状型在过渡相显影，到达平台相可转变为星尘型或弥散型（图 7.2）[3, 11, 12, 32, 33]。线样型

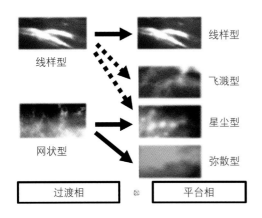

• 图 7.2 ICG 淋巴造影术在过渡相和平台相的影像表现

是正常表现，呈沿肢体轴线分布有多条纵行线，代表集合淋巴管内的淋巴流动[2, 3, 31-39]。淋巴结清扫、放射、创伤或畸形等导致的淋巴结或淋巴管受损，会引起淋巴管高压、集合淋巴管扩张、淋巴管瓣膜功能不全和逆行淋巴回流[2, 3, 32, 40]。在 ICG 淋巴造影术下，浅集合管或前集合管内的逆行淋巴回流呈迂曲的线条影，称为飞溅型[3-7, 24]。这些扩张的浅淋巴管会作为淋巴侧支通路发挥作用。当淋巴负荷超过侧支通路的代偿能力时，会进一步出现淋巴逆流，导致淋巴垂直逆行流向真皮层。在 ICG 淋巴造影术上，这些垂直的逆行淋巴流动呈点状影，称为星尘型[2-9, 27]。最终，集合和前集合淋巴管可能因淋巴硬化而发生阻塞，在扩张的毛细淋巴管内，水平淋巴流动在淋巴循环中有着主要作用[2-7, 27, 30]。在 ICG 淋巴造影术上，这些扩张的淋巴管呈弥散性增强，称为弥散型。

动态 ICG 淋巴造影术

动态 ICG 淋巴造影术的操作过程：在皮下注射 ICG 后，获取两个不同时间段的荧光图像[11, 12, 27]。ICG 的注射浓度为 0.025%～0.25%，注射剂量为 0.05～0.2 mL。对于下肢和生殖器淋巴水肿，在第二趾蹼间隙和内踝 / 外踝后各注射 0.2 mL ICG；对于上肢淋巴水肿，在手的第二指蹼间隙和掌长肌腱尺侧 / 桡侧（手腕水平）处各注射 0.1 mL；面部淋巴水肿则在眉间和人中各注射 0.05 mL ICG[3, 4, 6, 7, 10]。确定 ICG 的注射浓

度时，需要考虑近红外成像系统中 ICG 荧光成像的灵敏度。与集成摄像的显微镜系统相比，手持成像系统基本上具有更高的灵敏度；术前或术中，使用集成摄像的显微镜系统观察淋巴管时，建议配置较高浓度的 ICG[3-15]。

检查的早期阶段为过渡相，给受检者注射 ICG 后立即采集荧光图像，再用笔标记显影的线样型，这就是集合淋巴管的定位方法。由于网状型先在过渡相显影，之后到达平台相会转变成星尘型或弥散型，因此在过渡相仅标记显影的线样型[11, 12, 33]。DB 型反映了淋巴管的不同状态，重要的是区分其中的星尘型和弥散型；在过渡相无须标记网状型，在平台相要分别用圈标记星尘型和弥散型的范围[28-31, 33]。

检查的后期阶段为平台相，注射 ICG 后 2～72 小时，ICG 的体内过程达到平台期；严重的淋巴水肿患者应该加强患肢的活动，因为该类患者通常需要经历更长的时间才能到达平台相[11, 12]。在此阶段，可以鉴别具体是哪种 DB 类型及其范围。成功标记 DB 型后，人们就能一目了然地识别出 DB 型（飞溅型、星尘型或弥散型）及其范围（图 7.3）[3, 4, 27]。对 ICG 淋巴造影术严重程度分期进行评估，应基于平台相的影像表现，而非过渡相的，后文会详细解释。

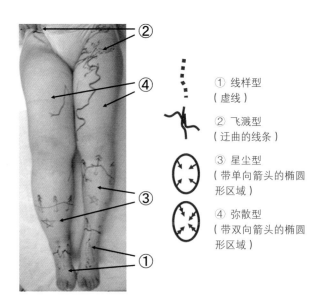

① 线样型
（虚线）

② 飞溅型
（迂曲的线条）

③ 星尘型
（带单向箭头的椭圆形区域）

④ 弥散型
（带双向箭头的椭圆形区域）

• 图 7.3 ICG 淋巴造影术的标记。虚线代表线样型；实线代表皮肤淋巴管回流型；单向箭头代表星尘型；双向箭头代表弥散型

继发性淋巴水肿的 ICG 淋巴造影术严重程度分期

对继发性淋巴水肿进行 ICG 淋巴造影严重程度分期（简称 ICG 分期）或改良 DB 分期，是通过观察线样型和 DB 型来确定的。ICG 分期适用于上肢、下肢、面部、头部、颈部、下腹部或生殖器等部位的继发性淋巴水肿，分为 ICG 0～Ⅴ期（表 7.1）[3-7, 28-31]。

ICG 分期	ICG 淋巴造影术的影像表现
表 7.1	继发性淋巴水肿的 ICG 淋巴造影术严重程度分期
0 期	只有线样型（无 DB 型）
Ⅰ 期	线样型 + 飞溅型 *
Ⅱ 期	线样型 +S/D 型（1 个区域）
Ⅲ 期	线样型 +S/D 型（2 个区域）
Ⅳ 期	线样型 +S/D 型（3 个区域）
Ⅴ 期	只有 S/D 型（无线样型）

注：DB 型，皮肤淋巴管回流型；ICG，吲哚菁绿；S/D 型，星尘型 / 弥散型。

* 飞溅型通常出现在阻塞部位的最近心端区域，如腹股沟、腋窝和颈部。

首要介绍区域划分法。每个身体部位的淋巴水肿各自分为 3 个区域：上肢淋巴水肿，分为上臂、前臂和手；下肢淋巴水肿，分为大腿、小腿、足部；面部淋巴水肿，分为上面部（睑裂水平以上）、下面部（下颌骨边缘至睑裂水平）和颈部；生殖器淋巴水肿，分为下腹（脐至耻骨结节）、大阴唇 / 阴囊、小阴唇 / 阴茎。在确定 ICG 严重程度分期时，会用到该区域划分法（上肢、下肢、面部和生殖器淋巴水肿）。

ICG 0 期，仅能观察到线样型，而且未见 DB 型；代表无淋巴水肿[3-7, 27-31]。ICG Ⅰ 期，除了线样型外，还能观察到飞溅型且通常出现在梗阻部位的最近心端区域，如盆腔淋巴结清扫导致的继发性下肢淋巴水肿，飞溅型出现在腹股沟；ICG Ⅰ 期代表亚临床淋巴水肿。约 30% 的亚临床淋巴水肿患者，未经任何治疗就会自行降至 0 期，剩下的 70% 则停留在 Ⅰ 期或进展至 Ⅱ 期[3-7, 24, 27, 41]。ICG Ⅱ～Ⅳ 期，可观察到线样型和星尘型 / 弥散（stardust/diffuse，S/D）型：ICG Ⅱ 期，可观察到 1 个区域有 S/D 型；ICG Ⅲ 期，2 个区域有 S/D 型；ICG Ⅳ 期，3 个区域有 S/D 型；ICG Ⅴ 期，能观察到整个区域布满 S/D 型，而且未见线样型；ICG Ⅳ 期和 Ⅴ 期之间的区别在于是否可见线样型。ICG Ⅱ 期代表早期淋巴水肿，ICG Ⅲ～Ⅴ 期则代表进展性淋巴水肿（图 7.4 和图 7.5）。

由于原发性淋巴水肿的病因多种多样（不仅仅是淋巴回流受阻），因此 ICG 严重程度分期主要适用于继发性淋巴水肿。然而，如果原发性淋巴水肿出现 DB 型显影（近端 / 远端），也可采用 ICG 分期评价其严重程度[3-5, 10]。

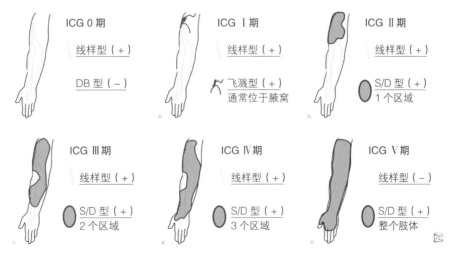

• 图 7.4　上肢 ICG 淋巴造影术分期。DB，皮肤淋巴管回流；SD，星尘 / 弥散样型

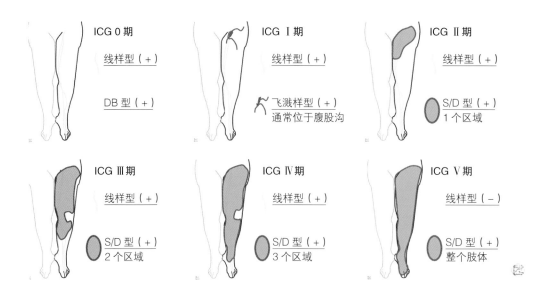

• 图 7.5 下肢 ICG 淋巴造影术分期。DB 型，皮肤淋巴管回流型；S/D 型，星尘型 / 弥散型

原发性淋巴水肿的 ICG 淋巴造影术分型

对于原发性淋巴水肿，不推荐单独使用 ICG 淋巴造影术进行评估[1-3]。ICG 淋巴造影术仅能观察浅表淋巴流动，原发性淋巴水肿患者还需应评估胸腔和腹腔深部的淋巴流动情况。评估全身淋巴循环，应采用 SPECT/CT 核素淋巴造影术联合或不联合 MRI 淋巴造影术[1-3, 42, 43]。尽管 ICG 淋巴造影术不是原发性淋巴水肿的最佳影像学方法，但其在鉴别原发性淋巴水肿方面仍然具有临床实用价值[3, 10]。原发性淋巴水肿的 ICG 淋巴造影术分型（简称 ICG 分型）包括 4 种类型，即近端皮肤淋巴管回流（proximal DB，PDB）型、远端皮肤淋巴管回流（distal DB，DDB）型、低强化（less enhancement，LE）型和无强化（no enhancement，NE）型，每种类型具有各自不同的淋巴显影特征和临床特征（图 7.6 和表 7.2）[10]。

在 PDB 型中，DB 型从近端向远端延伸，如同继发性淋巴水肿的 ICG 分期。当患者疑似患有原发性淋巴水肿，ICG 淋巴造影术观察到 PDB 型时，应注意鉴别隐匿性癌症所致的继发性淋巴水肿。躯干淋巴管畸形也是 PDB 型淋巴水肿的可能病因。

在 DDB 型中，DB 型仅见于远端区域，而近端区域不可见。其病因可能包括远端的局限性淋巴管畸形或瓣膜功能不全。大多数 DDB 型患

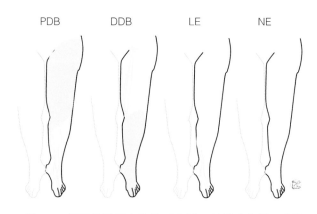

• 图 7.6 原发性淋巴水肿的 ICG 淋巴造影术分类。黄线代表线样型，黄色区域代表皮肤淋巴回流区域。DDB 型，远端皮肤淋巴管回流型；LE 型，低强化型；NE 型，无强化型；PDB 型，近端皮肤淋巴管回流型

表 7.2	原发性淋巴水肿的 ICG 淋巴造影术分型
ICG 分型	**ICG 淋巴造影术的表现**
PDB 型	DB 型从近端延伸到远端，在远端区域可见线样型
DDB 型	DB 型仅在远端区域可见，近端区域可见线样型
LE 型	线样型仅在远端区域可见，未见 DB 型（近端区域无增强）
NE 型	除外 ICG 注射部位，其余部位未见荧光增强

注：DB 型，皮肤淋巴管回流型；DDB 型，远端皮肤淋巴管回流型；ICG，吲哚菁绿；LE，低强化型；PDB 型，近端皮肤淋巴管回流型；NE 型，无强化型。

者伴蜂窝织炎反复发作。

在 LE 型中，DB 型不可见，仅远端区域可见线样型。病因可能是浅淋巴管发育不良和泵功能不全。在出现临床可见的病理性淋巴水肿之前，LE 型患者容易出现生理性肿胀并患有轻度水肿。

在 NE 型中，除 ICG 注射部位外，其余部位未见荧光增强；未观察到线样型或 DB 型。病因可能包括节段性淋巴发育不良和严重的淋巴液吸收障碍。大多数 NE 型病例为先天性淋巴水肿，和其他类型相比，更容易伴有严重淋巴水肿。

根据 ICG 淋巴造影术的影像表现制订治疗策略

研究发现，根据 ICG 淋巴造影术的影像发现的不同，患者特征和预后也不同 [3-15, 27-35]，因此，ICG 淋巴造影术分期或分型（简称 ICG 分期，或 ICG 分型）有助于优化继发性 / 原发性淋巴水肿的治疗策略。

ICG 淋巴造影术是抗癌治疗后筛查淋巴水肿的最佳方法，涉及淋巴引流的多项影像学研究均证明，ICG 淋巴造影术对于诊断淋巴循环异常的敏感度和特异度最高 [7, 8, 11, 12, 32, 33]。国际淋巴学协会（International Society of Lymphology，ISL）淋巴水肿 0 期（临床表现不明显，淋巴造影术有异常表现）表现为 ICG 0 期、Ⅰ期和Ⅱ期，各期的预后不同 [3-12, 27-31, 44]。ICG 0 期，未患淋巴水肿且不会发展为淋巴水肿，因此无须治疗。ICG Ⅰ期为亚临床淋巴水肿，无论采用哪种保守疗法，30%～50% 的患者会在 2 年内发展为临床可见的进展性淋巴水肿 [1, 8, 32, 41]。亚临床淋巴水肿可考虑预防性手术，输出淋巴管吻合术（efferent lymphatic vessel anastomosis，ELVA）使患者的疾病进展风险从 30%～50% 降至 0 [8, 24, 32]。ICG Ⅱ期为早期淋巴水肿，无论主观症状如何，98% 的患者会在 2 年内进展为 ICG Ⅲ期或更高分期；部分Ⅱ期患者没有主观症状 [3, 8, 32, 33, 41]。即使对患者进行最佳的保守治疗，但几乎所有 ICG Ⅱ期患者的病情仍会进展，因此建议在最近端区域

施行 LVA，如在大腿 / 上臂近端进行输入淋巴管手术；输出淋巴管通常发生硬化，若用其行旁路引流，则效果不佳（表 7.3）[24, 30]。

表 7.3	ICG 淋巴造影术分期和推荐治疗	
ICG 分期	**临床状况**	**推荐治疗 ***
0 期	无淋巴水肿	无须治疗
Ⅰ期	亚临床淋巴水肿	定期随访或预防性治疗（LVA 或 ELVA）
Ⅱ期	早期淋巴水肿	LVA
Ⅲ期 Ⅳ期 Ⅴ期	进展性淋巴水肿	需要联合手术治疗［LVA 和（或）LNT 和（或）吸脂术］

注：ELVA，输出淋巴管吻合术；ICG，吲哚菁绿；LNT，淋巴结移植；LVA，淋巴管-静脉吻合术。
* 手术前应先行保守治疗。

ICG Ⅲ～Ⅴ期为进行性淋巴水肿，加压治疗往往无效，建议行 LVA、淋巴结移植（lymph node transfer，LNT）等手术治疗。一般来说，LNT 的效果比 LVA 更好，但也更具侵入性。LNT 是一种需要全身麻醉的游离皮瓣手术，而 LVA 是一种可以在局部浸润麻醉下实施的日间手术 [13-21, 45-47]。对于 ICG Ⅲ～Ⅴ期病例应首先考虑 LVA，对于 LVA 效果不好的病例应考虑 LNT。大多数病例与脂肪沉积有关，吸脂术可作为减少脂肪含量的补充疗法 [13-15, 34-39, 46]。

原发性淋巴水肿的治疗策略与继发性淋巴水肿不同（表 7.4）。DB 型患者，如 PDB 和 DDB 型患者，其治疗策略与继发性淋巴水肿相似；加压治疗无效的病例应考虑手术治疗，LVA 治疗无效的病例应行 LNT 治疗 [10, 32, 33]。LE 型患者无淋巴管阻塞，严格的加压治疗通常就已足够。对于 NE 型患者，如果部分区域存在完整的淋巴系统可充当淋巴结皮瓣供区，应考虑将 LNT 作为一线治疗；LVA 之所以无效，是因为这些区域只有纤维化的条索样硬化淋巴管，并不适合进行 LVA [10, 27-31]。LNT 供区没有可用的淋巴结时，可以考虑吸脂术，同时术后严格遵守加压治疗。

表 7.4	ICG 淋巴造影术分型（简称 ICG 分型）和推荐治疗	
ICG 分型	**临床状况**	**推荐治疗 ***
PDB 型	近端梗阻	联合手术治疗 LVA 和（或）LNT 和（或）吸脂术
DDB 型	远端梗阻 瓣膜关闭不全	LVA LVA 无效的病例可考虑 LNT
LE 型	泵功能不全 浅淋巴管发育不良	严格遵守加压疗法 加压疗法无效的病例可考虑 LVA
NE 型	节段性淋巴发育不全 淋巴液吸收障碍	LNT 和（或）吸脂术

注：DDB 型，远端皮肤淋巴管回流型；ICG，吲哚菁绿；LE 型，低强化型；LNT 型，淋巴结移植术；LVA，淋巴管-静脉吻合术；NE 型，无强化型；PDB 型，近端皮肤淋巴管回流型。
* 手术前应先行保守治疗。

ICG 淋巴造影术导航在淋巴手术中的应用

　　ICG 淋巴造影术最重要的优点是实时成像，可用于淋巴手术的术中导航 [13-21, 26, 27, 47]。同时，ICG 淋巴造影术也可预测淋巴管的演变 [28-31]。线样型 / 飞溅型 / 星尘型区域内的淋巴管直径约为 0.5 mm，而弥漫型区域内的淋巴管直径约为 0.3 mm[29]。随着淋巴水肿的进展，ICG 淋巴造影术依次表现为线样型、飞溅型、星尘型及最终的弥散型，逐步加重了淋巴管的硬化 [30]，弥漫型区域内的淋巴管多发生 s3 级淋巴管硬化（图 7.7）[27, 30]，因此不建议在弥漫型区域行 LVA 手术。施行 LVA 的前提是选择合适的吻合淋巴管，此时需要借助动态 ICG 淋巴造影术确定吻合淋巴管所处的最佳位置。通过动态 ICG 淋巴造影术，标记出过渡相显影的线样型及在平台相显影的 DB 型（通常是星尘型），两者重叠的区域就是最佳位置。据此，外科医师肯定能明确淋巴阻塞所累及的淋巴管，随后进行修复 / 吻合淋巴管（图 7.8）[11, 12, 27]。ICG 淋巴造影术不仅有助于在 LVA 术中定位淋巴管，还能评估吻合口的通畅性和渗漏问题（图 7.9）[13-16]。

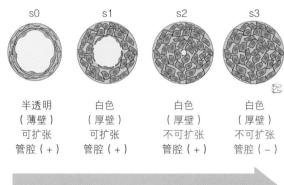

s0	s1	s2	s3
半透明 （薄壁） 可扩张 管腔（+）	白色 （厚壁） 可扩张 管腔（+）	白色 （厚壁） 不可扩张 管腔（+）	白色 （厚壁） 不可扩张 管腔（-）

淋巴管硬化

• 图 7.7　淋巴管硬化的严重程度分级。红字代表病理状态。s0，无硬化；s1，轻度硬化；s2，中度硬化；s3，严重硬化

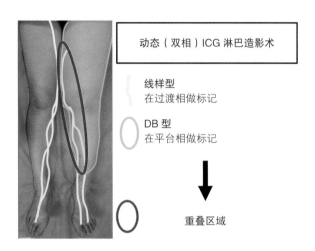

动态（双相）ICG 淋巴造影术

线样型
在过渡相做标记

DB 型
在平台相做标记

重叠区域

• 图 7.8　淋巴管-静脉吻合术（LVA）所使用的重叠区域。根据吲哚菁绿（ICG）淋巴造影术，标记在过渡相显影的线样型及在平台相显影的星尘型，两者相交的区域定义为重叠区域，在该区域很容易找到适合 LVA 的淋巴管。DB 型，皮肤淋巴管回流型

　　此外，ICG 淋巴造影术提供的淋巴做图、反向淋巴做图功能对 LNT 手术非常有用 [17, 47-50]。淋巴做图可观察淋巴结皮瓣内的淋巴结；在术中切取淋巴结皮瓣时，对于保留下来的淋巴结可通过反向淋巴做图来观察。ICG 淋巴做图 / 反向淋巴做图与放射性同位素反向淋巴做图 / 淋巴做图结合使用，可提高术中提拉淋巴结皮瓣的安全性和精确性。在 LNT 手术中，推荐行 ELVA，旨在通过淋巴结移植实现淋巴液的充分引流；移植淋巴结内的淋巴分流入两处，其中一半流入静脉蒂，另一半流入输出淋巴管 [17, 24]。利用 ICG 淋巴造影术的导航功能，对于皮瓣淋巴结的输出淋

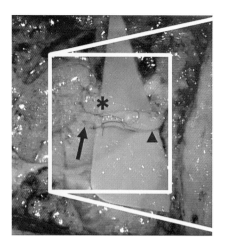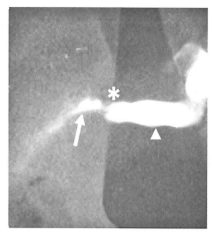

• 图 7.9　术中通过 ICG 淋巴造影术评价淋巴管-静脉吻合口的通畅性。ICG 淋巴造影术显示，淋巴管（箭头）经吻合口（＊）流入静脉（△）

巴管进行定位颇为有用。

　　吸脂术可以借助 ICG 淋巴造影术的反向做图功能。在 ICG 淋巴造影术导航引导下，对患者实施吸脂术，可以将现存的功能性淋巴管保留下来[25, 27]。标记出在过渡相显影的线样型，此处不宜吸脂。

ICG 淋巴造影术导航下的 LIFT 技术

　　最近，研究人员基于淋巴同轴度这一概念，开发出新的淋巴管重建术式[26]。行组织再植或移植时，将淋巴管残端近置于皮瓣/截肢与受区之间，淋巴管在术后可以自行恢复淋巴回流；淋巴管新生可使淋巴管之间重新连通，这其中淋巴同轴度的匹配至关重要。淋巴间置皮瓣移植（lymph-interpositional-flap transfer，LIFT）技术源于淋巴同轴度的概念，LIFT 皮瓣内中的淋巴管，用于桥接受区的远端淋巴管和近端淋巴管。LIFT 可以是任何皮瓣，如旋髂浅动脉穿支（superficial circumflex iliac artery perforator，SCIP）皮瓣、股前外侧（anterolateral thigh，ALT）皮瓣或腹壁下深动脉穿支（deep inferior epigastric artery perforator，DIEP）皮瓣，可同步实施软组织和淋巴管重建。例如，SCIP-LIFT 用于肉瘤切除术后的上肢淋巴重建，DIEP-LIFT 用于乳房重建和上肢淋巴水肿的治疗/预防，ALT 用于创伤后的下肢和淋巴重建[26, 27]。LIFT 无须借助超显微外科手术技术，这与 LVA 不同；LIFT 术中不使用淋巴结，因而降低了供区淋巴水肿的发生风险，这有别于 LNT。ICG 淋巴造影术的使用，对于利用淋巴同轴度匹配进行 LIFT 手术的成功完成非常重要。在 LIFT 术前，应采用 ICG 淋巴造影术来定位供区和受区的集合淋巴管；插入皮瓣时，淋巴管残端靠近的距离控制在 2 cm 以内；脂肪组织用 2～3 针 3-0 可吸收缝线固定；其余操作与传统皮瓣移植相似。在应用任何软组织重建修复肿瘤缺损和创伤性缺损，以及淋巴水肿的治疗/预防中，LIFT 必将发挥重要作用。

结论

　　在淋巴水肿的筛查/治疗和淋巴外科手术中，ICG 淋巴造影术发挥着重要作用。ICG 淋巴造影术可以实时、清晰观察浅淋巴管，无放射性辐射。动态 ICG 淋巴造影术，又称双相 ICG 淋巴造影术（过渡相和平台相），是评估淋巴流动的最佳方法。随着淋巴水肿病情的进展，平台相的淋巴影像术表现由"线样型"转变为"飞溅型""星尘型"和"弥漫型"。ICG 分期可对继发性淋巴水肿的病理生理严重程度进行分期，而且适用于全身所有部位。原发性淋巴水肿的

ICG 分型，包括 PDB 型、DDB 型、LE 型和 NE 型。ICG 淋巴造影术导航功能包括淋巴做图和反向淋巴做图，保证 LVA、LNT 和吸脂术等多种淋巴手术的安全性及有效性。施行 LVA 手术时，推荐选择重叠区域（通过动态 ICG 淋巴造影术，在过渡相显影的线样型，以及在平台相显影的星尘型，这两者相交的区域），可获得最佳疗效。

参考文献

[1] Brahma B, Yamamoto T. Breast cancer treatment-related lymphedema (BCRL): an overview of the literature and updates in microsurgery reconstruction. *Eur J Surg Oncol*. 2019; 45(7): 1138-1145.

[2] Akita S, Mitsukawa N, Kazama T, et al. Comparison of lymphoscintigraphy and indocyanine green lymphography for the diagnosis of extremity lymphoedema. *J Plast Reconstr Aesthet Surg*. 2013; 66 (6): 792-798.

[3] Yamamoto T, Narushima M, Doi K, et al. Characteristic indocyanine green lymphography findings in lower extremity lymphedema: the generation of a novel lymphedema severity staging system using dermal backflow patterns. *Plast Reconstr Surg*. 2011; 127(5): 1979-1986.

[4] Yamamoto T, Yamamoto N, Doi K, et al. Indocyanine green (ICG)-enhanced lymphography for upper extremity lymphedema: a novel severity staging system using dermal backflow (DB) patterns. *Plast Reconstr Surg*. 2011; 128(4): 941-947.

[5] Unno N, Inuzuka K, Suzuki M, et al. Preliminary experience with a novel fluorescence lymphography using indocyanine green in patients with secondary lymphedema. *J Vasc Surg*. 2007; 45: 1016-1021.

[6] Yamamoto T, Iida T, Matsuda N, et al. Indocyanine green (ICG)-enhanced lymphography for evaluation of facial lymphoedema. *J Plast Reconstr Aesthet Surg*. 2011; 64(11): 1541-1544.

[7] Yamamoto T, Yamamoto N, Yoshimatsu H, et al. Indocyanine green lymphography for evaluation of genital lymphedema in secondary lower extremity lymphedema patients. *J Vasc Surg: Venous and Lym Dis*. 2013; 1(4): 400-405.

[8] Yamamoto T, Matsuda N, Doi K, et al. The earliest finding of indocyanine green (ICG) lymphography in asymptomatic limbs of lower extremity lymphedema patients secondary to cancer treatment: the modified dermal backflow (DB) stage and concept of subclinical lymphedema. *Plast Reconstr Surg*. 2011; 128(4): 314e-321e.

[9] Narushima M, Yamamoto T, Ogata F, et al. Indocyanine green lymphography findings in limb lymphedema. *J Reconstr Microsurg*. 2016; 32(1): 72-79.

[10] Yamamoto T, Yoshimatsu H, Narushima M, et al. Indocyanine green lymphography findings in primary leg lymphedema. *Eur J Vasc Endovasc Surg*. 2015; 49: 95-102.

[11] Yamamoto T, Narushima M, Yoshimatsu H, et al. Dynamic indocyanine green lymphography for breast cancer-related arm lymphedema. *Ann Plast Surg*. 2014; 73(6): 706-709.

[12] Yamamoto T, Narushima M, Yoshimatsu H, et al. Indocyanine green velocity: Lymph transportation capacity deterioration with progression of lymphedema. *Ann Plast Surg*. 2013; 71(5): 59-594.

[13] Yamamoto T, Narushima M, Yoshimatsu H, et al. Minimally invasive lymphatic supermicrosurgery (MILS): indocyanine green lymphography-guided simultaneous multi-site lymphaticovenular anastomoses via millimeter skin incisions. *Ann Plast Surg*. 2014; 72(1): 67-70.

[14] Yamamoto T, Yamamoto N, Numahata T, et al. Navigation lymphatic supermicrosurgery for the treatment of cancer-related peripheral lymphedema. *Vasc Endovasc Surg*. 2014; 48(2): 139-143.

[15] Yamamoto T, Yamamoto N, Azuma S, et al. Near-infrared illumination system-integrated microscope for supermicrosurgical lymphaticovenular anastomosis. *Microsurgery*. 2014; 34(1): 23-27.

[16] Yamamoto T, Yoshimatsu H, Koshima I. Navigation lymphatic supermicrosurgery for iatrogenic lymphorrhea: supermicrosurgical lymphaticolymphatic anastomosis and lymphaticovenular anastomosis under indocyanine green lymphography navigation. *J Plast Reconstr Aesthet Surg*. 2014; 67(11): 1573-1579.

[17] Yamamoto T, Yoshimatsu H, Yamamoto N. Complete lymph flow reconstruction: a free vascularized lymph node true perforator flap transfer with efferent lymphaticolymphatic anastomosis. *J Plast Reconstr Aesthet Surg*. 2016; 69(9): 1227-1233.

[18] Yamamoto T, Yoshimatsu H, Yamamoto N, et al. Side-to-end lymphaticovenular anastomosis through temporary lymphatic expansion. *PLoS One*. 2013; 8(3): e59523. Epub 2013 Mar 25.

[19] Yamamoto T, Yoshimatsu H, Narushima M, et al. A modified side-to-end lymphaticovenular anastomosis. *Microsurgery*. 2013; 33(2): 130-133.

[20] Yamamoto T, Yoshimatsu H, Narushima M, et al. Sequential anastomosis for lymphatic supermicrosurgery: multiple lymphaticovenular anastomoses on one venule. *Ann Plast Surg*. 2014; 73(1): 46-49.

[21] Yamamoto T, Narushima M, Kikuchi K, et al. Lambda-shaped anastomosis with intravascular stenting method for safe and effective lymphaticovenular anastomosis. *Plast Reconstr Surg*. 2011; 127(5): 1987-1992.

[22] Yamamoto T, Koshima I. Supermicrosugical anastomosis of superficial lymphatic vessel to deep lymphatic vessel for a patient with cellulitis-induced chronic localized leg lymphedema. *Microsurgery*. 2015; 35(1): 68-71.

[23] Yamamoto T, Yamamoto N, Hayashi A, et al. Supermicrosurgical deep lymphatic vessel-to-venous anastomosis for a breast cancer-related arm lymphedema with severe sclerosis of superficial lymphatic vessels. *Microsurgery*. 2017; 37(2): 156-159.

[24] Yamamoto T, Yamamoto N, Yamashita M, et al. Efferent lymphatic vessel anastomosis (ELVA): supermicrosurgical efferent lymphatic vessel-to-venous anastomosis for the prophylactic treatment of subclinical lymphedema. *Ann Plast Surg*. 2016; 76(4): 424-427.

[25] Yamamoto T, Yamashita M, Furuya M, et al. Lymph preserving lipectomy under indocyanine green lymphography navigation. *J Plast Reconstr Aesthet Surg*. 2015; 68(1): 136-137.

[26] Yamamoto T, Iida T, Yoshimatsu H, et al. Lymph flow restoration after tissue replantation and transfer: importance of lymph axiality and possibility of lymph flow reconstruction using free flap transfer without lymph node or supermicrosurgical lymphatic anastomosis. *Plast Reconstr Surg*. 2018; 142(3): 796−804.

[27] Yamamoto T. Onco-reconstructive supermicrosurgery. *Eur J Surg Oncol*. 2019; 45(7): 1146−1151.

[28] Yamamoto T, Yamamoto N, Fuse Y, et al. Optimal sites for super-microsurgical lymphaticovenular anastomosis: an analysis of lymphatic vessel detection rates on 840 surgical fields in lower extremity lymphedema. *Plast Reconstr Surg*. 2018; 142(6): 924e−930e.

[29] Yamamoto T, Narushima M, Koshima I. Lymphatic vessel diameter in female pelvic cancer-related lower extremity lymphedematous limbs. *J Surg Oncol*. 2018; 117(6): 1157−1163.

[30] Yamamoto T, Yamamoto N, Yoshimatsu H, et al. Factors associated with lymphosclerosis: an analysis on 962 lymphatic vessels. *Plast Reconstr Surg*. 2017; 140(4): 734−741.

[31] Yamamoto T, Yamamoto N, Yoshimatsu H, et al. Factors associated with lower extremity dysmorphia caused by lower extremity lymphedema. *Eur J Vasc Endovasc Surg*. 2017; 54(1): 126.

[32] Yamamoto T, Koshima I. Subclinical lymphedema: understanding is the clue to decision making. *Plast Reconstr Surg*. 2013; 132(3): 472e−473e.

[33] Yamamoto T, Koshima I. Splash, stardust, or diffuse pattern: differentiation of dermal backflow pattern is important in indocyanine green lymphography. *Plast Reconstr Surg*. 2014; 133(6): e887−e888.

[34] Yamamoto T, Matsuda N, Todokoro T, et al. Lower extremity lymphedema index: a simple method for severity evaluation of lower extremity lymphedema. *Ann Plast Surg*. 2011; 67(6): 637−640.

[35] Yamamoto T, Yamamoto N, Hayashi N, et al. Practicality of lower extremity lymphedema index: lymphedema index versus volumetry-based evaluations for body-type corrected lower extremity volume evaluation. *Ann Plast Surg*. 2016; Jan 30 [epub ahead of print].

[36] Yamamoto T, Yamamoto N, Yoshimatsu H, et al. Localized leg volume index: a new method for body type-corrected evaluation of localized leg lymphedematous volume change. *Ann Plast Surg*. 2018; 80(1): 64−66.

[37] Yamamoto T, Yamamoto N, Hara H, et al. Upper Extremity Lymphedema (UEL) Index: a simple method for severity evaluation of upper extremity lymphedema. *Ann Plast Surg*. 2013; 70(1): 47−49.

[38] Yamamoto N, Yamamoto T, Hayashi N, et al. Arm volumetry versus upper extremity lymphedema index:

validity of upper extremity lymphedema index for body-type corrected arm volume evaluation. *Ann Plast Surg*. 2016; 76(6): 697−699.

[39] Yamamoto T, Yamamoto N, Yoshimatsu H. Localized arm volume index: a new method for body type-corrected evaluation of localized arm lymphedematous volume change. *Ann Plast Surg*. 2017; 79(4): 390−392.

[40] Yamashita M, Yamamoto T, Yamamoto N, et al. Diascopic indocyanine green lymphography for deep lymphatic visualization. *J Plast Reconstr Aesthet Surg*. 2014; 67(11): e293−e294.

[41] Akita S, Mitsukawa N, Rikihisa N, et al. Early diagnosis and risk factors for lymphedema following lymph node dissection for gynecologic cancer. *Plast Reconstr Surg*. 2013; 131(2): 283−290.

[42] Baulieu F, Bourgeois P, Maruani A, et al. Contributions of SPECT/ CT imaging to the lymphoscintigraphic investigations of the lower limb lymphedema. *Lymphology*. 2013; 46(3): 106−119.

[43] Pons G, Clavero JA, Alomar X, et al. Preoperative planning of lymphaticovenous anastomosis: the use of magnetic resonance lymphangiography as a complement to indocyanine green lymphography. *J Plast Reconstr Aesthet Surg*. 2019; 72(6): 884−891.

[44] Executive Committee. The diagnosis and treatment of peripheral lymphedema: 2016 consensus document of the International Society of Lymphology. *Lymphology*. 2016; 49(4): 170−184.

[45] Cheng MH, Loh CYY, Lin CY. Outcomes of vascularized lymph node transfer and lymphovenous anastomosis for treatment of primary lymphedema. *Plast Reconstr Surg Glob Open*. 2018; 6(12): e2056.

[46] Granzow JW, Soderberg JM, Kaji AH, et al. An effective system of surgical treatment of lymphedema. *Ann Surg Oncol*. 2014; 21(4): 1189−1194.

[47] Yamamoto T, Saito T, Ishiura R, et al. Quadruple-component superficial circumflex iliac artery perforator (SCIP) flap: a chimeric SCIP flap for complex ankle reconstruction of an exposed artificial joint after total ankle arthroplasty. *J Plast Reconstr Aesthet Surg*. 2016; 69(9): 1260−1265.

[48] Yamamoto T, Yoshimatsu H, Yamamoto N, et al. Multi-site lymphaticovenular anastomosis using vein graft for uterine cancer-related lymphedema after pelvic lymphadenectomy. *Vasc Endovasc Surg*. 2015; 49(7): 195−200.

[49] Dayan JH, Dayan E, Kagen A, et al. The use of magnetic resonance angiography in vascularized groin lymph node transfer: an anatomic study. *J Reconstr Microsurg*. 2014; 30(1): 41−45.

[50] Dayan JH, Dayan E, Smith ML. Reverse lymphatic mapping: a new technique for maximizing safety in vascularized lymph node transfer. *Plast Reconstr Surg*. 2015; 135(1): 277−285.

第 8 章

应用 MRI 和 CT 技术完善
肢体淋巴水肿外科手术规划

ASSAF ZELTZER AND CAROLA BRUSSAARD

关键点

- 根据患者需求制订淋巴水肿（外科）治疗方案，具体来说就是针对单个患肢的局部需求。

- 核素淋巴造影术和近红外荧光成像作为淋巴水肿的基线成像技术，均存在局限性，在严重病例的手术规划上尤其如此。

- 磁共振（MR）淋巴造影使我们能够根据患者的局部需求对淋巴水肿肢体进行全面定位，区分脂肪沉积、组织纤维化或在不同组织层次发生的水肿。

- MR 淋巴造影术检查时注射含钆造影剂，不仅能定位功能性淋巴管，还能有效地区分淋巴管和静脉。通过绘制功能性淋巴管和同等口径的静脉交汇点的精确坐标，来规划淋巴管-静脉吻合术，可达到手术切口最小化，使 LVA 手术操作过程更快、更可预测。

- 在规划带血管腹股沟淋巴结皮瓣手术时，可使用 CT 标测腹股沟区的结构（淋巴结的数量和位置，淋巴结与血管之间的联系）。

引言

淋巴水肿是由淋巴液引流不足或淋巴系统受阻，导致软组织内富含蛋白质的组织液异常积聚引起的疾病。原发性淋巴水肿因淋巴系统结构缺陷引发（先天性或出生后发现），继发性淋巴水肿常为医源性因素（恶性肿瘤手术、放射治疗、手术创伤等）所致，后者在发达国家更为常见。淋巴水肿的诊断可通过临床病史和体格检查得到确诊，并经影像学检查加以证实。目前，核素淋巴造影术、MR 淋巴造影术和吲哚菁绿淋巴造影术的研究应用最为广泛。淋巴水肿的治疗仍以保守治疗为核心。显微外科技术的进步掀开了淋巴水肿手术治疗的新篇章，目前已被纳入国际淋巴水肿治疗共识。

淋巴水肿成像技术

提倡采用以下几种技术手段来获取患肢的淋巴解剖信息，每种技术皆有各自的优缺点。本章不涉及每种技术的细节方面，仅做简要概述。

核素淋巴造影术

核素淋巴造影术（lymphoscintigraphy）目前仍被许多人认为是诊断淋巴水肿的基线检查金标准，它能提供有关淋巴系统功能和结构的基本信息，也能明确诊断淋巴水肿。检查结束后，根据示踪剂的摄取速率和摄取量，了解淋巴系统的总体功能和潜在的不对称性。核素淋巴造影术能观察到不同类型的淋巴引流途径，包括从浅淋巴系统向深淋巴系统分流（深淋巴结募集）、异常淋巴途径和皮肤淋巴管回流等。

在比较患者的不同图像和随访其病理演变上，很难制订标准化方案。Bourgeois 提出的 omm 方案，分为 3 个阶段[1, 2]。

优点：

- 淋巴水肿的确诊。
- 淋巴流速的量化。
- 示踪剂摄取的量化。

缺点：

- 检查时间长（3 小时）。
- 解剖分辨率和空间分辨率差（平面图像）。
- 不提供组织学信息（纤维化 / 脂肪）。
- 图像和手术决策之间难以关联。

近红外淋巴荧光成像

近红外淋巴荧光成像（near-infrared lymph fluorescence imaging）是浅淋巴系统成像的突破性进展，采用吲哚菁绿（indocyanine green，ICG）作为造影剂[3-5]。它是观察皮下淋巴管的一种新方法，术前可以定位和显示功能性淋巴管，进行实时监测。我们采用淋巴水肿分期系统对患者的上肢和下肢进行评估，确定患者是否有手术适应证[6, 7]。生殖器淋巴水肿也有类似的严重程度分期系统[8]。然而，该检查耗时长且依赖于操作员，如果由经验不足的操作员进行，可能会丢失大量有用的信息，其仅能显示皮下最大深度为 10～12 mm 的淋巴管[9]。IGG 注射存在不良反应（从轻度反应到过敏性休克不等），相对罕见[10]。

优点：

- 时间分辨率高。
- 空间分辨率高（肢体周围 360°）。
- 提供淋巴管–静脉吻合术的手术指征。
- 提供严重程度分级。

缺点：

- 依赖于操作员。
- 最大检测深度为 10～12 mm。
- 不提供组织学信息（纤维化 / 脂肪）或静脉信息。
- 不良反应。

后文中，我们将着重讨论磁共振成像（MRI）和计算机断层扫描（CT）的使用情况。

MR 淋巴造影术对肢体的总体评估

成像方案

此处我们只提供上肢的成像方案，该方案也完全适用于下肢。

我们在 MRI 研究中采用钆贝葡胺 529 mg/mL（MuliHance, Braccor, Germany）作为造影剂，与其他含钆造影剂相比，钆贝葡胺具有较高的瞬时蛋白质结合能力。造影剂是含有局部麻醉剂成分的溶液（0.2 mL 1% Linisol+ 盐酸利多卡因），将其注射在血管外间隙部位，可能会引起烧灼感。

造影剂注射在指蹼处，每一处注射 0.5 mL。与其他造影剂相比，钆贝葡胺过敏反应的发生极为罕见[11]。

患者仰卧于 MR 检查床。为避免手臂成像出现伪影，患者被安置于孔径内偏离中心的位置，尽可能使手臂处于均匀磁场中。拇指处于前旋位（指向腹侧）。为避免扫描过程中的颤抖或移动，在远端手臂和手腕处略微支撑。

先进行手腕至肘部区域（一个扫描段为 5 分钟）的动态三维（3D）T1 序列扫描，注意是在启动造影剂注射后 15 分钟执行对患者的扫描操作。接下来，对相同区域和上臂进行 T2 加权成像，需要执行两个扫描范围。将两个扫描范围的图像拼接在一起，将得到整个手臂的影像（15 分钟）。然后，再重复 3D T1 序列成像。所有检查均使用 3T MR 设备（Skyra, Siemens, Medical Systems, Erlangen, Germany），采用 Philips Intelligence（Philips, Best, the Netherlands）对 3D T1 序列图像进行分析。最终呈现的图像为横断面、冠状面和矢状面的最大强度投影模式（maximum intensity projections，MIP）下的投影图像，层厚为 3～10 mm（MIP-thin），这是外科医师可识别的层厚范围。

正如一些作者所主张，在 MR 淋巴造影术中，单一造影剂注射的效果理想，无须增加静脉造影剂（如 ferumoxytol）就能理想地显示所有必要结构。

MR 淋巴造影术的坐标系

作者团队通过采用类似于标准化的钻孔定位方法，构建了肢体 MR 淋巴造影术的坐标系，提升了检查的可重复性。设置 3 个预定的坐标参照点：肘部以肱骨外上髁为参照点；保持第 3 掌骨位于手臂长轴方向，以桡腕关节的背侧中央部位作为腕关节的参照点；肩关节则以肩锁关节为参照点。功能性淋巴管在 MR 淋巴造影术中呈现线性引流增强。根据预设的标准解剖标记，对功能性淋巴管进行精确标测，同时绘制坐标系。

同样地，将功能性淋巴管的深度和周围小静脉标记在坐标系中的相应位置上。

通过上述方式，可以绘制出每个肢体的不同淋巴管与静脉交汇处的精确位置。我们知道，LVA 术中会使用不同组织层次的淋巴管，而借助这种特殊的坐标系定位方法可使该手术更容易预测、更快完成，而且无须任何假切口（早期经验）。

我们依据解剖标志来绘制坐标轴线，并通过这些点和线确定坐标值（图 8.1）。由放射科医师先测量功能性淋巴管在坐标轴上的距离（距某标记的近端 / 远端为 ×cm）；接下来测量功能性淋巴管与坐标轴的垂直距离（×cm）；在端点处（即功能性淋巴管与静脉的交汇处）测量功能性淋巴管的深度（×mm）（图 8.2 和图 8.3）。

应用 MR 淋巴造影术评估肢体淋巴水肿手术

作者机构中接受 MR 淋巴造影术检查的所有患者均有不同程度的凹陷性水肿。临床上未观察到凹陷的患者，可能不适合进行生理性手术治疗（LVA 或淋巴结移植术）。

重度水肿可能会不利于观察淋巴结构，这些患者可以先行充分的保守治疗，而后再考虑荧光成像检查。因此，临床诊断检查程序会被推迟数周。

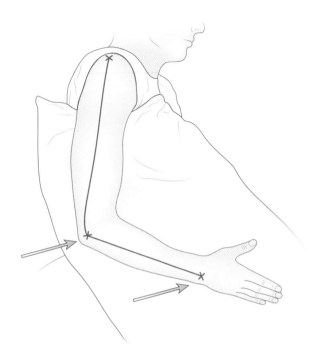

MRI 研究：材料与方法

• 图 8.1 坐标轴的皮肤标志

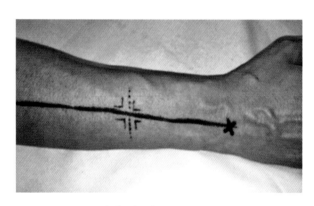

• 图 8.2 以 90° 方位测量与坐标轴的距离

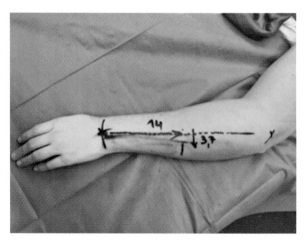

• 图 8.3 与坐标轴的距离，标记切口位置

患者若存在明显的脂肪肥大，可进行吸脂术或吸脂术联合 LVA[12]，同时有必要为其量身定制治疗方案。ICG 和核素淋巴造影术等常规影像检查有局限性，它们无法确定脂肪肥大和液体性水肿的比例。

标准成像技术很难分辨淋巴管和静脉，此时通常需要借助双重造影（皮下注射含钆造影剂，同时静脉注射铁剂 ferumoxytol 可以抑制静脉结构）才能实现淋巴管的准确定位[13]。在作者团队的经验中，使用单一造影剂就能够明确分辨淋巴管和静脉，准确定位这些结构对于进一步治疗具有重要意义。

在评估患肢淋巴系统的结构和功能时，MR 淋巴造影术被证实比经典的基线检查方法——核素淋巴造影，更加敏感和准确[14]。因此，MR 淋巴造影术可以作为淋巴水肿临床决策中的一门附加技术，适用于淋巴水肿、淋巴管和静脉的定位。

采用单一造影剂的 MR 淋巴造影术，能够提供淋巴水肿患肢的病理学信息。在淋巴水肿后期，通常既存在液体性水肿，也混合有脂肪肥大（图 8.4）。因此，肢体的肿胀并非完全由液体性水肿（图像上显示为白色）所致，还存在具有临床意义的脂肪成分（图像上显示为灰色）。

根据 MR 淋巴造影术相关的检查结果，作者团队改变了之前的手术方案。最初的手术指征是存在功能性淋巴管（根据荧光成像）；此后，作者团队依据 MR 淋巴造影术制订了新的手术指征，主要是基于脂肪肥大。具有临床意义的脂肪肥大必须处理。若手术仅仅改善淋巴的生理性引流，却不处理脂肪肥大，那么持续存在的脂肪肥大就会影响肢体的"美容效果"。如果先行生理性淋巴引流术（LVA 或淋巴结移植术）再治疗脂肪肥大，那么患者的淋巴水肿评分会降低，从而更难量身定制治疗方案。如果把治疗脂肪肥大的时机安排在与手术同步进行或者在淋巴结移植术（或 LVA）之前，疗效会更好。根据 MR 淋巴造影术检查，我们构建了新版"肢体淋巴水肿手术治疗布鲁塞尔策略"（Brussels Approach to Limb Lymphedema Surgery，BALLS）（图 8.5）。

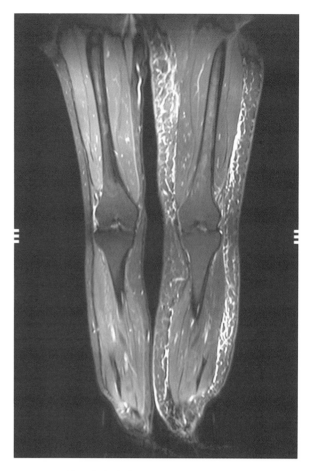

• 图 8.4　淋巴水肿肢体 MR 淋巴造影术显示脂肪肥大和水肿混合存在

LVA 作为特定患者的手术方式应用广泛。早期患者，例如（预防性）0 期和 1～2 期患者，适合进行 LVA（淋巴管仍有功能）。只要 LVA 达到肢体体积缩小或（和）主观症状改善的疗效，患者就能获益。关于 LVA 治疗效果的研究文献很多，但由于非手术治疗方案和患者选择方案之间存在差异，不同的手术技术和不同测量技术之间也存在广泛差异，因此对不同研究进行比较往往有些复杂。尽管存在上述不足之处，但依然能证明患者获益良多[15]。

如前所述，ICG 淋巴造影术是淋巴水肿成像技术和手术抉择上的变革，但存在局限性（依赖于操作人员，耗时长，可视化深度有限等）。由于荧光成像观察淋巴结构的可视化深度有限，用于疾病晚期患者的检查时会难以实施，因为在这些重度水肿或脂肪沉积的患者中很难观察淋巴管，有时甚至没法观察。

新版"Balls"策略

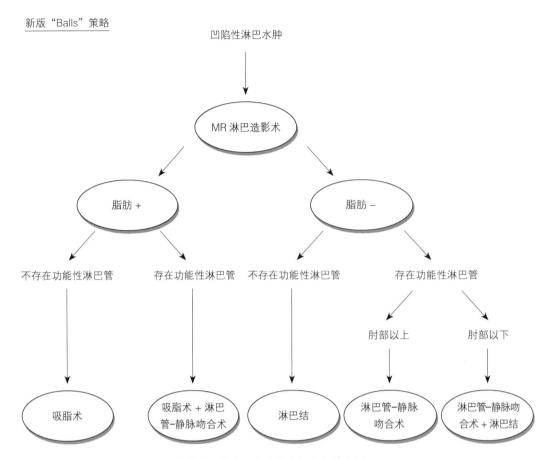

- 图 8.5   基于 MR 淋巴造影术的新版"肢体淋巴水肿手术治疗布鲁塞尔策略"（Brussels Approach to Limb Lymphedema Surgery，BALLS）

研究证明，MR 淋巴造影术可以定位功能性淋巴管和邻近静脉，有助于开展 LVA[16]。此外，术者利用对水肿的精准定位，在尽可能接近水肿最严重的区域（通常对应于患者主诉最多的区域）行 LVA，从而锁定"问题区域"。图像上可见功能性淋巴管为珠链样，而静脉轮廓光滑（图 8.6）。

进一步给出坐标，见图 8.7。

这种精确的 MR 淋巴造影术定位方法，有利于外科医师根据患肢的"实际需求"定制个性化的手术规划。例如，一例前臂凹陷水肿的患者，具有功能性淋巴管，MR 淋巴造影术显示大量脂肪，可对其前臂施行远端 LVA（基于图像中的坐标）和保留淋巴的吸脂术（图 8.8）。因此，肢体淋巴水肿的 MR 淋巴造影术被认为是集诊断和手术规划于一体的检查方法。

MR 淋巴造影术的优缺点如下。

优点：

- 淋巴水肿的确诊。

- 水肿的定位。
- 组织学信息（脂肪/纤维化）。
- 理想的淋巴管定位方法。
- 淋巴管与静脉的关系（交汇处）。

缺点：

- 成本高。
- 无法术中使用。
- 需要掌握大量放射学专业知识/需要制订严格的方案。

带血管腹股沟淋巴结皮瓣的 CT 检查

如果患者表现为以液体水肿为主的凹陷性水肿，且功能性淋巴管数量不多，可行淋巴结皮瓣移植术。

多种类型的淋巴结皮瓣（腹股沟区、胸外侧、锁骨上、颏下、腹内）可供移植[17]。在作者团队的实践中，由于许多患者需要同时行腹部自体组织乳房重建和淋巴水肿治疗，所以作者团

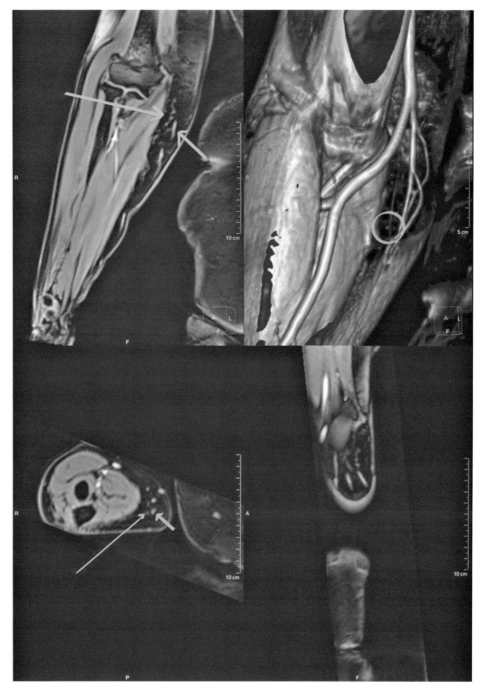

• **图 8.6**　MR 淋巴造影术：长箭头表示淋巴管，短箭头表示邻近静脉，圆圈表示开展淋巴管-静脉吻合手术的理想位置（由放射科医师给出详细坐标）

队会首选带血管腹股沟淋巴结皮瓣（vascularized groin lymph node flap，VGLNF）进行移植。与其他皮瓣相比，这种皮瓣经证实携带有丰富的淋巴结（相当于颏下淋巴结皮瓣）[18]。

　　令患者和外科医师最担心的是，淋巴结皮瓣采集术后可能诱发供区淋巴水肿并发症。通过梳理已有研究文献，作者团队发现这种担心不无

道理[19-21]。

　　作者团队查阅了大量有关腹股沟 CT 解剖的病例后发现，绝大多数患者的腹股沟区存在手术安全区，此部位含有丰富的淋巴结，可设计为 VGLNF。这个安全区被称为"金三角"[22]。

　　多项解剖和功能研究证明了供区淋巴结的安全性（引流下肢的淋巴结 vs. 引流侧腹部 / 下

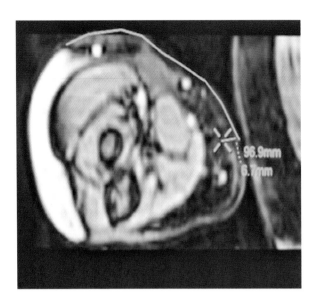

• 图 8.7 显示静脉和功能性淋巴管交汇处的坐标，这是依据坐标轴和深度值在患肢表面进行操作的一种测量方法

腹部的淋巴结）。我们定义了"淋巴结单元"（lymph node unit，LNU），即 2 个或 2 个以上直径达到 5 mm 且彼此间隔小于 10 mm 的淋巴结，或是 1 个或多个直径达到 10 mm 的淋巴结。通过淋巴结单元，术者既能够保证皮瓣内携带有足够的淋巴结，也能解释为什么供区会出现问题（供区淋巴水肿）。

在对腹部穿支皮瓣进行术前 CT 扫描时，还应标测腹股沟区的结构，并确认腹股沟区存在 LNU。

作者根据"金三角"的解剖信息（图 8.9）设计了 VGLNF。"金三角"局限于髂前上棘、耻骨结节，以及腹壁下浅动静脉与旋髂浅血管蒂交汇处的区域，即图中所示 Ⅱ 区（上缘为髂前上棘、耻骨结节）。

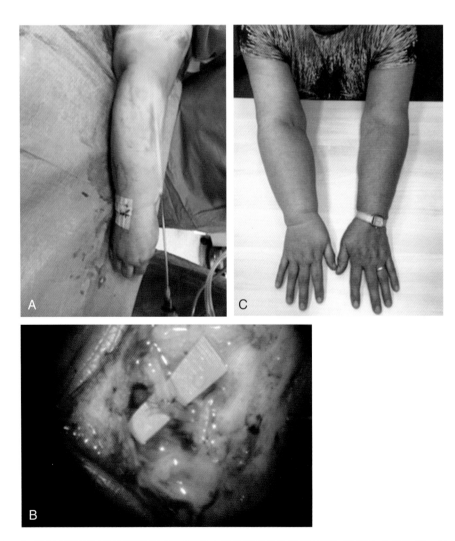

• 图 8.8 A. 基于 MR 对肢体实施吸脂术。B. 术中照片显示选定的淋巴管–静脉吻合口位置。C. 术前照片

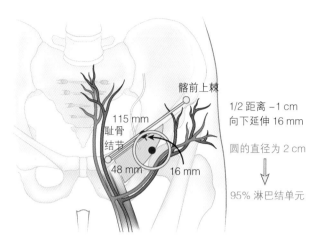

• 图 8.10　利用解剖标志设计带血管腹股沟淋巴结皮瓣 [引自 Zeltzer AA, Anzarut A, Braeckmans D, et al. The vascularized groin lymph node flap (VGLN): anatomical study and flap planning using multidetector CT scanner. The Golden Triangle for flap harvesting. J Surg Oncol. 2017; 116: 378−383]

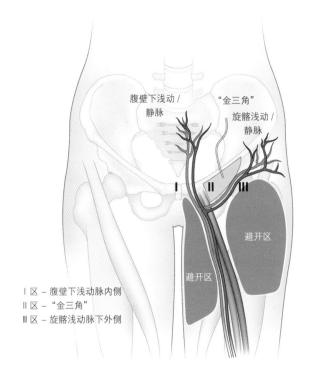

• 图 8.9　Zeltzer 等描述的 "金三角" 是采集腹股沟淋巴结的安全区 [引自 Zeltzer AA, Anzarut A, Braeckmans D, et al. The vascularized groin lymph node flap (VGLN): Anatomical study and flap planning using multidetector CT scanner. The golden triangle for flap harvesting. J Surg Oncol. 2017; 116(3): 378−383]

静脉进行成像，进一步设计皮瓣。

　　为了最大化手术的安全性，术中作者团队使用了经过改良的反向淋巴做图技术（Dayan 等首先提出）[23]。手术前一晚向患者指间间隙注射专利蓝（1 mL 专利蓝分布于间隙中），并在手术前 1 小时再次小剂量注射，这样术者无须离开术区，就能可视化监控 VGLNF 的剥离过程。如果观察到有蓝染淋巴结或下肢的淋巴管延伸进入该皮瓣内，应取消皮瓣手术。这种可能性应在术前谈话中告知患者。如果需要观察皮瓣中的淋巴结，可于术前注射 ICG，剥离皮瓣时就能观察到荧光进入摘取的腹股沟淋巴结。

　　VGLNF 设计方法来源于我们的解剖研究结果（图 8.10），皮瓣设计的方法如下：首先在耻骨结节和髂前上棘之间画一条连线；然后找到该连线长度的一半减去 1 cm 处的位置点并向下延伸 16 mm；最后在这一点周围画一直径为 2 cm 的圆，这个圆中含有 95% 的淋巴单元。此后应用多普勒超声对旋髂浅动 / 静脉、腹壁下浅动 /

结论

　　采用单一造影剂进行 MR 淋巴造影术是理想的定位方法，其能显示水肿、脂肪肥大、静脉和功能性淋巴管，有利于淋巴水肿手术的诊断和规划。当计划为患者实施带血管腹股沟淋巴结皮瓣（VGLNF）（基于 MR 淋巴造影术）联合自体乳房重建时，将腹部 CT 定位范围扩展至腹股沟淋巴结区域，可进一步优化腹股沟淋巴结皮瓣手术规划。

参考文献

[1] Bourgeois P, Leduc O, Leduc A. Imaging techniques in the management and prevention of posttherapeutic upper limb edemas. Cancer. 1998; 83(12 suppl American):

2805−2813. Review.

[2] Pappalardo M, Cheng MH. Lymphoscintigraphy for the diagnosis of extremity lymphedema: current controversies

regarding protocol, interpretation, and clinical application. *J Surg Oncol*. 2020; 121(1): 37−47. doi: 10.1002/jso.25526.

[3] Unno N, Inuzuka K, Suzuki M, et al. Preliminary experience with a novel fluorescence lymphography using indocyanine green in patients with secondary lymphedema. *J Vasc Surg*. 2007; 45(5): 1016−1021. Epub 2007 Mar 28.

[4] Ogata F, Azuma R, Kikuchi M, et al. Novel lymphography using indocyanine green dye for near-infrared fluorescence labeling. *Ann Plast Surg*. 2007; 58(6): 652−655.

[5] Narushima M, Yamamoto T, Ogata F, et al. Indocyanine green lymphography findings in limb lymphedema. *J Reconstr Microsurg*. 2016; 32(1): 72−79.

[6] Yamamoto T, Narushima M, Doi K, et al. Characteristic indocyanine green lymphography findings in lower extremity lymphedema: the generation of a novel lymphedema severity staging system using dermal backflow patterns. *Plast Reconstr Surg*. 2011; 127(5): 1979−1986. doi: 10.1097/PRS. 0b013e31820cf5df.

[7] Yamamoto T, Yamamoto N, Doi K, et al. Indocyanine green−enhanced lymphography for upper extremity lymphedema: a novel severity staging system using dermal backflow patterns. *Plast Reconstr Surg*. 2011; 128(4): 941−947. doi: 10.1097/PRS.0b013e3182268cd9.

[8] Yamamoto T, Yamamoto N, Furuya M, et al. Genital lymphedema score: genital lymphedema severity scoring system based on subjective symptoms. *Ann Plast Surg*. 2016; 77(1): 119−121. doi: 10.1097/ SAP.0000000000000360.

[9] Unno N, Nishiyama M, Suzuki M, et al. Quantitative lymph imaging for assessment of lymph function using indocyanine green fluorescence lymphography. *Eur J Vasc Endovasc Surg*. 2008; 36(2): 230−236.

[10] Bjerregaard J, Pandia MP, Jaffe RA. Occurrence of severe hypotension after indocyanine green injection during the intraoperative period. *A A Case Rep*. 2013; 1: 26−30.

[11] Kalogeromitros DC, Makris MP, Aggelides XS, et al. Anaphylaxis to gadobenate dimeglumine (Multihance): a case report. *Int Arch Allergy Immunol*. 2007; 144(2): 150−154. Epub 2007 May 25.

[12] Brorson H. Liposuction in lymphedema treatment. *J Reconstr Microsurg*. 2016; 32(1): 56−65.

[13] Maki JH, Neligan PC, Briller N, et al. Dark blood magnetic resonance lymphangiography using dual-agent relaxivity contrast (DARC-MRL): a novel method combining gadolinium and iron contrast agents. *Curr Probl Diagn Radiol*. 2016; 45(3): 174−179. doi: 10.1067/ j.cpradiol.2015.08.003. Epub 2015 Aug 11.

[14] Notohamiprodjo M, Weiss M, Baumeister RG, et al. MR lymphangiography at 3.0 T: correlation with lymphoscintigraphy. *Radiology*. 2012; 264(1): 78−87.

[15] Scaglioni MF, Fontein DBY, Arvanitakis M, et al. Systematic review of lymphovenous anastomosis (LVA) for the treatment of lymphedema. *Microsurgery*. 2017; 37(8): 947−953.

[16] Zeltzer AA, Brussaard C, Koning M, et al. MR lymphography in patients with upper limb lymphedema: the GPS for feasibility and surgical planning for lympho-venous bypass. *J Surg Oncol*. 2018; 118 (3): 407−415. doi: 10.1002/jso.25145. Epub 2018 Aug 16.

[17] Raju A, Chang DW. Vascularized lymph node transfer for treatment of lymphedema: a comprehensive literature review. *Ann Surg*. 2015; 261(5): 1013−1023. doi: 10.1097/ SLA.0000000000000763.

[18] Schaverien MV, Badash I, Patel KM, et al. Vascularized lymph node transfer for lymphedema. *Semin Plast Surg*. 2018; 32(1): 28−35. doi: 10.1055/s-0038-1632401. Epub 2018 Apr 9.

[19] Vignes S, Blanchard M, Yannoutsos A, et al. Complications of autologous lymph-node transplantation for limb lymphoedema. *Eur J Vasc Endovasc Surg*. 2013; 45(5): 516−520. doi: 10.1016/j.ejvs.2012. 11.026. Epub 2013 Jan 8.

[20] Pons G, Masia J, Loschi P, et al. A case of donor-site lymphoedema after lymph node-superficial circumflex iliac artery perforator flap transfer. *J Plast Reconstr Aesthet Surg*. 2014; 67(1): 119−123. doi: 10. 1016/j.bjps. 2013.06.005. Epub 2013 Jul 1.

[21] Viitanen TP, Mäki MT, Seppänen MP, et al. Donor-site lymphatic function after microvascular lymph node transfer. *Plast Reconstr Surg*. 2012; 130(6): 1246−1253. doi: 10.1097/PRS.0b013e31826d1682.

[22] Zeltzer AA, Anzarut A, Braeckmans D, et al. The vascularized groin lymph node flap (VGLN): anatomical study and flap planning using multidetector CT scanner. The Golden Triangle for flap harvesting. *J Surg Oncol*. 2017; 116: 378−383.

[23] Dayan JH, Dayan E, Smith ML. Reverse lymphatic mapping: a new technique for maximizing safety in vascularized lymph node transfer. *Plast Reconstr Surg*. 2015; 135(1): 277−285. doi: 10.1097/ PRS.0000000000000822.

淋巴水肿的治疗
Treatment of Lymphedema

第 9 章

淋巴水肿的临床评估

DORIT TIDHAR, JANE M. ARMER, ALLISON BRANDT ANBARI, YUANLU SUN,
MICHAEL BERNAS, AND JOSEPH L. FELDMAN

关键点

- 在淋巴水肿治疗和管理中，临床医师的任务是提供最佳的诊疗计划并给出最合适的建议。此过程中，需要综合考虑淋巴水肿的分期、严重程度及患者的社会心理状态，从而预测患者和（或）护理人员在诊疗过程中所能发挥的积极作用。

- 相关文献证明，淋巴水肿的多种诊断和治疗方法都是可靠的。

- 虽然淋巴水肿通常被认为是一种"无痛"病症，但该疾病可伴有多种症状，包括疼痛、压痛、沉重感和坚硬感／紧绷感，令患者相当痛苦。

- 设定治疗目标时要重点考虑症状，因为患者心目中的"治疗有效"和治疗师、医师及医疗系统所认定的通常不一样。

- 淋巴水肿治疗和管理的主要目标是减小患肢体积并加以维持。虽然肢体体积不是唯一的转归，但是确定患者何时达到体积稳定对治疗决策很关键，因为接下来患者会进入疾病的维持阶段和下一步的长期管理阶段。

- 淋巴水肿的严重程度不同，所选用的治疗方法可能不同。保守治疗与手术治疗的指征是不同的。

- 了解患者对治疗的参与度，有助于制订合适的治疗方法和计划。

- 多种测量方法可以有效、可靠地评估肿胀，但不可相互代替，我们必须选择并固定使用一种测量方法对病情变化进行长期、重复的评测。

引言

淋巴水肿对大多数患者来说并不会危及生命，但是它会导致身体、功能、情感和社交问题，对患者造成的危害可能会超过疾病本身。淋巴水肿根据严重程度的不同，采用的治疗可能不同。应从完整的病史和体格检查开始，建立正确的诊断和护理计划。每个阶段的临床评估都必须有目的性，确保对患者不进行非必要的检查。淋巴水肿是一种慢性病，尚无确切的治愈方法。早期诊断、早期干预，可能会逆转病情，或是恢复至发病前状态，抑或是将破坏性影响降至最低。进行保守治疗与手术治疗的指征是不同的。本章将着眼阐述在临床评估中使用的疾病分期。

患者的病史和评估

通过详细全面的病史采集，可以确定淋巴水肿的危险因素和病因，探讨治疗的禁忌证和注意事项。

确定淋巴水肿类型／分期（急性或慢性，Ⅰ～Ⅲ期）的核心要点是根据抬高患肢后淋巴水肿的缓解情况。例如，淋巴水肿Ⅰ期是指水肿在患肢抬高后可以消退[1]。了解哪种方法可以缓解淋巴水肿，有助于医师制订诊疗计划并向患者提出治疗建议。

病史

无淋巴水肿症状的人群发生淋巴水肿的危险因素详见框 9.1。既往有手术或治疗史的患者具有更高的淋巴水肿发病风险。研究最多的是接受乳腺癌治疗的患者。研究表明，腋窝淋巴结清扫程度、腋窝放疗、体重指数（BMI）较高、术后感染和血清肿都与淋巴水肿的发病风险有关[2]。根据最近的一项研究，在乳腺癌治疗后的女性中发现了少量与原发性淋巴水肿相关的基因突变/单倍体型，这表明患者可能存在诱发淋巴水肿的基因组危险因素[3]。乳腺癌幸存者终身有发生淋巴水肿的风险，因此需要接受长期监测[4]。Green 等报道称，即使术前患侧肢体体积增加不超过 5% 并且术后 6 个月肢体体积稳定，患者以后发生淋巴水肿（定义为肢体体积增加 10%）的概率也要达到 94%[5]。Damstra 等发现，患者

在一次下肢丹毒感染后会继发患肢淋巴功能障碍，而且未受丹毒感染的下肢也会出现明显的淋巴功能障碍，因此研究表明，既往有丹毒感染的人群有发生淋巴水肿的风险，应该接受监测和（或）参与风险降低活动[6]。考虑到对淋巴水肿危险因素认识的重要性和目前认知存在的局限性，必须开展设计严谨的研究，包括设定明确的结局、有足够的患者样本量和进行前瞻性监测[7-9]。

淋巴水肿的已知病因

过去人们将所有被认定与手术或损伤无关的淋巴水肿诊断为原发性淋巴水肿。最新的研究主要聚焦于原发性淋巴水肿的表型、淋巴水肿与淋巴管发育不良的鉴别、相关综合征[10]。原发性淋巴水肿在临床上分为三类：① 先天性淋巴水肿，出生后至 2 岁内发生淋巴水肿。② 早发性淋巴水肿，2～35 岁发病。③ 迟发性淋巴水肿，35 岁以后发病。目前，研究重点是放在将非继发性淋巴水肿（临床上称为淋巴发育不良）划分

框 9.1	上、下肢淋巴水肿的危险因素

上肢/躯干淋巴水肿	下肢淋巴水肿
年龄	腹股沟、股上、主动脉旁、盆腔和髂淋巴结清扫
有淋巴水肿的家族史或个人史	术后放疗
淋巴水肿的遗传易感性	同一部位复发性软组织感染
病前状态	肢体手术或创伤（如全膝关节置换术）
服用引起液体潴留/失衡的药品	肥胖
体重指数	曲张静脉剥脱术和静脉采集
手术类型和淋巴结清扫	慢性水肿的遗传易感性/家族史
肿瘤再切除以达到切缘阴性	癌症晚期
乳房放疗	盆腔内或腹腔内肿瘤累及或直接压迫淋巴管
腋窝放疗	营养状况差
化疗（如紫杉烷）	血栓性静脉炎和慢性静脉功能不全，特别是血栓后综合征
术后创伤和感染	任何未治愈的不对称性水肿
治疗期间/之后体重增加	慢性皮肤病和炎症
瘢痕和血清肿的形成	伴发病，如静脉炎、甲状腺功能亢进症、肾脏疾病或心脏病
先天易感性	制动和长期固定使用某个肢体
起搏器植入	丝虫病疫区居住史
因透析行动静脉分流术	
丝虫病疫区居住史	
"风险"手臂受到创伤（静脉穿刺、血压测量、注射）	

注：内容基于证据、专家意见和临床观察。

出更具体的疾病类别，或将淋巴功能障碍归结为某种综合征[10]。在许多情况下，通过影像学检查容易诊断淋巴系统畸形（如不发育、过度发育或发育不全；见第 2 章）[11]。目前，已发现至少有 20 种基因突变与淋巴水肿相关[12]。例如，血管内皮生长因子受体 3（VEGFR-3）与家族性 Milroy 病有关，于 1998 年被首次描述；再比如 FOXC2（详细内容见 Brouillard 等的文献）[12]。还有一些基因尚待确定，因为部分已被归类的淋巴水肿相关综合征尚未确定基因突变[10, 12, 13]。继发性淋巴水肿通常与某种外源性事件有关，包括癌症、辐射、血管疾病、创伤、皮肤感染、手术等。淋巴水肿研究最多的病因是乳腺癌[14, 15]，这可能是由于合并有淋巴水肿的乳腺癌患者数量多，现代癌症治疗可使患者的生存年限延长，上肢肿胀很容易被发现。继发于乳腺癌的淋巴水肿，可表现为上躯干（全部胸壁和手臂）的肿胀；通常水肿（和感觉变化）开始于特定区域，随着病情逐渐发展，一定时间后，将累及其他区域。Stanton 等[16] 在其研究中证明，其机制与"活塞"假说不同，而倾向于认为淋巴发生变化是指淋巴功能受损后导致局部肿胀。因此，淋巴水肿可以从前臂或手部开始，向近端或上肢近端发展，其后向远端蔓延。已经有一些研究着眼于继发性淋巴水肿的遗传易感性，这是有待深入研究的领域[17, 18]。

继发性淋巴水肿的另一个原因是静脉功能不全，当静脉压力升高超过淋巴输送能力时会发生慢性水肿[19]，此时常合并有慢性溃疡。慢性溃疡的病因较多，肿胀可诱发慢性溃疡，采用加压包扎可促进病情好转。应妥善护理伤口，同时收集有关慢性溃疡病程、大小、深度和诊疗经过等信息，以便于医师和淋巴水肿治疗师之间进行良好合作[20]。

合并症

合并症包括其他可能引起或加重淋巴水肿的疾病（框 9.2），或可能被认为是淋巴水肿治疗禁忌证的疾病（框 9.2）[21]。例如，慢性心力衰竭可能会引起的双下肢水肿，这种类型的肿胀应先治疗心脏疾病。如果经抬高患肢和用药治疗后水肿持续存在，通过加压包扎可促使液体向躯体中央流动。在治疗的开始和继续阶段，应邀请心脏科专家会诊。

药物治疗

某些药物的不良反应包括水肿（框 9.3）[22-24]，可引起或加重淋巴水肿。患者在用药后不一定会立即出现肿胀，因此很难确立两者之间的因果关系。如果其他替代用药不会引起淋巴水肿，患者就可能从中获益。如果没有可替代用药，但是水肿可控时（如抬高患肢后肿胀消失），可以穿上弹力袜来预防或治疗淋巴水肿[24]。

框 9.2	淋巴水肿的鉴别诊断及相关禁忌

单侧肢体肿胀
急性深静脉血栓形成（禁忌：IPC）
血栓后综合征
关节炎
腘窝囊肿
恶性肿瘤 / 恶性肿瘤复发

对称性肿胀
充血性心力衰竭（禁忌：IPC，CB）
肾功能不全（禁忌：IPC，MLD）
肝功能异常
低蛋白血症
甲状腺功能减退 / 黏液性水肿
脂肪水肿
特发性钠潴留
严重的动脉功能不全（ABPI < 0.5）（禁忌：IPC，CB）
严重的周围神经病变（禁忌：IPC，CB）
肺栓塞（禁忌：IPC）
皮肤急性炎症（如蜂窝织炎 / 丹毒）（禁忌：IPC，MLD）
肺水肿（禁忌：IPC）
影响水肿区域的活动性转移性疾病（禁忌：IPC）
上腔静脉阻塞（禁忌：MLD）
结核病和（或）疟疾（禁忌：MLD）
不稳定型高血压（禁忌：MLD）
肝硬化伴腹腔积液（腹水）（禁忌：MLD）

注：ABPI，踝臂压力指数；CB，淋巴水肿行加压包扎；IPC，间歇性充气加压治疗；MLD，手法淋巴引流。
引自 Lymphoedema Framework. Best Practice for the Management of Lymphoedema. International Consensus. London: MEP Ltd.; 2006. https://www.lympho.org/portfolio/best-practice-for-the-management-of-lymphoedema.

框9.3	可能会引起淋巴水肿的药物

钙通道阻滞剂（氨氯地平、非洛地平、硝苯地平、地尔硫草）

皮质类固醇（如泼尼松龙和地塞米松、氟氢可的松）

非甾体抗炎药（如双氯芬酸、布洛芬、萘普生、塞来昔布）

α受体阻滞剂（如多沙唑嗪）

性激素和相关复合制剂［雌激素（激素替代治疗）、阿那曲唑、他莫昔芬、甲地孕酮］

抗精神病药（如利培酮、氟奋乃静、奥氮平）

抗惊厥药（如普瑞巴林、加巴喷丁）

抗抑郁药（如曲唑酮、米氮平、帕罗西汀）

降糖药（如罗格列酮、吡格列酮）

抗帕金森病药（如金刚烷胺、卡麦角林、罗匹尼罗）

双膦酸盐（如癌症用药：唑来膦酸盐、利塞膦酸盐、替鲁膦酸盐）

细胞毒性化疗药（如多西紫杉醇）

西罗莫司：免疫抑制剂

二氮嗪：钾通道激活剂，治疗低血糖

米诺地尔（rogaine）：男性和女性的雄激素性脱发

质子泵抑制剂（如埃索美拉唑、奥美拉唑、兰索拉唑、泮托拉唑）

其他药物（阿那格雷、阿托伐他汀、西洛他唑、环丙沙星、依曲替酯、醋酸格拉替雷、硝酸异山梨酯、伊曲康唑、甲氯普胺、烟酸、奥利司他、己酮可可碱、他克莫司、伏立康唑）

注：引自 Keeley V. Drugs that may exacerbate and those used to treat lymphoedema. J Lymphoedema. 2008; 3(1): 57–65。引自 Keeley V, Drugs and lymphoedema: those which may cause oedema or make lymphoedema worse. LymphLink. 2012; 24(4): 1–3。引自 Tesar E, Armer JM. Effect of common medications on breast cancer-related lymphedema. Rehabil Oncol. 2018; 36 (1): 7–12. doi: 10. 1097/01.REO.0000000000000105。

社会状况和支持程度

Armer 开发了一个新模型，证明了社会支持和积极应对是乳腺癌相关性淋巴水肿预后的保护机制，如提高生活质量和功能健康状况[25, 26]。在临床治疗中，获得家庭成员支持的患者可能比独自应对的患者更容易坚持治疗方案[14, 27]。

筛检项目

筛检项目包括化验室抽血、超声或踝臂压力指数（ankle-brachial pressure index，ABPI）试验（框9.4）。筛检目的是为了在临床病史和临床表现不充分时，寻找并确定水肿、疼痛或皮肤发红

框9.4	淋巴水肿鉴别诊断的筛检

血液检验
（1）全血计数
（2）尿素和电解质
（3）甲状腺功能
（4）肝功能
（5）血浆总蛋白和白蛋白
（6）空腹血糖
（7）血沉 /C 反应蛋白
（8）β–利钠肽
（9）考虑基因测序（诊断原发性淋巴水肿）

尿试纸检测（包括观察乳糜尿）
超声检查（包括测定踝臂压力指数）
胸片
MRI/CT

注：CT，计算机断层扫描；MRI，磁共振成像。
引自 Lymphoedema Framework. Best Practice for the Management of Lymphoedema. International Consensus. London: MEP Ltd.; 2006. https://www.lympho.org/portfolio/best-practice-for-the-management-of-lymphoedema。

的病因。必须先排除感染、血管或动脉疾病、癌性淋巴管炎等其他疾病，才能诊断为淋巴水肿并开始相应的治疗。当淋巴水肿的诊断不确定或困难时，建议转诊给有淋巴水肿治疗经验的淋巴科医师或理疗师[20, 21]。例如，皮肤红肿伴肿胀可由丹毒感染引起，而癌性淋巴管炎（与癌症相关的淋巴管炎症）可有相同表现。感染的实验室评估可能是白细胞明显增多，C 反应蛋白（CRP）升高，血培养结果为 A 族链球菌（提示丹毒）或金黄色葡萄球菌阳性[20, 28]。

淋巴系统的功能评估

核素淋巴造影术是目前淋巴系统功能评估的"金标准"成像测试。这种方法使用一种结合锝-99m（^{99m}Tc）的示踪分子，将其注射到足部和（或）手的真皮层。核素淋巴造影术可以评估动态反应（流动量减少）、堵塞区域和皮肤淋巴管回流征[29]。核素淋巴造影术在复杂性淋巴水肿（乳糜性和非乳糜性反流、淋巴管发育不良等）中是必不可少的。研究证明，基线核素淋巴造影术也能预测综合消肿治疗（complex decongestive therapy，CDT）对患者（优势淋巴

管显影）的疗效[30]。侧支淋巴管显影而主淋巴管不显影的患者对 CDT 的治疗反应较差。CDT 疗效预测有益于合理治疗，并激励了对 CDT 可能有良好疗效的人群积极参与治疗[30]。核素淋巴造影术有助于确诊淋巴疾病，预测治疗效果，明确治疗方向，为此前尚未确诊的疾病提供确诊信息，帮助临床医师着力进行治疗。

荧光淋巴造影术利用吲哚菁绿（ICG）和近红外荧光成像对浅淋巴系统进行成像[31-33]，虽然它与核素淋巴造影术的浅表成像有关联，却无法检测深度超过 2 cm 的淋巴管和结构。因此，ICG 荧光淋巴造影的可视化能力有限，无法提供完整的淋巴管图像[29, 33]。尽管研究结果和分析方法一直在改进，这些成像技术也依然在世界范围内使用[1]，但其检测深度有限，无法对更深部位的淋巴系统显像，因此无法应用于病变范围超过浅淋巴系统的患者。

踝臂压力指数

压力会影响微循环和动静脉血流，因此存在血管病变的患者应谨慎使用加压治疗。存在严重缺血（ABPI < 0.3）或严重的血管疾病（ABPI < 0.5）时，禁止加压治疗[34]。若患者 ABPI < 1.0，应谨慎采用加压治疗[35]。当然，通过综合评估血管和对患者实施精心管理，低 ABPI 者（0.5～0.8）可采用加压疗法缓解水肿[36, 37]。除了测量 ABPI，还需要静脉疾病专家对患者进行临床评估[36]。如果患者出现血管疾病恶化或出现缺血性疼痛，应停止加压治疗[36]。

彩色多普勒超声

彩色多普勒超声（简称彩超）用于评估深静脉血栓形成和静脉异常[34-37]。深静脉血栓并不妨碍患者进行加压治疗[38]。在深静脉血栓的急性期，采用压力包扎是安全的，对血栓形成后综合征、瓣膜功能不全或血栓消退无长期影响[29]。

CT 和 MRI

CT 和 MRI 可检测皮肤厚度和皮下肿胀。CT 可评估患者发生淋巴水肿的风险，用于早期筛查

诊断[39]。非对比增强和对比增强的有创性 MRI 与磁共振淋巴造影术（MRL）可评估体内的淋巴系统和淋巴流动[40, 41]。

淋巴水肿的特点

类型（原发性与继发性）

淋巴水肿有不同的类型，但这不会影响保守治疗方式的选择，但是如果计划手术治疗，就要确定淋巴水肿类型[42]。举一个非手术治疗的例子，患者的某个肢体出现原发性淋巴水肿，特别是同时存在已知的解剖缺陷时，那么其他肢体发生淋巴水肿的风险升高，因此需要制订兼顾身体其他部位的整体性治疗策略，如增强锻炼或局部加压预防水肿[21]。对于家族性原发性淋巴水肿患者，如果他们计划将来生育或者其兄弟姐妹存在发病风险，可针对已知致病基因进行基因检测。

水肿发生部位

与淋巴水肿有关的水肿可发生在上肢、下肢、面部、颈部、胸部、躯干或生殖器部位。四肢和躯干淋巴水肿容易实施加压治疗，而其他部位则很难[14]，因此要应用其他治疗方式，如水疗和粘贴 Kiniseo 胶布，但这些治疗方式尚未得到充分研究，也无高水平的证据支持[43]。

症状

尽然淋巴水肿通常被认为是一种"无痛"病症且与水肿加剧密切相关，但该疾病可伴有多种症状，包括疼痛、压痛、沉重感和坚硬感 / 紧绷感[1, 44]，令患者相当痛苦。例如，患者自我报告的沉重感、肿胀等症状，与淋巴水肿体征相符合[27, 45, 46]。应该对患者的所有淋巴水肿相关症状、可能有效的治疗方法（抬高患肢、热敷、冷敷等）进行记录和评估，这有利于制订治疗目标，因为患者心目中的"治疗有效"和治疗师、医师及医疗系统所认定的通常不一样[28, 47, 48]。

自我管理

坚持穿弹力衣或使用弹力绷带，已被证明是

强化治疗后最有效的维持治疗[49]。了解淋巴水肿患者是否会积极治疗，有助于制订针对性强的治疗方法和计划。此外，严格执行治疗计划，包括坚持锻炼、手法淋巴引流（MLD）及使用弹力绷带等，有助于预测其他治疗方案（包括手术治疗）的成功性。

评估技巧

水肿的观察

每次评估均从临床观察开始，临床医师以循环渐进的方式对患者进行全面的评估，通过体格检查可以确定疾病的许多重要特征。

功能状态

从患者走进诊所的那一刻起，开始观察患者的功能状态。

下肢功能观察的例子：

（1）患者有跛行吗？

（2）患者是否使用助步器？

（3）患者脱鞋子或袜子时，能否把腿弯曲到半盘腿位（可检查是否有髋关节活动受限）？

（4）患者能向前迈一步吗（腹股沟瘢痕可致腿部伸展受限）？

上肢功能观察的例子：

（1）患者能独立穿 / 脱衬衫或文胸吗？

（2）是否存在肩部活动受限 / 无力？

对于有功能性问题的患者，应转诊给理疗科室或专业科室进行评估和治疗[50]。

水肿

皮肤有凹痕（文胸、内衣、手表、首饰、袜子）、肢体不对称或水肿等表现，可能是水肿的首发体征。

水肿部位（如手、上臂、生殖器）可进展为更广泛区域的水肿，也可能是唯一的水肿区域。水肿患者需要接受治疗。

皮肤状态

框 9.5 总结了不同的皮肤病症，包括创伤和

瘢痕，水肿可伴随发生。例如，皮肤干燥会增加患者发生蜂窝织炎或真菌感染的风险。在开始淋巴水肿治疗前需要治疗感染[28]。Stemmer征阳性的定义：当患者的手指或足趾皮肤发生纤维化时，检查者无法用手指捏起这部分皮肤（图 9.1）[21]。皮肤的顺应性决定了测试结果是阳性还是阴性，捏住皮肤后能提起皮肤是淋巴水肿的一个阴性体征。Stemmer 征阴性并不排除淋巴水肿的诊断[21]。

组织的改变（如橡皮样、凹陷性、非凹陷性）有助于临床医师确定淋巴水肿的分类（如凹陷性水肿）。水肿随患肢抬高而消退，为 I 期（框 9.6）[1]。

框 9.5	可能会引起淋巴水肿的皮肤病症

干燥

破损

增厚

发红

色素沉着

棕色

瘢痕

疣状

凹凸不平

水疱

脆弱

皮炎

蜂窝织炎 / 丹毒

真菌感染

角化过度（皮肤的最外层增厚）

淋巴管扩张症（淋巴管出现扩张，皮肤上可出现水疱状突起）

淋巴漏（皮肤表面有淋巴液渗漏）

乳头状瘤病（皮肤上出现疣状物，由扩张的淋巴管和纤维组织组成）

脂质硬皮病（皮下组织增厚和硬化，皮肤变成棕色，与慢性静脉功能不全相关）

橘皮表现

皮肤皱褶加深

创伤

注：引自 Lymphoedema Framework. Best Practice for the Management of Lymphoedema. International Consensus. London: MEP Ltd.; 2006. https://www.lympho.org/portfolio/ best-practice-for-the-management-of-lymphoedema。

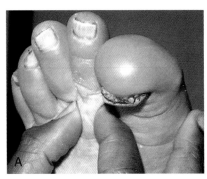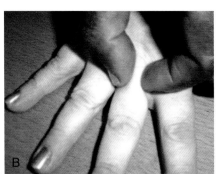

• 图 9.1　Stemmer 征是淋巴水肿的诊断方法之一，通过捏起皮肤进行体格检查。第二趾（A）和中指（B）的 Stemmer 征呈阳性（引自 Lymphoedema Framework. Best Practice for the Management of Lymphoedema. International Consensus. London: MEP Ltd.; 2006）

框 9.6	国际淋巴水肿学会（ISL）淋巴水肿分类

ISL 分期

ISL 0 期：亚临床期，尽管淋巴运输受损，但水肿并不明显。在出现明显水肿前，这一状况可能存在数月或数年

ISL Ⅰ期：疾病的早期阶段，组织液积聚，水肿随患肢抬高而消退，可存在凹陷

ISL Ⅱ期：水肿在抬高患肢后无法消退，存在明显凹陷

ISL Ⅱ期后期：由于组织纤维化加重，凹陷可存在或不存在

ISL Ⅲ期：组织坚实（纤维化），无凹陷，可见皮肤改变（如增厚）

严重程度

轻度：肢体体积增加＜ 20%

中度：肢体体积增加 20%～40%

重度：肢体体积增加＞ 40%

注：经国际淋巴水肿学会许可。引自 The diagnosis and treatment of peripheral lymphedema: 2016 consensus document of the International Society of Lymphology. Lymphology. 2016; 49(4): 170-184。

形状

　　形状测量（正常或变形）很重要，因为如果不借助专业测量，弹力衣无法充分地贴合变形的患处。而且大多数患者在订购弹力衣之前，会努力减轻水肿，尽量使肢体的形状和大小正常化[21]。

水肿的测量

　　淋巴水肿治疗的主要目的是减小体积和维持疗效。体积虽然不是评判疗效的唯一指标（如症状和功能的改善同样重要），但体积测量的关键之处是它可以获得患者进入体积稳定期的时间，决定何时订购弹力衣以便进行长期治疗（如果订购过早，弹力衣可能太大；因经济原因，部分患者尚未达到稳定期就会停止治疗）。图 9.2 显示了治疗过程。目前，可用于测量肢体体积的工具很多[51, 52]，下文将进行简要介绍。

排水法

　　排水法（water displacement）被认为是测量肢体体积的"金标准"。根据阿基米德定律，肢体浸入水箱中时排出的水量等于肢体的体积。已证明该方法是高度可靠的（组内相关系数 =0.99，测量标准误 =27.2 mL）[53]，能准确测量手臂的体积[54]。然而，排水法在实用性方面有很大的局限性：仅限于手臂和小腿；较大的肢体可能无

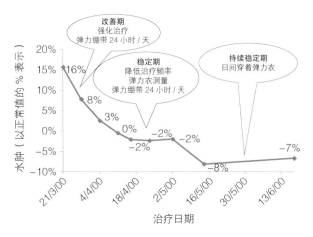

• 图 9.2　基于测量图表的淋巴水肿临床治疗决策（未发表的数据，经 D. Tidhar 许可）

法放入水箱；卫生标准严格；禁止用于开放性伤口；无法定位肿胀的部位；无法测量大腿或上臂的近端。因此，近年来排水法在实践中较少使用[29]。

周径测量

周径测量（circumferential measurement）是使用柔软且无弹性卷尺进行测量，是临床上应用最广泛的评估方法，测量标准误范围为10～70 mL[55, 56]，有不同的测量方案（如将测量增量定为每4 cm、每10 cm）。Taylor 等[56]发现，当使用截锥体公式（框9.7）计算体积时，根据解剖标志（如腕、肘）进行测量的方式和根据手臂固定距离（如将测量增量定为每4 cm、每10 cm）的测量方式相比，前者的误差减小。该方法的评价者间和评价者内的信度都很高（ICC 范围为0.98～0.99）[56–60]。Sander 等[61]发现6 cm 的测量增量与排水法最相似。Katz-Leurer 和 Bracha[62] 及 Devoogdt 等[57] 发现肢体节段（limb segment）的测量标准误低于整个肢体，这表明可以根据肢体节段（而非整个肢体）的体积变化做决策。图9.3 提供的例子显示（Tidhar 的未发表数据），对于肿胀程度不一致的上臂节段和前臂节断（例如，前臂节段最初评估为重度，上臂节段为中度）可采用不同的治疗方法，经过治疗后，上臂和前臂的严重程度减轻并且相似。

框9.7	通过周径计算肢体体积的截椎体公式

通过周径值计算肢体容积的截椎体公式：其中 V 为肢体节段的体积，C_1 和 C_2 是节段末端的周长，h 是 C_1 和 C_2 之间的距离（节段的长度）。测量各节段的体积并将其相加就可以得到肢体的体积。

截椎体公式

$$V = \frac{h(C_1^2 + C_1 C_2 + C_2^2)}{12\pi}$$
$$V = h$$

注：引自 Sander A, Hajer N, Hemenway K, et al. Upper-extremity volume measurements in women with lymphedema: a comparison of measurements obtained via water displacement with geographically determined volume. Phys Ther. 2002; 82(12): 1201–1212。

光电体积测量仪

光电体积测量仪（Perometry）是通过红外光束来估计肢体的体积（不包括脚和手，信度最高），优点是精确度高（下肢的测量误差为121 mL[63]，上肢为81 mL[64]）。该测量工具不接触人体皮肤，因此可以测量带有伤口的四肢。这种方法已在多项研究中用于淋巴水肿的早期检测。例如，Stout 等[65] 以临界限3% 作为开始干预的阈值。此外，他们发现，以手腕为0 cm、10～20 cm 和20～30 cm 的上肢节段与肢体总体积变化之间具有较高的决定系数（r^2 值分别为0.845 和0.952）[65]。当淋巴水肿仍处于亚临床阶段时，节段性测量可预测后期肢体体积的变

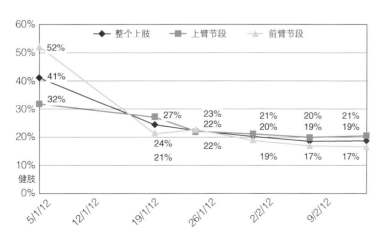

• 图9.3　从基线开始，一共随访5周，通过计算上臂节段、前臂节段和整个上肢的体积增加百分比，发现上肢节段的多余体积随时间推移而变化（未发表的数据，经 D. Tidhar 许可）

化（*P* 分别为 0.044 和 0.001），因此是新发淋巴水肿的早期诊断指标[65]。他们支持做决策时依据 Perometry 测量节段性肢体体积的变化值，而不是测量整个手臂，这和前文"周径测量"中 Katz-Leurer 和 Bracha 的想法是一致的[62]。

生物阻抗光谱

生物阻抗光谱（bioimpedance spectroscopy，BIS）可测量液体含量，计算细胞外液的比例，并根据体内无痛性电流引起的电阻得到淋巴水肿指数（lymphedema index，L-Dex）读数[66, 67]。这种测量方法已用于评估潜在性淋巴水肿，即从淋巴液开始聚集至患者或医师发现有水肿之前[29]。Ridner 等[68] 探讨了 BIS 在社区使用的可行性，并认为患者在家进行 BIS 自我评估时具有良好可行性[69]。另外，一些研究人员在呼吸运动的研究中使用 BIS 测量躯干[70]。

测量方法的小结

正如本章所述，文献中的证据表明，水肿肢体的多种测量方法具有可靠性[71]。值得注意的是，虽然多种测量方法是有效和可靠的，但它们不可相互替代。选定的测量方法（如排水法、周径测量、Perometry、BIS）必须随时间的推移反复进行，从而评估病情变化（如淋巴水肿的发生或发展）。由于个体测量的差异有不同，当从一种方法或方案转换为另一种时，获得的数据就难以解释。

结论

对于无并发症的淋巴水肿，其评估主要依靠临床表现。临床医师的角色是提供精准诊断、最佳治疗和最合适的治疗建议。需要综合考虑分期、严重程度和社会心理状态，从而预测患者和（或）护理人员在治疗过程中的参与度。临床医师还应该排除或识别其他可能干扰治疗的合并症。

身体测量（体重 /BMI）

体重和 BMI 作为手臂淋巴水肿的显著风险因素，属于重要的测量指标[2, 72]。研究发现减重有助于治疗淋巴水肿[73]。这一临床因素很重要，因为它决定何时购买弹力衣、何时更改饮食计划[74]。这就是说，如果一位女性在治疗结束后才开始减重，那么肢体可能会成比例缩小，因此将购买弹力衣的时间推迟至体重稳定下来才是明智之举。此时，可以继续使用弹力绷带，直至体重和患肢体积稳定[75]。

根据水肿分类 / 分期做决策

在诊断和评估时，需要确定淋巴水肿的分期和严重程度（单侧淋巴水肿）（框 9.6）[1]。例如，患者女，分期为 0 期（无明显肿胀），存在淋巴水肿的发病风险，应该向她提供降低风险的策略，并要求她开始定期监测肢体体积和症状。再比如，患者男，严重淋巴水肿伴慢性伤口，计划接受强化的综合消肿治疗（CDT），直至伤口愈合、水肿体积减小达到稳定。针对不同的分类 / 分期，会根据证据和专家临床知识为患者提供不同的治疗方案[50]。

致谢

非常感谢 Janice Cormier 博士对第一版本章内容的重要贡献。

强化治疗耗时长、工作量大，费用高。治疗失败可能令患者绝望，缺乏继续尝试的动力。相反，起效快的淋巴水肿治疗方案可以降低未来发生并发症的风险（如蜂窝织炎[76]），提高生活质量[77]，增强机体功能[78]，提供疾病控制方法[79]，为长期疗效奠定良好基础。

参考文献

[1] International Society of Lymphology. The diagnosis and treatment of peripheral lymphedema: 2020 consensus document of the International Society of Lymphology. *Lymphology*. 2020; 53(1): 3−19.

[2] Bevilacqua JL, Kattan MW, Changhong Y, et al. Nomograms for predicting the risk of arm lymphedema after axillary dissection in breast cancer. *Ann Surg Oncol*. 2012; 19(8): 2580−2589. doi: 10.1245/s10434-012-2290-x.

[3] Miaskowski C, Dodd M, Paul SM, et al. Lymphatic and angiogenic candidate genes predict the development of secondary lymphedema following breast cancer surgery. *PLoS One*. 2013; 8(4): e60164. doi: 10.1371/journal.pone. 0060164.

[4] Springer BA, Levy E, McGarvey C, et al. Pre-operative assessment enables early diagnosis and recovery of shoulder function in patients with breast cancer. *Breast Cancer Res Treat*. 2010; 120(1): 135−147. doi: 10.1007/s10549-009-0710-9.

[5] Green JM, Paladugu S, Shuyu X, et al. Using temporal mining to examine the development of lymphedema in breast cancer survivors. *Nurs Res*. 2013; 62(2): 122 −129. doi: 10.1097/NNR.0b013 e318283da67.

[6] Damstra RJ, van Steensel MA, Boomsma JH, et al. Erysipelas as a sign of subclinical primary lymphoedema: a prospective quantitative scintigraphic study of 40 patients with unilateral erysipelas of the leg. *Brit J Dermatol*. 2008; 158(6): 1210−1215. doi: 10.1111/j.1365-2133.2008.08503.x.

[7] Cemal Y, Pusic A, Mehrara BJ. Preventative measures for lymphedema: separating fact from fiction. *J Am Coll Surg*. 2011; 213 (4): 543−551. doi: 10.1016/j.jamcollsurg. 2011.07.001.

[8] Chance-Hetzler J, Armer J, Van Loo M, et al. Prospective lymphedema surveillance in a clinic setting. *J Pers Med*. 2015; 5(3): 311−325. doi: 10.3390/jpm5030311.

[9] Ostby PL, Armer JM, Dale PS, et al. Surveillance recommendations in reducing risk of and optimally managing breast cancer-related lymphedema. *J Pers Med*. 2014; 4(3): 424−447. doi: 10.3390/ jpm4030424.

[10] Connell FC, Gordon K, Brice G, et al. The classification and diagnostic algorithm for primary lymphatic dysplasia: an update from 2010 to include molecular findings. *Clin Genet*. 2013; 84(4): 303−314. doi: 10.1111/cge.12173.

[11] Murdaca G, Cagnati P, Gulli R, et al. Current views on diagnostic approach and treatment of lymphedema. *Am J Med*. 2012; 125 (2): 134−140. doi: 10.1016/j.amjmed.2011. 06.032.

[12] Brouillard P, Boon L, Vikkula M. Genetics of lymphatic anomalies. *Journal Clin Invest*. 2014; 124(3): 898−904. doi: 10.1172/JCI71614.

[13] Greenlee R, Witte M, Crowe P, et al. Developmental disorders of the lymphatic system. *Lymphology*. 1993; 26(4): 156−168.

[14] Chrischilles EA, Riley D, Letuchy E, et al. Upper extremity disability and quality of life after breast cancer treatment in the Greater Plains Collaborative clinical research network. *Breast Cancer Res Treat*. 2019; 175(3): 675−689. doi: 10.1007/s10549-019-05184-1.

[15] Armer JM, Ballman KV, McCall L, et al. Lymphedema symptoms and limb measurement changes in breast cancer survivors treated with neoadjuvant chemotherapy and axillary dissection: results of American College of Surgeons Oncology Group (ACOSOG) Z1071 (Alliance) substudy. *Support Care Cancer*. 2019; 27(2): 495−503. doi: 10.1007/s00520-018-4334-7.

[16] Stanton AW, Svensson WE, Mellor RH, et al. Differences in lymph drainage between swollen and non-swollen regions in arms with breast-cancer-related lymphoedema. *Clin Sci (Lond)*. 2001; 101 (2): 131−140.

[17] Smoot B, Kober KM, Paul SM, et al. Potassium channel candidate genes predict the development of secondary lymphedema following breast cancer surgery. *Nurs Res*. 2017; 66(2): 85−94. doi: 10.1097/ NNR.0000000000000203.

[18] Newman B, Lose F, Kedda MA, et al. Possible genetic predisposition to lymphedema after breast cancer. *Lymphat Res Biol*. 2012; 10 (1): 2−13. doi: 10.1089/lrb.2011.0024.

[19] Bunke N, Brown K, Bergan J. Phlebolymphedema: usually unrecognized, often poorly treated. *Perspect Vasc Surg Endovasc Ther*. 2009; 21 (2): 65−68. doi: 10.1177/ 1531003509337155.

[20] Farrow W. Phlebolymphedema−a common underdiagnosed and undertreated problem in the wound care clinic. *J Am Col Certif Wound Spec*. 2010; 2(1): 14−23. doi: 10.1016/j. jcws.2010.04.004.

[21] Lymphoedema Framework. *Best Practice for the Management of Lymphoedema. International Consensus*. London: MEP Ltd.; 2006. https: //www.lympho.org/portfolio/ best-practice-for-the-management- of-lymphoedema/.

[22] Keeley V. Drugs that may exacerbate and those used to treat lymphoedema. *J Lymphoedema*. 2008; 3(1): 57−65.

[23] Keeley V. Drugs and lymphoedema. Those which may cause oedema or make lymphoedema worse. *LymphLink*. 2012; 24(4): 1−3.

[24] Tesar E, Armer JM. Effect of common medications on breast cancer-related lymphedema. *Rehabil. Oncol*. 2018; 36(1): 7−12. doi: 10.1097/ 01.REO.0000000000000105.

[25] Armer J. The problem of post-breast cancer lymphedema: impact and measurement issues. *Cancer Invest*. 2005; 23(1): 76−83.

[26] Armer JM. Research on risk assessment for secondary lymphedema following breast cancer treatment. *Cancer Epidemiol Biomarkers Prev*. 2010; 19(11): 2715−2717. doi: 10.1158/1055-9965. EPI-10-0962.

[27] Fu MR, Kang Y. Psychosocial impact of living with cancer-related lymphedema. *Semin Oncol Nurs*. 2013; 23(1): 50−60. doi: 10.1016/ j.soncn.2012.11.007.

[28] Foldi M, Foldi E. *Foldi's Textbook of Lymphology: For Physicians and Lymphedema Therapists*. 3rd ed. Munchen, Germany: Elsevier Urban & Fischer; 2012: 232−319.

[29] Sevick-Muraca EM. Translation of near-infrared fluorescence imaging technologies: emerging clinical applications. *Annu Rev Med*. 2012; 63(1): 217−231. doi: 10.1146/annurev-med-070910-083323.

[30] Rasmussen JC, Kwon S, Sevick-Muraca EM, et al. The role of lymphatics in cancer as assessed by near-infrared fluorescence imaging. *Ann Biomed Eng*. 2012; 40(2): 408−421. doi: 10.1007/s10439-011- 0476-1.

[31] Hwang JH, Choi JY, Lee JY, et al. Lymphscintigraphy predicts response to complex physical therapy in patients with early stage extremity lymphedema. *Lymphology*. 2007; 40(4): 172−176.

[32] Unno N, Nishiyama M, Suzuki M, et al. Quantitative lymph imaging for assessment of lymph function using

indocyanine green fluorescence lymphography. *Eur J Vasc Endovasc Surg*. 2008; 36(2): 230−236. doi: 10.1016/j.ejvs.2008.04.013.

[33] Bernas M. Assessment and risk reduction in lymphedema. *Semin Oncol Nurs*. 2013; 29(1): 12−19. doi: 10.1016/j.soncn.2012.11.003.

[34] Al-Qaisi M, Nott DM, King DH, et al. Ankle brachial pressure index (ABPI): an update for practitioners. *Vasc Health Risk Manag*. 2009; 5: 833−841.

[35] Welsh L. What is the existing evidence supporting the efficacy of compression bandage systems containing both elastic and inelastic components (mixed-component systems)? A systematic review. *J Clin Nurs*. 2017; 26(9−10): 1189−1203. doi: 10.1111/jocn.13611.

[36] British Lymphology Society. Position paper for ankle brachial pressure index (ABPI): Informing decision making prior to the application of compression therapy [Internet]. 2018. https: //thebls.com/ public/uploads/documents/document-20621539855354.pdf.

[37] Wounds UK. *Best Practice Statement: Ankle Brachial Pressure Index (ABPI) in Practice*. London: Wounds UK; 2019. https: //www. wounds-uk.com.

[38] Roumen-Klappe EM, den Heijer M, van Rossum J, et al. Multilayer compression bandaging in the acute phase of deep-vein thrombosis has no effect on the development of the post-thrombotic syndrome. *J Thromb Thrombolysis*. 2009; 27(4): 400−405. doi: 10.1007/s11239- 008-0229-7.

[39] Akita S, Ogata F, Manabe I, et al. Noninvasive screening test for detecting early stage lymphedema using follow-up computed tomography imaging after cancer treatment and results of treatment with lymphaticovenular anastomosis. *Microsurgery*. 2017; 37(8): 910−916. doi: 10.1002/micr.30188.

[40] Arrivé L, Derhy S, El Mouhadi S, et al. Noncontrast magnetic resonance lymphography. *J Reconstr Microsurg*. 2016; 32(1): 80−86. doi: 10.1055/s-0035-1549133.

[41] Liu N, Wang C, Sun M. Noncontrast three-dimensional magnetic resonance imaging vs lymphoscintigraphy in the evaluation of lymph circulation disorders: a comparative study. *J Vasc Surg*. 2005; 41(1): 69−75. doi: 10.1016/j.jvs.2004.11.013.

[42] Lee BB, Villavicencio JL. Primary lymphoedema and lymphatic malformation: are they the two sides of the same coin? *Eur J Vasc Endovasc Surg*. 2010; 39(5): 646−653. doi: 10.1016/j.ejvs.2010.01.018.

[43] Rodrick JR, Poage E, Wanchai A, et al. Complementary, alternative, and other noncomplete decongestive therapy treatment methods in the management of lymphedema: a systematic search and review. *PM & R*. 2014; 6(3): 250−274. doi: 10.1016/j.pmrj.2013.09.008.

[44] Cormier JN, Xing Y, Zaniletti I, et al. Minimal limb volume change has a significant impact on breast cancer survivors. *Lymphology*. 2009; 42(4): 161−175.

[45] Armer JM, Radina ME, Porock D, et al. Predicting breast cancer-related lymphedema using self-reported symptoms. *Nurs Res*. 2003; 52(6): 370−379.

[46] Carter J, Raviv L, Appollo K, et al. A pilot study using the Gynecologic Cancer Lymphedema Questionnaire (GCLQ) as a clinical care tool to identify lower extremity lymphedema in gynecologic cancer survivors. *Gynecol Oncol*. 2010; 117(2): 317−323. doi: 10.1016/j.ygyno.2010.01.022.

[47] Weiss JM, Spray BJ. The effect of complete decongestive therapy on the quality of life of patients with peripheral

lymphedema. *Lymphology*. 2002; 35(2): 46−58.

[48] Tidhar D, Armer JM. The meaning of success in lymphoedema management. *J Lymphoedema*. 2018; 13(1): 37−42.

[49] Vignes S, Porcher R, Arrault M, et al. Factors influencing breast cancer-related lymphedema volume after intensive decongestive physiotherapy. *Support Care Cancer*. 2011; 19(7): 935−940. doi: 10.1007/s00520-010-0906-x.

[50] Levy EW, Pfalzer LA, Danoff J, et al. Predictors of functional shoulder recovery at 1 and 12 months after breast cancer surgery. *Breast Cancer Res Treat*. 2012; 134(1): 315−324. doi: 10.1007/ s10549-012-2061-1.

[51] De Vrieze T, Gebruers N, Tjalma WA, et al. What is the best method to determine excessive arm volume in patients with breast cancer-related lymphoedema in clinical practice? Reliability, time efficiency and clinical feasibility of five different methods. *Clin Rehabil*. 2019; 33(7): 1221−1232. doi: 10.1177/0269215519835907.

[52] Lu G, DeSouza G, Armer J, et al. Comparing limb-volume measurement techniques: 3D models from an infrared depth sensor versus water displacement. Proceedings of the 2013 IEEE 15th International Conference on e-Health Networking, Applications and Services (Healthcom 2013): Lisbon 2013: 685−691. doi: 10.1109/ HealthCom.2013.6720763.

[53] Chen YW, Tsai HJ, Hung HC, et al. Reliability study of measurements for lymphedema in breast cancer patients. *Am J Phys Med Rehabil*. 2008; 87(1): 33−38.

[54] Sagen A, Karesen R, Skaane P, et al. Validity for the simplified water displacement instrument to measure arm lymphedema as a result of breast cancer surgery. *Arch Phys Med Rehabil*. 2009; 90 (5): 803−809. doi: 10.1016/j.apmr.2008.11.016.

[55] Karges JR, Mark BE, Stikeleather SJ, et al. Concurrent validity of upper-extremity volume estimates: comparison of calculated volume derived from girth measurements and water displacement volume. *Phys Ther*. 2003; 83(2): 134−145.

[56] Taylor R, Jayasinghe UW, Koelmeyer L, et al. Reliability and validity of arm volume measurements for assessment of lymphedema. *Phys Ther*. 2006; 86(2): 205−214.

[57] Devoogdt N, Lemkens H, Geraerts I, et al. A new device to measure upper limb circumferences: validity and reliability. *Int Angiol*. 2010; 29(5): 401−407.

[58] Megens AM, Harris SR, Kim-Sing C, et al. Measurement of upper extremity volume in women after axillary dissection for breast cancer. *Arch Phys Med Rehabil*. 2001; 82(12): 1639−1644. doi: 10.1053/apmr.2001.26822.

[59] Sharkey AR, King SW, Kuo RY, et al. Measuring limb volume: accuracy and reliability of tape measurement versus perometer measurement. *Lymphat Res Biol*. 2018; 16(2): 182−186. doi: 10.1089/ lrb.2017.0039.

[60] Tidhar D, Armer JM, Deutscher D, et al. Measurement issues in anthropometric measures of limb volume change in persons at risk for and living with lymphedema: a reliability study. *J Pers Med*. 2015; 5(4): 341−353. doi: 10. 3390/jpm5040341.

[61] Sander AP, Hajer NM, Hemenway K, et al. Upper-extremity volume measurements in women with lymphedema: a comparison of measurements obtained via water displacement with geographically determined volume. *Phys Ther*. 2002; 82(12): 1201−1212.

[62] Katz-Leurer M, Bracha J. Test-retest reliability of arm volume measurement in women with breast cancer related lymphedema. *J Lymphoedema*. 2012; 7(2): 8−13.

[63] Tan CW, Coutts F, Bulley C. Measurement of lower limb volume: agreement between the vertically oriented perometer and a tape measure method. *Physiotherapy*. 2013; 99(3): 247−251. doi: 10.1016/ j.physio.2012.12.004.

[64] Czerniec SA, Ward LC, Refshauge KM, et al. Assessment of breast cancer-related arm lymphedema — comparison of physical measurement methods and self-report. *Cancer Invest*. 2010; 28 (1): 54−62. doi: 10.3109/07357900902918494.

[65] Stout NL, Pfalzer LA, Levy E, et al. Segmental limb volume change as a predictor of onset of lymphedema in women with early breast cancer. *PM & R*. 2011; 3(12): 1098−1105. doi: 10.1016/j. pmrj.2011.07.021.

[66] U.S. Food and Drug Administration. Impedimed Approval Letter (K080825), October 3, 2008. Washington, DC: U. S. Food and Drug Administration.

[67] ImpediMed. L-Dex U400. 2019. https: //www.impedimed. com/ products/l-dex-u400/. Accessed 07/01/2019.

[68] Ridner SH, Dietrich MS, Deng J, et al. Bioelectrical impedance for detecting upper limb lymphedema in nonlaboratory settings. *Lymphat Res Biol*. 2009; 7(1): 11−15. doi: 10.1089/lrb.2008.1003.

[69] Ridner SH, Bonner CM, Doersam JK, et al. Bioelectrical impedance self-measurement protocol development and daily variation between healthy volunteers and breast cancer survivors with lymphedema. *Lymphat Res Biol*. 2014; 12(1): 2−9. doi: 10.1089/lrb.2013.0020.

[70] Moseley AL, Piller NB, Carati CJ. The effect of gentle arm exercise and deep breathing on secondary arm lymphedema. *Lymphology*. 2005; 38(3): 136−145.

[71] Deltombe T, Jamart J, Recloux S, et al. Reliability and limits of agreement of circumferential, water displacement, and optoelectronic volumetry in the measurement of upper limb lymphedema. *Lymphology*. 2007; 40(1): 26−34.

[72] Paskett ED, Dean JA, Oliveri JM, et al. Cancer-related lymphedema risk factors, diagnosis, treatment, and impact: a review. *J Clin Oncol*. 2012; 30(30): 3726−3733. doi: 10. 1200/JCO.2012.41.8574.

[73] Shaw C, Mortimer P, Judd PA. Randomized controlled trial comparing a low-fat diet with a weight-reduction diet in breast cancer-related lymphedema. *Cancer*. 2007; 109(10): 1949−1956.

[74] Fu MR, Axelrod D, Guth AA, et al. Patterns of obesity and lymph fluid level during the first year of breast cancer treatment: a prospective study. *J Pers Med*. 2015; 5(3): 326−340. doi: 10.3390/jpm5030326.

[75] Scheer R. Clinical innovation: compression garments for managing lymphoedema. *Wounds International*. 2017; 8(2): 34−38.

[76] Arsenault K, Rielly L, Wise H. Effects of complete decongestive therapy on the incidence rate of hospitalization for the management of recurrent cellulitis in adults with lymphedema. *Rehabil Oncol*. 2011; 29(3): 14−20. doi: 10. 1097/01893697-201129030-00003.

[77] Taghian NR, Miller CL, Jammallo LS, et al. Lymphedema following breast cancer treatment and impact on quality of life: a review. *Crit Rev Oncol Hematol*. 2014; 92(3): 227−234. doi: 10.1016/j. critrevonc.2014.06.004.

[78] Jonsson C, Johansson K. Pole walking for patients with breast cancer-related arm lymphedema. *Physiother Theory Pract*. 2009; 25 (3): 165−173. doi: 10.1080/09593980902776621.

[79] Vignes S, Porcher R, Arrault M, et al. Long-term management of breast cancer-related lymphedema after intensive decongestive physiotherapy. *Breast Cancer Res Treat*. 2007; 101(3): 285−290.

第 **10** 章

淋巴水肿的风险降低策略与管理

KATHERINE A. JACKSON, JOSEPH L. FELDMAN, AND JANE M. ARMER

关键点

- 淋巴管运输能力下降引起的淋巴机械性功能不全，以及皮下脂肪含量增加和间质纤维化引起的炎性水肿，都可能诱发淋巴水肿。
- 综合消肿治疗是治疗淋巴水肿的方法之一，疗效肯定，其通过多种治疗手段相互结合，缓解淋巴水肿软组织肿胀。
- 临床医师可以采用多种方法治疗淋巴水肿，包括手法淋巴引流、加压包扎、功能锻炼、间歇性充气加压和补充替代疗法等。
- 癌症幸存者如果接受过不利于淋巴循环的治疗，则终身存在淋巴水肿的发病风险。
- 淋巴水肿的管理包括实施风险教育和提供淋

巴水肿的治疗。
- 淋巴水肿的部分风险因素已经获得公认，但对于尚未达成共识的其他风险因素，仍需要进一步研究。
- 针对癌症幸存者的个体化风险教育必不可少，可充分实现患者的自我管理，提高治疗的依从性。
- 早期发现和早期治疗可改善淋巴水肿患者的预后。
- 研究最多的人群之一是乳腺癌相关淋巴水肿患者，应该在这类患者和其他病因导致淋巴水肿的患者中，展开更严谨的前瞻性研究和更大规模的随机对照试验。

淋巴水肿的管理

　　淋巴水肿的管理包括实施风险教育和提供淋巴水肿的治疗方法。虽然在许多发达国家，癌症治疗相关淋巴水肿是非丝虫病性淋巴水肿的最常见原因，但本文所涉及的大多数治疗策略也适用于有原发性淋巴水肿患者和相关疾病（如静脉淋巴水肿和脂肪水肿）患者。

风险人群的教育

　　癌症患者的人数不断增长，截至 2016 年 1 月，美国癌症患者数量已经高达 1 550 万人[1]。癌症患者的生存与一系列复杂因素休戚相关，包括淋巴水肿风险因素。尽管部分癌症患者所患

的淋巴水肿属于对症治疗的迟发效应，但实际上，由于缺乏经验性证据，医师很难判断这些癌症患者个体发生淋巴水肿的风险。对于乳腺癌相关淋巴水肿（breast cancer-related lymphedema, BCRL）或癌症相关下肢水肿的发病率，不同的流行病学研究给出的调查结果存在差别：当结合患者自我评估或实施多种测量策略时[2-4]，观察到发病率会较高；当研究时间不足 2 年时，发病率会较低[5, 6]。一项系统性综述显示，全球BCRL 的发病率高达 21%[4]。乳腺癌以外的癌症治疗后淋巴水肿的发病率：头颈为 4%～75%[7, 8]，妇科和泌尿生殖系统为 20%～31%[7]。多项研究已经发现了癌症治疗后发生淋巴水肿的风险因素，但目前的研究数据尚未能证明哪些是绝对风险因素（图 10.1）[4, 6, 7, 9-11]。

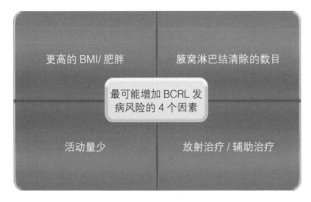

• 图 10.1　最可能增加乳腺癌相关淋巴水肿（BCRL）发病风险的个人因素。BMI，身体质量指数

癌症相关的继发性淋巴水肿的证据较多，而原发性淋巴水肿仍然未被充分诊断、研究和治疗[12, 13]。有朝一日，令人信服的遗传学研究，也许会提高对癌症治疗后发生淋巴水肿的预测性[14-16]。虽然淋巴水肿风险因素缺乏权威的标准，但是专业的医务人员必须对存在风险因素的患者进行健康教育，确保其及时获得妥善治疗。

基于专家意见和经验性证据，风险教育的早期倡导者号召卫生专业人员在进行健康教育时，告知患者通过限制活动来降低淋巴水肿的发病风险[17, 18]。一些先前的推荐意见缺乏科学严谨性，无法被广为接受[4, 19]。如今，很多人提倡通过制定教学策略来改善患者的个人行为，从而最大限度地减少淋巴负荷[15, 20-24]；一部分人则呼吁，风险管理策略需要经过严谨的科学验证才能推广普及，尤其是对于风险较低者（如进行前哨淋巴结活检的乳腺癌患者）[11, 19, 25, 26]。

虽然临床医师赞同通过临床试验加强淋巴水肿推荐意见的可靠性，但他们坚信弄清楚生理和病理生理知识是现有推荐意见的理论基础[27]。患者自行搜索健康信息时，可能会得到错误信息[28, 29]，因此最终还是需要医务人员的指导。

知识是早期干预和最佳做法的桥梁

目前，文献强调患者进行自我监测、早期诊断与专业治疗[2, 15, 19, 20, 30-32]。开展风险教育要完成以下 5 个目标：

（1）教会患者认识个人风险因素和疾病症状[20-23, 25]。

（2）出现症状时，能够采取合适的应对措施[7, 33]。

（3）在日常生活活动（activities of daily living，ADL）中尽量减少对淋巴引流系统施加压[21, 23, 24, 28]。

（4）有意识地恢复日常活动，重获信心[20, 21]。

（5）参加健康促进活动（图 10.2）[20, 23, 24]。

健康教育内容：淋巴水肿确诊患者，CDT 第二阶段

- [ ] 纠正有致病风险的活动
- [ ] 使用低 pH 肥皂和保湿乳护肤，避免皮肤受伤及针刺
- [ ] 自我手法淋巴引流培训
- [ ] 剧烈运动时穿弹力衣，中、重度患者一直穿弹力衣，轻度患者视情况而定
- [ ] 夜间酌情加压治疗
- [ ] 健康的生活方式（运动、饮食、控制体重等）
- [ ] 症状恶化时持续自我监测和治疗的方法

健康教育内容：淋巴水肿的风险人群

- [ ] 个人风险的指导
- [ ] 感染的症状和体征
- [ ] 淋巴水肿的症状和体征
- [ ] 诊断和治疗的方法
- [ ] 纠正有致病风险的活动
- [ ] 剧烈运动时酌情穿弹力衣
- [ ] 健康的生活方式（运动、控制饮食、控制体重等）

• 图 10.2　风险健康教育内容，即淋巴水肿自我管理的传统方法。CDT，综合消肿治疗

淋巴水肿风险健康教育包括以下几个方面的内容：正常淋巴解剖和生理，淋巴水肿的病理生理，淋巴水肿的症状和体征，感染的症状和体征，医师诊断的必要性，特定患者的个人风险因素（图 10.3）[20, 21, 25, 31, 34, 35]。对于预防乳腺癌治疗的迟发效应，癌症治疗多学科团队中的医师有不相同做法[36]。通过增强跨学科的一致性，完善预防保健的第三方报销程序，患者必将获益。

日常生活活动中限制患肢的使用和缺乏锻炼，这会导致身体功能退化和体重增加[15, 23, 24]。患者会采取不恰当的症状管理措施[32]或者忽略症状[33]。如果卫生保健机构不为患者提供风险教育的知识，患者就会缺少对健康生活方式的选择能力[38]。加强锻炼和剧烈活动会使处于去适应状态的肌群更紧张[23]。研究表明，久坐会增加淋巴水肿的风险[4]。软组织拉伤会引发淋巴水肿，进一步促使患者回避锻炼和降低患者的生活质量（图 10.4）。

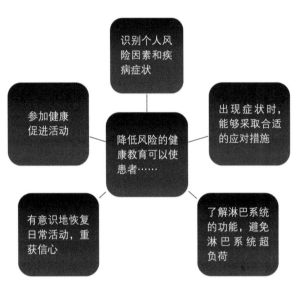

• 图 10.3 实施淋巴系统风险教育的多方面成果

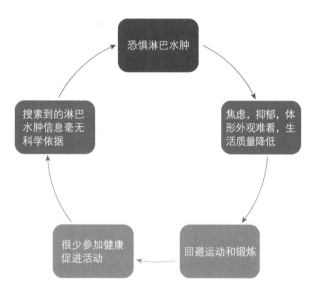

• 图 10.4 未经宣教的患者。有淋巴水肿风险的癌症幸存者经历的恶性循环

降低发病风险是健康相关生活质量和健康促进行为的重要因素

研究表明，与无淋巴水肿的乳腺癌幸存者相比，存在淋巴水肿的乳腺癌幸存者的健康相关生活质量（health-related quality of life，HR-QOL）明显降低[30, 34, 37]。一些研究发现，综合消肿治疗（CDT）可以提升 HR-QOL[31, 37]，对淋巴水肿缺乏了解会降低 HR-QOL[38]。淋巴水肿程度越轻，就越容易治愈[15, 39, 40]和进行长期的症状管理[15, 28, 41]。对于存在淋巴水肿风险的患者，参与健康促进运动可以提高 HR-QOL[20, 42]。越来越多的证据支持运动可以提高 HR-QOL，其作为 BCRL 进程中的保护性因素会减缓疾病进展[23, 40, 41, 43, 44]。

恐惧会驱使患者做出回避行为[20, 34, 38]，如在

对非专业人士的宣教

关于淋巴解剖学、生理学、淋巴负荷及淋巴输送能力等概念，非专业人士很难读得懂。有效的宣教需要融入特定内容，包括个体化的课程设计，保证每位参与者会分析淋巴水肿的个体发病风险，对 ADL 做自我评价，审查影响淋巴系统的活动锻炼，以及采取适当措施来降低风险等（框 10.1）。

参与者先分析自己的活动，再解决相关问题和采取适宜行为，就可以把淋巴水肿发病相关的淋巴负荷降至最低水平。在临床实践中，我们发现，在社区举办抗癌讲座时，以下这些知识非常有用：淋巴系统的功能概要，微循环的简化概念，人体淋巴负荷的介绍，正常和受损的淋巴系统之间转运能力的比较。我们鼓励患者谈一谈自

| 框 10.1 | 美国国家淋巴水肿网络（National Lymphedema Network，NLN）立场声明：关于降低淋巴水肿发生风险的实践。主题：降低淋巴水肿发病风险的实践总结 |

Ⅰ 皮肤护理——避免外伤 / 损伤引起感染

- 保持皮肤清洁、干燥
- 每日涂抹润肤乳，防止皮肤皲裂 / 擦伤
- 注意指甲的护理，避免修剪甲上皮
- 使用防晒霜和驱虫剂保护暴露的皮肤
- 小心使用剃须刀，以防刮伤和刺激皮肤
- 尽量避免穿刺，如注射或者抽血
- 进行对皮肤可能有伤害性的活动时［如洗碗、园艺、使用刀具器械等工具、接触化学制剂（如清洁剂）］，要佩戴手套
- 如果皮肤有抓伤或穿刺伤，立即用肥皂和清水冲洗伤口，同时应用抗生素治疗，观察是否有感染的迹象（如皮肤发红等）
- 如果有皮疹、瘙痒、发红、疼痛、皮温升高、持续肿胀、发热 / 感冒样症状等表现，请立即就诊

Ⅱ 日常活动 / 生活习惯

- 逐步提升运动的持续时间和强度
- 活动时要间断休息，防止肢体疲劳
- 在活动前后应注意监测四肢的状况，包括肢体的肿胀、变形、组织、质地、疼痛感、沉重感或者硬度等，是否发生变化
- 保持最佳体重。已明确肥胖是淋巴水肿的主要危险因素

Ⅲ 避免肢体受压

- 如果条件允许，避免对存在淋巴水肿风险的肢体实施血压测量，特别要避免重复测量

- 穿戴宽松的服装和首饰
- 对于存在淋巴水肿风险或患有淋巴水肿的手臂或肩膀，要避免背 / 拎过重的背包或手袋

Ⅳ 弹力衣

- 选择合身的弹力衣
- 活动强度大时（如举重、长时间站立或者跑步），请穿上弹力衣，可对风险肢体起支撑作用，但有开放性伤口或者风险肢体循环较差的人群除外
- 淋巴水肿的患者乘坐飞机时应穿着合身的弹力衣。NLN 不特殊推荐风险患者预防性穿弹力衣

Ⅴ 极端的温度

- 个人对于热疗要有基本常识，热疗时要谨慎，注意观察风险肢体是否出现肿胀或原有肿胀是否加剧，如发现这种现象，需停止热疗（如热水浴、桑拿）
- 避免暴露在极度寒冷的环境中，这可能导致反弹性肿胀或皮肤皲裂
- 避免长时间（超过 15 分钟）暴露在高温下，特别是热水浴或者桑拿

Ⅵ 针对下肢淋巴水肿的特殊注意事项

- 避免久站、久坐或者跷二郎腿，以减少支撑肢体的循环不畅
- 穿合适、合脚的鞋袜
- 活动强度大时请穿上弹力衣，对患肢起保护作用，但有开放性伤口或者风险肢体循环较差的人群除外

注：与这些实践有关的循证文献很少，大部分建议都基于病理生理学知识及该领域专家长期积累的临床经验。
引自 National Lymphedema Network Position Statement, Summary of Lymphedema Risk-Reduction Practices。
引自 National Lymphedema Network. Position Statement of the National Lymphedema Network. Topic: Summary of Risk-Reduction Practices. Cited June 30, 2019. https://lymphnet.org/position-papers。

已对康复训练、运动锻炼及弹力衣的理解。

减少淋巴水肿风险需要开展自我行为管理

研究者经过研究健康促进与慢性疾病健康管理发现，成功的自我管理包括自我效能感、解决问题、做出决策和制订行动计划[45, 46]。

对患者进行自我管理的培训，虽然不能治愈疾病，但这是达到日常生活自理功能最大提升的必需途径。对于那些有淋巴水肿患者或有淋巴水肿风险的人群来说，有效的自我管理需要掌握一些知识，比如了解淋巴水肿的症状和体征、病情加重的诱因，以及改善水肿的步骤（图 10.5）[47]。

初步数据表明，自我管理降低了医疗成本[48, 49]。培训模块的形式多种多样，包括在线教学[50]、线下个人或团体活动形式（图 10.6）[45]。

活动调整和最佳实践

虽然淋巴水肿不是注定会发生，但是我们应该避免对存在淋巴引流损伤的部位带来不必要的压力[22, 23]。应避免生活习惯对淋巴系统的负荷[24, 32]，建议在日常生活中对皮肤护理、肢体压迫、体温和健康生活方式等活动进行调整[22, 24, 51-53]。

国家机构不仅为患者提供了大量关于降低淋巴水肿风险的知识（表 10.2）[22, 51-57]，还会根

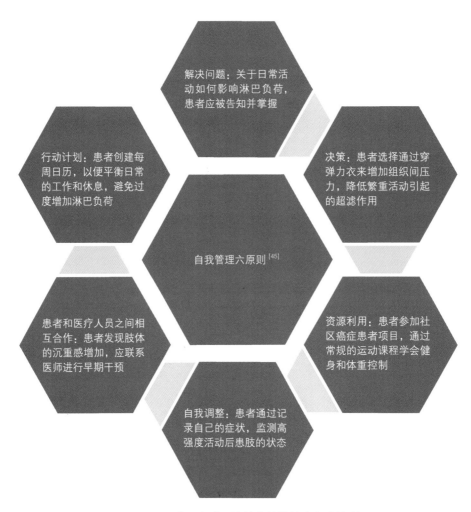

解决问题：关于日常活动如何影响淋巴负荷，患者应被告知并掌握

决策：患者选择通过穿弹力衣来增加组织间压力，降低繁重活动引起的超滤作用

行动计划：患者创建每周日历，以便平衡日常的工作和休息，避免过度增加淋巴负荷

自我管理六原则[45]

患者和医疗人员之间相互合作：患者发现肢体的沉重感增加，应联系医师进行早期干预

资源利用：患者参加社区癌症患者项目，通过常规的运动课程学会健身和体重控制

自我调整：患者通过记录自己的症状，监测高强度活动后患肢的状态

• 图 10.5　淋巴水肿风险教育的慢性病自我管理

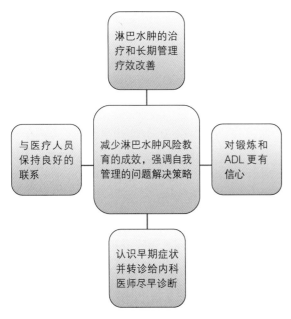

淋巴水肿的治疗和长期管理疗效改善

减少淋巴水肿风险教育的成效，强调自我管理的问题解决策略

与医疗人员保持良好的联系

对锻炼和 ADL 更有信心

认识早期症状并转诊给内科医师尽早诊断

• 图 10.6　受过降低淋巴水肿风险教育患者的学习周期。通过降低淋巴水肿风险的自我管理教育和指导获得经验。ADL，日常生活活动

据个人需要提供个性化指导，患者因此在降低水肿风险方面得到培训。国际淋巴学会告诫，不要处方包罗一切的"应做事项和不做事项"清单[15]，以免在科学尚无定论的情况下，在易患人群中引起不必要的焦虑[19, 25]。

医疗协作

医疗协作模式是通过传授知识令患者有自主决定权，从而发展成支持自我管理的健康合作关系[45, 46, 49]。乳腺癌术后康复的前瞻性监督模型与之相似，倡导建立健康合作关系，以便患者在早期获得专业护理、康复和健康促进方面的教育[20]。在癌症幸存者的生存治疗期，提高其对生活的掌控感和保持健康的生活习惯，是医疗人员的义务。

患者自我报告症状被证实是淋巴水肿发病

框 10.2	有关淋巴水肿风险降低信息的线上资源

NLN　国家淋巴水肿网络
- https://lymphnet.org/position-papers

ILF　国际淋巴水肿结构
- https://www.lympho.org/portfolio/best-practice-for-the-management-of-lymphoedema/

ALFP　美国淋巴水肿结构项目
- www.alfp.org/research

NCI–NIH　国家卫生研究院国家癌症研究所
- https://www.cancer.gov/about-cancer/treatment/side-effects/lymphedema/lymphedema-pdq

ACS　美国癌症协会
- https://www.cancer.org/treatment/treatments-and-side-effects/physical-side-effects/lymphedema/for-people-at-risk-of-lymphedema. Html

- https://www.cancer.org/treatment/treatments-and-side-effects/physical-side-effects/lymphedema/for-people-with-lymphedema.html

ONS　肿瘤护理学会
- https://www.ons.org/articles/ons-guidelinestm-cancer-treatment-related-lymphedema

LERN　淋巴教育和研究网络
- https://lymphaticnetwork.org/images/uploads/LERN_MGH_LE_Booklet.pdf
Susan G. Komen—Susan G. Komen 基金协会
- https://ww5.komen.org/uploadedFiles/_Komen/Content/About_Breast_Cancer/Tools_and_Resources/Fact_Sheets_and_Breast_Self_Awareness_Cards/Lymphedema.pdf

NCCN　全国癌症综合网络
- https://www.nccn.org/patients/resources/life_with_cancer/managing_symptoms/lymphedema.aspx

的一个预测因素[58]。只有提升患者的自我认知，才能做到早期诊断、早期转诊治疗，才能尽早参与正常的日常生活活动[20]。健康的生活方式包括维持正常体重[9] 和定期参加运动，这对淋巴水肿肢体可能起到保护作用[23, 41, 44]。临床医师应该与患者建立合作关系，向其传递更多有关淋巴水肿的风险分层、个性化管理和治疗方面的知识。

淋巴水肿的治疗手段

综合消肿疗法（CDT）是一种减少和控制淋巴水肿的综合治疗方法。CDT 也可以有效地治疗静脉水肿和脂肪水肿。CDT 包括患者教育、专业的手法治疗、多层短拉伸绷带的应用、皮肤护理和专业的锻炼。治疗师必须经过专门的 CDT 培训。

CDT 分为第 I 阶段（治疗阶段）和第 II 阶段（维持阶段）（框 10.3）。从第一阶段进入第二阶段。理想情况下，第一阶段的治疗需要每天进行，直到肢体水肿情况最大限度减轻和皮肤质地得到改善。

患者积极参与和了解 CDT 的基本原理提高了对治疗计划的可持续性。患者还应该认识到淋

框 10.3	综合消肿治疗的两个阶段

第 I 阶段：消肿治疗阶段
患者教育
细致的皮肤和指甲护理
手法淋巴引流
24 小时非弹力绷带加压包扎
在肢体体积减小达到稳定后穿着弹力衣

第 II 阶段：维持治疗阶段
弹力衣
在中重度淋巴水肿的情况下，夜间使用弹力绷带或非弹性器械
在使用弹力衣或绷带时进行淋巴水肿运动治疗
持续细致的皮肤和指甲护理

巴水肿是一种炎性水肿，会导致间质纤维化（皮下瘢痕组织），以及由脂肪生成导致的皮下脂肪增加[59]。因此，早期发现和治疗是获得最佳结果的关键。

CDT 治疗应个体化，以提高疗效和控制费用。轻度淋巴水肿的患者可能不需要加压包扎。这种非进展性淋巴水肿不需要手法治疗或包扎，只需穿弹力衣就可以了。其他患者，由于担心发展为进展性淋巴水肿，会更愿意接受 CDT 治疗并且会每日穿弹力衣。

日常生活活动（ADL）评估

ADL 评估是淋巴水肿管理的一个组成部分。治疗师可以训练患者改善关节活动受限的症状，提供行动训练和其他损伤自我护理技能的训练。社会心理咨询对于帮助患者和护理者克服治疗和自我护理管理过程中的心理及社会障碍是十分有必要的。

皮肤护理

保持皮肤健康，减少细菌和真菌的感染风险是很重要的[17,18]。这一点可以通过保持良好的卫生习惯来实现，包括用润肤剂滋润四肢和躯干，定期检查皮肤及邻近躯干有无皮肤刺激或破裂。润肤剂如沐浴油和肥皂替代品，可以滋润和舒缓干燥刺激的皮肤。皮肤皱褶和乳房下垂可能导致皮肤面不断摩擦刺激皮癣和念珠菌感染。可使用吸湿垫隔开皱褶部位。制霉菌素乳膏、2% 咪康唑乳膏或洗剂，或 1% 克霉唑乳膏可以用来治疗皮癣或皮肤念珠菌感染。

弹力衣和绷带可直接刺激皮肤，也可因摩擦和闷热而刺激皮肤。皮肤过敏可能是衣服不合身的表现。由于某些织物中的染料或乳胶导致患者出现接触性皮炎这种情况较为少见，此时可以使用不含乳胶的绷带和衣物。

肢体抬高

抬高肢体可以通过降低静脉压力来减少肿胀，对静脉性或混合性水肿更有效。但没有客观的证据表明抬高肢体能提高淋巴回流率。重力会将远端肢体的淋巴液引流到淋巴回流较好的区域，比如躯干。抬高肢体可能会缓解 I 期淋巴水肿。在实际操作上，通常在夜间将手臂或腿放在枕头或泡沫楔上以保持肢体处于心脏水平或高于心脏水平的位置，可用于所有阶段的淋巴水肿。

手法淋巴引流

手法淋巴引流（MLD）通过增加间质组织压力，来引流淋巴液和多余的间质蛋白质[17,18]。治疗时间和频率取决于淋巴水肿的严重程度和分期[60]。第 I 阶段的强化治疗是第 II 阶段自我管理治疗成功的基础。

MLD 的目的是提高淋巴集合管的淋巴转运能力，增加蛋白质的吸收。按摩的顺序和方向促使淋巴液从水肿区域引流。因为浅淋巴管较为脆弱，MLD 是一种适用于 I 期淋巴水肿的温和压迫技术。温和的挤压和伸展按摩刺激了淋巴管并促进水肿部位液体向目标方向的流出。对纤维化组织需施加更大的压力，但应该避免皮肤发红和疼痛。MLD 只有在淋巴管正常工作的情况下才有效[61]。MLD 通常从刺激正常区域内的淋巴引流开始，对侧躯干通过淋巴循环中间路径吸收液体。然后按摩水肿的躯干，使液体沿着皮肤和皮下血管流动。淋巴液通过近端肢体和远端肢体的压力差而被吸收。

一般来说，MLD 不应作为唯一的治疗方式。MLD 在蜂窝织炎、辐射性皮炎、静脉血栓形成和癌组织上是禁忌的。在癌症治疗后出现的淋巴水肿或恶性淋巴水肿的情况下，一般认为 MLD 不会促进转移[18]。

多层低弹力绷带

多层低弹力绷带包扎（multilayered low-stretch bandaging，MLLB）是 CDT 的重要组成部分，弹力绷带可以维持人工淋巴引流治疗方法的疗效。

绷带既在四肢放松时产生静息压力，也在肌肉收缩将皮肤推向绷带时产生工作压力。最高静息压力是通过高弹力绷带实现的。最高的工作压力是通过低弹力绷带实现的，此时静息压力是最低的（图 10.7）。

MLLB 首选低弹力绷带。在一项针对 BCRL 患者的小型临床试验（randomized clinical trial，RCT）中，Damstra 和 Partsch 发现较低的绷带压力（20～30 mmHg）与较高的绷带压力（44～58 mmHg）在实现即时肢体体积减小方面同样有效。然而绷带的压力越小，患者的不适就越少[62]。

根据 Laplace（拉普拉斯）定律，绷带下压力与绷带张力成正比，与所包扎肢体的曲率半径成反比，因此，需要用填充层实现 MLLB 的梯度压力[63]。身体上有凸起和弯曲的部位，比如

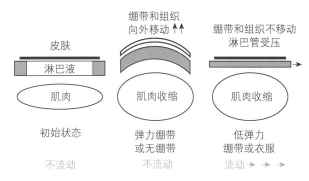

皮肤
淋巴液
肌肉
初始状态
不流动

绷带和组织
向外移动↑↑
肌肉收缩
弹力绷带
或无绷带
不流动

绷带和组织不移动
淋巴管受压
肌肉收缩
低弹力
绷带或衣服
流动 ➝ ➝ ➝

• 图 10.7　肌肉收缩时用低弹力绷带挤压淋巴回流的重要性。左边的图是一块放松的肌肉，肌肉和皮肤间有淋巴液。中间的图，肌肉有收缩，但弹力衣太有弹性或不存在张力。皮下组织被肌肉推离，只有少量的压力和淋巴液泵压力。右侧的图，肌肉挤压其与低张力的弹力衣或绷带之间的扩张的淋巴管，有助于淋巴回流，淋巴液将流向更近的淋巴管（引自 Casley-Smith JR, Modern Treatment for Lymphedema. 5th ed. Adelaide, Australia: Terrace Printing; 1997）

骨凸起，会受到更多的绷带压力，需要放置额外的衬垫。泡沫片状垫或点衬垫可放置于绷带下以舒缓纤维化的皮肤。垫平不规则的部位使之能受到更有效的梯度压力。正确使用弹力绷带很重要，否则会弊大于利，患者和护理人员都需要接受足够的培训，才能安全地在家使用这些绷带。

轻度Ⅰ期淋巴水肿患者如不使用弹力绷带可能会导致淋巴水肿进展。需要大型的随机对照试验来确定 MLLB 治疗淋巴水肿的最佳压力值。

弹力衣

弹力衣（又称压力衣）是综合消肿疗法的重要组成部分。剪裁合身的弹力衣可以维持 MLD 和加压包扎带来的消肿效果。不合身的弹力衣则弊大于利，甚至可能加重局部肿胀。

医用弹力衣具有双向伸展性，在纵向和横向都有弹性。与弹力绷带一样，弹力衣下面的压力分布也是由拉普拉斯定律决定的。弹力衣将在脚踝或手腕以上施加最大的压力，而在肢体的较粗部位施加较小的压力。弹力衣的纵向弹性补偿了肢体长度的微小差异，有助于关节活动[64]。

弹力衣通常制作为成衣或量身定做。成衣的成本较低，一般足以满足轻度至中度淋巴水肿患者。四肢过短、过长、过于肥大或中度至重度水肿将需要定制合适的弹力衣，以确保弹力衣符合肢体大小。弹力衣可以是圆机针织的，也可以是平针织的（表 10.1）

圆针织服装是一体式的，没有接缝。其有效压力取决于织线的强度、交织的方式及针织用线的特性。这些服装比平针织服装更薄、更光滑。但是，这种圆形针织服装在肥大松弛的四肢上会箍住皮肤皱褶和关节。

表 10.1	圆针织和平针织弹力衣的特性	
技　术	**圆　针　织**	**平　针　织**
压力	伸展性较强和持续的压力	伸展性较差但压力更大
每英寸（1 英寸≈2.54 cm）的针数	每英寸 24～32 针	每英寸 12～20 针
织物	聚酰胺弹性纤维 无接缝 通常为成衣但可定制 细织物 不含乳胶	乳胶弹性纤维 通常有接缝但也可做无接缝 通常为定制 粗织物较硬并且较平，不太能够贴合皮肤皱褶 可制作不含乳胶纤维
形状控制	可承受大腿围为小腿围 2.5～3 倍的变形范围 压力最高可达 40 mmHg	能更好地承受肢体结构，特别是变形的肢体 可提供 50 mmHg 及以上的压力
价格	在压力范围内提供成衣且比定制衣更便宜	通常为定制并且比圆针织的成衣价格高

平针织服的优点是针织物的宽度几乎可以无限伸展，并且可以制造出任何所需尺寸和形状的服装，但是平针的袖子或长裤有接缝，外观较为粗糙。

市面上有多种弹力衣款式可供选择。通常手臂水肿的患者会穿上完整的袖套，并穿护腕或手套防止回流。虽然大多数袖子的近端边缘是圆形的，但平针衣服可能有一个斜边，即侧面较高、中间较低。袖口边可能有硅胶，这样袖子就不会滑下来。最常见的袜子样式是袜子覆盖大腿和膝盖以下，可以露脚趾或不露脚趾。当然也有其他款式，如脚趾袜、弹力连裤袜和带护腰的长筒袜。弹力衣也可用于面部、颈部和躯干。

服装有各种压力等级。对于压力值，特别是无缝弹力衣的压力值，国际上还没有达成共识。平针织弹力衣的压力等级通常遵循国际标准（图 10.8）。

压力小于 20 mmHg 的弹力衣一般不用于治疗淋巴水肿，除非患者不能穿脱高压弹力衣。20 mmHg 压缩力可用于治疗轻度良性体位水肿、依赖性水肿或轻度静脉水肿，或用于制作防栓塞长袜。压缩等级（如 CC1）或压缩范围（如 20～30 mmHg）通常印在衣服内侧或标签上。如果日常穿着，弹力衣会承受穿着、清洗过程所产生的机械、热、化学压力，大约需要每 6 个月更换一次。而过度撑开的弹力衣不能有效地控制水肿[18]。

对于不能穿脱弹力衣的患者，低弹性医用黏合带可替代弹力衣。虚弱或病态肥胖患者的下肢最常出现这个问题。有时，低弹性黏合带可以穿在弹力衣外，用于提供额外的压力（图 10.9）。

有一些无弹性约束器械可为患肢提供夜间压力。这些器械通常比弹力绷带更容易穿脱。大多数装置都有泡沫芯和弹性护套，或使用无弹性带固定在泡沫内衬外面（图 10.9 和图 10.10）。

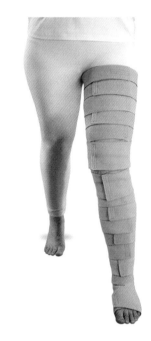

• 图 10.9 低弹性医用黏合带（由 Solaris Medical 提供）

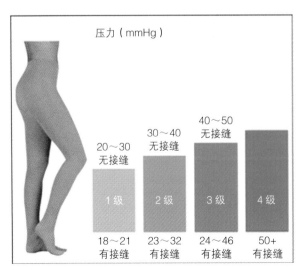

• 图 10.8 服装压力等级（经 Juzo USA, Inc. 许可）

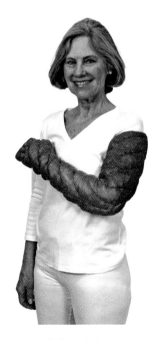

• 图 10.10 无弹性夜穿衣（由 Solaris Medical 提供）

弹力衣的尺寸应该由一名治疗师或在试穿淋巴水肿弹力衣方面经过训练且经验丰富的认证试衣裁缝来进行测量。

淋巴水肿运动治疗

运动是 CDT 的一个组成部分。运动可以促进淋巴流动、活动关节、增强肌张力。患者在治疗初期和维持期都需要坚持运动。根据淋巴水肿的严重程度，患者可以在穿着弹力衣或绷带时进行运动锻炼。淋巴水肿的运动锻炼是按照顺序进行的。第一个运动能清空更多的中央区淋巴储备，其余的运动就越能使功能性淋巴管更高效地工作。它们有助于调动关节，强化四肢和躯干的肌肉。体位锻炼是很重要的，可以避免患者形成圆肩驼背的姿势。圆肩驼背姿势会限制关节的活动范围，从而引起肩颈疼痛，并限制患者进行腹式深呼吸。锻炼应做到时间短而效率高，最好是慢节奏的运动。锻炼计划必须根据个人需要加以调整。

许多研究已经探讨了运动对乳腺癌相关淋巴水肿（BCRL）的影响，但在已患有淋巴水肿或有淋巴水肿风险的患者人群中进行运动干预的文献有限[65]。2011 年发表的一篇系统性综述总结了 2004—2010 年出版的英文文献，显示有充分证据表明柔和的抗阻训练不会增加乳腺癌患者发生淋巴水肿的风险[65]。McLaughlin 等在 2017 年发表了一篇根据专家小组进行的 BCRL 管理文献综述，该综述报道称对于那些存在 BCRL 风险和已确诊 BCRL 的患者，阻力训练和有氧运动都是安全有效的。运动模式包括缓慢渐进的举重、阻力和伸展、陆地和水上有氧运动、瑜伽、曲柄肌力测试、椭圆训练机和步行。这篇综述的专家小组强烈建议患者接受淋巴水肿专业人员指导的运动训练[26]。在一项随机对照试验中，Ergin 等发现水–淋巴疗法对下肢淋巴水肿患者是安全有效的[66]。

有乳腺癌病史并有淋巴水肿风险的患者可以在不穿弹力衣的情况下进行有氧和缓慢的举重运动[67]。没有明显证据表明 BCRL 患者在运动时一定需要穿弹力衣。一项随机临床试验（RCT）让轻中度患者随机穿弹力衣，研究表明，低强度负重锻炼会导致手臂体积轻微增加，症状持续时间较短并会在 24 小时内消失。但这些发现可能不适用于有严重淋巴水肿的患者[68]。关于那些有下肢淋巴水肿风险或已罹患下肢淋巴水肿人群在运动方面的文献很少。美国国家淋巴水肿网络医疗咨询委员会建议确诊为淋巴水肿的患者进行剧烈运动时使用弹力衣[69]。患者和淋巴水肿治疗师或医师讨论运动时是否需要穿弹力衣是很重要的。

CDT 的疗效

评估 CDT 有效性的几个研究所使用的方法和得到的结果都不太相同：对 2004—2011 年 CDT 淋巴水肿治疗经验的系统回顾发现，CDT 在减轻淋巴水肿方面是有效的。然而其证据水平仅为中等。设置有对照组、干预措施控制良好、体积测量准确的随机对照试验很少[31]。在另外一些研究中得到了矛盾的结果。例如，一项对 42 例 BCRL 女性的 RCT 交叉研究发现，与单纯加压治疗相比，MLD 并不是让患者水肿状况减轻的重要因素[70]。另一项对 50 例 BCRL 女性患者的 RCT 研究发现，轻度 BCRL 患者在 MLD 治疗后进行加压包扎比单纯加压包扎法治疗效果更好[71]。一项对 MLD 的系统综述发现，在标准治疗中加入 MLD 可以增强减容的有效性，但不一定能改善症状或手臂功能[35]。

间歇性充气加压治疗

从 20 世纪 50 年代早期开始充气压力泵就被用于治疗水肿。将患肢插入充气装置中，然后用泵向充气装置间歇充气，对患肢进行挤压。泵有开、关、加压、减压的周期。原来的泵是一个单室装置，从而使压力均匀作用于四肢。在 20 世纪 70 年代，梯度性的气动泵被开发出来。根据泵的设计不同，这些泵使用一种包含 3～12 个气室的多室充气装置。压力波在由远侧到近侧的梯度中移动。有些泵在相邻气室间的梯度压力差至少可达 10 mmHg。这些泵据说可以改善淋巴回流。新型数字可编程泵的应用范围从肢体延伸

表 10.2	间歇性充气加压（IPC）设备的特性

IPC 设备	特　　　性
单气室	通过膨胀和收缩对肢体施加压力的单袖套 无法手动控制压力分布 无压力梯度 目前对淋巴水肿的治疗不是最理想的
多气室分段，无须手动控制	通常有 3~4 个气室，从远端到近端依次充气，直到全部充气，然后一起放气 可能有有限的压力编程选项，通常不可单独调节 这样构造使每个气室具有相同的压力，并且通过肢体的轮廓实现压力梯度 这些泵可治疗 1~2 条手臂或下肢
多气室分段，可校准	存在压力梯度，远端气室的压力更高，近端气室的压力更低 存在至少 3 个压力区；有些泵可以调节每个气室压力 通常手动可编程，调整压力等级和位置 可能有 3~36 个气室
更先进的加压设备	可数字化编程 可通过在邻近躯干应用气动装置，模拟清除躯干和肢体淋巴的动作 躯干气室和近端气室可清除淋巴通路 一次只有 1~2.5 个气室在从远端到近段的压缩过程中活动，模拟手法淋巴引流的作用

注：改编自 Medical Coverage Policies: lymphedema pumps. 2005. https://www.bcbsri.com/BCBSRIWeb/pdf/medical_policies/Lymphedema Pumps.pdf。

至躯干象限（表 10.2）。目前还没有比较性的研究来确定最有效的泵压时间、压力等级或泵的类型[72]。对肢体施加的压力必须足以克服被治疗组织内的阻力。在淋巴管阻塞的情况下，皮下组织的压力随着水肿的淋巴管和组织的压力而升高，可达 15~18 mmHg。在没有显著纤维化的情况下，25~50 mmHg 的峰值压力可以满足大多数患者的治疗所需[73]。

间歇性充气加压（intermittent pneumatic compression，IPC）治疗通常被认为是 CDT 的辅助治疗[73]。一项仅纳入英文文献的系统性综述发现，IPC 疗法单独治疗或与其他治疗方式（如综合消肿疗法）结合使用，是一种有效的缓解淋巴水肿症状的方法。IPC 装置在低到中等压力范围内患者的耐受性良好，然而对 IPC 装置的频率和治疗参数尚无共识。也没有研究报道在 IPC 治疗期间或治疗后出现显著不良事件[73]。然而，对水肿肢体的压力可能会将组织液转移到邻近的躯干，导致生殖器水肿或胸壁水肿。IPC 对于有心源性水肿风险的患者中是禁忌的[18]。

补充和替代疗法

补充和替代疗法包括对组织产生生物生理反应的疗法，例如超声波、低强度激光疗法（low-level laser therapy，LLLT）、针灸和医用弹力贴布。2014 年一项对补充疗法、替代疗法和其他非综合消肿疗法的分析性综述指出，根据肿瘤护理学会制定的 Putting Evidence into Practice（《将循证付诸实践》）这一指南，没有干预措施被列为"推荐用于实践"。只有两种辅助治疗方法，即 LLLT 和弹力贴布被列为"可能有效"[74]。英国国家统计局最近的一项评估将 LLLT 列为"未证实有效性"，将弹力贴布列为"利益与危害平衡"[52]。

苯吡喃酮类、皂苷和微量元素硒等植物药已列入淋巴水肿的辅助治疗药物。但支持使用植物类药物治疗淋巴水肿的证据不足[75]。

低强度激光治疗

美国食品药品管理局（FDA）批准的红外激光波长为 904 nm，用于治疗 BCRL 患者。激光穿透组织，被细胞吸收并转化为影响新陈代谢的能量。该治疗被认为可以有效刺激细胞中的光化学反应，从而产生抗炎镇痛和再生作用。

Omar 等[76] 和 Smoot 等[77] 对低强度激光治疗（LLLT）在乳腺癌相关淋巴水肿管理中的使用进行了系统的综述。然而分析受到研究数据异质性的限制，包括不同研究对淋巴水肿的定义不同及研究设计的可变性。在使用对照组的试验中，对照组从不治疗到假激光治疗再到其他治疗干预。一些研究方法使用扫描激光装置，而其他研究方法使用手持激光设备。LLLT 具有不同的应用方法和剂量。尽管有局限性，作者总结有中-强证据支持在肢体的某些位置应用 LLLT 是降低肢体体积和纤维化的治疗手段，其剂量为每点 1～2 J/cm^2[76]，中等强度证据支持 LLLT 可以单独使用或结合其他疼痛干预措施用于促进肢体减容和止痛[77]。但还需要进一步的证据来确定 LLLT 的疗效和治疗乳腺癌相关淋巴水肿所需的剂量。

肌内效弹力贴布

肌内效弹力贴布被称为运动贴布或淋巴贴布。这种贴布被认为能降低淋巴静压，同时改善深淋巴管的功能。在一项荟萃分析中，Gatt 等[78] 比较了 5 个小型随机对照试验的结果，这些随机对照试验比较了两种疗法：传统 CDT；在压迫部位使用肌内效胶带的 CDT，作为 BCRL 管理方法。分析结果显示：这两种干预措施在肢体体积减小方面没有显著性差异；传统观点认为在 CDT 维持治疗阶段使用运动贴布要比弹力绷带或弹力袜更为舒适、方便和灵活，然而，本研究分析发现弹力绷带或弹力袜相比运动贴布而言在 CDT 维持治疗阶段不会带来更多不适，反而可以降低皮肤破裂的发生风险，提高患者的满意度。一项亚组分析研究中，在治疗期间使用弹力绷带能更大限度地减小肢体体积。荟萃分析的局限性是不同随机对照试验的方法和治疗干预措施具有异质性，纳入分析的研究并没有提供在淋巴水肿哪个阶段更适合使用肌内效贴布的确凿证据。虽然运动贴布可以为那些不能或不愿意使用加压治疗的患者提供一种治疗方法，但临床医师特别被告诫要考虑成本和皮肤的脆弱性。根据目前的文献，在淋巴水肿的治疗中，肌内效弹力贴布还不能作为加压治疗的替代方法。

淋巴水肿的姑息治疗

严重的癌症相关淋巴水肿可能会引起疼痛，降低肢体的活动性和功能。在临终患者中，治疗的目标是迅速改善舒适度和肢体功能。一项 2012 年发表的系统综述评估了癌症相关淋巴水肿的治疗方法，包括闭式皮下引流、MLD、多层绷带包扎、运动贴布及 CDT。由于研究设计和样本量的限制，所有研究都被认为是"未证实有效性"。一些研究确实报道了使用这些治疗可以提高患者的舒适度。Cobbe 等最近的一项探索性研究发现，将 CDT 应用于患者的姑息治疗时，体积、皮肤厚度与表面变化、疼痛和不适显著减少[79]。使用弹力绷带可以减小患肢的尺寸，但包扎方式要改进，必须减少绷带层数并维持较轻的压力[80]。

结论

目前治疗淋巴水肿的方法对于减轻和控制淋巴水肿是有效的。研究人员面临着要进一步研究当前临床实践背后的科学原理的挑战。治疗目标和治疗方案需个体化，这取决于淋巴水肿的病因和严重程度、社会经济环境及患者的依从性。

参考文献

[1] American Cancer Society. Cancer facts and figures 2019 [Internet]. 2019 [cited 2019 30 June]. Available from: https: //www.cancer. org/research/cancer-facts-statistics/all-cancer-facts-figures/cancer-facts- figures-2019.html

[2] Armer JM, Stewart BR. Post-breast cancer lymphedema: incidence increases from 12 to 30 to 60 months. *Lymphology*.

2010; 43(3): 118-127.

[3] Brown JC, Chu CS, Cheville AL, et al. The prevalence of lymphedema symptoms among survivors of long-term cancer with or at risk for lower limb lymphedema. *Am J Phys Med Rehabil*. 2013; 92(3): 223-231. doi: 10.1097/ PHM.0b013e31826edd97.

[4] DiSipio T, Rye S, Newman B, et al. Incidence of unilateral arm lymphoedema after breast cancer: a systematic review and meta-analysis. *Lancet Oncol*. 2013; 14(6): 500-515. doi: 10.1016/S1470-2045(13)70076-7.

[5] Warren LE, Miller CL, Horick N, et al. The impact of radiation therapy on the risk of lymphedema after treatment for breast cancer: a prospective cohort study. *Int J Radiat Oncol Biol Phys*. 2014; 88 (3): 565-571. doi: 10.1016/j.ijrobp.2013.11.232.

[6] Tsai RJ, Dennis LK, Lynch CF, et al. The risk of developing arm lymphedema among breast cancer survivors: a meta-analysis of treatment factors. *Ann Surg Oncol*. 2009; 16(7): 1959-1972. doi: 10.1245/s10434-009-0452-2.

[7] Cormier JN, Askew RL, Mungovan KS, et al. Lymphedema beyond breast cancer: a systematic review and meta-analysis of cancer-related secondary lymphedema. *Cancer*. 2010; 6(1): 5138-5149. doi: 10.1002/cncr.25458.

[8] Deng J, Ridner SH, Dietrich MS, et al. Prevalence of secondary lymphedema in patients with head and neck cancer. *J Pain Symptom Manage*. 2012; 43(2): 244-252. doi: 10.1016/j.jpainsymman. 2011.03.019.

[9] Helyer LK, Varnic M, Le LW, et al. Obesity is a risk factor for developing postoperative lymphedema in breast cancer patients. *Breast J*. 2010; 16(1): 48-54. doi: 10.1111/j.1524-4741.2009.00855.x.

[10] Pasket ED, Dean JA, Oliveri JM, et al. Cancer-related lymphedema risk factors, diagnosis, treatment, and impact: a review. *J Clin Oncol*. 2012; 30(30): 3726-3733. doi: 10.1200/ JCO.2012.41.8574.

[11] Gillespie TC, Sayegh HE, Brunelle CL, et al. Breast cancer-related lymphedema: risk factors, precautionary measures, and treatments. *Gland Surg*. 2018; 7(4): 379-403. doi: 10.21037/gs.2017.11.04.

[12] Rockson SG, Rivera KK. Estimating the population burden of lymphedema. *Ann N Y Acad Sci*. 2008; 1131: 147-154. doi: 10.1196/annals.1413.014.

[13] Lee BB, Andrade M, Antignani PL, et al. Diagnosis and treatment of primary lymphedema. Consensus document of the International Union of Phlebology (IUP)-2013. *Int Angiol*. 2013; 32 (6): 541-574.

[14] Leung G, Baggott C, West C, et al. Cytokine candidate genes predict the development of secondary lymphedema following breast cancer surgery. *Lymphat Res Biol*. 2014; 12(1): 10-22. doi: 10.1089/ lrb.2013.0024.

[15] International Society of Lymphology. The diagnosis and treatment of peripheral lymphedema: 2020 consensus document of the International Society of Lymphology. *Lymphology*. 2020; 53(1): 3-19.

[16] Mortimer PS, Rockson SG. New developments in clinical aspects of lymphatic disease. *J Clin Invest*. 2014; 124(3): 915-921. doi: 10.1172/JCI71608.

[17] Casley-Smith JR, Casley-Smith JR. *Modern Treatment for Lymphedema*. 5th ed. Adelaide (Australia): Terrace Printing; 1997.

[18] Földi M, Földi E. Lymphostatic diseases. In: Földi M, Földi E, eds. *Textbook of Lymphology*. 3rd ed. München (Germany): Urban & Fischer; 2012.

[19] Ferguson CM, Swaroop MN, Horick N, et al. Impact of ipsilateral blood draws, injections, blood pressure measurements, and air travel on the risk of lymphedema for patients treated for breast cancer. *J Clin Oncol*. 2016; 34(7): 691-698. doi: 10.1200/JCO.2015. 61.5948.

[20] Stout NL, Binkley JM, Schmitz KH, et al. A prospective surveillance model for rehabilitation for women with breast cancer. *Cancer*. 2012; 118(8 suppl): 2191-2200. doi: 10.1002/cncr.27476.

[21] Fu MR, Chen CM, Haber J, et al. The effect of providing information about lymphedema on the cognitive and symptom outcomes of breast cancer survivors. *Ann Surg Oncol*. 2010; 17(7): 1847-1853; doi: 10.1245/s10434-010-0941-3.

[22] NLN Medical Advisory Committee. Position paper. Lymphedema risk reduction practices. National Lymphedema Network [Internet]. 2012 [cited 2019 July 4]. Available from: https: //lymph-net. org/position-papers

[23] Schmitz KH, Troxel AB, Cheville A, et al. Physical activity and lymphedema (the PAL trial): assessing the safety of progressive strength training in breast cancer survivors. *Contemp Clin Trials*. 2009; 30 (3): 233-245. doi: 10.1016/ j.cct.2009.01.001.

[24] Armer JM, Hulett JM, Bernas M, et al. Best practice guidelines in assessment, risk reduction, management, and surveillance for post-breast cancer lymphedema. *Curr Breast Cancer Rep*. 2013; 5(2): 134-144.

[25] McLaughlin SA, Bagaria S, Gibson T, et al. Trends in risk reduction practices for the prevention of lymphedema in the first 12 months after breast cancer surgery. *J Am Coll Surg*. 2013; 216(3): 380-389; quiz 511-513. doi: 10.1016/ j.jamcollsurg.2012.11.004.

[26] McLaughlin SA, DeSnyder SM, Klimberg S, et al. Considerations for clinicians in the diagnosis, prevention, and treatment of breast cancer-related lymphedema, recommendations from an expert panel: part 2: preventive and therapeutic options. *Ann Surg Oncol*. 2017; 24(10): 2827-2835. doi: 10.1245/s10434-017-5964-6.

[27] Feldman JL, Nudelman J. A rational approach to lymphedema risk reduction practices. *APSF Newsletter*. 32(1): 22-23; https: //www. apsf.org/wp-content/uploads/ newsletters/2017/June/pdf/APSF201706. pdf

[28] Ridner SH, Dietrich MS, Kidd N. Breast cancer treatment-related lymphedema self-care: education, practices, symptoms, and quality of life. *Support Care Cancer*. 2011; 19(5): 631-637. doi: 10.1007/ s00520-010-0870-5.

[29] Deng J, Fu MR, Armer JM, et al. Self-reported information sources and perceived knowledge in individuals with lymphedema. *Lymphology*. 2013; 46(4): 173-183.

[30] Fu MR, Ridner SH, Hu SH, et al. Psychosocial impact of lymphedema: a systematic review of literature from 2004 to 2011. *Psychooncology*. 2013; 22(7): 1466-1484. doi: 10.1002/pon.3201.

[31] Lasinski BB, McKillip Thrift K, Squire D, et al. A systematic review of the evidence for complete decongestive therapy in the treatment of lymphedema from 2004 to 2011. *PMR*. 2012; 4(8): 580-601. doi: 10.1016/j.pmrj.2012.05.003.

[32] Asdourian MS, Swaroop MN, Sayegh HE, et al. Association between precautionary behaviors and breast cancer-related lymphedema in patients undergoing bilateral surgery. *J Clin Oncol*. 2017; 35(35): 3934-3941. doi: 10.1200/JCO.2017.73.7494.

[33] Radina E, Armer J, Daunt D, et al. Self-reported management of breast cancer-related lymphoedema. *J Lymphoedema*.

2007; 2(2): 12−21.

[34] Taghian NR, Miller CL, Jammallo LS, et al. Lymphedema following breast cancer treatment and impact on quality of life: a review. *Crit Rev Oncol Hematol*. 2014; 92(3): 227−234. doi: 10.1016/j. critrevonc.2014.06.004.

[35] Shao Y, Zhong DS. Manual lymphatic drainage for breast cancer related lymphedema. *Eur J Cancer Care (Engl)*. 2017; 26(5). doi: 10.1111/ecc.12517.

[36] Alvarado I, Wisotzky E, Cheville AL. Differences in perceived risk at which clinician and patient stakeholders initiate activities to prevent late effects among breast cancer survivors. *ARRCT*. 2019; 1 (100006): 1−7. doi: 10.1016/j.arrct.2019.100006.

[37] Pusic AL, Cemal Y, Albornoz C, et al. Quality of life among breast cancer patients with lymphedema: a systematic review of patient-reported outcome instruments and outcomes. *J Cancer Surviv*. 2013; 7(1): 83−92. doi: 10.1007/s11764-012-0247-5.

[38] Ahmed RL, Prizment A, Lazovich D, et al. Lymphedema and quality of life in breast cancer survivors: the Iowa Women's Health Study. *J Clin Oncol*. 2008; 26(35): 5689−5696. doi: 10.1200/ JCO.2008.16.4731.

[39] Badger C, Preston N, Seers K, et al. Physical therapies for reducing and controlling lymphoedema of the limbs. *Cochrane Database Syst Rev*. 2004; 18(4): CD003141. doi: 10.1002/14651858.CD003141.pub2.

[40] Moseley AL, Carati CJ, Piller NB. A systematic review of common conservative therapies for arm lymphoedema secondary to breast cancer treatment. *Ann Oncol*. 2007; 18(4): 639−646. doi: 10.1093/ annonc/mdl182.

[41] Stout Gergich NL, Pfalzer LA, McGarvey C, et al. Preoperative assessment enables the early diagnosis and successful treatment of lymphedema. *Cancer*. 2008; 112(12): 2809−2819. doi: 10.1002/ cncr.23494.

[42] McKenzie DC, Kalda AL. Effect of upper extremity exercise on secondary lymphedema in breast cancer patients: a pilot study. *J Clin Oncol*. 2003; 21(3): 463−466. doi: 10.1200/JCO.2003.04.069.

[43] Sato F, Ishida T, Ohuchi N. The perioperative educational program for improving upper arm dysfunction in patients with breast cancer: a controlled trial. *Tohoku J Exp Med*. 2014; 232(2): 115−122. doi: 10.1620/tjem.232.115.

[44] McNeely ML, Campbell K, Ospina M, et al. Exercise interventions for upper-limb dysfunction due to breast cancer treatment. *Cochrane Database Syst Rev*. 2010; 6: CD005211. doi: 10.1002/ 14651858.CD005211.pub2.

[45] Lorig KR, Holman H. Self-management education: history, definition, outcomes, and mechanisms. *Ann Behav Med*. 2003; 26(1): 1−7. doi: 10.1207/S15324796ABM2601_01.

[46] McCorkle R, Ercolano E, Lazenby M, et al. Self-management: enabling and empowering patients living with cancer as a chronic illness. *CA Cancer J Clin*. 2011; 61(1): 50−62. doi: 10.3322/ caac.20093.

[47] Ridner SH, Fu MR, Wanchai A, et al. Self-management of lymphedema: a systematic review of the literature from 2004 to 2011. *Nurs Res*. 2012; 61(4): 291−299. doi: 10.1097/NNR.0b013e31824f82b2.

[48] Ahn S, Basu R, Smith ML, et al. The impact of chronic disease self-management programs: healthcare savings through a community-based intervention. *BMC Public Health*. 2013; 13: 1141. doi: 10.1186/1471-2458-13-1141.

[49] Ory MG, Ahn S, Jiang L, et al. National study of chronic disease self-management: six-month outcome findings. *J Aging Health*. 2013; 25(7): 1258−1274. doi: 10.1177/

0898264313502531.

[50] Bantum EO, Albright CL, White KK, et al. Surviving and thriving with cancer using a web-based health behavior change intervention: randomized controlled trial. *J Med Internet Res*. 2014; 16(2): e54. doi: 10.2196/jmir.3020.

[51] American Cancer Society. For people with lymphedema [Internet]. 2016 [cited 2019 4 July]. Available from: https: // www.cancer.org/treatment/treatments-and-side-effects/ physical-side-effects/lymphedema/ for-people-with-lymphedema.html

[52] Oncology Nursing Society. Putting evidence into practice: lymphedema [Internet]. 2017 [cited 2017 Jul 4]. Available from: https: // www.ons.org/pep/lymphedema

[53] National Cancer Institute, National Institutes of Health. Lymphedema Physician Data Query (PDQs) [Internet]. 2017 [cited 2019 4 July]. Available from: https: //www. cancer.gov/about-cancer/treatment/side-effects/lymphedema/ lymphedema-pdq

[54] American Cancer Society. For people at risk of lymphedema [Internet]. 2016 [cited 2019 4 July]. Available from: https: // www. cancer.org/treatment/treatments-and-side-effects/ physical-side-effects/lymphedema/for-people-at-risk-of-lymphedema.html

[55] Massachusetts General Hospital, Lymphedema Education and Research Network. Lymphedema: what you need to know [Internet]. 2019 [cited 2019 4 July]. Available from: https: //lymphaticnetwork.org/images/uploads/LERN_ MGH_LE_Booklet.pdf

[56] Susan G Komen®. Susan G Komen: Facts for life: lymphedema [Internet]. 2017 [cited 2019 4 July]. Available from: https: //ww5. komen.org/uploadedFiles/_Komen/ Content/About_Breast_Cancer/ Tools_and_Resources/ Fact_Sheets_and_Breast_Self_Awareness_Cards/ Lymphedema.pdf

[57] National Comprehensive Cancer Network. What you should know about lymphedema [Internet]. 2019 [cited 2019 10 July]. Available from: https: //www.nccn.org/ patients/resources/life_with_cancer/managing_symptoms/ lymphedema.aspx

[58] Armer JM, Radina ME, Porock D, et al. Predicting breast cancer-related lymphedema using self-reported symptoms. *Nurs Res*. 2003; 52(6): 370−379.

[59] Rockson SG. The unique biology of lymphatic edema. *Lymphat Res Biol*. 2009; 7(2): 97−100. doi: 10.1089/lrb. 2009.7202.

[60] Cheville AL, McGarvey CL, Petrek JA, et al. The grading of lymphedema in oncology clinical trials. *Semin Radiat Oncol*. 2003; 13(3): 214−225. doi: 10.1016/S1053-4296(03) 00038-9.

[61] Leduc O, Bourgeois P, Leduc A, et al. Manual lymphatic drainage: scintigraphic demonstration of its efficacy on colloidal protein reabsorption. . In: Partsch H, ed. *Progress in Lymphology*. Amsterdam: Elsevier; 1988: 551−558.

[62] Damstra RJ, Partsch H. Compression therapy in breast cancer-related lymphedema: a randomized, controlled comparative study of relation between volume and interface pressure changes. *J Vasc Surg*. 2009; 49(5): 1256−1263. doi: 10.1016/j.jvs.2008.12.018.

[63] Basford JR. The Law of Laplace and its relevance to contemporary medicine and rehabilitation. *Arch Phys Med Rehabil*. 2002; 83(8): 1165−1170.

[64] Weber G. Manufacture, characteristics, testing and care of medical compression hosiery. In: Hohlbaum GG, ed. *The Medical Compression Stocking*. Stuttgart (Germany):

Schattauer; 1989: 79－105.

[65] Kwan ML, Cohn JC, Armer JM, et al. Exercise in patients with lymphedema: a systematic review of the contemporary literature. *J Cancer Surviv*. 2011; 5(4): 320－326. doi: 10.1007/s11764-011- 0203-9.

[66] Ergin G, Karadibak D, Sener HO, et al. Effects of aqua-lymphatic therapy on lower extremity lymphedema: a randomized controlled study. *Lymphat Res Biol*. 2017; 15(3): 284－291. doi: 10.1089/ lrb.2017.0017.

[67] Schmitz KH, Ahmed RL, Troxel AB, et al. Weight lifting for women at risk for breast cancer-related lymphedema: a randomized trial. *JAMA*. 2010; 304(24): 2699－2705. doi: 10.1001/jama.2010.1837.

[68] Johansson K, Tibe K, Weibull A, et al. Low intensity resistance exercise for breast cancer patients with arm lymphedema with or without compression sleeve. *Lymphology*. 2005; 38(4): 167－180.

[69] NLN Medical Advisory Committee. Position paper: Exercise. National Lymphedema Network [Internet]. 2011 [cited 2019 4 July]. Available from: https: //lymphnet.org/position-papers

[70] Andersen L, Højris I, Erlandsen M, et al. Treatment of breast-cancer-related lymphedema with or without manual lymphatic drainage — a randomized study. *Acta Oncol*. 2003; 39(3): 399－405.

[71] McNeely ML, Magee DJ, Lees AW, et al. The addition of manual lymph drainage to compression therapy for breast cancer related lymphedema: a randomized controlled trial. *Breast Cancer Res Treat*. 2004; 86(2): 95－106. doi: 10.1023/B: BREA.0000032978. 67677.9f.

[72] Harris SR, Hugi MR, Olivotto IA, et al. Clinical practice guidelines for the care and treatment of breast cancer: 11. Lymphedema. *CMAJ*. 2001; 164(2): 191－199.

[73] Feldman JL, Stout NL, Wanchai A, et al. Intermittent pneumatic compression therapy: a systematic review. *Lymphology*. 2012; 45(1): 13－25.

[74] Rodrick JR, Poage E, Wanchai A, et al. Complementary, alternative, and other noncomplete decongestive therapy treatment methods in the management of lymphedema: a systematic search and review. *PM R*. 2014; 6(3): 250－274; quiz 274. doi: 10.1016/j. pmrj.2013.09.008.

[75] Poage EG, Rodrick JR, Wanchai A, et al. Exploring the usefulness of botanicals as an adjunctive treatment for lymphedema: a systematic search and review. *PM R*. 2015; 7(3): 296－310. doi: 10.1016/j.pmrj.2014.09.019.

[76] Omar MT, Shaheen AA, Zafar H. A systematic review of the effect of low-level laser therapy in the management of breast cancer-related lymphedema. *Support Care Cancer*. 2012; 20(11): 2977－2984. doi: 10.1007/s00520-012-1546-0.

[77] Smoot B, Chiavola-Larson L, Lee J, et al. Effect of low-level laser therapy on pain and swelling in women with breast cancer-related lymphedema: a systematic review and meta-analysis. *J Cancer Surviv*. 2015; 9 (2): 287－304. doi: 10.1007/s11764-014-0411-1.

[78] Gatt M, Willis S, Leuschner S. A meta-analysis of the effectiveness and safety of kinesiology taping in the management of cancer-related lymphoedema. *Eur J Cancer Care*. 2017; 26(5): 1－15. doi: 10.1111/ecc.12510.

[79] Cobbe S, Nugent K, Real S. Pilot study: the effectiveness of complex decongestive therapy for lymphedema in palliative care patients with advanced cancer. *J Palliat Med*. 2018; 21(4): 473－478. doi: 10.1089/jpm.2017.0235.

[80] Beck M, Wanchai A, Stewart BR, et al. Palliative care for cancer-related lymphedema: a systematic review. *J Palliat Med*. 2012; 15 (7): 821－827. doi: 10.1089/jpm.2011.0494.

第11章

外科技术概述

DAVID W. CHANG

关键点

- 减容手术（吸脂术，全切术联合皮肤移植）可单独或作为辅助手段用于减小肢体体积，效果立竿见影，但会带来明显的并发症。
- 全切术联合植皮的术式仅适用于淋巴水肿严重病例，其肢体功能和日常生活遭受严重影响。
- 吸脂术可减少多余脂肪沉积，患者术后需要终身穿着弹力衣。
- 生理性重建手术包括淋巴管-静脉吻合术（LVA）和带血管淋巴结移植（VLNT），在减小肢体体积方面效果不甚明显，但供区和受区的并发症少些。

- LVA 在淋巴管平滑肌未被破坏和组织未发生不可逆性纤维化的早期淋巴水肿患者中效果最好。
- LVA 对上肢淋巴水肿的治疗效果可能比下肢淋巴水肿更好。
- 带血管淋巴结可采自腹股沟、腋窝、锁骨上及颏下等部位，然后移植至患肢的近端（腹股沟/腋窝）或远端（腕部/踝部）区域。
- 采集带血管淋巴结时应小心操作，以防诱发供区肢体淋巴水肿。
- 对于不适合行 LVA 的患者，可考虑行 VLNT。

引言

淋巴水肿与淋巴液积聚导致的进行性纤维化、脂肪增生和淋巴管破坏有关[1, 2]。淋巴水肿是一种慢性、进行性、消耗性疾病。淋巴水肿尚不可治愈，目前淋巴水肿治疗的金标准是手法淋巴引流（manual decongestive lymphatic therapy，MDLT）或综合消肿治疗（complete decongestive therapy，CDT），最好由经过认证的淋巴水肿治疗师操作[3]。然而，这些治疗方式工作量大且要求患者必须终身穿着弹力衣。手术治疗可用于保守治疗失败的病例。手术的目的在于减轻水肿肢体的重量，减少炎症/感染发作的频率，延缓淋巴水肿的进展和（或）改善外观及功能。

淋巴水肿的手术治疗可分为两类：切除手术（非生理性手术）和生理性手术。切除手术通常

包括各类减容手术，如吸脂术、全切术联合皮肤移植（Charles 手术）。生理性手术的目的是恢复或重建淋巴液的生理引流功能，为此研究者提出了几种不同的术式，如皮瓣移植、淋巴管直接修复术、淋巴管旁路移植术、淋巴管-静脉吻合术（LVA）和带血管淋巴结移植（VLNT），这些术式的效果各不相同。本章的目的是简要介绍淋巴水肿治疗方法，这些方法已经在文献中进行阐述和实验。

切除手术

吸脂术

肢体内淋巴液的积聚会导致脂肪组织的沉积和肥大。吸脂术中，将带孔的金属套管连接至负压抽吸管后，可抽吸皮下脂肪。吸脂术最初是

用于人体塑形的一种整形技术，后来被用于治疗淋巴水肿。O'Brien 等对既往没有接受过淋巴水肿手术治疗的混合队列人群进行研究，发现吸脂术可使体积平均减小 20%～23%[4]。Brorson 和 Svensson 在淋巴水肿 II 期患者中比较了吸脂术联合加压治疗与单用加压治疗后的效果，发现联合治疗使患肢体积减小 115%，单用加压治疗减小 54%。4 年后，联合治疗组的疗效保持在平均减小 106%（66%～179%）[5]。

从理论上讲，吸脂术存在进一步破坏现有的淋巴管的风险。尸体和影像学研究表明，对肢体进行纵向吸脂可以最大限度地减少这种损伤，不会进一步损伤淋巴液输送功能[6-8]。Qi 等证明，吸脂术联合物理治疗不仅能减小水肿体积，而且能改善肢体功能。尽管不同术式对研究会有混杂影响，但经过手术治疗后，患者蜂窝织炎的发病频率由 6.5±4.3 次 / 年降低至 0.7±0.8 次 / 年，得到显著改善[9]。

一般而言，环形吸脂术治疗淋巴水肿的安全性高，48 小时之内可快速恢复[10]。环形吸脂术的并发症很少见，通常只是轻微的伤口愈合问题和感觉异常。肿胀法吸脂和使用止血带止血可以大幅减少失血量并降低输血需要。

虽然吸脂术可以有力地消除淋巴水肿肢体中肥大的脂肪组织，但其主要缺点是患者术后需要一直（24 小时 / 天）穿着弹力衣，以维持新建立的平衡[11]。Brorson 研究发现，患者在停止穿弹力衣后，体液会迅速重新积聚[5]。

全切术

全切术联合皮肤移植，又称为 "Charles 手术"，虽然历史悠久，但依然适用于淋巴水肿严重病例。Charles 手术用于治疗下肢淋巴水肿，其特点是完全切除皮肤和皮下组织，保留深筋膜和足底，再从已经切除的标本中取皮片覆盖受区（图 11.1）。虽然普遍认为是 Charles 提出了全切

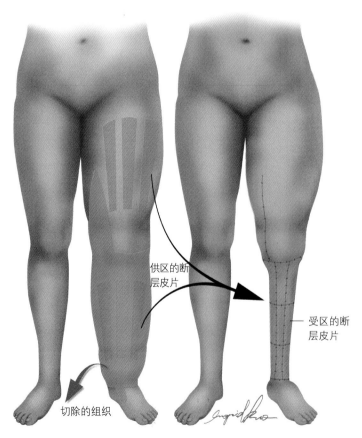

供区的断层皮片

受区的断层皮片

切除的组织

• 图 11.1　Charles 手术的插图。切除皮肤和皮下淋巴水肿组织，直至深筋膜，保留足底。可以从标本或同侧大腿切取皮肤行皮肤移植以覆盖缺损［引自 Suami H, Chang DW. Overview of surgical treatments for breast cancer-related lymphedema. Plast Reconstr Surg. 2010; 126(6): 1853-1863］

术联合皮肤移植术式，但他于 1912 年发表关于阴囊淋巴水肿治疗的原文中，并没有记载任何下肢病例 [12, 13]。事实上是 Macey 和 Poth 首次进行了报道，他们在治疗下肢淋巴水肿时，用取自标本的皮肤进行了皮肤移植 [14, 15]。

随后，Sistrunk 和 Thompson 尝试在深、浅淋巴系统之间建立新的淋巴引流途径 [16-18]。Sistrunk 沿臂内侧椭圆形切口，切除皮肤和软组织及广泛切除深筋膜（图 11.2）。Thompson 扩大了切除范围，通过沿神经血管束的整个椭圆形切口，包埋去表皮皮瓣（图 11.3）。理论基础：淋巴管通过自我再生能力，在浅、深淋巴系统之间形成新生的淋巴管，实现淋巴液的分流。虽然有些人报道这些手术的术后效果良好，但目前尚无客观数据证实这种方法可以促进淋巴管新生 [19]。

虽然部分人主张摈弃根治性切除术联合皮肤移植，但一些难治性淋巴水肿病例却通过这种方法得到了成功治疗 [20, 21]。毋庸置疑的是，这种方法可有效减小水肿的体积并恢复肢体的功能，但患者术后并发症严重，除有患肢外形的不对称、瘢痕、慢性足部感染和美观性差之外，还有发生急性事件的风险，如急性感染、血肿、失血量大时需要输血及植皮坏死导致二次手术等。或者，术者可以分次对皮肤和皮下组织行椭圆形切除，以此减少并发症，避免囊袋形成。对于日常生活活动严重受影响、反复感染、皮肤溃疡、慢性疼痛和生活质量差的患者，根治性切除术可能是他们恢复功能的唯一选择或是最佳方式。

生理性手术

插入皮瓣移植

插入皮瓣移植的原理是将携带功能性淋巴管的带血管组织移植在患处，从而吸取或分流多余的淋巴液。1935 年，Gilles 和 Fraser 首次通过将手臂皮肤和皮下组织皮瓣缝合至腿部来治疗下肢淋巴水肿，手臂被固定在身体侧面 [22, 23]，然后分离上肢皮瓣，将其移植至躯干。其原理是用上肢皮瓣来重建淋巴引流，最终使得淋巴液绕过腹股沟区引流至躯干。

Goldsmith 等报道了大网膜皮瓣在上、下肢淋巴水肿中的应用 [24]。大网膜以同侧网膜血管

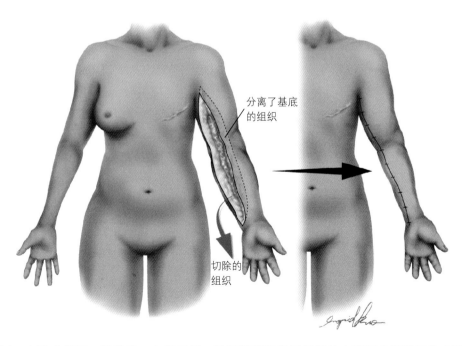

分离了基底的组织

切除的组织

• 图 11.2 Sistrunk 手术插图。沿前臂、上臂尺侧，行深筋膜及皮下组织的大面积椭圆形切除 [引自 Suami H, Chang DW. Overview of surgical treatments for breast cancer-related lymphedema. Plast Reconstr Surg. 2010; 126(6): 1853-1863]

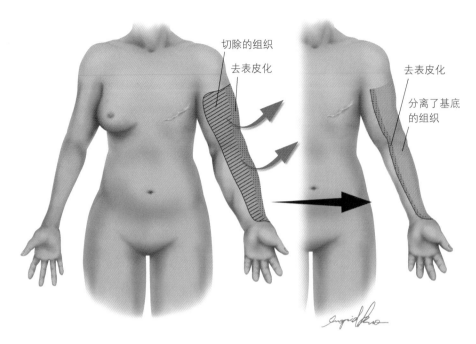

切除的组织
去表皮化
去表皮化
分离了基底的组织

• 图 11.3　Thompson 手术插图。将长条铰链状皮瓣沿上肢外侧拉起；切除皮下软组织和深筋膜；皮瓣前缘去表皮，包埋于内侧神经血管束旁 [引自 Suami H, Chang DW. Overview of surgical treatments for breast cancer-related lymphedema. Plast Reconstr Surg. 2010; 126(6): 1853–1863]

为蒂，将其离断后经皮下隧道移植至患肢，肢体多余的淋巴液可通过大网膜丰富的淋巴管网流入腹腔淋巴系统。在 22 例患者中，下肢和上肢手术效果良好率分别为 38%、56%。尽管患者的淋巴水肿得到了一定改善，但肠梗阻、肺栓塞和疝等并发症的发生率极高，因此该手术并未普及。

随后，其他研究者陆续报道了使用各种带蒂皮瓣、游离肌肉和肌皮瓣（阔筋膜张肌、三角肌、阔肌、锯齿肌）治疗四肢和头颈部淋巴水肿的病例 [25-28]。目前关于这些术式的有效性尚缺乏前瞻性或长期研究，它们大部分只是零星病例。

淋巴管分流术

淋巴管-淋巴管分流术

一些研究人员通过使用淋巴管或静脉移植物将远端淋巴管与近端淋巴管连接起来，从而绕过纤维化的淋巴管。Baumeister 和 Suida 尝试用自体淋巴管移植修复上、下肢狭窄的淋巴管 [29]。对于上肢淋巴水肿，他们采集大腿内侧的正常淋

巴管构建复合移植物，埋入位于锁骨上区和上臂之间的皮下隧道中（图 11.4），在显微镜下将淋巴管两端与受区淋巴管吻合。而对于单侧下肢淋巴水肿，作为移植物的淋巴管需横跨患侧大腿和对侧腹股沟区。55 例受试患者在 3 年后随访时，患肢体积减小了 80%。使用核素淋巴造影术检测这些淋巴移植物的通畅性，结果显示出现新的淋巴引流模式，放射性同位素的清除速度加快，比术前提高 30%。Ho 及其同事进行了类似的手术，并指出微淋巴管分流手术的时机必须在反压（back pressure）和复发性感染导致淋巴管发生永久性损伤之前 [30]。该手术的缺点：供区和受区的手术切口长；从功能性肢体采集淋巴管后，供区肢体容易发生淋巴水肿。

此外，远端-近端淋巴旁路术也可以使用静脉移植物。Campisi 等报道了 39 例患者因为上肢和下肢无法进行淋巴管-静脉分流术（LVB），而改行淋巴管-静脉-淋巴管分流术 [31]，即术中离断用于移植的自体静脉，将其断端远端与多个远端淋巴管缝合，其断端近端亦可插入更多近端淋巴管（图 11.5）。5 年后随访，患肢水肿和功能得到改善。

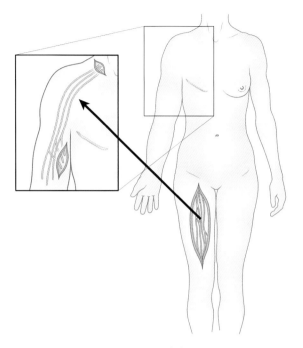

• 图 11.4 Baumeister 和 Suida[29] 提出的淋巴管复合移植物手术的图示。从大腿内侧切取淋巴管移植物，埋入上肢皮下，将移植淋巴管的两端与受区淋巴管吻合，从而在上臂和锁骨上区之间建立淋巴旁路

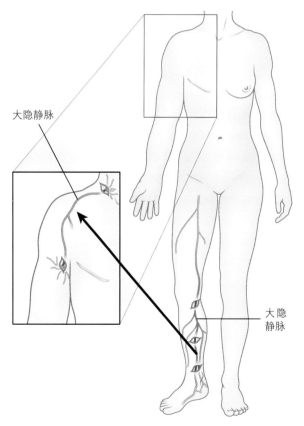

大隐静脉

大隐静脉

• 图 11.5 Campisi 静脉插入皮瓣移植的插图[31]。移植静脉取自大隐静脉、小隐静脉或前臂大隐静脉。静脉移植物移植至淋巴管阻塞部位上、下淋巴管之间

淋巴管–静脉分流术（LVB）和淋巴管–静脉吻合术（LVA）

淋巴管中的淋巴液最终通过胸导管返回静脉系统。淋巴管–静脉分流术（LVB）使淋巴液沿新的回流途径更快流入静脉系统。1962 年，Jacobson 首次在犬模型中描述了淋巴管–静脉分流术[32]。随后 Yamada 先在犬身上进行实验，然后将这项技术应用于下肢淋巴水肿患者[33]。在丝虫病患者中，Sedlacek 提出了使用隐静脉行端–侧 LVB[34]。尽管有些人也使用隐静脉分流，但考虑到大口径血管的静脉压较高，多数术者更愿意尝试使用小静脉分流。Yamada 首次描述了淋巴管和小静脉之间的端–端吻合，因为开创了淋巴管–静脉吻合术（LVA）式样。采用超显微手术吻合直径小于 0.8 mm 脉管的技术，最近在世界各地得到普及[35-38]。

LVB 疗效好，但疗效的测量方法难以标准化。1990 年，O'Brien 等对 90 例患者进行长期随访，部分患者单用 LVB 治疗，其他部分患者行 LVB 联合辅助性减容手术[39]。单用 LVB 治疗的患者中，73% 的人有主观改善，42% 的人有客观改善，平均体积减小 44%。术后随访 4 年，74% 的患者能够完全停止保守治疗，蜂窝织炎发生率下降了 58%。同样，LVA 疗效也难以规范化衡量，原因包括疗效范围甚广、随访时间不同、术后治疗方案因人而异、体积测量方法未标准化、患者疗效指标缺失等。患者的主观改善程度为 95%～50%；体积改善程度从 73% 的人由体积减小 75% 至半数患者没有变化，平均体积减小约 55%[35, 38, 40-42]。在有关蜂窝织炎发生率的少数研究中，大多数显示 LVA/LVB 后蜂窝织炎发生率显著下降[35, 39, 43]。最后，长期随访发现部分患者甚至可以完全停止使用弹力衣[35]。

荧光淋巴造影术近年取得了新进步，外科医师利用这项技术能够更好地对患者当前的淋巴管进行实时识别和评估。将吲哚菁绿（ICG）染料注入被检查者的真皮层，然后借助近红外荧光淋巴造影术可以即刻显示病变的严重程度和淋巴管的位置。早期淋巴水肿患者表现为线样淋巴管，

易于识别，晚期淋巴水肿患者则表现为弥散样皮肤淋巴管回流征（图11.6）。与显影淋巴管交叉的深色部分为静脉，标记此静脉可以指导术者

行LVB手术。荧光淋巴造影术可提高手术效率，减少术中解剖结构的破坏，降低并发症的发生率，术后恢复更快。在标记的位置，沿肢体长度方向取水平的短切口（图11.7），沿皮下浅平面进行解剖，对小静脉和淋巴管进行定位，并采用异硫蓝染料或ICG淋巴造影术加以证实，随后施行LVA。吻合完成后，可通过异硫蓝（从淋巴管流入小静脉）或ICG淋巴造影术来确认吻合口的通畅性（图11.8）

▶ 视频11.1

大多数文献报道称，淋巴旁路术的并发症主要包括轻度伤口愈合问题、蜂窝织炎和淋巴漏，并发症发生率较低[38, 39, 41, 44]。有伤口愈合问题的患者，大多可自愈，蜂窝织炎患者要短期应用抗生素治疗。总的来说，LVA的最适合人群是轻度上肢淋巴水肿患者，他们拥有适量的功能性淋巴管，不可逆的组织纤维化非常少见（图11.9～图11.11）[38]。

带血管淋巴结移植（VLNT）

最近，淋巴结的游离组织移植术成为治疗淋巴水肿的新方法，但目前仍不清楚异位淋巴结移植的作用机制，有人认为它像海绵一样吸附淋巴

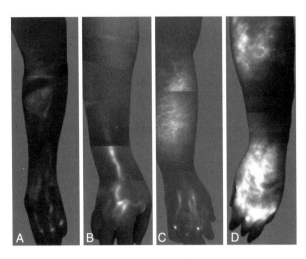

• 图11.6 基于吲哚菁绿淋巴造影术的淋巴水肿分期。A. 淋巴水肿1期：多数淋巴管通畅，伴轻度、零星状皮肤淋巴管回流。B. 淋巴水肿2期：中等数量的淋巴管通畅，伴节段性皮肤淋巴管回流。C. 淋巴水肿3期：少数淋巴管通畅，伴广泛皮肤淋巴管回流，累及整个手臂。D. 淋巴水肿4期：未见通畅的淋巴管，皮肤淋巴管回流严重，累及整个手臂并延伸至手背［引自Chang DW, Suami H, Skoracki R. A prospective analysis of 100 consecutive lymphovenous bypass cases for treatment of extremity lymphedema. Plast Reconstr Surg. 2013; 132(5): 1305-1314］

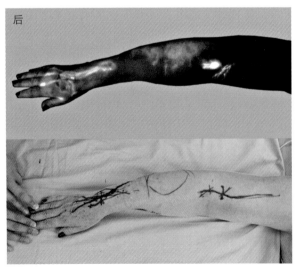
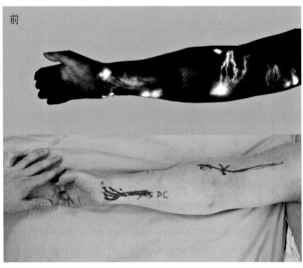

• 图11.7 吲哚菁绿淋巴造影术检查时，将吲哚菁绿经皮内注射至淋巴水肿肢体的每个指/趾蹼间隙，每个注射点0.01～0.02 mL，用Hamamatsu Photodynamic Eye观察和标记显影的淋巴途径［引自Chang DW, Suami H, Skoracki R. A prospective analysis of 100 consecutive lymphovenous bypass cases for treatment of extremity lymphedema. Plast Reconstr Surg. 2013; 132(5): 1305-1314］

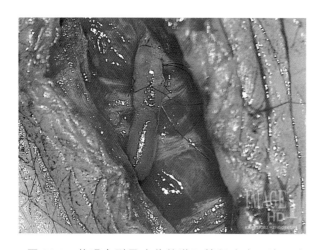

• 图 11.8　若观察到异硫蓝从淋巴管经吻合口流入小静脉，可证实旁路通畅；如果手术显微镜具有 ICG 显影功能，使用 ICG 同样可证实旁路的通畅性 [引自 Chang DW, Suami H, Skoracki R. A prospective analysis of 100 consecutive lymphovenous bypass cases for treatment of extremity lymphedema. Plast Reconstr Surg. 2013; 132(5): 1305-1314]

液 [45] 后将其引流入血管网，有人认为是诱导淋巴管新生 [46-48]。尽管一些研究人员已经在动物模型中进行了无血管供应的全淋巴结移植或部分淋巴结移植实验，但它们的存活率差异极大 [49, 50]。一般来说，在移植过程中保留血管供应可以明显改善淋巴水肿程度，提升淋巴系统功能 [51]。

　　带血管淋巴结供区常选择腹股沟、胸外侧、颏下和锁骨上淋巴结，其中腹股沟区淋巴结最常用。腹股沟区淋巴结通常划分为 5 个区域——中央区（隐股交接处）、内上区、外上区、内下区和外下区 [52]。由于引流下肢的淋巴结位于内侧和中央区，因此，更适合采集引流髂上区域的外侧淋巴结。上区淋巴结由旋髂浅动脉供血，内侧淋巴结由股动脉分支供血 [53]。Gharb 等建议根据血管供应是来自旋髂浅血管还是腹壁下浅血管来决定是否对淋巴结进行逆行剥离和保留穿支 [54]。目前对于采集内侧淋巴结的安全性尚存争议，但研究者一致认为必须保留位于腹股沟韧带下方的

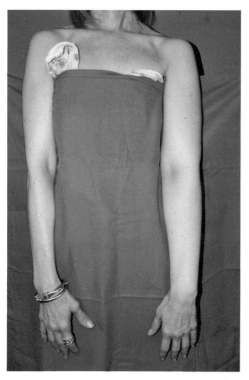

• 图 11.9　患者，女，左手臂淋巴水肿，左乳腺切除及放射治疗后 5 年

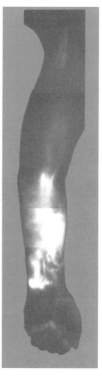

• 图 11.10　术前吲哚菁绿淋巴造影术图片，术中为患者建立了 5 个旁路

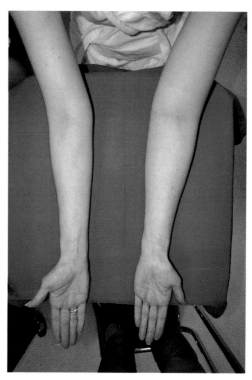

• 图 11.11　术后 15 个月，患者左臂的体积减小了 61%

较深层的淋巴管和淋巴结。为了避免在淋巴结采集过程中损伤淋巴管，Cheng 等根据面动脉颏下支寻找颏下淋巴结，术中注意避开下颌缘支[55]。相比之下，Chang 主张依据颈横动、静脉的位置采集锁骨上淋巴结（图 11.12）[56]，尽管淋巴管很细并且采用自由式游离皮瓣，但其解剖学位置相对固定。最后，通过胸部反向淋巴做图，术者既能避开重要的腋窝淋巴结，还能识别出更多由胸外侧动脉供应的淋巴结。总而言之，每组带血管淋巴结在供区并发症、美观度和血管蒂的大小 / 长度等方面各有其自身的优缺点。

同供区类似，受区部位的选择也有很大变异性。用于治疗上肢淋巴水肿的受区包括腕部、肘部和腋窝。上肢淋巴水肿大多是由于腋窝手术（伴或不伴放疗）所致，会遗留瘢痕，因此不仅要实施广泛性切除术去除包裹神经、肌肉和受区

血管（如胸背区）的瘢痕，确保为淋巴管新生提供良好的基床，同时也要切除有可能阻碍植床内淋巴管相互连接的瘢痕。Becker 等通过将患者的腹股沟淋巴结移植到腋窝，从而治疗上肢淋巴水肿[57]。Cheng 和 Gharb 采用尺前返动脉联合贵要静脉，或桡动脉及其伴行静脉，作为肘部受区血管[53, 54]；而 Lin 根据股动脉内侧分支采集腹股沟淋巴结，并以腕部桡动脉作为受区血管[58]。

对于下肢而言，最常使用踝关节和腹股沟受区。与腋窝相似，对于以往手术和放疗留下腹股沟区瘢痕，通常需要行广泛松解或切除术[46]。旋髂浅血管位于腹股沟韧带上方，可用于吻合。使用踝关节作为下肢受区要考虑重力作用，因为重力会阻碍淋巴液向上流入腹股沟区，这无法避免[55, 56]；相反，将带血管的淋巴结移植至踝关节会取得良好效果，因为在重力作用下，会促使

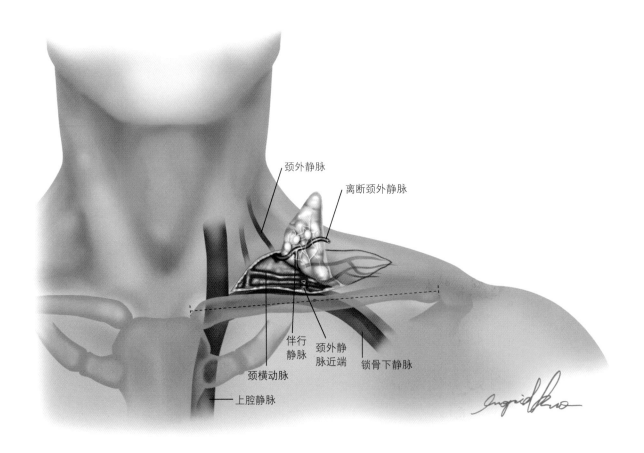

颈外静脉

离断颈外静脉

伴行静脉　颈外静脉近端

颈横动脉　颈外静脉近端　锁骨下静脉

上腔静脉

• 图 11.12　锁骨上淋巴结皮瓣的设计图。利用超声确认穿支位置，穿支位于胸骨切迹和肩峰连线的中点。动脉蒂取自颈横动脉，伴行静脉和颈外静脉用于静脉引流 [引自 Althubaiti GA, Crosby MA, Chang DW. Vascularized supraclavicular lymph node transfer for lower extremity lymphedema treatment. Plast Reconstr Surg. 2013; 131(1): 133e-135e]

淋巴液引流至踝关节皮瓣（图 11.13～图 11.16）。使用胫骨前肌或足背动脉作为受区血管，在插入皮瓣时需小心操作，以免张力过大，必要时可移植皮肤。

除了 VLNT 外，对于有乳房重建需求的女性来说，若要同时治疗淋巴水肿，最适合切取携带腹股沟淋巴结的下腹部皮瓣行乳房重建。若将淋巴组织移植于腋窝区，通常选择胸背血管作为受区血管。Saaristo 报道有 9 例患者接受了这种治疗方法，其中 6 例患者中有 5 例术后通过核素淋巴造影术检查显示病情改善，9 例患者中有 7 例出现肢体周径减小，9 例患者中有 3 例无须穿着弹力衣[59]。对延期乳房重建患者来说，虽然该治疗方案是一个很好的选择，但还需要进一步研究确认。

VLNT 的研究还处于初级阶段，治疗效果较佳，水肿体积平均减小了 47%[42]。VLNT 的适

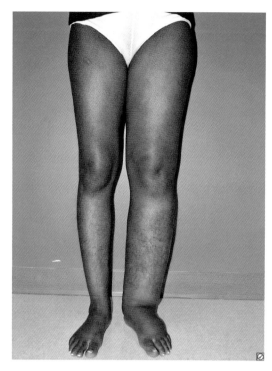

• 图 11.13　左下肢淋巴水肿患者

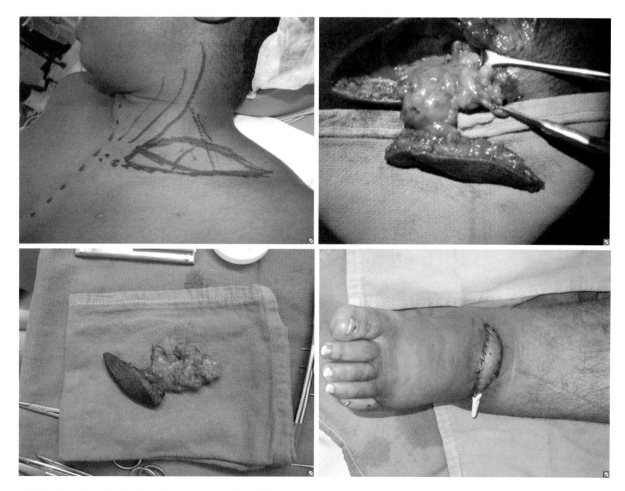

• 图 11.14　采集锁骨上带血管淋巴结，移植至左脚踝

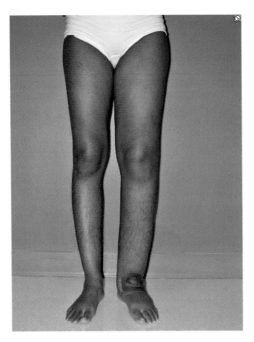

• 图 11.15　术后可见淋巴水肿明显改善

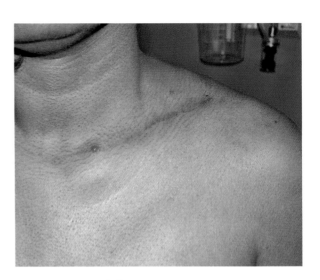

• 图 11.16　供区瘢痕

应证尚不明确，有些学者提出自己的标准，如下：核素淋巴造影检查显示完全闭塞；国际淋巴学会 Ⅱ 期伴淋巴水肿伴蜂窝织炎反复发作；非急性蜂窝织炎；6 个月的综合消肿治疗（CDT）失败[53]。根据作者的经验，当现存的淋巴管发生

纤维化，患者无法行 LVA 治疗时，可转而选择VLNT。VLNT 安全性较高，相关并发症包括皮瓣失活、供区淋巴水肿、血清肿、淋巴囊肿、感染和切口愈合问题等。VLNT 为晚期淋巴水肿患者从生理性手术角度开辟了一个令人瞩目的新领域。此外，VLNT 和 LVA 通过不同的机制起作用，在许多情况下，两者联合治疗可提高淋巴水肿的疗效。

结论

自 20 世纪初，人们一直在尝试使用外科手段治疗淋巴水肿，淋巴水肿是外科医师难以解决的难题，更是严重困扰着患者。技术进步推动外科医师不断改进原有技术，同时开发新的技术。尽管治疗方案和文献报道的疗效之间存在一定差

异，但 LVA 和 VLNT 仍是具有前景的治疗策略。总之，在淋巴管发生纤维化和脂肪沉积之前就应提早进行干预，方可有效改善淋巴水肿。在分级系统、疗效报道和标准化方案等方面达成共识，将促进淋巴水肿治疗的进步。

参考文献

[1] Avraham T, Clavin NW, Daluvoy SV, et al. Fibrosis is a key inhibitor of lymphatic regeneration. *Plast Reconstr Surg.* 2009; 124(2): 438−450.

[2] Zampell JC, Aschen S, Weitman ES, et al. Regulation of adipogenesis by lymphatic fluid stasis: part I. Adipogenesis, fibrosis, and inflammation. *Plast Reconstr Surg.* 2012; 129(4): 825−834.

[3] International Society of Lymphology. The diagnosis and treatment of peripheral lymphedema. http: //www. u.arizona.edu/∼writte/ 2009consensus.pdf 2008.

[4] O'Brien BM, Khazanchi RK, Kumar PA, et al. Liposuction in the treatment of lymphoedema; a preliminary report. *Br J Plast Surg.* 1989; 42(5): 530−533.

[5] Brorson H, Svensson H. Liposuction combined with controlled compression therapy reduces arm lymphedema more effectively than controlled compression therapy alone. *Plast Reconstr Surg.* 1998; 102(4): 1058−1067, discussion 68.

[6] Brorson H, Svensson H, Norrgren K, et al. Liposuction reduces arm lymphedema without significantly altering the already impaired lymph transport. *Lymphology.* 1998; 31(4): 156−172.

[7] Frick A, Hoffmann JN, Baumeister RG, et al. Liposuction technique and lymphatic lesions in lower legs: anatomic study to reduce risks. *Plast Reconstr Surg.* 1999; 103(7): 1868−1873, discussion 74−5.

[8] Hoffmann JN, Fertmann JP, Baumeister RG, et al. Tumescent

and dry liposuction of lower extremities: differences in lymph vessel injury. *Plast Reconstr Surg*. 2004; 113(2): 718－724, discussion 25－6.

[9] Qi F, Gu J, Shi Y, et al. Treatment of upper limb lymphedema with combination of liposuction, myocutaneous flap transfer, and lymph-fascia grafting: a preliminary study. *Microsurg*. 2009; 29(1): 29－34.

[10] Greene AK, Slavin SA, Borud L. Treatment of lower extremity lymphedema with suction-assisted lipectomy. *Plast Reconstr Surg*. 2006; 118(5): 118e－121e.

[11] Brorson H. Liposuction in arm lymphedema treatment. *Scand J Surg*. 2003; 92(4): 287－295.

[12] Charles RH (1912). Elephantiasis scroti/. In: Latham AC, English TC, eds. *A System of Treatment*. London: Churchill; 1912: 504.

[13] Dumanian GA, Futrell JW. The Charles procedure: misquoted and misunderstood since 1950. *Plast Reconstr Surg*. 1996; 98(7): 1258－1263.

[14] Macey HB. A surgical procedure for lymphoedema of the extremities; a follow-up report. *J Bone Joint Surg Am*. 1948; 30A(2): 339－346.

[15] Poth EJ, Barnes SR, Ross GT. A new operative treatment for elephantiasis. *Surg Gynecol Obstet*. 1947; 84(4-A): 642－644.

[16] Sistrunk WE. Contribution to plastic surgery: removal of scars by stages; an open operation for extensive laceration of the anal sphincter; the Kondoleon operation for elephantiasis. *Ann Surg*. 1927; 85 (2): 185－193.

[17] Thompson N. The surgical treatment of chronic lymphoedema of the extremities. *Surg Clin North Am*. 1967; 47(2): 445－503.

[18] Thompson N. Buried dermal flap operation for chronic lymphedema of the extremities. Ten-year survey of results in 79 cases. *Plast Reconstr Surg*. 1970; 45(6): 541－548.

[19] Miller TA. A surgical approach to lymphedema. *Am J Surg*. 1977; 134(2): 191－195.

[20] Karri V, Yang MC, Lee IJ, et al. Optimizing outcome of Charles procedure for chronic lower extremity lymphoedema. *Ann Plas Surg*. 2011; 66(4): 393－402.

[21] Miller TA. Charles procedure for lymphedema: a warning. *Am J Surg*. 1980; 139(2): 290－292.

[22] Gillies H. The lymphatic wick. *Proc R Soc Med*. 1950; 43(12): 1054－1056.

[23] Gillies H, Fraser FR. Treatment of lymphoedema by plastic operation: (a preliminary report). *Brit Med J*. 1935; 1(3863): 96－98.

[24] Goldsmith HS. Long term evaluation of omental transposition for chronic lymphedema. *Ann Surg*. 1974; 180(6): 847－849.

[25] Chitale VR. Role of tensor fascia lata musculocutaneous flap in lymphedema of the lower extremity and external genitalia. *Ann Plas Surg*. 1989; 23(4): 297－304, discussion 5.

[26] Classen DA, Irvine L. Free muscle flap transfer as a lymphatic bridge for upper extremity lymphedema. *J Reconstr Microsurg*. 2005; 21(2): 93－99.

[27] Medgyesi S. A successful operation for lymphoedema using a myocutaneous flap as a "wick." *Br J Plast Surg*. 1983; 36(1): 64－66.

[28] Withey S, Pracy P, Wood S, Rhys-Evans P. The use of a lymphatic bridge in the management of head and neck lymphoedema. *Br J Plast Surg*. 2001; 54(8): 716－719.

[29] Baumeister RG, Siuda S. Treatment of lymphedemas by microsurgical lymphatic grafting: what is proved? *Plast Reconstr Surg*. 1990; 85(1): 64－74, discussion 5－6.

[30] Ho LC, Lai MF, Yeates M, et al. Microlymphatic bypass in obstructive lymphoedema. *Br J Plast Surg*. 1988; 41(5): 475－484.

[31] Campisi C. Use of autologous interposition vein graft in management of lymphedema: preliminary experimental and clinical observations. *Lymphology*. 1991; 24(2): 71－76.

[32] Jacobson JH, Suarez EL. Microvascular surgery. *Dis Chest*. 1962; 41: 220－224.

[33] Yamada Y. Studies on lymphatic venous anastomosis in lymphedema. *Nagoya J Med Sci*. 1969; 32: 1－21.

[34] Sedlacek J. Lymphovenous shunt as supplementary treatment of elephantiasis of lower limbs. *Acta Chir Plast*. 1969; 11(2): 157－162.

[35] Campisi C, Bellini C, Campisi C, et al. Microsurgery for lymphedema: clinical research and long-term results. *Microsurg*. 2010; 30 (4): 256－260.

[36] Koshima I, Inagawa K, Urushibara K, et al. Supermicrosurgical lymphaticovenular anastomosis for the treatment of lymphedema in the upper extremities. *J Reconstr Microsurg*. 2000; 16(6): 437－442.

[37] Yamamoto Y, Horiuchi K, Sasaki S, et al. Follow-up study of upper limb lymphedema patients treated by microsurgical lymphaticovenous implantation (MLVI) combined with compression therapy. *Microsurg*. 2003; 23(1): 21－26.

[38] Chang DW, Suami H, Skoracki R. A prospective analysis of 100 consecutive lymphovenous bypass cases for treatment of extremity lymphedema. *Plast Reconstr Surg*. 2013; 132(5): 1305－1314.

[39] O'Brien BM, Mellow CG, Khazanchi RK, et al. Long-term results after microlymphaticovenous anastomoses for the treatment of obstructive lymphedema. *Plast Reconstr Surg*. 1990; 85(4): 562－572.

[40] Damstra RJ, Voesten HG, van Schelven WD, et al. Lymphatic venous anastomosis (LVA) for treatment of secondary arm lymphedema. A prospective study of 11 LVA procedures in 10 patients with breast cancer related lymphedema and a critical review of the literature. *Breast Cancer Res Treat*. 2009; 113(2): 199－206.

[41] Chang DW. Lymphaticovenular bypass for lymphedema management in breast cancer patients: a prospective study. *Plast Reconstr Surg*. 2010; 126(3): 752－758.

[42] Cormier JN, Rourke L, Crosby M, et al. The surgical treatment of lymphedema: a systematic review of the contemporary literature (2004－2010). *Ann Surgl Oncol*. 2012; 19(2): 642－651.

[43] Huang GK, Hu RQ, Liu ZZ, et al. Microlymphaticovenous anastomosis in the treatment of lower limb obstructive lymphedema: analysis of 91 cases. *Plast Reconstr Surg*. 1985; 76(5): 671－685.

[44] Campisi C, Davini D, Bellini C, et al. Lymphatic microsurgery for the treatment of lymphedema. *Microsurg*. 2006; 26(1): 65－69.

[45] Cheng MH, Huang JJ, Wu CW, et al. The mechanism of vascularized lymph node transfer for lymphedema: natural lymphaticovenous drainage. *Plast Reconstr Surg*. 2014; 133(2): 192e－198e.

[46] Becker C, Vasile JV, Levine JL, et al. Microlymphatic surgery for the treatment of iatrogenic lymphedema. *Clin Plast Surg*. 2012; 39 (4): 385－398.

[47] Becker C, Arrive L, Saaristo A, et al. Surgical treatment of congenital lymphedema. *Clin Plast Surg*. 2012; 39(4): 377－384.

[48] Yan A, Avraham T, Zampell JC, et al. Adipose-derived

stem cells promote lymphangiogenesis in response to VEGF-C stimulation or TGF-beta1 inhibition. *Future Oncol.* 2011; 7(12): 1457−1473.

[49] Blum KS, Hadamitzky C, Gratz KF, et al. Effects of autotrans-planted lymph node fragments on the lymphatic system in the pig model. *Breast Cancer Res Treat.* 2010; 120(1): 59−66.

[50] Hadamitzky C, Blum KS, Pabst R. Regeneration of autotrans-planted avascular lymph nodes in the rat is improved by platelet-rich plasma. *J Vasc Res.* 2009; 46(5): 389−396.

[51] Tobbia D, Semple J, Baker A, Dumont D, Johnston M. Experimental assessment of autologous lymph node transplantation as treatment of postsurgical lymphedema. *Plast Reconstr Surg.* 2009; 124(3): 777−786.

[52] van der Ploeg IM, Kroon BB, Valdes Olmos RA, Nieweg OE. Evaluation of lymphatic drainage patterns to the groin and implications for the extent of groin dissection in melanoma patients. *Ann Surg Oncol.* 2009; 16(11): 2994−2999.

[53] Cheng MH, Chen SC, Henry SL, et al. Vascularized groin lymph node flap transfer for postmastectomy upper limb lymphedema: flap anatomy, recipient sites, and outcomes. *Plast Reconstr Surg.* 2013; 131(6): 1286−1298.

[54] Gharb BB, Rampazzo A, Spanio di Spilimbergo S, et al. Vascularized lymph node transfer based on the hilar perforators improves the outcome in upper limb lymphedema. *Ann Plast Surg.* 2011; 67(6): 589−593.

[55] Cheng MH, Huang JJ, Nguyen DH, et al. A novel approach to the treatment of lower extremity lymphedema by transferring a vascularized submental lymph node flap to the ankle. *Gynecol Oncol.* 2012; 126(1): 93−98.

[56] Althubaiti GA, Crosby MA, Chang DW. Vascularized supraclavicular lymph node transfer for lower extremity lymphedema treatment. *Plast Reconstr Surg.* 2013; 131(1): 133e−135e.

[57] Becker C, Assouad J, Riquet M, Hidden G. Postmastectomy lymphedema: long-term results following microsurgical lymph node transplantation. *Ann Surg.* 2006; 243(3): 313−315.

[58] Lin CH, Ali R, Chen SC, et al. Vascularized groin lymph node transfer using the wrist as a recipient site for management of post-mastectomy upper extremity lymphedema. *Plast Reconstr Surg.* 2009; 123(4): 1265−1275.

[59] Saaristo AM, Niemi TS, Viitanen TP, et al. Microvascular breast reconstruction and lymph node transfer for postmastectomy lymphedema patients. *Ann Surg.* 2012; 255(3): 468−473.

第 12 章

带血管淋巴结移植的受区与供区选择

EDWARD I. CHANG

关键点

- 带血管淋巴结移植的供区选择虽然多，但是其改善淋巴水肿的成功率几乎一致。
- 选择供区时要考虑多个方面，包括手术医师的偏好及经验、患者的期望值、供区的可操作性，以及手术医师对并发症的全面了解及处理能力。
- 受区可以选择近端、远端或两者兼有，由淋巴水肿显微外科医师来决定。不同受区的确切作用机制虽然尚不明确，但在治疗效果上都有成功的案例。

引言

淋巴水肿是一种慢性进行性疾病，发达国家的发病率最高，常继发于癌症治疗后，给患者带来严重不良影响。大多数恶性肿瘤患者需要接受综合性治疗，包括手术、化疗和放疗等，接受该三联疗法的患者发生淋巴水肿的风险很高，尤其是同时行淋巴结清扫的患者[1-4]。目前淋巴水肿无法治愈，手术旨在尽量减少淋巴水肿的破坏性后遗症，一般分为切除手术（包括减容手术）或生理性手术。通常认为减容手术是缓兵之计，其目的仅仅是通过消除淋巴水肿引起的多余液体和脂肪，达到肢体体积的减小。而生理性手术的目的是解决由手术、创伤、感染或遗传疾病引起的继发性淋巴系统阻塞问题。

带血管淋巴结移植（VLNT）属于生理性手术，很受欢迎，通过从供区采集功能性淋巴结并将其移植到患肢，从而改善淋巴水肿肢体的淋巴引流[5,6]。多项研究发现，当由训练有素且具备资质的显微外科医师实施手术时，可以重复验证这种治疗手段的高效性[7,8]。尽管越来越多的文献表明，VLNT 治疗使得患者的症状和预后得到了改善，但仍有许多问题无法解答，本章主要探讨供区和受区选择的基本原理。我们将在相应章节中对各个供区进行更详细的描述，本章则主要简要概述 VLNT 供区和受区的特点，旨在为手术医师提供手术指导。尽管已经纳入了很多考量因素，最佳供区和受区名落谁家仍然是大部分淋巴水肿外科医师争论的话题[9]。

带血管淋巴结供区

随着带血管淋巴结移植的日益普及，可用供区持续增加。尽管作用机制仍存在相当大的争议，但关于移植的淋巴结是如何改善患肢引流的，目前主要存在两种理论。一种理论认为，移植而来的正常淋巴结能够与患肢受区原有的淋巴管连接和吻合，使肢体的淋巴引流再通[10,11]，同时在患肢静水压的作用下，液体被吸收进入移植的淋巴结内，然后经由吻合的静脉返回体循环。另一种理论认为，移植的淋巴结通过刺激淋巴管新生，促进液体吸收，从而改善淋巴水肿症状[12,13]。

淋巴结移植关键的技术与其他常规用于创

伤、肿瘤切除或遗传性缺损后重建的游离皮瓣类似。供区的选择上，主要取决于外科医师的偏好和经验，例如对移植皮瓣体积的需求，对血管蒂大小和长度的要求；还要衡量患者因素，如供区的可用性、瘢痕位置及淋巴结采集后供区发生医源性淋巴水肿的风险。VLNT 与其他游离组织移植技术相似，都要求术者做到以下几点，包括在超显微外科手术上得到适当的训练、拥有丰富的经验、掌握细致的技术、制订恰当的术前计划、充分掌握解剖结构，以及进行术后患者的严密监测。手术医师在切取淋巴结时需要十分小心，确保不切断淋巴结血运，保留足够长度的血管蒂用作游离组织瓣移植。在受区准备阶段，应确保具有适配的受区血管，而受区的选择又是另一个颇有争议的问题，请参见本章的后面部分。

供区选择

如前所述，VLNT 可选供区很多，供区选择受多方面因素所影响。显然，对于小腿淋巴水肿的患者，不应选择腹股沟区作为供区。同样，对于继发于腋窝淋巴结清扫后的上肢淋巴水肿的患者，其同侧的胸壁外侧的供区组织很可能在腋窝清扫时已被切除，或至少，此处的血管蒂很可能被损坏。无论哪个供区，均有成功的案例报道[14-16]。研究还证实，胸外侧供区往往比其他供区具有更高的并发症发生率、更低的手术成功率，此外，其他供区在改善淋巴水肿患者的生活质量方面都能取得类似的效果[14]。

根据作者的观点和经验，不同的供区确实有相似的疗效。最终选择采用哪个供区主要取决于患者的要求、外科医师的经验及每个供区的手术风险和主要并发症等情况[17]。术前应告知患者手术瘢痕的位置和可见性、手术损伤邻近结构的风险，以及供区部位发生继发淋巴水肿的风险。对于锁骨上、胸外侧和腹股沟供区，应在术前对其进行核素淋巴造影术检查，确定前哨淋巴结的位置，从而将采集前哨淋巴结（引流手臂或腿部）所致供区淋巴水肿的发生风险降至最低。至

少应再次进行反向淋巴做图，以尽量减少医源性淋巴水肿的发生机会。

颏下淋巴结

Cheng 推荐将颏下淋巴结作为淋巴结移植的供区，上肢或下肢淋巴水肿患者在接受颏下淋巴结移植后症状得到显著改善[18-20]。颏下供区游离皮瓣解剖结构相对固定，能提供平均 5 个淋巴结[20]。该皮瓣以颏下动脉为血管蒂，但其管径及长度有限。当淋巴结植入的位置需要更长、更粗大的血管蒂时，可以解剖面部血管作为皮瓣的血管蒂。若计划将淋巴结植入在远端，则只需要较短的血管蒂；若植入在腋下，选用较长的血管蒂进行显微外科手术的吻合会使操作更加容易。目前还没有关于剥离颏下淋巴结后供区发生淋巴水肿的报道，但应提醒患者，术后瘢痕的位置不隐蔽，以及手术可能引起下颌缘神经损伤。要是想要额外增加移植物的体积，采集淋巴结时可以携带部分皮肤；相反，淋巴结植入在远端时需要限制移植物的体积，此时不应切取皮肤。

锁骨上淋巴结移植

VLNT 的另一个常见供区是锁骨上淋巴结，行第 V 组淋巴结清扫时，该部位平均可见 8 个淋巴结[21]。该皮瓣以颈横血管为蒂，血管管径足够大，但长度往往较短，因此淋巴结在近端植入尤其是腋下植入时非常困难（图 12.1）。在确定受区位置及受区血管时，需考虑血管的解剖变异情况，这在后面设有独立章节进行讨论。为了弥补供区血管蒂的长度不足，分离受区血管应考虑解剖额外的长度，游离受区血管至更有利于微血管吻合的位置。虽然皮岛也可以与淋巴结一起采集，但此处皮岛的血流灌注不如其他供区那么稳定和可靠，手术医师可根据需要切除皮岛用于增加额外的体积。人们最早应用的这种皮瓣是含有皮岛的，但随着时间的推移和经验的积累，Chang 作为最早使用锁骨上淋巴结供区的医师，如今基本不再联合皮岛移植[22,23]。虽然皮瓣联合皮岛进行移植可以提供额外的体积，并且有助

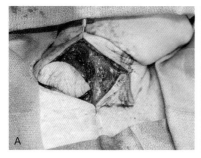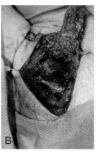

- 图 12.1　从右颈部采集游离的锁骨上淋巴结，可避免损伤胸导管。虽然并不总是有穿支血液供应覆盖区皮肤，但若在切取组织瓣的同时携带皮岛，可增加体积并监测皮瓣活性（A）。锁骨上淋巴结供区是可靠的，但颈横血管的蒂较短，在决定供区时需要考虑这一因素。如放置于远端时，无须考虑蒂的长短；但对于近端植入，要延长受区血管的长度以利于微血管吻合（B）

于术后对皮瓣活性的监测，但倘若将皮瓣放置于远端，体积会显得过大。锁骨上淋巴结移植手术可用于上肢或下肢淋巴水肿的治疗，移植时不携带皮岛可以减小移植瓣的体积。

目前仅报道了 1 例患者发生锁骨上淋巴结摘除后的医源性淋巴水肿，但研究者建议术前通过核素淋巴造影术检查来降低医源性淋巴水肿的发生风险[24-26]。部分患者的淋巴系统存在 Mascagni-Sappy 通路，由此通过腋窝淋巴结的替代通路进行手臂的引流。对于这部分患者，摘除锁骨上淋巴结会导致这一通路受损，可诱发淋巴水肿或加重患者的淋巴水肿。因此，为避免损伤左侧胸导管，应选择右侧较为合适。

胸外侧淋巴结

既往研究提示，选择胸外侧淋巴结作为供区时，并发症发生率最高，且疗效低于其他供区[14]，但随着知识、经验和理解的增长，研究者们发现这一供区仍然适用于上肢和下肢淋巴水肿治疗。术前通过对计划采集的胸外侧淋巴结进行核素淋巴造影术、反向淋巴做图检查，可最大限度地降低供区淋巴水肿的发生风险。胸外侧淋巴结的血管蒂通常是胸外侧动脉，往往比其他淋巴结供区血管更长。胸外侧动脉通常由腋动脉发出，亦可发自肩胛下动脉和胸背动脉，或根本不存在。在胸外侧血管蒂管径较小时，胸背动脉也可作为质量可靠的血管蒂。与大多数淋巴结移

植一样，研究者建议联合皮岛移植。但研究表明，只有 87.5% 的情况下会有穿支供应所覆盖的皮肤[27, 28]。

虽然对大多数整形外科医师来说，胸背动脉的血管管径更大，解剖结构更为熟悉，但使用胸背动脉作为血管蒂之后，患者将失去进行背阔肌皮瓣手术的机会。当腋窝清扫仅局限在腋窝的解剖边界内时，可保留胸外侧淋巴结，作为带蒂皮瓣移植入腋窝近端或作为 VLNT 的游离皮瓣[29]。与其他淋巴结移植一样，淋巴水肿超显微外科医师可以自行决定是否使用皮岛，但如果将淋巴结植入远端，体积看起来会过大。

腹股沟淋巴结

随着外科医师对腹股沟淋巴结供区解剖结构的熟悉，该区域已成为淋巴结移植最常用的供区之一。腹股沟浅淋巴结通常既能进行单独移植，也能联合腹壁下动脉穿支（deep inferior epigastric perforator，DIEP）皮瓣用于乳房重建。通过同步进行淋巴结移植和 DIEP，一次手术既能重建乳房，又解决了淋巴水肿问题[30-32]。在这些情况下，淋巴结会放置于腋窝的近端。

腹股沟浅淋巴结通常由旋髂浅血管或腹壁浅血管供血。为避免损伤腿部的淋巴引流和发生供区淋巴水肿，在采集腹股沟淋巴结时应格外小心，还要结合反向淋巴做图检查[33]。据此研究者建议，在采集腹股沟淋巴结之前，要进行核素淋巴造影术，同时观察解剖标志[34]。此处能够采集到可靠的皮岛，旋髂浅穿支皮瓣可以提供更大体积的移植物（图 12.2）[35]。

一般情况下，腹股沟淋巴结可联合游离皮瓣用于乳房重建。无论淋巴结是单独采集还是与 DIEP 皮瓣组成嵌合皮瓣，都应遵循相同的原则和预防措施（图 12.3）。当计划淋巴结联合 DIEP 皮瓣移植时，是否需要另一套血流灌注仍是一个有争议的领域。浅表血管通常很细小，腋窝内是否有其他可用的受区血管也是一个问题。淋巴结应该植入腋窝内，但先前的手术和放射治疗可导致腋窝高度纤维化、瘢痕形成。虽然胸背动脉也可作为受区血管，但在完全没有游离皮瓣的情况

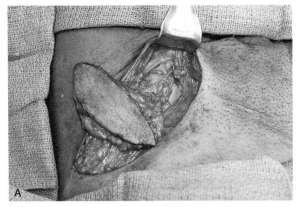

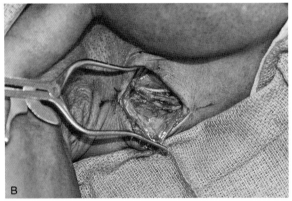

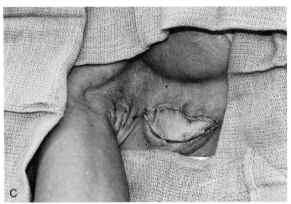

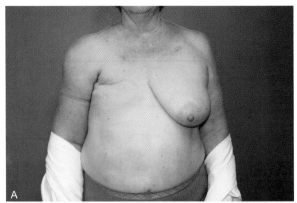

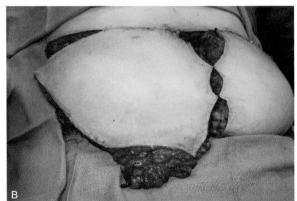

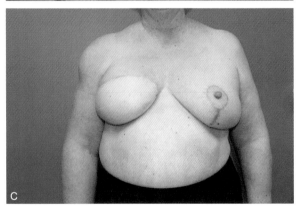

• 图 12.2　腹股沟淋巴结供区是可靠的，手术瘢痕隐蔽，但可能会引发供区淋巴水肿。淋巴结联合皮岛的皮瓣，由旋髂浅动脉发出的穿支供血，这本质上是携带淋巴结的旋髂浅穿支皮瓣（A）。对于接受过乳房重建且不需要带蒂背阔肌皮瓣的患者，胸背动脉可作为受区血管。另外，如果胸背动脉的前锯肌支管径合适，也可以用作受区血管（B）。在瘢痕松解后，将皮岛填充在腋窝部位，可以为近端淋巴结移植提供额外体积，利于术后监测（C）

• 图 12.3　A. 对于患有乳腺癌相关淋巴水肿并有乳房重建意向的患者，腹壁下动脉穿支（DIEP）皮瓣联合腹股沟淋巴结移植是一种选择。B. 将携带腹股沟淋巴结的 DIEP 皮瓣作为嵌合皮瓣进行移植，在一次手术中既解决了患者的淋巴水肿，又重建了乳房。C. 术后，乳房的对称性尚可，淋巴水肿病情缓解，患者不再需要穿弹力衣，与对侧手臂相比，患肢体积接近正常

下，作者选择保留它们作为一种挽救性选择。必要时选用胸背动脉前锯肌支为移植的淋巴结供血，这不会影响将来背阔肌肌皮瓣的使用。根据吲哚菁绿（ICG）血管造影决定是否施行吻合术。如果 ICG 成像呈现轻微的显影或荧光，或

者观察到静脉充血，提示患者还需要做动脉和（或）静脉吻合术 [36]。

胃网膜和网膜淋巴结

网膜是最近兴起的 VLNT 供区，包括沿胃

大弯的胃网膜区淋巴结。解剖学研究证实，在该供区采集一定数量的淋巴结后，无淋巴水肿风险[37, 38]。另外，网膜皮瓣还能带来其他优势，它可以分成两个独立的淋巴结皮瓣，分别移植到双侧肢体或行双水平移植（如肘部上、下水平，膝关节上、下水平）（图 12.4）[39, 40]。虽然可以通过微创腹腔镜（研究者更为推荐）或开放手术采集网膜，但容易招致腹部手术相关的风险[41, 42]。

胃网膜右/左血管均可作为血管蒂，它们通常较短，我们普遍采用胃网膜右血管，因为它的管径往往更大。大网膜可以在瘢痕松解后提供所需的体积，但远端植入后，受区体积可能过大，因此需要植皮。血管吻合完成后，使用 ICG 血管造影确认大网膜的血液灌注，同时切除灌注不良的区域[43]。

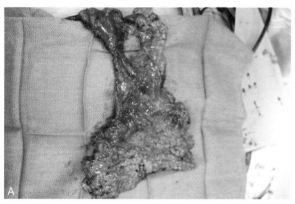

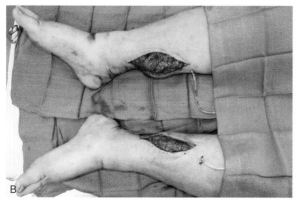

● 图 12.4　游离网膜和胃网膜淋巴结供区越来越受欢迎，因为它与淋巴结联合移植可以增大受区的体积，而不存在供区淋巴水肿的发生风险。研究者倾向于使用微创腹腔镜采集网膜（A）。网膜还可以分成两个独立的淋巴结皮瓣，进行双侧肢体移植或双水平移植（B）。此处血管蒂相对较短，因此可以选择远端受区或分离出较长的血管蒂进行微血管吻合

其他淋巴结供区

随着人们对 VLNT 熟悉程度的增加，有望治疗淋巴水肿的新供区不断被发掘。目前正在研究肠系膜供区，也就是采集位于空肠系膜的淋巴结[44]。与网膜、胃网膜淋巴结一样，这需要经腹采集，相关风险如前所述[41, 42]。术中采集淋巴结时，应谨防损伤肠系膜血管弓[45]。避免摘除靠近肠系膜根部的淋巴结，因为离断任何一条主要的肠系膜血管都会导致空肠血供受损，而这往往会限制皮瓣的血管蒂长度。

受区选择

与淋巴结供区选择一样，淋巴结植入的位置在开展了很多淋巴水肿手术的超显微外科医师中也是极具争议的[46, 47]。虽然在哪种方法更胜一筹方面目前仍然争执不下，但是手术成功的主要因素可能包括适当的培训、丰富的经验、细致的技术，以及对淋巴水肿和淋巴解剖的病理生理有深入的理解。供区的选择影响受区的选择，因为受区的选择也要依据血管蒂的长度和皮瓣的体积。如何选择最佳淋巴结供区，也遵循同样的道理。有研究表明多数供区的治疗效果相当，因此保证疗效的最关键因素很可能不是供区和受区选择，而是手术的正确实施、术后的妥善监测和管理。事实上，在最近的研究中，超显微外科医师一直在近端和远端同期植入淋巴结，理由是双受区 VLNT 可能比单一受区有更大的获益。

腋窝或腹股沟

支持淋巴结近端植入的研究者认为，以下患者通过腋窝或腹股沟植入淋巴结最符合生理解剖的位置：区域淋巴结清扫后的患者，如治疗乳腺癌相关性淋巴水肿（BCRL）；腋窝淋巴结清扫后的患者；还可能是腋窝淋巴结清扫后的黑色素瘤患者。手术不仅能恢复患肢的最佳生理解剖引流功能，还能在剥离了受区淋巴管之后，重建受区的解剖缺损。这个方法特别有用，经过广泛的瘢痕松解，切除放疗导致的瘢痕和纤维组织之

后，治疗效果显著。手术和放疗会造成组织挛缩和纤维化瘢痕形成，切除瘢痕后，不仅为淋巴结的植入创造了良好的环境，还能扩大患者肢体的活动范围。然而，这个区域仍有缺点，因为受区血管的柔韧性往往较差，并且解剖关系复杂。对于已经接受过乳房重建的 BCRL 患者，胸背动脉是首选的受区血管（图 12.5）。

手腕或脚踝

　　将淋巴结植入受区远端，这样就不需要在先前做过放疗或动过手术的区域选择受区血管，因而避免相关风险。此处的受区血管容易取用，进行微血管吻合术符合人体工程学。在上肢部位，桡动脉易于进行端-侧吻合，头静脉的皮支或桡动脉的伴行静脉可作为受区静脉。在踝关节中，足背或潜在的胫后血管同样取用方便，可作为受区血管。对于可能同时患有外周血管疾病的患者，应谨慎使用远端的受区血管。支持将淋巴结植入远端的基本理论认为，将淋巴结植入身体低垂部位有助于患肢淋巴液的吸收。不管人们认为淋巴结移植的作用机制是通过淋巴管新生还是与原有淋巴管吻合，将淋巴结放置在远端，确实可以利用重力作用和增加的静水压来加强患肢的

引流。将淋巴结植入远端时，另一个需要考虑的重要问题是皮瓣体积较大，容易被人看出来，会影响美观。有几种解决的方法：将淋巴结隐藏在手腕的背侧或掌侧；进行二次手术缩小皮瓣的体积，改善皮瓣的美观性；切取不带皮肤的淋巴结组织瓣，减小移植瓣的体积。

前臂或小腿

　　一些医师最终依据 ICG 淋巴造影术，将淋巴结植入在淋巴水肿最严重的区域。某些患者可能是整个上肢或下肢受累，这时采用双水平手术是合情合理的；某些患者的远端肢体可能病情更严重，此时，外科医师可能选择在水肿最严重的部位（如前臂或小腿）植入淋巴结，从而改善预后。从上肢分离受区血管非常简单，通常以桡动脉作为受区动脉，以头静脉作为受区血管的流出静脉（图 12.6）。小腿可分离胫后血管进行端-侧吻合，但应避免损伤胫后神经（图 12.7）。也可以沿腓肠肌内入路，分离腓肠内侧血管。将淋巴结植入前臂或小腿时，需要考虑淋巴结移植物的额外体积，这与将淋巴结植入踝部或腕部处时要考虑的问题相同。虽然研究者推荐植入淋巴结和皮岛，但远端植入时，该皮瓣体积过大。为

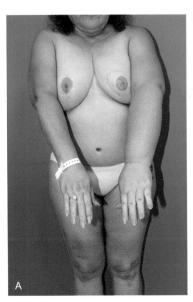
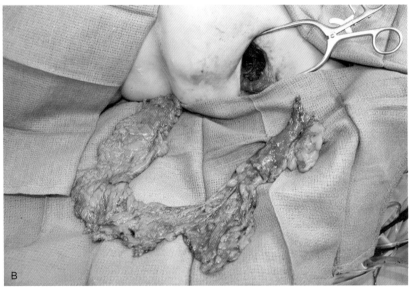

• 图 12.5　对于不需要使用带蒂背阔肌瓣进行乳房重建的患者，胸背血管是淋巴结移植的可靠受区血管。该患者曾采用游离腹部皮瓣行左侧乳房重建，目前发现左臂淋巴水肿（A）。在分离胸背血管时充分松解腋区瘢痕，有利于改善患者手臂的活动范围，缓解手臂挛缩（手臂挛缩可能损害淋巴引流）。随着瘢痕的松解和受区血管的分离，需要体积更大的淋巴结皮瓣来填充缺损（B）

了限制皮瓣的大小，在采集淋巴结的过程中可以不携带皮肤；植入式多普勒技术可以监测皮瓣功能，提高移植成功率[48]。同样地，使用网膜、胃网膜淋巴结进行远端移植时，体积也比较大，可能需要植皮才能覆盖网膜。总体而言，在 VLNT 治疗淋巴水肿方面，人们还在积极地研究和探索。虽然优质供区的真正优势、淋巴结数量和淋巴结受区仍有待深入研究，但毫无疑问，接受 VLNT 的患者在生活质量方面有显著的获益和改善[49]。

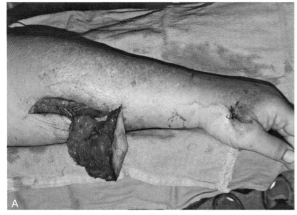

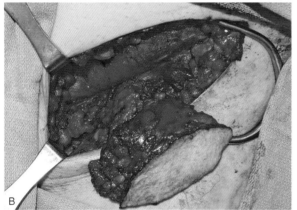

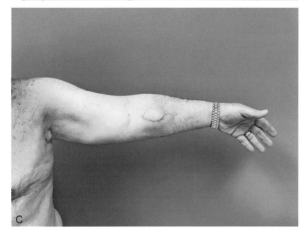

• 图 12.6　A. 在淋巴水肿局限于肢体特定区域的患者中，选择肿胀最严重的区域植入淋巴结，可以最大限度地改善患者的症状。如果患者认为前臂是症状最严重的区域，就将淋巴结植入前臂。B. 带皮岛的腹股沟淋巴结皮瓣可以监测皮瓣活性。C. 手术后，患者手臂、腕部和手指的肿胀明显缓解，可以舒适地戴上手表和婚戒

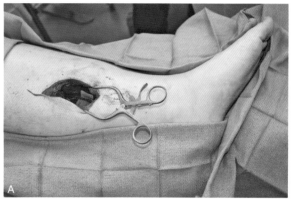

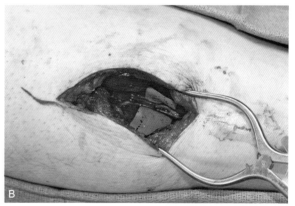

• 图 12.7　在下肢水肿症状最严重的患者中，小腿是合适的受区部位（A）。虽然有些人使用了腓肠内侧血管，但是这不太符合显微外科吻合术的人体工程学。胫后血管是合适的受区血管，可将淋巴结放置在小腿内侧（B）。可以使用端-端吻合或端-侧吻合。虽然研究者推荐对动脉进行端-侧吻合，但如果患者没有外周血管疾病，也可以进行端-端吻合。静脉吻合术应始终采用端-端吻合

结论

　　随着人们对淋巴解剖和生理的认识和理解不断加深，VLNT 治疗淋巴水肿多年来取得了巨大的成果和进步。鉴于这些进步，经验丰富的淋巴水肿显微外科医师改进了他们的方法，朝着越

来越多的细微差别去探索和纠正，不断优化淋巴水肿手术的疗效。虽然许多 VLNT 的新方法都是单一病例报道，缺乏高级别的循证医学证据，但是这恰恰表明 VLNT 高成功率的关键因素在于外科医师不断累积的临床经验、认识和训练。

参考文献

[1] Byun HK, Chang JS, Im SH, et al. Risk of lymphedema following contemporary treatment for breast cancer: an analysis of 7617 consecutive patients from a multidisciplinary perspective. *Ann Surg*. 2019; Jul 23 [epub ahead of print].

[2] Gillespie TC, Sayegh HE, Brunelle CL, et al. Breast cancer-related lymphedema: risk factors, precautionary measures, and treatments. *Gland Surg*. 2018; 7(4): 379−403.

[3] Zou L, Liu FH, Shen PP, et al. The incidence and risk factors of related lymphedema for breast cancer survivors post-operation: a 2-year follow-up prospective cohort study. *Breast Cancer*. 2018; 25(3): 309−314.

[4] Nguyen TT, Hoskin TL, Habermann EB, et al. Breast cancerrelated lymphedema risk is related to multidisciplinary treatment and not surgery alone: results from a large cohort study. *Ann Surg Oncol*. 2017; 24(10): 2972−2980.

[5] Pappalardo M, Patel K, Cheng MH. Vascularized lymph node transfer for treatment of extremity lymphedema: an overview of current controversies regarding donor sites, recipient sites and outcomes. *J Surg Oncol*. 2018; 117(7): 1420−1431.

[6] Schaverien MV, Badash I, Patel KM, et al. Vascularized lymph node transfer for lymphedema. *Semin Plast Surg*. 2018; 32(1): 28−35.

[7] Ngo QD, Munot S, Mackie H, et al. Vascularized lymph node transfer for patients with breast cancer-related lymphedema can potentially reduce the burden of ongoing conservative management. *Lymphat Res Biol*. 2020; 18: 357−364.

[8] De Brucker B, Zeltzer A, Seidenstuecker K, et al. Breast cancerrelated lymphedema: quality of life after lymph node transfer. *Plast Reconstr Surg*. 2016; 137(6): 1673−1680.

[9] Tourani SS, Taylor GI, Ashton MW. Vascularized lymph node transfer: a review of the current evidence. *Plast Reconstr Surg*. 2016; 137(3): 985−993.

[10] Miranda Garcés M, Pons G, Mirapeix R, et al. Intratissue lymphovenous communications in the mechanism of action of vascularized lymph node transfer. *J Surg Oncol*. 2017; 115(1): 27−31.

[11] Cheng MH, Huang JJ, Wu CW, et al. The mechanism of vascularized lymph node transfer for lymphedema: natural lymphaticovenous drainage. *Plast Reconstr Surg*. 2014; 133(2): 192e−198e.

[12] Liu HL, Pang SY, Lee CC, et al. Orthotopic transfer of vascularized groin lymph node flap in the treatment of breast cancer-related lymphedema: clinical results, lymphoscintigraphy findings, and proposed mechanism. *J Plast Reconstr Aesthet Surg*. 2018; 71(7): 1033−1040.

[13] Raju A, Chang DW. Vascularized lymph node transfer for treatment of lymphedema: a comprehensive literature review. *Ann Surg*. 2015; 261(5): 1013−1023.

[14] Scaglioni MF, Arvanitakis M, Chen YC, et al. Comprehensive review of vascularized lymph node transfers for lymphedema: outcomes and complications. *Microsurgery*. 2018; 38(2): 222−229.

[15] Ciudad P, Manrique OJ, Bustos SS, et al. Comparisons in longterm clinical outcomes among patients with upper or lower extremity lymphedema treated with diverse vascularized lymph node transfer. *Microsurgery*. 2020; 40(2): 130−136.

[16] Ciudad P, Agko M, Perez Coca JJ, et al. Comparison of long-term clinical outcomes among different vascularized lymph node transfers: 6-year experience of a single center's approach to the treatment of lymphedema. *J Surg Oncol*. 2017; 116(6): 671−682.

[17] Ciudad P, Manrique OJ, Date S, et al. A head-to-head comparison among donor site morbidity after vascularized lymph node transfer: Pearls and pitfalls of a 6-year single center experience. *J Surg Oncol*. 2017; 115(1): 37−42.

[18] Aljaaly HA, Fries CA, Cheng MH. Dorsal wrist placement for vascularized submental lymph node transfer significantly improves breast cancer-related lymphedema. *Plast Reconstr Surg Glob Open*. 2019; 7(2): e2149.

[19] Cheng MH, Lin CY, Patel KM. A prospective clinical assessment of anatomic variability of the submental vascularized lymph node flap. *J Surg Oncol*. 2017; 115(1): 43−47.

[20] Tzou CH, Meng S, Ines T, et al. Surgical anatomy of the vascularized submental lymph node flap: anatomic study of correlation of submental artery perforators and quantity of submental lymph node. *J Surg Oncol*. 2017; 115(1): 54−59.

[21] Liu HL, Chung JC. The lymph node content of supraclavicular lymph node flap: a histological study on fresh human specimens. *Lymphat Res Biol*. 2019; 17(5): 537−542.

[22] Althubaiti GA, Crosby MA, Chang DW. Vascularized supraclavicular lymph node transfer for lower extremity lymphedema treatment. *Plast Reconstr Surg*. 2013; 131(1): 133e−135e.

[23] Maldonado AA, Chen R, Chang DW. The use of supraclavicular free flap with vascularized lymph node transfer for treatment of lymphedema: a prospective study of 100 consecutive cases. *J Surg Oncol*. 2017; 115(1): 68−71.

[24] Lee M, McClure E, Reinertsen E, et al. Lymphedema of the upper extremity following supraclavicular lymph node harvest. *Plast Reconstr Surg*. 2015; 135(6): 1079e−1082e.

[25] Ooi AS, Chang DW. 5-step harvest of supraclavicular lymph nodes as vascularized free tissue transfer for treatment of lymphedema. *J Surg Oncol*. 2017; 115(1): 63−67.

[26] Steinbacher J, Tinhofer IE, Meng S, et al. The surgical anatomy of the supraclavicular lymph node flap: a basis for the free vascularized lymph node transfer. *J Surg Oncol*. 2017; 115(1): 60−62.

[27] Tinhofer IE, Meng S, Steinbacher J, et al. The surgical anatomy of the vascularized lateral thoracic artery lymph node flap — a cadaver study. *J Surg Oncol*. 2017; 116(8): 1062−1068.

[28] Barreiro GC, Baptista RR, Kasai KE, et al. Lymph fasciocutaneous lateral thoracic artery flap: anatomical study and clinical use. *J Reconstr Microsurg*. 2014; 30(6): 389−396.

[29] Inbal A, Teven CM, Chang DW. Latissimus dorsi flap with vascularized lymph node transfer for lymphedema

treatment: technique, outcomes, indications and review of literature. *J Surg Oncol*. 2017; 115(1): 72−77.

[30] Saaristo AM, Niemi TS, Viitanen TP, et al. Microvascular breast reconstruction and lymph node transfer for postmastectomy lymphedema patients. *Ann Surg*. 2012; 255(3): 468−473.

[31] Chang EI, Masià J, Smith ML. Combining autologous breast reconstruction and vascularized lymph node transfer. *Semin Plast Surg*. 2018; 32(1): 36−41.

[32] Nguyen AT, Chang EI, Suami H, et al. An algorithmic approach to simultaneous vascularized lymph node transfer with microvascular breast reconstruction. *Ann Surg Oncol*. 2015; 22(9): 2919−2924.

[33] Dayan JH, Dayan E, Smith ML. Reverse lymphatic mapping: a new technique for maximizing safety in vascularized lymph node transfer. *Plast Reconstr Surg*. 2015; 135(1): 277−285.

[34] Scaglioni MF, Suami H. Lymphatic anatomy of the inguinal region in aid of vascularized lymph node flap harvesting. *J Plast Reconstr Aesthet Surg*. 2015; 68(3): 419−427.

[35] Lin CH, Ali R, Chen SC, et al. Vascularized groin lymph node transfer using the wrist as a recipient site for management of postmastectomy upper extremity lymphedema. *Plast Reconstr Surg*. 2009; 123(4): 1265−1275.

[36] Chang EI, Ibrahim A, Liu J, et al. Optimizing quality of life for patients with breast cancer-related lymphedema: a prospective study combining DIEP flap breast reconstruction and lymphedema surgery. *Plast Reconstr Surg*. 2020; 145(4): 676e−685e.

[37] Howell AC, Gould DJ, Mayfield C, et al. Anatomical basis of the gastroepiploic vascularized lymph node transfer: a radiographic evaluation using computed tomographic angiography. *Plast Reconstr Surg*. 2018; 142(4): 1046−1052.

[38] Mousavi SR, Akbari ME, Zarrintan S. Vascularized gastroepiploic lymph node transfer significantly improves breast cancer-related lymphedema. *J Surg Oncol*. 2020; 121(1): 163−167.

[39] Kenworthy EO, Nelson JA, Verma R, et al. Double vascularized omentum lymphatic transplant (VOLT) for the treatment of lymphedema. *J Surg Oncol*. 2018; 117(7): 1413−1419.

[40] Ciudad P, Manrique OJ, Date S, et al. Double gastroepiploic vascularized lymph node transfers to middle and distal limb for the treatment of lymphedema. *Microsurgery*. 2017; 37(7): 771−779.

[41] Nguyen AT, Suami H. Laparoscopic free omental lymphatic flap for the treatment of lymphedema. *Plast Reconstr Surg*. 2015; 136(1): 114−118.

[42] Nguyen AT, Suami H, Hanasono MM, et al. Long-term outcomes of the minimally invasive free vascularized omental lymphatic flap for the treatment of lymphedema. *J Surg Oncol*. 2017; 115(1): 84−89.

[43] Coriddi M, Kenworthy E, Weinstein A, et al. The importance of indocyanine green near-infrared fluorescence angiography in perfusion assessment in vascularized omentum lymphatic transplant. *J Surg Oncol*. 2018; 118(1): 109−112.

[44] Coriddi M, Wee C, Meyerson J, et al. Vascularized jejunal mesenteric lymph node transfer: a novel surgical treatment for extremity lymphedema. *J Am Coll Surg*. 2017; 225(5): 650−657.

[45] Kraft CT, Eiferman D, Jordan S, et al. Complications after vascularized jejunal mesenteric lymph node transfer: a 3-year experience. *Microsurgery*. 2019; 39(6): 497−501.

[46] Ho OA, Lin CY, Pappalardo M, et al. Comparisons of submental and groin vascularized lymph node flaps transfer for breast cancer-related lymphedema. *Plast Reconstr Surg Glob Open*. 2018; 6(12): e1923.

[47] Gustafsson J, Chu SY, Chan WH, et al. correlation between quantity of transferred lymph nodes and outcome in vascularized submental lymph node flap transfer for lower limb lymphedema. *Plast Reconstr Surg*. 2018; 142(4): 1056−1063.

[48] Teven CM, Ooi ASH, Inbal A, et al. Implantable Doppler monitoring of buried free flaps during vascularized lymph node transfer. *J Surg Oncol*. 2017; 116(3): 371−377.

[49] Patel KM, Lin CY, Cheng MH. A prospective evaluation of lymphedema-specific quality-of-life outcomes following vascularized lymph node transfer. *Ann Surg Oncol*. 2015; 22(7): 2424−2430.

第13章

腹股沟带血管淋巴结移植术

JEFF CHANG, DANIEL J. GOULD, AND KETAN M. PATEL

关键点

- 1982 年 Clodius 首次报道了腹股沟带血管淋巴结皮瓣移植术在 2 例病例中的临床应用。
- 早在临床研究之前，就有动物研究表明带血管淋巴结皮瓣可有效治疗水肿。
- 腹股沟带血管淋巴结可单独移植至腋窝、肘部和腕部，疗效显著。
- 腋窝移植可切取下腹部皮瓣的腹股沟带血管淋巴结，如腹壁下动脉穿支皮瓣（DIEP），或经过改良的不含肌肉的带淋巴结 DIEP。

- 腹股沟带血管淋巴结皮瓣的优点：淋巴结数量多；淋巴管-静脉存在广泛的连接，引流周围组织间质中淋巴液；供区切口的瘢痕隐蔽性好。它的缺点是，可引起供区淋巴水肿，远端部位移植后美容效果差。

引言

1972 年，McGregor 和 Jackson 设计采用旋髂浅动脉（SCIA）和静脉供血的腹股沟皮瓣重建手部软组织缺损 [1, 2]。10 年后，Clodius 根据同种皮瓣所具有的淋巴优势，提出将该皮瓣移植作为淋巴水肿的潜在治疗方法 [3]。

几年后，Becker 等证实该皮瓣能治疗乳腺癌术后淋巴水肿 [4]。研究表明，经腋窝移植皮瓣后，大多数患者的病情有所改善。在这项具有里程碑意义的研究之后，Cheng 等发表了有关腕部或肘部植入皮瓣的系列文章，进一步验证了这种治疗方法对乳腺癌术后上肢淋巴水肿的患者有效 [5, 6]。

尽管这种治疗有效，但患者在皮瓣切除后可能会出现下肢医源性淋巴水肿并发症。然而，尸体解剖和影像学研究提供了腹股沟淋巴结的解剖特点和引流模式，新型反向做图技术保证了切取腹股沟皮瓣的可靠性和安全性，这将医源性淋巴水肿的发生率降至最低。

在本章中，我们将探讨腹股沟皮瓣的解剖结构、皮瓣成功切取技术、术后常见并发症和注意事项、带血管腹股沟淋巴结移植（VGLNT）的疗效。

解剖

在切取腹股沟皮瓣之前，应充分了解皮瓣的解剖结构，以避免发生医源性下肢淋巴水肿。腹部及腿部的淋巴向腹股沟区引流，进入浅淋巴结和深淋巴结。根据不同的引流模式，腹股沟淋巴结分为不同的淋巴群（lymphosome）或淋巴区域的淋巴结 [7]。每个淋巴群负责腹部或腿部特定区域的淋巴引流。因此，为了避免医源性下肢淋巴水肿，应该切取引流腹部的淋巴结，而不是切取引流下肢的淋巴结（图 13.1）。

浅淋巴结和深淋巴结皆位于股三角区。股三角内侧缘为长收肌，外侧缘为缝匠肌，上缘为腹股沟韧带。股三角从外向内，依次分布股神经、股动脉和股静脉。股静脉内侧是收集下肢引流的

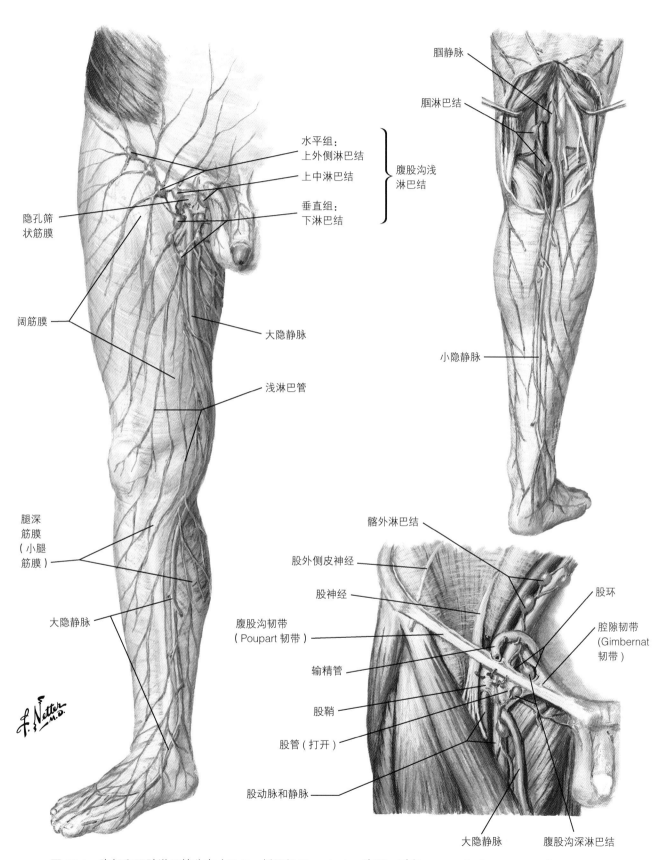

水平组：
上外侧淋巴结

上中淋巴结

垂直组：
下淋巴结

腹股沟浅
淋巴结

隐孔筛
状筋膜

阔筋膜

大隐静脉

浅淋巴管

腘静脉

腘淋巴结

小隐静脉

腿深
筋膜
（小腿
筋膜）

大隐静脉

髂外淋巴结

股外侧皮神经

股神经

腹股沟韧带
（ Poupart 韧带 ）

输精管

股鞘

股管（打开）

股动脉和静脉

股环

腔隙韧带
（Gimbernat
韧带 ）

大隐静脉

腹股沟深淋巴结

• 图 13.1　腹部和下肢淋巴管分布（Netter 插图经 Elsevier Inc 许可，引自 www.netterimages.com）

深淋巴结。起自腿部的淋巴管汇合后，与大隐静脉伴行，最终在股三角远端流入深淋巴结[7]。

深淋巴结负责下肢淋巴回流，而浅淋巴结则负责下腹部淋巴回流。浅淋巴结位于股三角上方，靠近腹股沟韧带下缘，位于深筋膜的浅部。根据尸体和影像学研究，每个腹股沟区有 6～8 个浅淋巴结，其中一半由腹腔分支供血。浅淋巴结大多聚集在旋髂浅静脉（SCIV）和腹壁下浅静脉（SIVE）之间[5, 8, 9]。

McGregor 和 Jackson 设计的传统腹股沟皮瓣是一种基于旋髂浅动脉（SCIA）的皮瓣。皮瓣包括浅淋巴结、深淋巴结和部分深筋膜等软组织。这种皮瓣虽然有疗效，但也存在不少缺点，

如体积大、蒂短、医源性淋巴水肿风险大。新型腹股沟皮瓣是一种基于旋髂动脉穿支（SCIP）的皮瓣，它用于软组织重建时可以避免以上缺点。旋髂浅动脉的主穿支血管可为一大片皮瓣供血。此外，已有实践证明只需切取稍微加厚的皮瓣，即可取到腹股沟浅淋巴结（图 13.2～图 13.4）。

反向淋巴做图

反向淋巴做图是一种帮助获取皮瓣的辅助手段，可减少下肢医源性淋巴水肿的发生。该技术使用伽马探针在下肢远端注射锝，可以标记下肢引流的浅淋巴结，并与下腹部引流的淋巴结区分

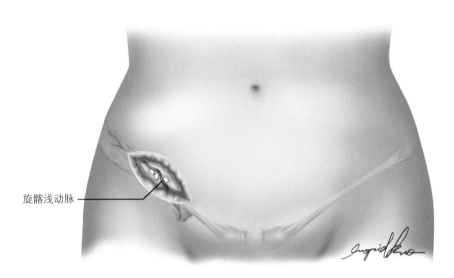

旋髂浅动脉 —

• 图 13.2　基于旋髂浅动脉穿支的带血管淋巴结皮瓣设计

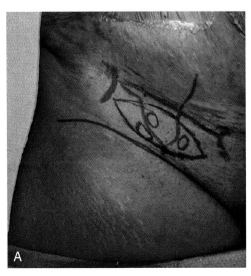

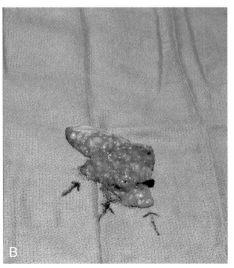

• 图 13.3　带血管淋巴结皮瓣

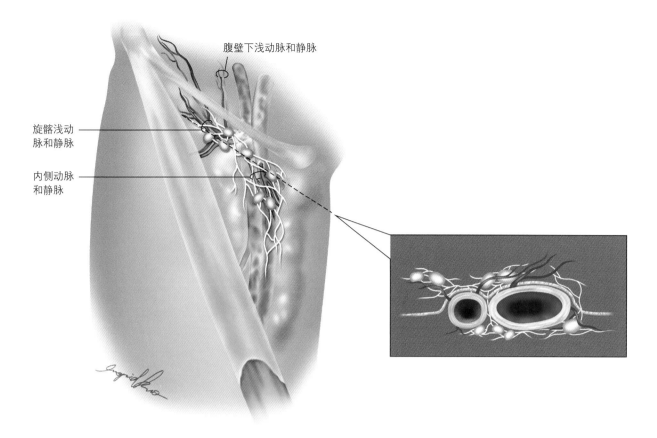

腹壁下浅动脉和静脉

旋髂浅动脉和静脉

内侧动脉和静脉

• 图 13.4 相关淋巴结的解剖学绘图及与股动脉相关联的解剖学横截面图示

开[10]。另外相类似的方法，将吲哚菁绿（ICG）注射到下腹部，标记下腹部引流的深淋巴结，与下肢引流的浅淋巴结区分开。这种淋巴结选择性切取技术增加了腹股沟区及腋窝区切取淋巴结的安全性。

术前导航

术前影像学检查，如窄门控计算机断层扫描（CT）和 CT 血管造影，有助于指导带血管淋巴结移植手术（图 13.5 和图 13.6）。这可以缩短手术时间，并降低发生供区并发症的风险。

手术技术

手术开始之前，注射 ICG 到下腹部旋髂浅静脉和腹壁下浅静脉的引流区域，皮瓣显影会集中在腹股沟韧带和腹股沟皱襞之间的股动脉搏动区。若选用锝进行反向淋巴示踪，常规推荐

在手术前一天晚上或手术当天早上进行。在股动脉附近及腹股沟皱襞下方进行触诊和标记，确定目标淋巴结位置。耻骨结节（PT）到髂前上棘（ASIS）的连线即为腹股沟韧带。旋髂浅动脉（SCIA）是股动脉向髂前上棘方向的分支。可使用手持多普勒超声识别 SCIA 及其穿支血管。切开皮瓣后，仔细保护这些穿支血管是极为重要的。

大部分浅淋巴结位于腹股沟韧带下方约 2 cm，耻骨联合到髂前上棘连线的中内 1/3 处，是旋髂浅静脉和腹壁下浅静脉之间的区域[8, 9]。

分离时若超过该区域内侧可能会损伤大隐静脉，中断下肢静脉的直接回流，分离时应尽量避免。

如果需要皮岛，皮瓣将沿着 SCIA 轴居中。根据受区大小决定皮岛尺寸。在深筋膜层面从最外侧开始分离，按从外到内、从下到上的方向，直到 SCIP 为止。深筋膜层面通常有 2 个 SCIA 主要穿支血管。虽然 1 个穿支血管即可供血，但仍建议 2 个穿支都取，因为淋巴结通常位于这 2

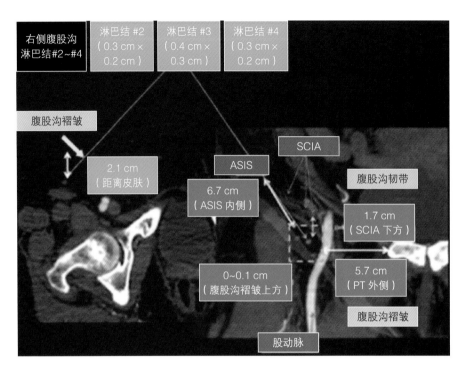

• 图 13.5　使用 CT 进行术前导航。ASIS，髂前上棘；PT，耻骨结节；SCIA，旋髂浅动脉

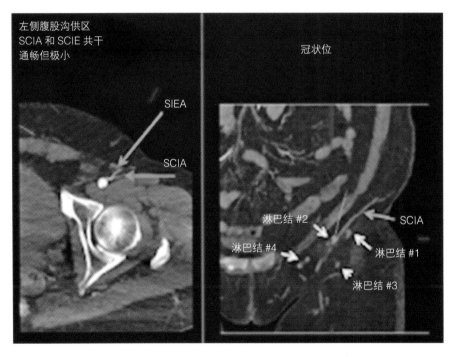

• 图 13.6　术前成像和解剖。SCIA，旋髂浅动脉；SIEA，腹壁下浅动脉

血管之间。然后开始中段上切，分离至 SIEV。这是解剖分离的内界。虽然有少数情况，内界的内侧近端也有浅淋巴结存在，但这些淋巴结可能与下肢回流相关。SCIV 和 SIEV 的汇合为主要皮瓣供血，同时也负责淋巴引流。为了获得合适的动脉直径，应将 SCIA 的穿支近端解剖分离至起点附近。

如果皮瓣不需要皮岛，则初始切口沿 SCIA 轴方向。然后将皮肤牵开，皮瓣其余部分按照前面所述的相同方式获取。皮瓣切取步骤如下图所示（图 13.7）。

该皮瓣也能联合腹部皮瓣用于治疗上肢淋巴水肿和乳房重建[11, 12]。带腹股沟淋巴结的腹部皮瓣可用于自体乳房重建和上肢淋巴水肿的治疗。

受区部位

上肢有几个可供选择的受区部位，包括远端腕部、前臂、肘部和腋窝。目前，对于该区域淋巴结移植的最佳位置尚无共识。受区部位的选择取决于多个因素，如外科医师的偏好、手臂肿胀的位置、手臂淋巴水肿的严重程度、先前的瘢痕和外观问题等。

远端受区部位（手腕部）与肘部或腋窝相比，是更适合皮瓣移植的位置。远端受区可以承载较高的间质流体压力，并且利用重力来最大化间质-受体静脉梯度。这种"吸入泵"效应被认为是 VGLNT 原理的一种机制[6, 13]。皮瓣可使用掌侧或背侧的桡血管或尺血管供血。然而，由于手腕部位的软组织有限，皮瓣可能会显得较厚，因此，手术前应与患者充分沟通皮瓣移植术后的外观问题。

上肢皮瓣移植选择的受区部位可以向近端走。桡骨中部是前臂的首选部位，因为皮瓣去表皮化和埋入可以提高该部位的美容效果。此外，桡侧静脉和头静脉分支位于手术区域内，可实现双静脉引流。其他可选择部位包括肘关节区，这将在另一章中讨论。

腋窝是上肢淋巴水肿患者淋巴结皮瓣移植的常见受区部位。腋窝清扫术后进行放疗，可能形成明显的瘢痕，导致疼痛、活动范围受限和凹陷畸形。对于这些患者，腋窝是理想的受区部位。在腋窝移植皮瓣，外科医师可以在切除瘢痕的同时松解瘢痕粘连，并用淋巴结和脂肪提供额外的软组织，且无须额外切口。与腕部或肘部相比，腋窝处于近端，重力效应最小，可以更紧密地与正常淋巴群桥接。由于受体血管周围已形成致密瘢痕，解剖结构最为复杂。供血的常见血管包括胸背侧血管或侧胸/胸壁血管的分支。考虑到瘢痕区域内分离的静脉活动受限，这些区域的双静

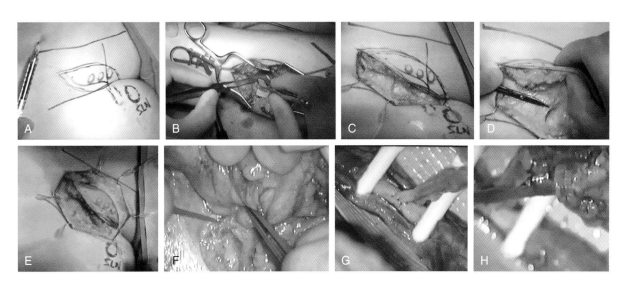

• 图 13.7　带血管淋巴结移植皮瓣的解剖。A. 皮瓣的设计包括识别和排除前哨淋巴结和使用反向淋巴做图。B. 准备受区，在本例中为手腕部位。掀起皮瓣后，确认多数血管蒂（C），切取皮瓣（D），充分分离血管蒂（E）。F. 动脉吻合。G. 静脉吻合。H. 采用 1.5 吻合器

脉引流可能会受阻。

不建议将腹股沟区的淋巴结移植到下肢，这可能会阻断对侧的代偿性淋巴回流。由于潜在的引流异常或遗传因素，患者医源性淋巴（行淋巴结移植所致）水肿的风险可能会增加。

术后护理

术后患者需住院进行皮瓣监测。四肢和心脏保持在同一水平。手臂的卫生清洁至关重要，因为这些患者由于淋巴回流受阻，术后感染的风险更高。患者出院后继续口服抗生素，并在 1 周后进行随访。随访时，检查上肢是否有伤口愈合不良问题。如果出现伤口愈合不良问题，通常可以通过保守治疗解决。术后 4～6 周，进行按摩和手法压迫等物理治疗。

结果

乳腺癌术后淋巴水肿患者通过 VGLNT 治疗的疗效令人满意。调查表明，术后和术前相比，患者感觉"上肢"较前变轻，上肢蜂窝织炎的发病率有所降低。通过环肢体测量、水置换分析和影像学成像进行容积评估，发现术后上肢的整体容积减少。

研究表明，上肢淋巴水肿患者在远端（腕部）移植皮瓣后，上肢周径可减少约 50%，蜂窝织炎的发生率较前降低，早期淋巴水肿患者的治疗效果尤为显著 [6, 14]。当皮瓣移植到腋窝时，大多数患者的淋巴水肿有所改善，并有降低蜂窝织炎发病率的趋势；然而，还是有一些患者需要额外皮瓣移植到肘部 [4]。

移植皮瓣所导致的供区医源性淋巴水肿仍然

是一个有待解决的大问题。VGLNT 术后医源性淋巴水肿的真实发生率较少，缺乏临床数据。迄今为止，已有两项研究报道了皮瓣切取后造成医源性下肢淋巴水肿 [15, 16]。在一项研究中，14 例患者中有 2 例在 VGLNT 术后出现供区淋巴水肿。遗憾的是，文章没有提到这些患者的更多细节。在第二项研究中，一名接受 VGLNT 的患者的供区大腿周径与对侧腿相比增加了 2 cm。这两项研究中，作者均没有应用反向淋巴做图。

已有文献报道了供区下肢淋巴回流的亚临床变化。例如，在 13 例接受 VGLNT 的患者中，供区下肢周径没有变化 [17]。有趣的是，术后淋巴造影确实显示供区肢体的淋巴流量有轻微变化，2 例患者的淋巴引流指数异常。虽然没有使用反向淋巴做图，但作者在下腹部注射了染料标记淋巴结，以协助切除皮瓣 [17]。

在另一项研究中，30 例接受 VGLNT 的患者没有 1 例出现临床可检测的供区部位淋巴水肿，但这些患者的平均淋巴引流指数略有增加 [18]。无论如何，示踪剂仍可在 60 分钟或更短时间内在腹股沟区被观察到，但这些下肢的示踪剂摄取或淋巴引流没有变化。这项研究使用了反向淋巴做图技术来避免切取下肢淋巴结。

现有的技术可以最大限度地降低腹股沟浅淋巴结切除术后并发症的风险。首先，外科医师应了解相关解剖结构，包括浅淋巴结、深淋巴结及周围结构的关系。其次，使用反向淋巴示踪技术可避免采集下肢回流的淋巴结。最后，对于某些被认为是下肢淋巴水肿"高危"的患者，不应进行 VGLT。"高危"患者包括肥胖、有骨盆和腹股沟手术史、既往出现过腿部水肿的患者。对于此类患者，外科医师应选择其他部位切取带血管的淋巴结皮瓣。

结论

VGLNT 治疗上肢淋巴水肿疗效显著。最佳受区部位目前仍有争议，不同受区部位的 VGLNT 都可以改善淋巴水肿的主观症状。通过肢体测量和体积成像可以客观地体现淋巴水肿的改善。基于对腹股沟区淋巴引流解剖结构的掌握，在 VGLNT 术后，上肢蜂窝织炎和医源性下肢淋巴水肿发病率均大幅下降。

参考文献

[1] Smith PJ, Foley B, McGregor IA, Jackson IT. The anatomical basis of the groin flap. *Plast Reconstr Surg*. 1972; 49(1): 41-47.

[2] Lister GD, McGregor IA, Jackson IT. The groin flap in hand injuries. *Injury*. 1973; 4(3): 229-239.

[3] Clodius L, Smith PJ, Bruna J, et al. The lymphatics of the groin flap. *Ann Plast Surg*. 1982; 9(6): 447-458.

[4] Becker C, Assouad J, Riquet M, et al. Postmastectomy lymphedema: long-term results following microsurgical lymph node transplantation. *Ann Surg*. 2006; 243(3): 313-315.

[5] Cheng MH, Chen SC, Henry SL, et al. Vascularized groin lymph node flap transfer for postmastectomy upper limb lymphedema: flap anatomy, recipient sites, and outcomes. *Plast Reconstr Surg*. 2013; 131(6): 1286-1298.

[6] Scaglioni MF, Suami H. Lymphatic anatomy of the inguinal region in aid of vascularized lymph node flap harvesting. *J Plast Reconstr Aesthet Surg*. 2015; 68(3): 419-427.

[7] Dayan JH, Dayan E, Kagen A, et al. The use of magnetic resonance angiography in vascularized groin lymph node transfer: an anatomic study. *J Reconstr Microsurg*. 2014; 30(1): 41-45.

[8] Zeltzer AA, Anzarut A, Braeckmans D, et al. The vascularized groin lymph node flap (VGLN): anatomical study and flap planning using multi-detector CT scanner. The golden triangle for flap harvesting. *J Surg Oncol*. 2017; 116(3): 378-383.

[9] Dayan JH, Dayan E, Smith ML. Reverse lymphatic mapping: a new technique for maximizing safety in vascularized lymph node transfer. *Plast Reconstr Surg*. 2015; 135(1): 277-285.

[10] Nguyen AT, Chang EI, Suami H, Chang DW. An algorithmic approach to simultaneous vascularized lymph node transfer with microvascular breast reconstruction. *Ann Surg Oncol*. 2015; 22(9): 2919-2924.

[11] Chen R, Mu L, Zhang H, et al. Simultaneous breast reconstruction and treatment of breast cancer-related upper arm lymphedema with lymphatic lower abdominal flap. *Ann Plast Surg*. 2014; 73(suppl 1): S12-S17.

[12] Lin CH, Ali R, Chen SC, et al. Vascularized groin lymph node transfer using the wrist as a recipient site for management of postmastectomy upper extremity lymphedema. *Plast Reconstr Surg*. 2009; 123(4): 1265-1275.

[13] Ciudad P, Agko M, Perez Coca JJ, et al. Comparison of long-term clinical outcomes among different vascularized lymph node transfers: 6-year experience of a single center's approach to the treatment of lymphedema. *J Surg Oncol*. 2017; 116(6): 671-682.

[14] Vignes S, Blanchard M, Yannoutsos A, et al. Complications of autologous lymph-node transplantation for limb lymphoedema. *Eur J Vasc Endovasc Surg*. 2013; 45(5): 516-520.

[15] Pons G, Masia J, Loschi P, et al. A case of donor-site lymphoedema after lymph node-superficial circumflex iliac artery perforator flap transfer. *J Plast Reconstr Aesthet Surg*. 2014; 67(1): 119-123.

[16] Liu HL, Pang SY, Lee CC. Donor limb assessment after vascularized groin lymph node transfer for the treatment of breast cancer-related lymphedema: clinical and lymphoscintigraphy findings. *J Plast Reconstr Aesthet Surg*. 2019; 72(2): 216-224.

[17] Viitanen TP, Mäki MT, Seppänen MP, et al. Donor-site lymphatic function after microvascular lymph node transfer. *Plast Reconstr Surg*. 2012; 130(6): 1246-1253.

[18] Cheng MH, Huang JJ, Wu CW, et al. The mechanism of vascularized lymph node transfer for lymphedema: natural lymphaticovenous drainage. *Plast Reconstr Surg*. 2014; 133(2): 192e-198e.

第14章

显微外科手术：颏下带血管淋巴结移植

MING-HUEI CHENG AND KETAN M. PATEL

关键点

- 将皮瓣的上缘设计在下颌骨下缘的正下方可有效隐藏瘢痕。

- 术前超声和MRI（磁共振成像）用于评估较大淋巴结的数目，确定面动脉的走行。

- 颏下带血管淋巴结移植的适应证：Cheng淋巴水肿分级为2～4级；中国台湾核素淋巴造影术分期（Taiwan Lymphoscintigraphy Staging，TLS）为T4～T6（淋巴系统完全阻塞）；TLS为P1～P3（淋巴系统部分阻塞）；淋巴管闭塞；蜂窝织炎反复发作；综合物理消肿治疗

失败等。

- 手术禁忌证：局部肿瘤复发；远处转移。

- 在显微镜下手术时，需使用神经刺激器辅助操作，小心保存1～3条下颌缘神经。

- 采集下颌下腺和面部血管周围的颏下淋巴结时，操作应谨慎。

- 保留内侧颈阔肌的宽度为5 cm，有助于避免下颌缘神经假性麻痹。

- 从内向外逆行分离颏下动脉，皮瓣应包含下颌下腺被膜。

引言

随着带血管淋巴结（vascularized lymph node，VLN）供区的不断发现，外科医师得以根据患者的具体情况，制订个体化的诊疗策略。供区选择的多样性对诊疗策略至关重要，因为从某个特定供区获取皮瓣的技术不一定适合于所有患者。腹股沟区是常用的带血管淋巴结供区之一。对于下肢淋巴水肿患者而言，腹股沟区作为移植供区可能会诱发健侧下肢水肿，因此并不总是最佳选择，而颏下VLN皮瓣与四肢远离较远，成为良好的带血管淋巴结供区。

早在头颈部的局部皮瓣移植术的报道中，关于颏下皮瓣的运用已有记载。颏下皮瓣是以颏下动脉作为皮瓣轴线的颈部皮瓣，1990年首次报道其在广泛缺损病例中的应用，并具有良好可靠性[1]。

此后，进一步的尸体解剖和临床研究发现，游离或带蒂的颏下皮瓣具有多用性。此外，细致入微的解剖学知识得到运用，丰富了皮瓣设计的多样性。最近，研究人员通过尸体解剖更为详实地了解了面动脉及其穿支的解剖结构，确定了较大颏下淋巴结的数量，这对临床实践大有裨益[2]。随着皮瓣技术的进步，颏下供区并发症的发病率降低[3]，皮瓣设计更为精进[4]，但我们应着重考虑VLN皮瓣的解剖变异。本章围绕颏下VLN皮瓣移植术，重点阐述手术相关的解剖学知识和外科手术技术。

概念

颏下VLN皮瓣的轴线为颏下动脉，其设计思路和掀起方式与传统的颏下皮瓣不同。传统颏下皮瓣的皮岛设计在下巴中部，用于覆盖头颈部

的软组织。

颏下 VLN 皮瓣的皮岛沿下颌骨下缘走行。最初，皮瓣范围设计为 10 cm×5 cm，将二腹肌前腹包裹在皮瓣内，但为了获取 1～2 条皮肤穿支血管，皮瓣范围已经改进为 6 cm×2.5 cm（邻近下颌角）。另外，颈阔肌内侧部皮瓣的宽度设计为 5 cm，以免导致下唇向下运动受限（下颌边缘假性麻痹）[5]。我们必须考虑淋巴结的定位、保留和灌注等方面的技术细节。

局部解剖

Cheng 等在 2012 年首次报道了下颌线下方 10 cm×5 cm 的皮瓣中，发现平均 3.3±1.5 个颏下淋巴结[6]。此外，Tzou 等报道了颏下区平均有 3±0.6 个淋巴结，平均大小为 4.5±1.8 mm × 2.9±1.2 mm[7]。大多数淋巴结位于距中线 5～6.5 cm 处。距中线 4～6 cm 处平均有 4 支皮肤穿支血管。

颏下区的血供如图 14.1 所示。在颈阔肌下间隙，颈筋膜各层内都有一些关键结构。颈部结构的主要动脉来源包括颈外动脉的数条分支。颏下 VLN 皮瓣的动脉供应以颏下动脉为基础，该动脉是面动脉的一个恒定分支。面动脉位于下颌角前方 2.0～2.5 cm 的下颌下缘水平处。距中线 6.4 cm 处可见平均直径为 1.3±0.2 mm 的颏下动脉作为面动脉的前支发出（图 14.1）[7]。一项解剖学研究发现 69% 的面动脉位于腺体表面，另 31% 则穿行于腺体之间，需要在腺体内解剖才能发现（图 14.2）[8]。在通过颌下腺后，颏下动脉走行于下颌舌骨肌表面，其在走行路径上发出许多穿过颈阔肌的穿支供应皮肤。颏下动脉在远端与二腹肌前腹相遇后走行路径会出现变异，约 70% 患者的远端颏下动脉深入二腹肌中，而其余的则走行在二腹肌的表面[9]。颏下血管的静脉系统与动脉相伴行，最终汇入面前静脉。

面神经下颌缘支（MMN）的位置需要术者特别关注。MMN 的平均直径为 1.0±0.1 mm，常走行于面部血管的表面[7]。

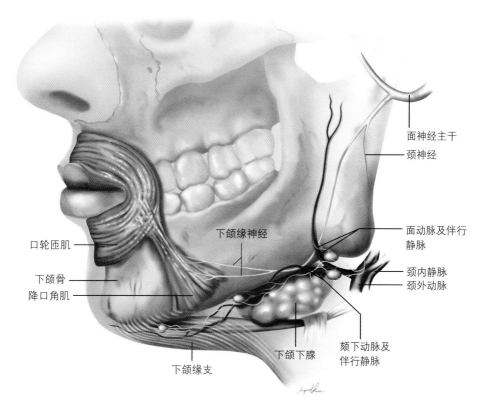

口轮匝肌
下颌骨
降口角肌
下颌缘支
下颌缘神经
下颌下腺
颏下动脉及伴行静脉
面神经主干
颈神经
面动脉及伴行静脉
颈内静脉
颈外动脉

● 图 14.1　图中显示了面下部的局部解剖。下颌缘神经与面血管关系密切。颏下动脉是面动脉的一个分支，营养颈部 I A 和 I B 区的淋巴结。术中应保留二腹肌前腹及内侧颈阔肌，以降低供区并发症发生率

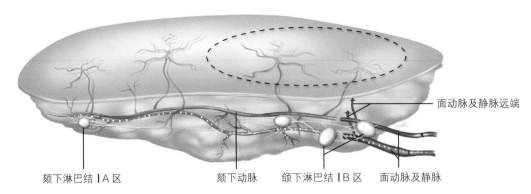

面动脉及静脉远端

颏下淋巴结ⅠA区　　颏下动脉　　颌下淋巴结ⅠB区　面动脉及静脉

● 图14.2　颏下动脉-面动脉的动脉变异主要与颌下腺有关，其可在颌下腺表面通过或穿过颌下腺。皮瓣大小可以是10 cm×5 cm，平均可包含4条皮肤穿支血管，或是6 cm×2.5 cm的皮瓣，其包含1～2条皮肤穿支血管。磁共振成像可检测到最多平均7个淋巴结（直径大于2 mm），其中包括平均3个较大淋巴结（直径大于5 mm）

MMN是面神经的五大分支之一。MMN与面部血管的解剖位置关系对临床十分重要，该神经与面部血管在距中线7.2 cm处交汇[7]。尽管早期的尸体解剖表明，只有少数患者的MMN会出现在下颌骨下缘以下[10]，但最近的解剖学研究表明，在人群中MMN出现在该位置的情况或许比前者更常见[11,12]。MMN从腮腺下部发出后向深部走行至下颌角，此处神经分支会出现变异（图14.1）。Nelson和Gingrass[12]在尸体解剖评估中发现MMN有分散的、可识别的数支神经分支支配降口角肌（DAO）、降下唇肌（DLI）和颏肌[12]。进入颏肌和DLI的神经分支恒定位于下颌缘以下。在面动脉前方，进入DAO的神经分支较大且通常位于下颌缘以上，向深层走行支配肌肉。在最下缘还发现了支配颈阔肌的下颈部分支。这些神经分支位于颌下腺浅表的一层薄筋膜内。在一项临床研究的观察中，Nason等发现MMN位于下颌骨缘水平以下0～1.5 cm，但当颈部伸展时，MMN可下移多达3 cm[11]。MMN损伤表现为同侧下唇向下和向外移动时肌力减弱和（或）肌无力。MMN的损伤可通过检查微笑时嘴巴的角度和对称性来显现，术中可在显微镜下通过神经刺激器辅助解剖MMN来避免其损伤。

颏下VLN皮瓣中的带血管淋巴结主要包含颏下（ⅠA）和颌下（ⅠB）区的Ⅰ区淋巴结。这些淋巴结位于颈深肌群顶部的颈阔肌下平面内。舌骨、下颌骨和二腹肌前腹构成了颏下三角。颌下组淋巴结的解剖标志位于颏下区后方，从二腹肌向后延伸至颌下腺的后方。这两组淋巴结一起构成了Ⅰ区淋巴结，且都非常接近颏下/面动脉系统（图14.1）。Poccia等最近报道，在保留颈阔肌的颏下VLN瓣切取术中，术者可通过保留距中线5 cm处的颈阔肌内侧部分，减少下颌缘神经假性下垂的并发症[5]。这种改良术式可以最大限度地减少下唇向下运动困难，这个动作的部分功能就是由颈阔肌控制的[13,14]。

患者选择：应用Cheng淋巴水肿分级及中国台湾核素淋巴造影术分级

VLN移植手术前的患者咨询有助于达到患者对手术的预期。颏下区带血管淋巴结移植术手术指征包括Cheng淋巴水肿分级2～4级，中国台湾核素淋巴造影术（TLS）分级T4～T6期（即淋巴系统完全阻塞），TLS P1～P3（即淋巴系统部分阻塞），无可再通淋巴管，蜂窝织炎反复发作，综合物理治疗失败。禁忌证为局部肿瘤复发和远处转移[15-17]。此外，既往上颈部手术史和放射治疗史是该区皮瓣采集的相对禁忌证，这是因为术后会有术区瘢痕形成，而且无法确保能够取到淋巴结。在评估颏下VLN皮瓣供区时，患者最可能担心的是术后颈部瘢痕或颈部轮廓不规则。实际上，颏下术区的瘢痕并不明显。对于第二种情况，应与患者讨论对侧颈部手术的可能性，这可能有助于保持术后下面部和颈部的对称性。MMN 的医源性损伤也是颏下 VLN 皮瓣切取的潜在严重并发症。对该神经走行及其与血管蒂关系的充分了解将会最大限度地减少神经损伤的可能（如上所述）。最重要的预防措施是通过在显微镜下用神经刺激器辅助解剖 MMN 来避免其损伤[5]。

对下肢淋巴水肿患者来说，颏下 VLN 皮瓣相当于一个远离肢体的 VLN 供区，可避免引起对侧正常肢体淋巴水肿的可能。目前尚无颈部 I 区淋巴结采集后引起医源性头颈部淋巴水肿的文献报道，而且我们的临床经验也支持了这一论点。

术前注意事项

获得一份包括其他基础合并疾病情况的详细病史将有利于进行充分的围手术期风险分层。心肺功能情况通常是筛选显微外科手术患者的主要决定性因素。心肺功能越好，长时间手术干预和麻醉相关的并发症风险越小。

术前淋巴功能检测对明确诊断淋巴水肿及患者的分层治疗至关重要。核素淋巴造影术是目前常规用于评估淋巴功能的主要诊断试验[17]。而对颏下供区部位的术前淋巴功能检测却不是必需的，因为从该区域获取淋巴结很少会导致头颈部淋巴水肿。多普勒超声可用于评估受者的血管和可能并发的近端血管疾病[18]。磁共振成像可显示颏下淋巴结的数量，以及面动脉与颌下腺的走行关系[19]。晚期淋巴水肿患者中出现的皮肤变化、蜂窝织炎和开放性伤口可能会使医师选择没有这些感染灶的替代部位作为受区，而非首选的受区部位，以避免与感染相关的并发症的可能。此外，压迫治疗和抗生素对于消除肿胀和感染灶来说也是必需的。

皮瓣设计

颏下 VLN 皮瓣的设计始于对面动脉的触诊和识别。面动脉通常位于下颌角前 2～2.5 cm 的下颌下缘水平处（图 14.2 和图 14.3）[7]。大多数情况下，需要一个 6 cm×2.5 cm 的皮岛以确保

至少包含 4 条皮肤穿支血管中的 1 条，并保证受区可以无张力关闭缝合。标记并保留 5 cm 宽的内侧颈阔肌。除内侧 5 cm 外，皮肤切口均需深入至颈阔肌下平面。面部血管的解剖通常选择在更远端的位置。在显微镜下，用神经刺激器精细识别 MMN。随后做出椭圆形皮肤切口的下半部分，并应根据颈部皮肤松弛程度和供区部位缝合需要进行调整。根据受区的需要，皮瓣的边界可适当延伸到中线或更远的地方。图 14.2 展示了一个 6 cm×2.5 cm 的改良皮瓣设计图。为了降低供区缝合处的张力，还可以设计更窄的皮岛，并可能使下颌骨下缘形成的瘢痕更小。

手术技巧

皮瓣切取时患者的体位摆放包括颈部、下面部和口角的消毒和铺巾（图 14.3）。颈部向待切取皮瓣的对侧充分伸展和旋转将有助于皮瓣的分离，并使术者在面神经附近解剖时能够评估面部表情肌肉功能。

首先沿准确描画的手术标记线切开椭圆形皮瓣的上部，从外侧向下解剖至颈阔肌水平，且保留 5 cm 宽的内侧颈阔肌（图 14.4）。在颈阔肌下间隙进行细致解剖，随后识别面动脉和 MMN。如上所述，在面动脉附近可以发现 MMN 的分

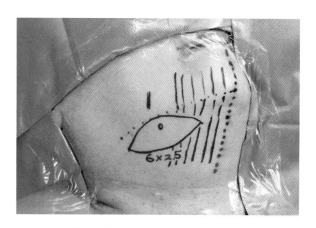

• 图 14.3　保留内侧颈阔肌的带血管颏下淋巴结皮瓣的术前标记。下颌骨的中线和下缘用虚线标记。根据受区部位的需要，皮瓣尺寸可能会有所不同；通常需要设计 6 cm×2.5 cm 的皮瓣，包括至少 1 条皮肤穿支，并保留 5 cm 宽的内侧颈阔肌

支，精细的剥离和操作可防止意外切断神经和（或）神经麻痹（图 14.5）[7]。神经刺激器是识别从 MMN 发出的所有小分支（图 14.6）的有效工具。颈部充分延展时，MMN 的分支可见于下颌骨下缘以下 1～2 cm 处，因此，在该区解剖时务必特别小心（图 14.6）。在下颌下缘上方 1 cm 处结扎远端面动脉，且将 MMN 分支顺利剥离后便可从远端向近端提拉皮瓣。

在内侧，需要保留 5 cm 宽的颈阔肌（图 14.7）。小心地将带有脂肪组织的 I A 区颏下淋巴结和皮瓣一起游离。保留二腹肌前腹，远端颏下动脉常位于此肌的深处，向皮肤发出约 4 条穿支，所以需注意保留此动脉。将颏下动脉的远端部分游离和结扎，此时就能确定皮瓣的轴线。依此做椭圆形皮瓣的下半部切口，椭圆形下半部切

口切开后从皮肤向下解剖至颈阔肌。在皮下层，应注意评估是否存在可作为次要引流通路的皮下静脉。然后将皮瓣从远端提拉游离。颏下动脉走行在下颌舌骨肌的表面，可以从此平面继续提拉游离皮瓣。解剖近端过程中遇到颌下腺时，会出现动脉分支变异（图 14.7）。因为在腺体附近可以发现供应腺体和周围结构的大分支，因此在这一结构周围仔细解剖，以防止皮瓣蒂意外损伤。大多数情况下，颏下动脉会在腺体表面走行，但近 1/3 的病例中，这条动脉会在腺叶间穿行。在腺体附近，可找到 I B 区淋巴结，精细解剖以避免该重要的皮瓣结构失去血供。在颌下腺周围和下侧进行解剖后，面总静脉就可显露，并可作为皮瓣的主要引流静脉。继续沿皮瓣周围进行解剖会显露出面部血管的远端和近端。综上所述，

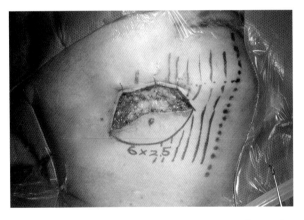

• 图 14.4　首先切开上切口。将切口做在下颌缘正下方，可确保供区闭合后瘢痕不明显

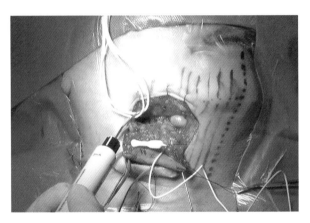

• 图 14.6　神经刺激器对探测下颌缘神经非常有用

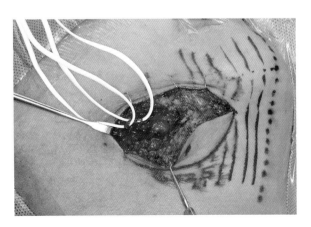

• 图 14.5　在与下颌缘平行、距中线 7～8 cm、垂直于面血管的位置可见下颌缘神经的 2 条分支，在显微镜下对其进行仔细解剖，并用白色脉管圈套器环绕

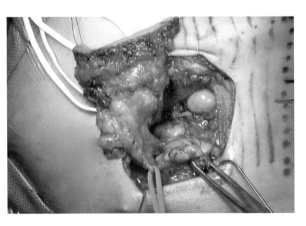

• 图 14.7　剥离皮瓣和颌下腺被膜，分离面静脉和动脉。蓝色圈套示面静脉

该术式设计了一个 6 cm×2.5 cm 的颏下 VLN 皮瓣，其中包含 3～6 个较大的颏下淋巴结、1 条面动脉和 1 条伴行静脉，以及 1 条面静脉，且保留了 1～3 支 MMN 分支（图 14.8～图 14.10）。

供区伤口妥善止血，撤去肩垫后，分两层进行皮肤美容缝合，以避免浅层皮肤张力过大（图 14.11 和图 14.12）。通常情况下，为分散整个手术区域的皮肤张力，会将手术胶条贴在皮肤缝合口上。最后常规放置一条密封负压引流管。

术后护理

仔细的术后皮瓣监测对于 VLN 皮瓣成功移植的意义与精细的皮瓣切取操作同样重要。VLN 移植术后，手术部位和皮瓣往往都会出现明显肿胀，这是由于淋巴水肿淤积液体被吸收所引起的。这成为 VLN 皮瓣移植术后早期血管并发症的潜在来源[20]。为避免皮瓣蒂因肿胀而受压，在受区预留足够空间以应对水肿期改变至关重要。通常的做法是剪除或松开皮瓣边缘的缝合线以释放皮瓣肿胀导致的压力（图 14.13）。长期使用"延迟一期缝合"的临床经验使我们能最大限度地减少术后早期由于血管损害导致的再探查手术，并能使皮瓣边缘获得一期愈合（图 14.14）[21]。一般说来，该方法可在术后 7～10 天的时间内关闭切口（图 14.15）。早期依赖体位可能会导致皮瓣充血、静脉回流障碍和皮瓣坏死。

上肢淋巴水肿患者可在术后 3～5 天后开始下地活动，下肢淋巴水肿患者可在术后 7～10

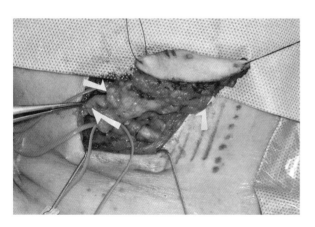

• 图 14.8　剥离皮瓣底部以完成皮瓣采集。4 个较大的颏下淋巴结用黄色箭头标出，面部动脉和静脉呈分叉状，皮瓣血流灌注良好

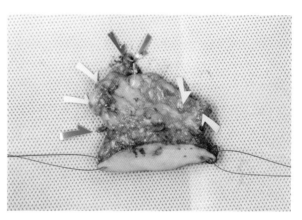

• 图 14.10　皮瓣深层可见 4 个相当大的颏下淋巴结（黄色箭头）。颏下-面动脉如图所示（红色箭头）。面静脉紧邻面动脉，另一浅静脉可用作第二供体静脉（蓝色箭头）

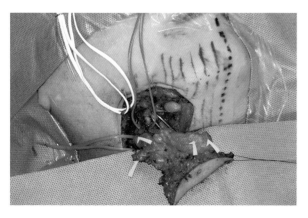

• 图 14.9　白色圈套示下颌缘神经的 2 个分支。可见这些神经与解剖范围的上缘十分接近

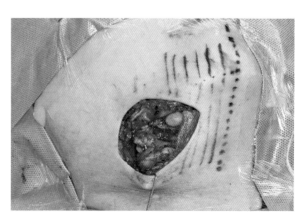

• 图 14.11　切取皮瓣后的供区部位。下颌缘神经的分支、二腹肌前腹和内侧颈阔肌保存完好，颌下腺位于伤口底部

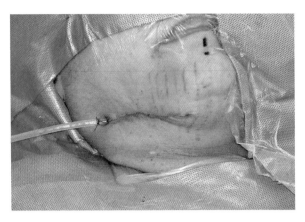

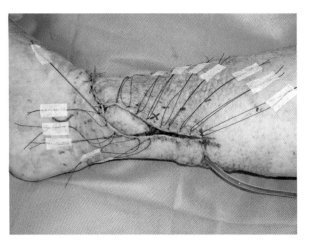

• 图 14.12 切取皮瓣后放置负压引流，直线闭合供区切口。切口位于下颌缘下方，较为隐蔽

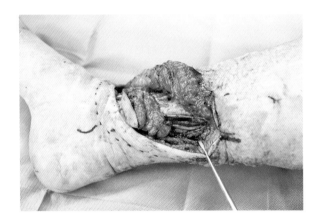

• 图 14.13 皮瓣嵌入下肢远端。右腿的纤维组织被广泛切除，并创建了用来容纳淋巴结皮瓣的袋状空间。带血管颏下淋巴结皮瓣与胫后动脉和大隐静脉吻合

• 图 14.14 "延迟一期保留缝合"技术，即使用松弛的间断的褥式缝合减少伤口张力，以容纳术后肿胀的皮瓣，利于皮瓣内的淋巴吸收

天后开始下地活动。上肢淋巴水肿住院时间通常为 7 天，下肢淋巴水肿住院时间通常为 14 天。从需要辅助下地行走到自由下地行走大约需要 3 天。早期术后护理后应常规行定期门诊随访。肢体周径的测量和症状缓解程度的密切评估将有助于确定淋巴结移植是否成功。术后不使用压迫疗法，仅仅需要 2～4 周的物理治疗，这是为了维持踝关节和腕关节的活动范围及相关的肌肉力量。可以使用手腕带或护踝来隐藏受区部位的瘢痕。

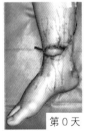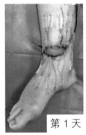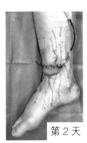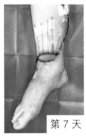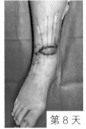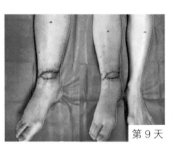

| 第 0 天 | 第 1 天 | 第 2 天 | 第 7 天 | 第 8 天 | 第 9 天 |

• 图 14.15 使用延迟一期保留缝合术（DPRS）技术在右踝部位嵌入带血管的颏下淋巴结瓣。在术后第 0、1 和 2 天，由于观察到张力增加，做了 DPRS 的松解。术后第 7 天，肿胀消退，伤口逐渐闭合。术后第 9 天创面完全闭合 [引自 Koide S, Lin CY, Cheng MH. J Surg Oncol. 2020 Jan; 121(1): 138−143]

结论

　　颏下 VLN 皮瓣移植术不仅是治疗下肢淋巴水肿的理想选择，且在上肢水肿患者中也被证明有显著疗效 [6, 15, 17, 22]。在一项平均随访 22.5 个月的研究中，颏下 VLN 皮瓣移植术后的肢体周径

减小率为 33.1%，但 LVA 仅为 15.2%，两种术式均显示蜂窝织炎发作次数由 6.8 例减少至 2 例。颏下 VLN 皮瓣组周径减小率为 35.3%，且患者总体生活质量改善（3.6/10），综合消肿治疗组的

周径减小率为 23.4%，总体生活质量改善率仅为 0.4/10，两组间的差异有统计学意义（*P* 分别为 0.03 和 0.01）[22]。在另一项更多例数和更长期的研究中，手术组包括 116 例颏下 VLN 皮瓣转移和 26 例淋巴管 - 静脉吻合术，在平均 29 个月的随访中，与非手术组相比，手术组术前术后的周径差异从 23.8% 改善到 14.7%，蜂窝织炎的发作次数减少（2.1 次 / 年减少到 0.8 次 / 年），而非手术组的周差改善了 28.9% ± 30.7%（变得更严重），蜂窝织炎的例数从 2.5 次 / 年增加到 3.5 次 / 年[17]。

供区功能障碍和并发症反复发生将极大地影响患者对整体疗效的满意度。MMN 的损伤将导致长期持续的面部表情扭曲。虽然真正的神经横断很少见，但对这些细小神经分支的操作可能会导致神经损伤。在一项专门针对 MMN 的前瞻性临床研究中，Nason 等发现在颈淋巴清扫术中显露并有目的地保留 MMN 后，有 20% 的患者出现 MMN 的神经性麻痹，但会在 3～6 个月内消失[11]。根据 MH Cheng 医师的经验，部分患者在颏下 VLN 皮瓣术后 3 个月会出现细微的面部不对称。所有出现这些症状的病例均可自行痊愈，并且没有任何患者表现出永久性 MMN 损伤。

在对侧颈部轻度饱满的情况下，可能需要抽脂术或颈部上提术来纠正这种外形上的不对称。

参考文献

[1] Martin D, Baudet J, Mondie JM, et al. The submental island skin flap. A surgical protocol. Prospects of use. *Ann Chir Plast Esthet*. 1990; 35(6): 480−484.

[2] Ito R, Zelken J, Yang CY, et al. Proposed pathway and mechanism of vascularized lymph node flaps. *Gynecol Oncol*. 2016; 141(1): 182−188.

[3] Shi CL, Wang XC. Reconstruction of lower face defect or deformity with submental artery perforator flaps. *Ann Plast Surg*. 2012; 69(1): 41−44.

[4] Yamauchi M, Yotsuyanagi T, Ezoe K, et al. Reverse facial artery flap from the submental region. *J Plast Reconstr Aesthet Surg*. 2010; 63(4): 583−588.

[5] Poccia I, Lin CY, Cheng MH. Platysma-sparing vascularized submental lymph node flap transfer for extremity lymphedema. *J Surg Oncol*. 2017; 115(1): 48−53.

[6] Cheng MH, Huang JJ, Nguyen DH, et al. A novel approach to the treatment of lower extremity lymphedema by transferring a vascularized submental lymph node flap to the ankle. *Gynecol Oncol*. 2012; 126(1): 93−98.

[7] Tzou CH, Meng S, Ines T, et al. Surgical anatomy of the vascularized submental lymph node flap: anatomic study of correlation of submental artery perforators and quantity of submental lymph node. *J Surg Oncol*. 2017; 115(1): 54−59.

[8] Cheng MH, Lin CY, Patel KM. A prospective clinical assessment of anatomic variability of the submental vascularized lymph node flap. *J Surg Oncol*. 2017; 115(1): 43−47.

[9] Faltaous AA, Yetman RJ. The submental artery flap: an anatomic study. *Plast Reconstr Surg*. 1996; 97(1): 56−60; discussion 61−52.

[10] Dingman RO, Grabb WC. Surgical anatomy of the mandibular ramus of the facial nerve based on the dissection of 100 facial halves. *Plast Reconstr Surg Transplant Bull*. 1962; 29: 266−272.

[11] Nason RW, Binahmed A, Torchia MG, et al. Clinical observations of the anatomy and function of the marginal mandibular nerve. *Int J Oral Maxillofac Surg*. 2007; 36(8): 712−715.

[12] Nelson DW, Gingrass RP. Anatomy of the mandibular branches of the facial nerve. *Plast Reconstr Surg*. 1979; 64(4): 479−482.

[13] Roostaeian J, Rohrich RJ, Stuzin JM. Anatomical considerations to prevent facial nerve injury. *Plast Reconstr Surg*. 2015; 135(5): 1318−1327.

[14] Rubin LR. The anatomy of a smile: its importance in the treatment of facial paralysis. *Plast Reconstr Surg*. 1974; 53(4): 384−387.

[15] Patel KM, Lin CY, Cheng MH. A prospective evaluation of lymphedema-specific quality-of-life outcomes following vascularized lymph node transfer. *Ann Surg Oncol*. 2015; 22(7): 2424−2430.

[16] Allen Jr. RJ, Cheng MH. Lymphedema surgery: patient selection and an overview of surgical techniques. *J Surg Oncol*. 2016; 113 (8): 923−931.

[17] Cheng MH, Pappalardo M, Lin C, et al. Validity of the novel Taiwan Lymphoscintigraphy Staging and correlation of Cheng lymphedema grading for unilateral extremity lymphedema. *Ann Surg*. 2018; 268(3): 513−525.

[18] Sachanandani NS, Chu SY, Ho OA, et al. Lymphedema and concomitant venous comorbidity in the extremity: comprehensive evaluation, management strategy, and outcomes. *J Surg Oncol*. 2018; 118(6): 941−952.

[19] Asuncion MO, Chu SY, Huang YL, et al. Accurate prediction of submental lymph nodes using magnetic resonance imaging for lymphedema surgery. *Plast Reconstr Surg Glob Open*. 2018; 6(3): e1691.

[20] Koide S, Lin CY, Chen C, et al. Long-term outcome of lower extremity lymphedema treated with vascularized lymph node flap transfer with or without venous complications. *J Surg Oncol*. 2020; 121(1): 129−137.

[21] Koide S, Lin CY, Cheng MH. Delayed primary retention suture for inset of vascularized submental lymph node flap for lower extremity lymphedema. *J Surg Oncol*. 2019.

[22] Engel H, Lin CY, Huang JJ, et al. Outcomes of lymphedema microsurgery for breast cancer-related lymphedema with or without microvascular breast reconstruction. *Ann Surg*. 2018; 268(6): 1076−1083.

第 15 章

显微外科手术：锁骨上带血管淋巴结移植

DAVID W. CHANG

关键点

- 腋窝或腹股沟淋巴结切取后，患者可能会出现上肢 / 下肢医源性淋巴水肿。
- 锁骨上淋巴结采集的主要优势：供区医源性淋巴水肿的发生风险极低。

- 皮瓣可带 / 不带皮肤，位于锁骨上方，呈水平方向。
- 选定颈横动、静脉及颈外静脉分支后，可以制备自由式游离皮瓣。

引言

带血管淋巴结移植术用于治疗淋巴水肿并逐渐得到普及，治疗成功率也在不断攀升，其目的是进一步减少供区并发症和优化供区的切取范围。研究发现，使用带血管淋巴结移植治疗上肢淋巴水肿的病例中，绝大多数进行了腹股沟浅淋巴结移植 [1-5]。然而，手术可能会损伤供区的深淋巴管，导致继发性下肢淋巴水肿。淋巴结供区主要用下肢淋巴水肿的治疗，但其情况复杂。目前常用腋淋巴结和颏下淋巴结，但有明显的弊端，如腋淋巴结切取可能会导致上肢淋巴水肿，颏下淋巴结切取会造成难看的切口瘢痕，近端淋巴结切取会有下颌缘神经损伤的风险 [6]。

迄今为止，关于供区并发症的文献相对较少。Viitanen 等采用下肢核素淋巴造影术对腹股沟淋巴结移植术后的 10 例患者进行检查，虽然这些患者无下肢不适表现，但是大多数患者的核素淋巴造影术显示，供区下肢的淋巴流速较未手术侧要慢一些。采用输送指数对患者的淋巴引流进行半定量评估后发现，10 例患者中有 2 例存在供区下肢淋巴功能异常 [7, 8]。Vignes 等进一步证明，腹股沟淋巴结移植和腋窝淋巴结移植具有

潜在风险 [9]。一项回顾性研究发现，26 例患者当中有 38% 的人出现明显的供区并发症，包括继发性肢体淋巴水肿、淋巴囊肿和供区的慢性疼痛。以上研究结果表明，有必要寻找并发症更少的供区来治疗淋巴水肿。

最近，研究人员运用解剖学知识，探索锁骨上皮瓣作为带血管淋巴结供区的可能性 [10, 11]。锁骨上皮瓣含有丰富的淋巴结，这些淋巴结不参与形成上肢的主要淋巴引流途径，此部位的切口愈合良好，此外，头颈部有庞大的淋巴引流替代途径，因此锁骨上皮瓣供区的优点多、适用范围广。

概念

局部解剖

淋巴解剖

锁骨上淋巴结，也称颈横淋巴结，沿颈横动脉（TCA）分布（图 15.1），引流颈前外侧皮肤、胸壁和乳腺的淋巴，有时引流上肢淋巴和收纳锁骨下淋巴结的淋巴引流 [1]。前分支与颈前浅淋巴结相连，位于颈前路，引流舌骨下皮肤与肌肉、甲状腺峡部和喉部声门下的淋巴。外侧分支起自

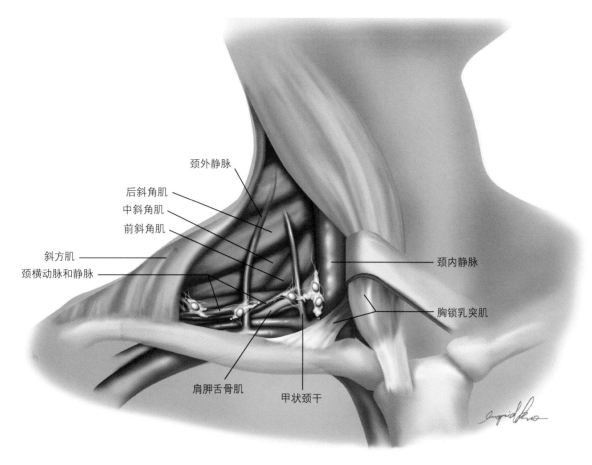

颈外静脉

后斜角肌

中斜角肌

前斜角肌

斜方肌

颈横动脉和静脉

颈内静脉

胸锁乳突肌

肩胛舌骨肌　　甲状颈干

• 图 15.1　锁骨上淋巴结（也称颈横淋巴结）沿颈横动脉排列

副淋巴链，收纳颈外侧浅淋巴结的输出淋巴管。

乳房到锁骨上区的大部分淋巴是通过间接途径引流的。锁骨下（尖）淋巴结引流通常终止于胸锁乳突肌（SCM）和锁骨后方的斜角肌淋巴结，也有可能会引流到锁骨上淋巴结。直接引流到这些淋巴结的"腋窝旁路"可能占5%～17%[1]。

锁骨上主干发出分支淋巴管（通常有 2～3支），直接通过胸导管（或右淋巴管），间接进入锁骨下静脉角[1]。

Virchow 淋巴结是从胸腔进入胸导管的最后一个淋巴结，位于左侧颈部颈锁骨下静脉处（也称为静脉角）或其附近。该区域淋巴结肿大提示腹腔来源（尤其是胃部）转移性肿瘤的可能。这可能是末端胸导管来源的恶性肿瘤细胞通过淋巴转移所致[12]。由于其位置特殊，在较浅的组织层面进行操作时，该淋巴结不能被切除。

美国癌症联合委员会（AJCC）和美国耳鼻咽喉头颈外科学会（AAO-HNS）将颈部Ⅴ区淋巴结定义为颈后三角组，其中包括锁骨上淋巴结。2002 年，Ⅴ区进一步被细分为Ⅴa区和Ⅴb区[13]。Ⅴa区淋巴结位于胸锁乳突肌（SCM）的后方、环状软骨下缘平面的上方，包括与副神经伴行的淋巴结。Ⅴb区淋巴结位于 SCM 的后方、环状软骨下缘平面的尾端。沿着颈横动脉走行的淋巴结也属于Ⅴ区，一些作者先前将其指定为单独的"锁骨上"组，不包括在Ⅴ区[14]。这些位于锁骨上三角的淋巴结是锁骨上皮瓣设计中的目标供区。

术语定义清晰十分重要，这样才能明确这些淋巴结在淋巴转移中的作用及在淋巴结清扫术中的应用。锁骨上淋巴结引流头颈淋巴，是头颈部恶性肿瘤（如甲状腺乳头状癌）可经淋巴管侵入锁骨上淋巴结。目前研究表明，淋巴转移是逐步发生的，从肿瘤学角度来看，Ⅴb淋巴结是一个合适的目标供区，因为它们极少参与头颈部恶性肿瘤的转移。头颈部淋巴引流具有局部特异性和可预测性。根据 Lindberg 和 Byers 的经典报道[15, 16]，Mukherji 在 2001 年的一篇论文中[14]调查了头颈部恶性肿瘤中的锁骨上淋巴结转移率，鼻咽癌为 11%，口底癌为 1%，舌根癌为 4%，声门上癌为 3%，口腔舌癌、扁桃体癌和软腭癌中无 1 例。因此，颈淋巴结清扫术的范围通常不包括Ⅴb区淋巴结，仅在肿瘤靠近该区域时行Ⅴb区淋巴结清扫。在甲状腺乳头状癌中也有类似的报道，Ⅱ、Ⅲ和Ⅳ区的淋巴结转移更常见[17, 18]。

黑色素瘤核素淋巴造影术可以了解皮肤淋巴管引流的范围，锁骨上淋巴结可引流少量颈部和下颌骨皮肤的淋巴，锁骨上淋巴结不参与上肢的淋巴引流（腋窝淋巴结引流上肢的淋巴，然后注入锁骨下干）[19]。

血管解剖

Cordova 等于 2009 年报道了他们对锁骨上区血管解剖的发现[20]。颈横动脉源自胸锁乳突肌后方的甲状颈干。脉管系统是相对恒定的，颈横动脉通常起源于甲状腺主干（80%），来自锁骨下动脉（17%）或在少数情况下作为乳内动脉的分支。颈横动脉在锁骨上约 2 cm 处向外后方延伸至斜方肌，肩胛舌骨肌下腹深面[20]。颈横动脉有浅支和深支。锁骨上皮肤平均有 4 个穿支来自颈横动脉的浅支（多数病例），少数来自颈横动脉，偶尔来自颈横动脉的末端深支。可能存在复合型变异。颈横动脉的一个单独的锁骨上支分支横行于锁骨上方，向皮瓣供血（图 15.2）。

伴随颈横动脉穿支的静脉支流汇合成 2 条颈横动脉的并行静脉，最终汇入颈横静脉（TCV）。浅静脉系统是主要的静脉流出通道，通过颈浅静脉汇入颈外静脉（EJV）。深层静脉系统（即颈横动脉的并行静脉）在引流中起次要作用[10]。此发现支持采用浅静脉（通常为颈外静脉）作为移植皮瓣的引流静脉。静脉穿支始终伴随着动脉

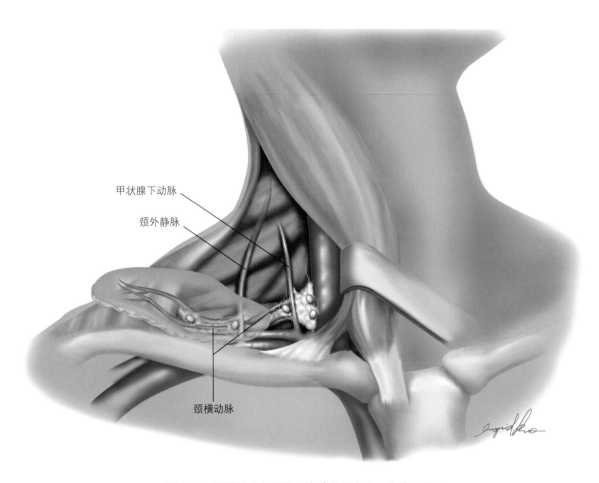

甲状腺下动脉

颈外静脉

颈横动脉

• 图 15.2　颈横动脉向锁骨上皮肤发出穿支，为皮瓣供血

穿支。尽管颈浅静脉支流始终汇入颈外静脉，但并行静脉和颈外静脉之间的连接并不总是存在。

血管蒂的长度为 3～6 cm。动脉直径为 1.5～2.5 mm，颈外静脉直径通常大于 3.0 mm，颈横静脉的直径为 2.0～3.0 mm。

皮瓣设计

获取皮瓣时可带或不带皮岛。当包括皮岛时，通常在锁骨正上方设计一个椭圆形的、水平方向的皮岛（图 15.3）。胸锁乳突肌锁骨止点的后缘通常是椭圆的中点。皮肤和锁骨上淋巴结整块采集，将皮岛作为监测皮瓣活性的工具。保留皮肤和皮下组织还可以避免淋巴通道的中断，理论上，可能重新建立受区淋巴管的连接。能够实现无张力缝合的皮瓣大小约为 3 cm × 10 cm。如上所述，颈外静脉通常是主要流出道，因此应选择此静脉为血管蒂。尽管通常使用的血管蒂是顺行方向，颈横动脉可以根据动脉穿支相对于皮瓣的位置和所需的血管蒂长度，选择顺行或逆行方式设计（参见"切取皮瓣"）。不要尝试寻找穿支，因为这可能会损坏皮瓣脂肪组织内的小血管。当切取血管蒂周围的脂肪组织时，会一同切

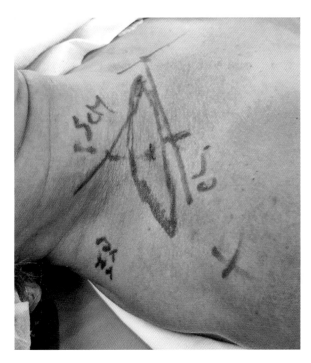

• 图 15.3 通常在锁骨正上方设计一个椭圆形的、水平方向的皮岛

取多个淋巴结。有一些淋巴结很容易看到，而较小的则可能看不见。并且，会切断皮瓣支配胸部的浅表感觉神经。必须注意不要横断颈部左、右两侧的大淋巴管，以免发生淋巴囊肿或乳糜漏。虽然脊副神经位于皮瓣深处且位于解剖区域的外侧，但外科医师仍必须意识到其毗邻关系，并避免对其造成伤害。

患者选择

目前，用于治疗淋巴水肿的带血管淋巴结移植术的适应证一直在更改。过去，非手术措施无效的患者才考虑手术治疗。现在认为，早期外科手术可以最大限度地减少淋巴水肿的进展，并有助于减少淋巴水肿相关并发症的发生，如淋巴管炎等。因此，任何患有淋巴水肿的患者都是手术的适合人群。实际上，在进行外科手术后，伴有轻度淋巴水肿的患者可能有更好的预后，因为不可逆的组织纤维化和淋巴管平滑肌功能损害发生的可能性非常小。

作者认为，对于不适合行淋巴管–静脉吻合术的下肢淋巴水肿或重度上肢淋巴水肿患者，淋巴结移植术是个不错的选择[21]。此外，对于原发性淋巴水肿、淋巴管稀少的患者，淋巴结移植术是首选的治疗方法。有条件的情况下，将带血管的淋巴结移植术与淋巴管–静脉吻合术相结合可能会有更好的预后。

当不需要大型软组织皮瓣时，锁骨上淋巴结皮瓣更具优势。对需要同时行乳房重建的患者来说，建议使用腹部游离皮瓣结合腹股沟淋巴结。在这种情况下，腹壁下血管系统可作为淋巴结的主要血供来源，因为旋髂浅动脉的直径可小于 1.5 mm。必要时，还可将来自胸腔区域的淋巴结与周围的背阔肌皮瓣或胸背穿支皮瓣结合。对于这两种选择，外科医师应尽量减少淋巴结的损伤，从而降低继发性肢体淋巴水肿发生的风险。

术前注意事项

淋巴水肿治疗师应在术前对所有计划手术的

患者进行术前评估、教育和肢体测量。若患者尚未确诊淋巴水肿，应做肢体核素淋巴造影术以评估淋巴功能。若未明确诊断，则不应盲目行淋巴结移植术。

手术技巧 [23, 24]

▶ 视频 15.1

麻醉方式为全身麻醉，患者取仰卧位。放置肩垫，允许颈部略微伸展。切口首选部位是右锁骨上区，因为胸导管位于左颈部，必须谨慎操作避免损伤右侧淋巴管。相反，对于右上肢淋巴水肿的患者，应选择左锁骨上区。可使用手持式多普勒超声仪识别穿支血管，这有利于指导解剖及术后监测。穿支通常位于锁骨中部，高于锁骨 1～2 cm。在该区域可能会发现较大的淋巴结。可以注射吲哚菁绿荧光显影剂以确认淋巴结的血供。

获取皮瓣时可选择带或不带皮岛。如果受区需要额外的软组织和皮肤，则应包括皮岛，否则，皮瓣仅包含淋巴结和皮下组织。

当皮瓣选择带皮岛的皮瓣时，沿锁骨上缘做一个皮肤切口，切开颈阔肌进行解剖。颈横动脉的穿支通常位于锁骨的中点。经皮肤切口提起皮瓣后，可以再次使用手持式多普勒超声仪识别穿支并在皮肤上用 5-0 聚乙烯缝线对其进行标记。在手术放大镜下进行解剖；注意不要损伤皮瓣的血供。切开颈浅筋膜向深处解剖。颈外静脉贯穿整个皮瓣，有时需要在远端结扎以利于进一步解剖，直到找到肩胛舌骨肌。分离肩胛舌骨肌以帮助识别颈横动脉及颈横静脉，因为它们通常在肩胛舌骨肌深面（因人而异）。颈浅静脉可以与颈外静脉相连。将胸锁乳突肌前、后皮瓣提起来，有助于分离和暴露主要的血管。

找到颈横动脉，将皮瓣从上至下分离，并结扎颈外静脉。最后，将皮瓣从外向内掀起，可见颈横动脉蒂。提起皮瓣和所有的脂肪组织，包括淋巴结和颈横动脉的穿支血管。请勿试图找出嵌入皮瓣脂肪内的淋巴结和穿支血管。

可以通过解剖至斜方肌获得更长的血管蒂，充分保留穿支血管，但该操作通常非必要。如果

发现副神经，则需要保留。结扎颈横动脉的深部分支，然后将浅分支分离至所需长度或直至其穿透斜方肌。

分离血管的内侧和深面。避开臂丛，其位于血管近端 1/3 的深处。然后沿血管走行找寻起点并分离。此时，皮瓣可能有 2 个可供选择的血管蒂，前内侧和后外侧均可用于吻合，具体取决于所需血管蒂的长度和穿支血管在皮瓣上相对于血管蒂的位置。

同样，不必从视觉上识别皮肤的穿支血管；穿支很细小，如果过度解剖，可能会受损。较大的淋巴结通常是可以看见的，也很明显（图 15.4A 和 B）。

腋窝受区已准备就绪（图 15.5A 和 B）。将皮瓣转移到受区，进行微血管吻合，然后将皮瓣置入（图 15.6）。注意应轴向置入皮瓣，横向置入在理论上可能会破坏在患侧肢体内的淋巴通道。如果需要，可将皮瓣的皮肤一同置入，或将其去表皮后埋入。皮岛经常会出现充血，如果其血管显得脆弱，则最好去除皮岛。当皮瓣被埋入后，可以用植入式多普勒超声仪对其进行监测。

供区直接缝合，放置闭式引流管（图 15.7）。在受区的皮瓣下方同样放置闭式引流管。

术后护理

术后所有患者均建议接受皮瓣监测（比如颜色、温度和毛细血管充盈）。患者在淋巴结移植术后应立即穿着弹力衣，除非该患者同时做了淋巴管 – 静脉吻合术，这种情况下，用弹力绷带轻轻包裹并抬高患肢即可。若每日引流量少于 30 mL，可拔除引流管。若怀疑乳糜漏，建议低脂饮食，并留置引流管直至引流量减少。

对于出现明显皮肤冗余的患者，可以通过切除移植皮瓣的皮肤和皮下脂肪来改善美容效果；至少术后 1 年再切除多余皮肤。

结果

该作者利用锁骨上区带血管淋巴结移植术

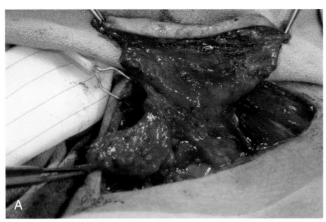
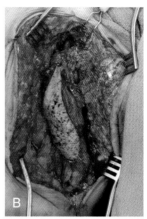

• 图 15.4　锁骨上带血管淋巴结游离皮瓣

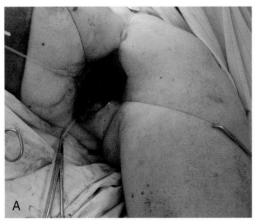
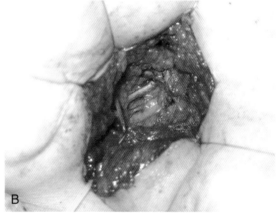

• 图 15.5　切除瘢痕组织，分离受区血管（胸背动脉和静脉），准备受区

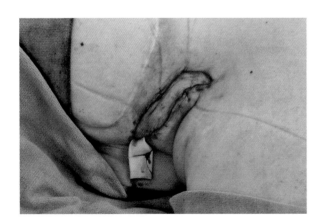
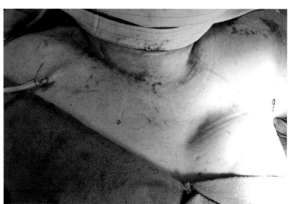

• 图 15.6　微血管吻合后，将皮瓣小心地置入受区　　　　• 图 15.7　供区

治疗了上、下肢淋巴水肿的患者（图 15.8～图 15.10）。初步结果喜人，患者术后几月内淋巴水肿明显改善。供区愈合良好，暂无患者出现继发性淋巴水肿或症状性神经瘤，仅有部分患者出现供区胸腹侧局部感觉异常，极少数患者出现了短暂可自愈的轻度淋巴漏或乳糜漏。

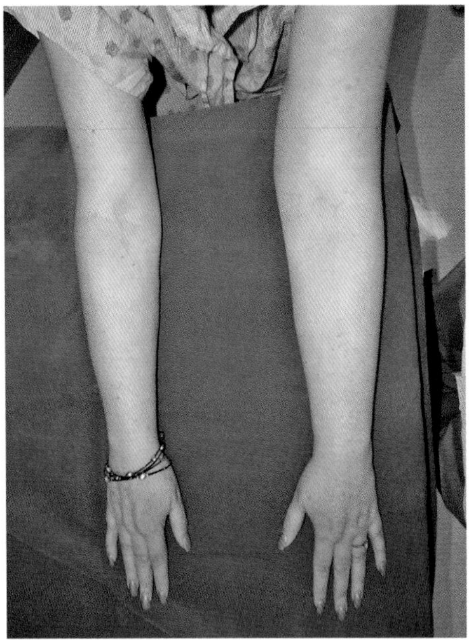

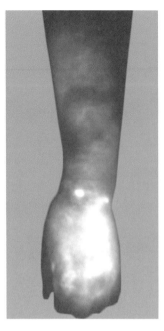

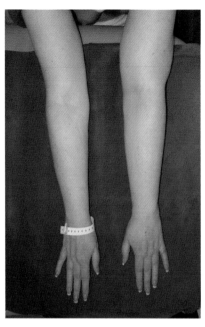

• 图 15.8　左上肢继发性淋巴水肿的患者，曾接受左侧乳房肿块切除、前哨淋巴结切除和放射治疗后出现

• 图 15.9　吲哚菁绿淋巴造影术显示功能正常的淋巴管稀少，明显的皮肤淋巴管回流符合中度至重度淋巴水肿

• 图 15.10　术后 1 年随访，淋巴水肿明显改善

结论

　　锁骨上区带血管淋巴结移植术的主要优势是无继发性供区淋巴水肿的风险。基于血管蒂的可靠性和供区并发症的低风险性，锁骨上区带血管淋巴结移植皮瓣可用于治疗上、下肢淋巴水肿，且不需要大型软组织重建。值得注意的是，皮肤上的穿支血管很脆弱，因此不该被过度分离。

参考文献

[1] In: Földi M, Földi E, eds. *Földi's Textbook of Lymphology: For Physicians and Lymphedema Therapists*. 2nd ed. Elsevier Urben & Fisher: Munchen.

[2] Becker C, Assouad J, Riquet M, et al. Postmastectomy lymphedema: long-term results following microsurgical lymph node transplantation. *Ann Surg*. 2006; 243(3): 313-315.

[3] Gharb BB, Rampazzo A, di Spilimbergo SS, et al. Vascularized lymph node transfer based on the hilar perforators improves the outcome in upper limb lymphedema. *Ann Plast Surg*. 2011; 67: 589-593.

[4] Chen HC, O'Brien BM, Rogers IW, et al. Lymph node transfer for the treatment of obstructive lymphoedema in the canine model. *Br J Plast Surg*. 1990; 43: 578-586.

[5] Lin C-H, Ali R, Chen S-C, et al. Vascularized groin lymph node transfer using the wrist as a recipient site for management of postmastectomy upper extremity lymphedema. *Plast Reconstr Surg*. 2009; 123: 1265-1275.

[6] Cheng M-H, Huang J-J, Nguyen DH, et al. A novel approach to the treatment of lower extremity lymphedema by transferring a vascularized submental lymph node flap to the ankle. *Gynecol Oncol*. 2012; 126: 93-98.

[7] Kleinhans E, Baumeister RG, Hahn D, et al. Evaluation of transport kinetics in lymphoscintigraphy: follow-up study in patients with transplanted lymphatic vessels. *Eur J Nucl Med*. 1985; 10: 349-352.

[8] Viitanen TP, Mäki MT, Seppänen MP, et al. Donor-site lymphatic function after microvascular lymph node transfer. *Plast Reconstr Surg*. 2012; 130(6): 1246-1253.

[9] Vignes S, Blanchard M, Yannoutsos A, et al. Complications of autologous lymph-node transplantation for limb lymphoedema. *Eur J Vasc Endovasc Surg*. 2013; 45(5): 516-520.

[10] Althubaiti GA, Crosby MA, Chang DW. Vascularized supraclavicular lymph node transfer for lower extremity lymphedema treatment. *Plast Reconstr Surg*. 2013; 131(1): 133e-135e.

[11] Cordova A, Pirrello R, D'Arpa S, et al. Vascular anatomy of the supraclavicular area revisited: feasibility of the free supraclavicular perforator flap. *Plast Reconstr Surg*. 2008; 122(5): 1399-1409.

[12] Mizutani M, Nawata S, Hirai I, et al. Anatomy and histology of Virchow's node. *Anat Sci Int*. 2005; 80(4): 193-198.

[13] Robbins KT, Shaha AR, Medina JE, et al. Consensus statement on the classification and terminology of neck

dissection. *Arch Otolaryngol Head Neck Surg*. 2008; 134: 536-538.

[14] Mukherji SK, Armao D, Joshi VM. Cervical nodal metastases in squamous cell carcinoma of the head and neck: what to expect. *Head Neck*. 2001; 23(11): 995-1005.

[15] Lindberg R. Distribution of cervical lymph node metastases from squamous cell carcinoma of the upper respiratory and digestive tracts. *Cancer*. 1972; 29(6): 1446-1449.

[16] Byers RM, Wolf PF, Ballantyne AJ. Rationale for elective modified neck dissection. *Head Neck Surg*. 1988; 10(3): 160-167.

[17] Shaha AR. Management of the neck in the thyroid cancer. *Otolaryngol Clin North Am*. 1998; 31: 823-831.

[18] Roh J-L, Kim J-M, Park CI. Lateral cervical lymph node metastases from papillary thyroid carcinoma: pattern of nodal metastases and optimal strategy for neck dissection. *Ann Surg Oncol*. 2008; 15: 1177-1182.

[19] Reynolds HM, Walker CG, Dunbar PR, et al. Functional anatomy of the lymphatics draining the skin: a detailed statistical analysis. *J Anat*. 2010; 216(3): 344-355.

[20] Cordova A, D'Arpa S, Pirrello R, et al. Anatomic study on the transverse cervical vessels perforators in the lateral triangle of the neck and harvest of a new flap: the free supraclavicular transverse cervical artery perforator flap. *Surg Radiol Anat*. 2009; 31(2): 93-100.

[21] Chang DW, Suami H, Skoracki R. A prospective analysis of 100 consecutive lymphovenous bypass cases for treatment of extremity lymphedema. *Plast Reconstr Surg*. 2013; 132(5): 1305-1314.

[22] Chang DW, Inbal A, Teven CM. Latissmus dorsi flap with vascularized lymph node transfer for lymphedema treatment: technique, outcomes, indications and review of literature. *Journal of Surgical Oncology*. 2016; 115(1): 72-77. doi: 10.1002/jso.24347.

[23] Ooi AS, Chang DW. 5-step harvest of supraclavicular lymph nodes as vascularized free tissue transfer for treatment of lymphedema. *J Surg Oncol*. 2017; 115(1): 63-67. doi: 10.1002/jso.24343.

[24] Teven CM, Ooi AS, Inbal A, Chang DW. Implantable Doppler monitoring of buried free flaps during vascularized lymph node transfer. *J Surg Oncol*. 2017; 9999: 1-7. doi: 10.1002/jso. 24655.

[25] Teven CM, Hunter CL, Chang DW. Management of high output chyle leak after harvesting of vascularized supraclavicular lymph nodes. *Plast Reconstr Surg*. 2019; 143(4): 1251-1256.

第 16 章

显微外科：胸背干带血管淋巴结移植

MARK L. SMITH AND JOSEPH H. DAYAN

关键点

- 腋窝供区的淋巴水肿发生率最高。
- 术前影像有助于制订手术计划，并为术后对比确定基线。
- 反向淋巴做图能显示淋巴引流的模式并确定用于移植的淋巴结，同时将供区淋巴水肿的风险降至最低。
- 内增压、外增压和逆行吻合术可确保淋巴结有足够的血供，并有助于将皮瓣植入缺乏血

管的受区。
- 如果要将淋巴结植入既往动过手术的部位，需要切除所有瘢痕组织，以便皮瓣和周围淋巴管之间形成淋巴连接。
- 对于有反复发作性淋巴管炎病史的患者，应考虑延长术后预防性抗生素使用时间，避免早期感染对淋巴结移植术的疗效可能造成影响。

引言

在带血管淋巴结移植（VLNT）中，腋窝供区的独特之处在于其在提供淋巴结的同时，还能提供充足的软组织。这一特点使其非常适合用于大面积缺损的受区。此外，较粗和较长的胸背血管有助于将皮瓣植入缺乏脉管的受区[1]。但该供区存在的一个问题是引流手臂的淋巴结和引流躯干的淋巴结位置接近，此外，这些淋巴结之间的淋巴引流变异，都可能使供区发生淋巴水肿[2]。由于这些淋巴结的供血血管存在变异，因此选择正确的血管蒂十分重要。

概念

局部解剖

切取腋窝淋巴结的主要目标是获得足够数量用于移植的带血管淋巴结，同时避免破坏引流手臂的淋巴管而造成淋巴水肿。腋窝淋巴结分为5

群：外侧群、中央群、后群、前群和腋尖群（图16.1）。从腋静脉远端开始，手臂的淋巴液进入外侧群淋巴结并继续进入中央群淋巴结。背部的淋巴液经胸背干进入后组淋巴结，胸部的淋巴液经胸外侧干进入前群淋巴结，最后再一起进入中央群淋巴结。然后，淋巴液从中央群淋巴结引流至位于腋静脉近端的腋尖群淋巴结，再向上引流至锁骨上淋巴结。在临床实践中，这些淋巴结群之间的界限不明确，彼此之间存在交叉引流，因此仅凭解剖标志来识别引流途径是不可靠的。值得一提的是，有一条名为 Mascagni 的单独引流途径，沿头静脉走行在三角肌间沟内[3]。一些淋巴管可以通过该途径跨越锁骨，直接引流到颈深淋巴结，从而绕过腋窝淋巴结。

腋窝淋巴结的前、后群淋巴结是行腋窝VLNT 时切取的目标淋巴结。由于腋窝血管解剖结构的变化，这些淋巴结的血供不定。29% 病例的胸外侧动脉来自胸背动脉或肩胛下动脉[4]。胸外侧静脉通常是腋静脉的分支。

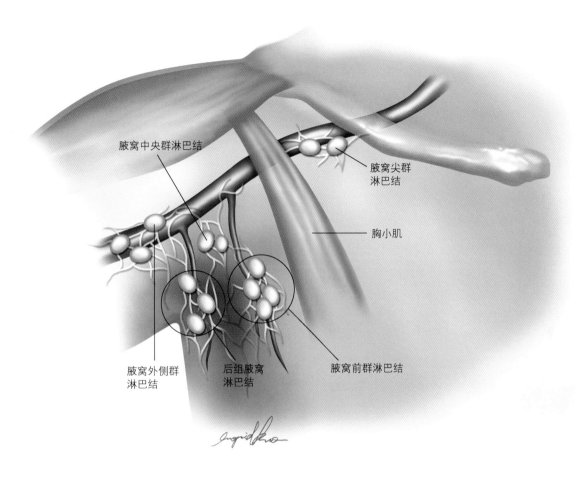

腋窝中央群淋巴结

腋窝尖群淋巴结

胸小肌

腋窝外侧群淋巴结

后组腋窝淋巴结

腋窝前群淋巴结

• 图 16.1　前群淋巴结和后群淋巴结分别沿胸外侧血管和胸背血管排列（改编自 Anesthesia UK, http: //www.frca. co.uk/article.aspx?articleid=100359）

皮瓣设计

在带血管淋巴结的获取过程中，必须遵循以下 5 个关键步骤。

（1）确认切取的淋巴结是安全可行的。

（2）确定这些淋巴结的血液供应。

（3）保留引流手臂的淋巴结。

（4）胸背神经的解剖和保留，或离断和修复。

（5）根据需要同期获得软组织。

皮瓣设计的考量因素包括受区的软组织需求和受区血液供应。这一点对于接受过大面积软组织切除和放射治疗的患者尤为重要。因为广泛切除瘢痕和纤维组织可能导致受区大面积缺损，受区血管的选择有限。

切口是根据受区的软组织需求进行设计的。对于仅携带淋巴结的皮瓣，需要回顾术前影像和反向淋巴做图的结果（下文讨论）。根据这些发现，在淋巴结处做横行切口，通常在腋皱褶下方 3～5 cm，腋前襞和腋后襞之间。垂直切口利于术中显露视野，但术后瘢痕较为明显。对于较大的带皮皮瓣，为确保在植入皮瓣时血管蒂的位置和软组织的方向合适，切口的设计应根据受区模板进行匹配布局。

患者选择

当预计受区软组织缺损过大，腹股沟或颈部作为供区无法满足重建需求时，可考虑将腋窝作为供区。此外，对于下肢水肿患者，通常避免将腹股沟用作供区。与颈部瘢痕相比，一些患者会倾向选择隐匿的腋窝瘢痕。由于既往的手术或放射治疗史，某些患者的供区选择有限。肥胖患者的腋窝皮瓣切取更具挑战性。应避免对既往有腋窝手术史患者行腋窝皮瓣切取。

术前准备

淋巴结移植术的手术计划应包括术前准确评估淋巴水肿的病因，评估可选供区，以及优化受区。术前影像学是制订手术计划的辅助手段，为术后比较提供了参照。

评估和诊断

患者可能存在原发性或继发性淋巴水肿。轻微损伤引起的"继发性"淋巴水肿（如踝关节扭伤或关节镜手术）需要警惕潜在的原发性淋巴功能异常。淋巴水肿的病因可能影响手术的预后。作者的经验是，继发性淋巴水肿患者的手术效果通常比原发性淋巴水肿患者要好。原发性淋巴水肿患者可能有多个肢体受累，外观正常的肢体也可能有亚临床淋巴功能不全。因此，需要对原发性淋巴水肿患者进行术前供区评估（包括四肢的核素淋巴造影术），以尽量减少供区淋巴水肿的风险，并确保有足够的淋巴结可供切取。

影像

磁共振血管造影（MRA）和核素淋巴造影术是术前评估患者最有用的方法。吲哚菁绿（ICG）淋巴造影术也可显示异常的淋巴回流。

MRA

MRA 通常使用钆磷维塞三钠（Ablavar®，Lantheus Medical Imaging，North Billerica，MA，USA）进行造影。钆磷维塞三钠在血池中的滞留时间较长，有利于获得淋巴结和淋巴管的高分辨率图像[5]。供区和受区都需进行显像。供区影像提供了淋巴管解剖和腋窝淋巴结数量、位置信息（图 16.2）。受区的 MRA 影像可以显示潜在的受区血管，估计肢体内的液体含量，以及评估术后的变化，如静脉流出道阻塞、深静脉血栓形成或可能伴随术后淋巴水肿的静脉功能不全（图 16.3 和图 16.4）。磁共振淋巴造影是一项新兴发展的

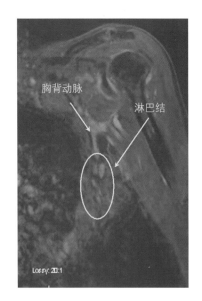

• 图 16.2　磁共振血管造影显示腋窝淋巴结的位置和数量及其与供区血管的关系

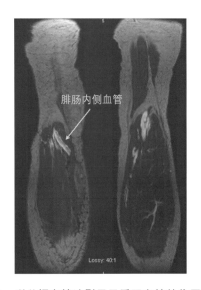

• 图 16.3　磁共振血管造影显示受区血管的位置和管径

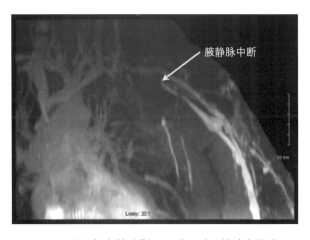

• 图 16.4　磁共振血管造影显示受区受压的腋窝静脉

技术，可以提供更多的淋巴解剖信息。

核素淋巴造影术

核素淋巴造影术可用来确诊淋巴水肿，同时提供受区淋巴功能的基线评估。已知或怀疑原发性淋巴水肿的患者可行供区核素淋巴造影术。通过观察受区肢体的残留淋巴管运输情况，可能会更改淋巴结移植的位置，从而避免损伤残留的功能性淋巴管。

ICG 淋巴造影术

与核素淋巴造影术类似，ICG 淋巴造影也能显示异常的淋巴回流。其优点是可以在诊室进行，并且患者可以通过显示器实时观察自己的淋巴功能（图 16.5）。但是，由于荧光成像显示的深度有限，因此无法准确评估深淋巴管或深淋巴结。

术前优化

鼓励患者在术前配合淋巴水肿治疗师一起进行手法淋巴引流和加压治疗，以优化淋巴结移

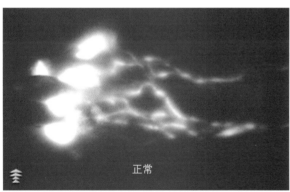

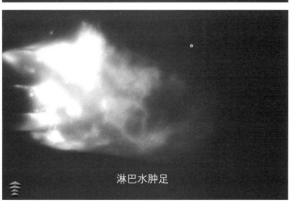

• 图 16.5 正常足部和淋巴水肿足部的吲哚菁绿荧光图像比较

植受区的情况。肢体水肿缓解后，将有利于切口愈合。

受区软组织评估

受区需要进行评估以确定皮瓣设计。腋窝供区最适合手术后的受区重建。它能提供淋巴结、多种血管蒂结构和丰富的软组织，有助于修复淋巴水肿肢体的复杂缺损。正确的皮瓣设计应包括评估受区皮肤和软组织缺损，以及受区血管的可及性和位置（图 16.6）。后文的手术技巧部分会讨论血管蒂和吻合口结构的选择策略。

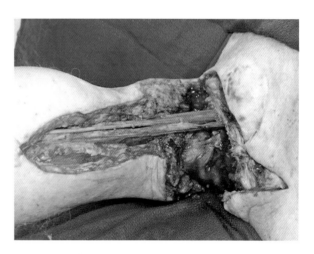

• 图 16.6 腋窝受区在瘢痕组织松解和切除后的软组织缺损。患者既往接受过右腋下鳞状细胞癌的切除、皮瓣覆盖创面和放射治疗

手术技巧

反向淋巴做图

▶ 视频 16.1

反向淋巴做图是我们发明的一种能够区分引流手臂和胸部的淋巴结的技术。在手术当天早晨，向患者供区肢体的第 1 和第 2 指间隙注射 0.2 mL 过滤后的锝-99。过滤后的锝沿手臂迅速回流至腋窝淋巴结，在术中可以用 γ 探测仪识别这些淋巴结。进入手术室后，沿着胸部外侧壁和背部取 4 或 5 个点注射 ICG，每个点 0.1 mL（图 16.7 和图 16.8）。按摩注射部位，一旦 ICG 进入淋巴管，就可以用近红外荧光和合适的成像相机显示淋巴液的引流途径和引流的淋巴结形成

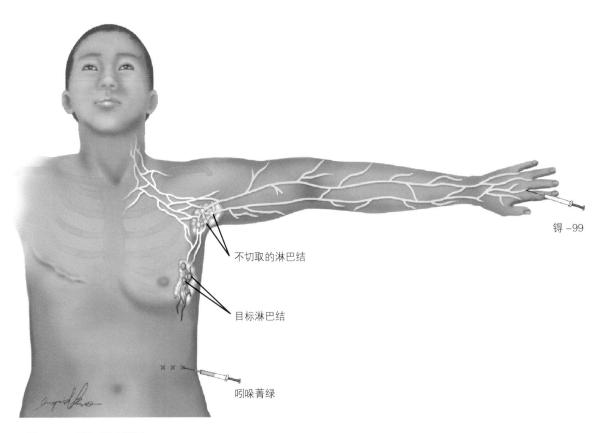

锝 –99

不切取的淋巴结

目标淋巴结

吲哚菁绿

• 图 16.7　反向淋巴做图

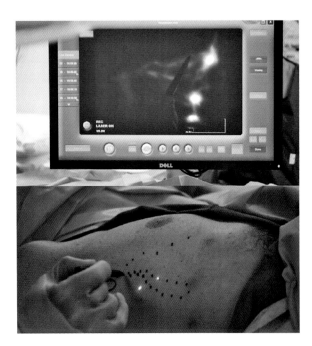

• 图 16.8　使用 SPY 系统的反向淋巴做图和吲哚菁绿（上）来定位引流胸部的淋巴结（下）

图像。因为成像的深度限制在 5～20 mm，在皮下脂肪较多的患者身上，反向淋巴做图很难显示他们的淋巴结。只能切开皮肤，分离至胸锁筋膜

的水平以下，才能成功显示淋巴结[6]。暴露腋窝后，将摄像头伸进术野观察目标淋巴结，然后用 γ 探测仪确保目标淋巴结没有摄取注射到手部的锝–99。在分离过程中反复显像，直到将目标淋巴结与引流手臂的淋巴结分开。在分离出要切取的淋巴结后，应用 γ 探测仪，对其进行相对 10 秒计数，并将其与手臂前哨淋巴结的 10 秒计数进行比较。通常，皮瓣的计数是前哨淋巴结计数的 0～4%[7]。

受区的选择与准备

　　对于淋巴结清扫术后的肢体继发性淋巴水肿，有两种常见的受区选择方法：异位法和原位法。在异位法中，通常将淋巴结移植到水肿最严重的区域，通常是肢体的远端（低位）部分[8]。在原位法中，将淋巴结移植到淋巴结清扫或手术切除的部位，通常是位于近端的腹股沟或腋窝区域。我们倾向于在以下情况下使用异位法。

　　（1）近端区域无手术造成的阻塞（如原发性淋巴水肿患者）。

（2）已知在先前手术的部位缺乏受区淋巴管（如根治性清扫术后）。

（3）既往部位动过手术，无法轻易进行（如盆腔淋巴结清扫术）。

作者团队更喜欢在腋窝或腹股沟淋巴结清扫术后能够切除瘢痕组织的患者中进行原位手术。

异位法

异位 VLNT 避免了切除受区瘢痕组织，使许多患者的受区准备更为方便。但是，如果将淋巴结移植到远端的踝关节或腕关节，通常需要使用皮岛和（或）皮片移植来帮助闭合受区切口。在外观方面，水肿消退后，有时可以通过皮肤切除术来改善外形，但是受区仍然会有较多皮下淋巴组织且持续存在。

腓肠内侧血管

在下肢，我们发现使用腓肠内侧血管作为小腿内侧区域的受区血管可以将淋巴结移植至肢体远端，也可以在不使用皮岛或皮片移植的情况下实现一期闭合，从而避免皮瓣的丘状凸起。这种处理方式不仅更美观，并有助于患者术后穿着弹力绷带和弹力袜。将淋巴结移植到小腿内侧的优点是靠近隐静脉集合淋巴管，并且避免患者在仰卧位时压迫皮瓣。

腓肠内侧血管在下肢 MRA 的冠状面上显示效果最佳（图 16.3）。术中将患者摆放为"蛙腿"姿势，通过小腿内侧上方的纵向切口暴露血管

（图 16.9）。切口位于大隐静脉和小隐静脉之间，略微向外侧朝向腘窝，覆盖腓肠内侧血管走行部位。切口终止于腘窝皱褶下面几厘米处。分离皮下组织到肌肉筋膜。术中必须进行细致的止血，结扎暴露的所有浅静脉，以避免术后活动时出现血肿。在肌筋膜上方的平面上掀起皮下组织，暴露任意一条腓肠内侧穿支（图 16.10）。一旦确定穿支，就要沿着腓肠肌内侧头分离到腓肠内侧血管，从而定位肌腹内血管（图 16.11）。按照常规的方式准备受区血管。在分离受区血管的过程中保留一个分支点可以最大可能地匹配供区和受区血管管径。根据血管不匹配的类型，术者可以选择分支点远端较小管径的受区血管，也可以选择在分支点近端的较大管径血管，或适当剪开分支点处的血管，以提供更大管径的血管开口用

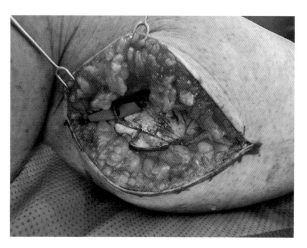

• 图 16.10　识别腓肠内侧穿支

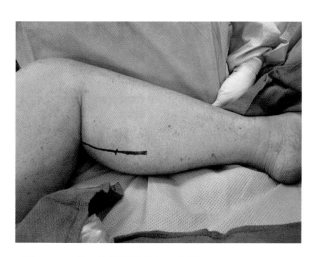

• 图 16.9　腓肠内侧受区的切口位置

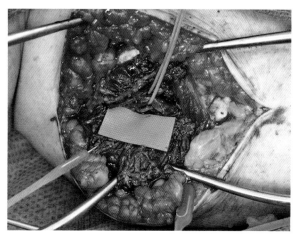

• 图 16.11　识别腓肠内侧血管

于吻合。在准备好受区血管后，切除覆盖在小腿内侧皮瓣所在部位的深层皮下脂肪，为移植皮瓣提供合适的空间，并尽量减少外观畸形。这个操作也会人为制造出邻近的皮下淋巴管断端，再将淋巴结皮瓣移植至此处并与这些淋巴管相接触。用可吸收缝线将皮瓣固定在肌筋膜上，在闭合切口前放置一个封闭式负压引流管（图16.12和图16.13）。

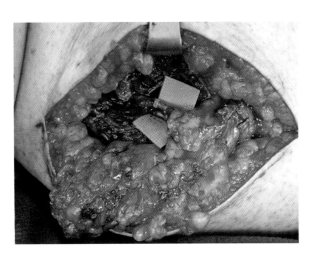

• 图 16.12 腋窝淋巴结皮瓣的血管蒂与腓肠内侧血管吻合

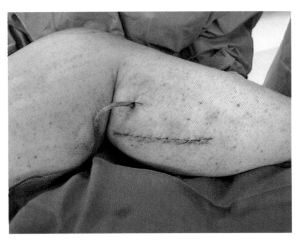

• 图 16.13 植入皮瓣后闭合切口。在植入皮瓣前切除皮下脂肪，不仅为皮瓣植入留出空间，还促进皮瓣与皮下淋巴管接触

原位法

这种方法包括受区所有瘢痕组织的切除、血管和神经的松解、受区血管的准备，并将未受放疗的组织移植到受区与非瘢痕组织相接触[9]。如果覆盖的皮肤存在纤维化或肢体活动受限，则可

能需要皮岛移植。这种方法比异位法更耗时，但是受区更隐蔽，而且手术部位靠近近端，这使得术后早期可以对整个肢体进行加压包裹。在神经松解术和瘢痕松解术后将带血管软组织移植到术区，对于既往有腋窝手术史和放疗史的患者能缓解其不适感，改善其运动范围[10]。此外，这种方法应用于因瘢痕组织造成腋窝或腋静脉受限的患者，能够缓解其静脉压升高。

腋窝受区的准备

受区表面覆盖的皮肤需要进行评估，如果受损皮肤有纤维化或腋窝活动范围受限，则需切除或松解受损的皮肤。然而，大多数乳房切除术后的患者不需要切除腋窝皮肤。但需要认识到很重要的一点，相对柔软且活动性很大的腋窝皮肤可能掩盖腋静脉周围较深的瘢痕和纤维化组织，尤其是有腋窝放疗史的患者。如果不需要松解或松解皮肤，则在腋皱褶下方1~2 cm、腋前襞和腋后襞之间做一横切口。如果已有既往淋巴结清扫术留下的切口，可选择该切口，并根据需要延长切口，增加暴露范围。需进行解剖至胸锁筋膜水平，在该水平面下的瘢痕更美观。在瘢痕组织与周围非瘢痕组织的交界平面进行分离。向后分离可以明确背阔肌的边界，背阔肌可能向内朝腋窝卷曲并贴在胸壁上。向前分离可以明确胸肌的边界，从侧胸壁上剥离瘢痕组织。注意不要损伤胸长神经。向上仔细分离，暴露腋静脉的前表面。腋静脉可能包裹在瘢痕中，可用血管夹或结扎线沿着静脉标记出剥离的范围。有两种方式可以确定胸背血管：最好是通过仔细分离腋静脉来找到胸背静脉；或沿着背阔肌深面由外至内分离，从胸背血管后方来识别（图16.14）。这一层通常不会在腋窝清扫术时被破坏，因此可以识别胸背血管的远端，然后沿着瘢痕向近端追踪，应注意保护胸背神经。即使肋间臂神经在初次腋窝清扫过程中被保留下来，但在瘢痕切除过程中常常难以保留。在术前应该与患者讨论到这一点。在瘢痕剥离完成后，切除的瘢痕组织通常比形成的空腔看起来小（图16.15）。重要的是要确保沿着腋静脉向外至手臂、向上至腋尖的范围对所有瘢痕组

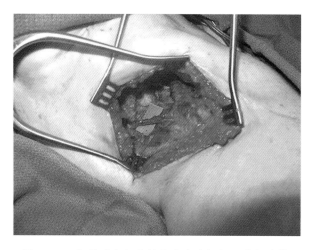

• 图 16.14　切除腋窝部位的所有瘢痕组织，准备胸背血管作为受区血管

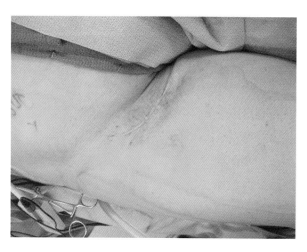

• 图 16.16　右腹股沟受区的瘢痕组织和放疗后的组织

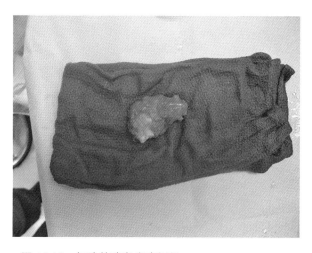

• 图 16.15　切除的腋窝瘢痕组织

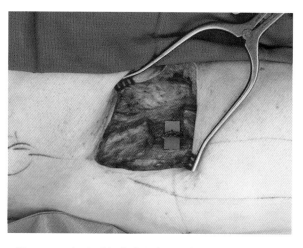

• 图 16.17　切除受损皮肤和皮下瘢痕组织，准备旋股外侧血管分支作为受区血管

织进行。如果静脉受到压迫，应沿静脉全长松解血管以使其扩张。通常要松解胸背动脉的外膜，以利于搏动性血流的通过。一旦完成皮瓣移植，应沿腋静脉缝合皮瓣以填补缺损，这样有利于远端的手臂淋巴管和近端的颈部淋巴管之间建立淋巴通路的连续性。

　　腹股沟受区的准备

　　腹股沟分离完成后，一些股总动脉的分支可作为受区血管。通常旋股外侧动脉（LCFA）的分支可以用作受区血管，如股直肌支或 LCFA 的降支（图 16.16 和图 16.17）。和准备腋窝受区时一样，准备腹股沟受区也应切除所有瘢痕组织。在松解近端瘢痕时，要特别注意瘢痕可以延伸到

腹股沟韧带以下。股静脉前表面也可能需要松解。淋巴结清扫术造成的缺损通常向内延伸至位于腹股沟深部淋巴结的静脉处，向上延伸至 Cloquet 淋巴结。

切取皮瓣

　　只有在确定了受区的软组织需求并注射了反向淋巴做图的造影剂后，才能开始切取皮瓣。皮瓣的设计和切取的方法按照前文所述。

　　切取仅含淋巴结的组织瓣

　　在腋皱褶下方数厘米、腋前襞和腋后襞之间的胸壁上做切口（图 16.18），暴露前、后组淋巴

结及近端血管。使用反向淋巴做图能够识别引流胸背部的淋巴结，以及引流手臂的淋巴结。一般情况下，淋巴结分离的范围不会比肋间臂神经或旋肩胛血管高很多。检查已摄取 ICG 的淋巴结是否有 ^{99}Tc 活性，从而切取在 γ 检测仪检查中无反应的淋巴结。切取方法根据目标淋巴结的位置和血供不同而有所不同。淋巴结可由胸外侧血管或胸背血管供血，因此，在分离过程中必须明确淋巴结的血供。一旦确定淋巴结的血供，就应沿着血管蒂进行分离。需要注意的是，前组淋巴结可能由胸背血管的一个分支供血，但由胸外侧静脉引流（参见上文"局部解剖"），这就需要将胸

外侧静脉同皮瓣一并切取。胸外侧静脉可通过外增压技术与第 2 根受区静脉吻合，或通过内增压技术引流（图 16.19 和图 16.20）（见下文"血管蒂的设计与吻合方法"）。

如果皮瓣包含了胸背血管，则应保留胸背神经（图 16.21）。最好的方法是从血管蒂的后方进行操作，沿着血管蒂从近到远仔细分离软组织以松解神经。保留到达淋巴结的任何动脉或静脉分支。如果要保留这些分支间穿行的神经，则需舍弃部分淋巴结血供。这种情况下，我们会在尽可能远的地方离断胸背神经（通常在它发出横支的近端），并在皮瓣切取好以后重新吻合神经。胸

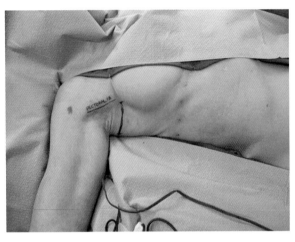

• 图 16.18   切取仅含淋巴结的组织瓣时，腋窝供区的切口位置

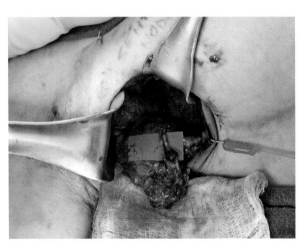

• 图 16.20   在胸外侧血管的位置保持在腋窝供区的情况下，使用内增压技术将其与远端胸背血管吻合。这种方法切取的淋巴结由两组血管提供血液灌注

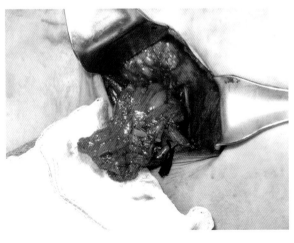

• 图 16.19   仅含淋巴结的组织瓣，包含了胸背动静脉的远端，用一次性血管夹标记胸外侧血管，准备对其使用内增压技术

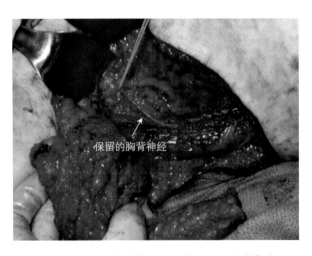

• 图 16.21   在切除带皮肤淋巴结皮瓣时保留胸背神经

长神经和肋间臂神经需要保留，而小的肋间神经可能会在皮瓣切取时舍弃。

切取带皮肤或肌肉的淋巴结

当皮瓣中需包含皮肤或肌肉时，用上文所述方法识别淋巴结；但是，必须包含胸背血管作为皮瓣的一个血管蒂。如果淋巴结主要由胸外侧血管供血，这些血管应在皮瓣中作为一个单独的血管蒂，并使用外增压技术和第 2 受区血管进行吻合或内增压技术进行血运重建（如下所述）。如果要保留供区的功能性肌肉，应保留胸背神经，或将其离断并修复。皮岛的切取可以用与完全保留肌肉的胸背动脉穿支皮瓣切取相类似的方法，也可以同时切取皮岛和背阔肌的前缘，里面包含了胸背血管前支的穿支。在后一种情况下，为了维持一定的背阔肌功能，通常可以保留或离断并修复胸背神经的横支。如果需要获取完整的肌肉，则可以离断胸背神经。

血管蒂的设计与吻合方法

胸背血管的解剖结构可以使术者有多种吻合方案可以选择，选择哪种方案取决于淋巴结的血供及受区动静脉之间的关系。

在缺乏血管的受区，受区动脉和静脉可能彼此相隔较远。如果试图将胸背动脉和静脉分开，就有可能损伤供应淋巴结组织的小分支。幸运的是，胸背动脉直径较大，能够将胸背动脉远端和受区动脉进行逆行吻合（图 16.22）。这可以将动脉吻合与顺行静脉吻合分隔开，避免损害淋巴结的血供。

当皮瓣携带的胸外侧血管用于为前组淋巴结提供充足血供时，可以采用内增压技术。胸背血管向前锯肌发出一个恒定且较大的交通支，可以在切取皮瓣时将其包括在内并作为第 2 组皮瓣内受区血管。胸外侧血管可以与皮瓣内的交通支血管吻合，形成一个内增压皮瓣。这样，受区部位只需要识别 1 组受区血管。

静脉皮瓣 ICG 血管造影

为了确认所有吻合口功能正常，保证皮瓣和淋巴结组织灌注良好，我们对皮瓣进行了 ICG 血管造影。向静脉内注射 4 mL 的 ICG，然后以 10 mL 的生理盐水冲洗，使用近红外荧光和合适的成像相机对皮瓣进行成像（图 16.23 和图 16.24）。

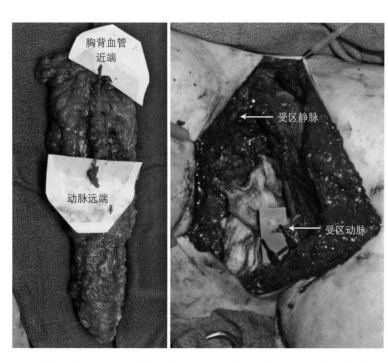

• 图 16.22 （左）带皮肤淋巴结皮瓣，保留胸背动脉远端作为逆行供区血管。（右）受区动脉和静脉位于受区缺损的两端

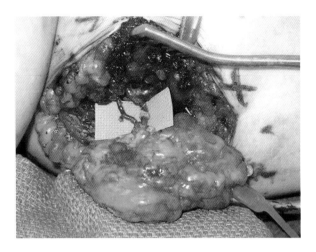

• 图 16.23　将淋巴结皮瓣与腓肠内侧血管吻合

VLNT 的患者都能在术后 1 天出院回家。接受了下肢 VLNT 的患者通常能在术后第 2 天下床活动，在术后第 3 天或第 4 天出院回家。术后早期下床活动仅限于去上厕所的需求，并在之后一两周内逐渐增加活动量。建议在最初几周不活动时抬高下肢皮瓣，以尽量减少肿胀和长时间静脉淤血的风险。当引流量低于每天 30 mL 时，可拔除引流管。抗生素通常在 24～48 小时后停止使用；但是，对于有反复发作性淋巴管炎病史的患者，抗生素可以继续使用，以防止发生围手术期感染影响淋巴结移植的疗效。

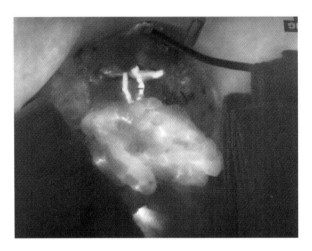

• 图 16.24　吲哚菁绿荧光成像显示吻合口通畅，淋巴结皮瓣灌注良好

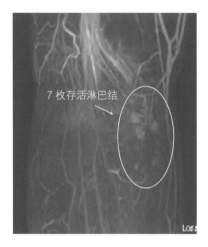

7 枚存活淋巴结

• 图 16.25　磁共振成像显示移植至小腿内侧的淋巴结在 12 个月后有 7 枚存活

闭合切口

在闭合切口前放置一个封闭式负压引流管。

术后护理

尽管可以使用植入式多普勒探头监测已包埋皮瓣的灌注情况，但是我们在临床实践中并不常用这种方法，而是在术后 12 个月使用 MRA 和核素淋巴造影术来确认移植的淋巴结的活性和功能（图 16.25～图 16.27）。对于带皮岛的皮瓣需要使用多普勒探头进行监测。对患者的肢体即皮瓣远端可进行轻度加压治疗。术后 2～3 周，可恢复消肿治疗，对整个皮瓣进行轻度压力治疗，然后逐渐增加压力。大多数接受了腋窝或上肢

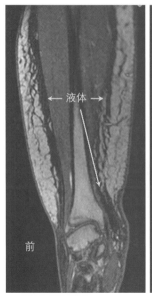
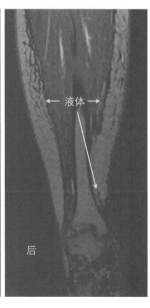

液体

液体

前

后

• 图 16.26　淋巴结移植术后腿部的液体量减少

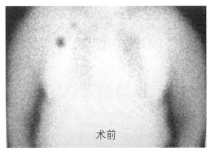 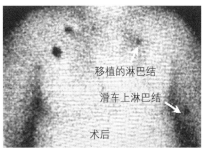

移植的淋巴结

滑车上淋巴结

术前　　　　　　　术后

• 图 16.27　左腋窝淋巴结移植术前和术后的核素淋巴造影术，显示淋巴回流、滑车上淋巴结和移植到腋窝的淋巴结

结果

我们对 21 例接受了腋窝淋巴结移植术的患者使用 RLM，平均随访 1 年，最终获得 16 例患者的 10 秒计数数据。与前哨淋巴结的 10 秒计数相比，皮瓣的 10 秒计数的平均百分比为 2.8%（图 16.28）。在这些患者中，没有一名发生供区淋巴水肿（最长的随访期为 30 个月）。

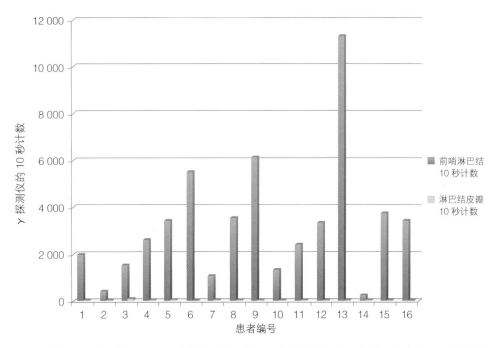

• 图 16.28　腋窝反向淋巴做图，显示肢体前哨淋巴结 10 秒计数（红色）与淋巴结皮瓣 10 秒计数（绿色）

结论

腋窝部位的血管蒂较大且软组织丰富，是一个非常有用的带血管淋巴结移植供区。切取皮瓣时必须小心操作，避免供区发生淋巴水肿，并确保皮瓣有足够的血供。在对解剖结构有透彻的理解和 RLM 的帮助下，可以更安全地进行腋窝淋巴结和软组织切取。

参考文献

[1] Dayan E, Smith ML, Sultan M, et al. Axillary lymph node transfer for the treatment of lymphedema: technique and case series. *Plast Reconstr Surg*. 2013; 132(4S-1): 86.

[2] Vignes S, Blanchard M, Yannoutsos A, et al. Complications of autologous lymph-node transplantation for limb lymphoedema. *Eur J Vasc Endovasc Surg*. 2013; 45(5):

516-520.

[3] Mascagni P. *Vasorum Lymphaticorum Corporis Humani Historia et Ichonographia*. Siena: Pazzini Carli; 1787.

[4] Huelke D. Variation in the origins of the branches of the axillary artery. *Anatomic Record.* 1959; 35: 33-41.

[5] Dayan JH, Dayan E, Kagen A, et al. The use of magnetic resonance angiography in vascularized groin lymph node transfer: an anatomic study. *J Reconstr Microsurg.* 2014; 30(1): 41-125.

[6] Mihara M, Hara H, Araki J, et al. Indocyanine green (ICG) lymphography is superior to lymphoscintigraphy for diagnostic imaging of early lymphedema of the upper limbs. *PLoS One [Research Support, Non-U.S. Gov't]*. 2012; 7(6): e38182.

[7] Smith ML, Dayan JH, eds. Demystifying axillary lymph node harvest: a systematic approach to facilitate flap design and minimize the risk of donor site lymphedema in vascularized lymph node transfer. *American Society for Reconstructive Microsurgery Annual Meeting*; January 13, 2014; Kauai, Hawaii.

[8] Cheng MH, Chen SC, Henry SL, et al. Vascularized groin lymph node flap transfer for postmastectomy upper limb lymphedema: flap anatomy, recipient sites, and outcomes. *Plast Reconstr Surg.* 2013; 131(6): 1286-1298.

[9] Becker C, Assouad J, Riquet M, et al. Postmastectomy lymphedema: long-term results following microsurgical lymph node transplantation. *Ann Surg [Comparative Study]*. 2006; 243(3): 313-315.

[10] Becker C, Pham DN, Assouad J, et al. Postmastectomy neuropathic pain: results of microsurgical lymph nodes transplantation. *Breast.* 2008; 17(5): 472-476.

第17章

淋巴水肿的治疗：带血管网膜淋巴移植

ALEXANDER T. NGUYEN

关键点

- 右侧胃网膜淋巴结的术中定位对鉴别关键的皮瓣成分有重要意义。
- 非接触式抬高皮瓣可以防止皮瓣淋巴管和微脉管的损伤。

- 获取更多的毛细血管网，可以最大限度地减少静脉充血。
- 可能需要进行额外的血管吻合才能减轻静脉充血。

引言

虽然淋巴外科已有 100 多年的历史，但是随着人们对淋巴系统的理解深入、仪器和成像技术的进步，这一领域重新焕发生机。同样，技术和解剖学知识的进步，使人们再度对用于重建和淋巴手术的网膜皮瓣表现出兴趣。

由于具有免疫原性和血管生成活性，网膜被称为"腹部警察"。它含有高浓度的关键因子，包括免疫球蛋白 M 和血管内皮生长因子蛋白。带血管网膜淋巴移植不仅含有胃网膜淋巴结，还包含重要的淋巴结构，如能够启动腹膜吸收的网膜相关淋巴组织（omentum-associated lymphoid tissue，OALT）——"乳斑"。基于这些特点，网膜成为重建手术和淋巴手术中的一种通用皮瓣。

网膜移植最初用于治疗淋巴水肿时，未获得广泛认可 [1, 2]。早期网膜移植技术的缺点是需要进行剖腹手术，并且网膜作为带蒂皮瓣移植后，可能会引起疝、肠坏死、皮瓣缺血，皮瓣扭曲造成皮瓣结构坏死的发生。但是，游离组织移植和皮瓣微创切取降低了供区并发症和带蒂皮瓣并发症的发生率 [3-5]。所以，本章将详细介绍带血管网膜淋巴移植术的注意事项，从而提高移植的成功率。

概念

有文献将网膜淋巴皮瓣描述为一种宽大扁平的淋巴结 [6]。通过精细的手术以及深入了解皮瓣的解剖结构，将使网膜淋巴皮瓣维持良好的血运和生理性淋巴结构。

局部解剖

了解皮瓣的解剖结构及解剖变异对于皮瓣的切取至关重要。网膜的动脉血供主要来自两个血管蒂——胃网膜右动脉和胃网膜左动脉，沿胃大弯走行。胃网膜右动脉是胃十二指肠动脉（起自腹腔干）的最大分支，通常起自幽门附近，也可能起自胃大弯至胃中部的任何地方。

胃网膜右动脉起始处的直径通常大于 2.5 mm，静脉大于 3 mm [7]。尽管与其他淋巴结移植术相比，这些较大血管更为有利，但是切记处理好众多的细小分支以免出现术后综合征，如血肿。此外，这些血管与其他肠皮瓣类似，位置浅表，管壁更薄，比非肠皮瓣更脆弱，更易发生断流、扭结、扭曲和压迫，尤其是这种皮瓣无皮岛作支撑。

网膜血管的分支和连接在不同人中变异很大。胃网膜左、右动脉之间吻合不佳的人群占60%，无吻合的超过20%[7]。获取较大的皮瓣或者分离皮瓣时，务必要明确这种联系。网膜有多个分支供血，包括大网膜右、中间和左分支血管。如果跨网膜弓与网膜主要血管分支相邻，最好将其与皮瓣一同切取，对于改善毛细管网很有价值。

网膜淋巴皮瓣包括含有淋巴群（lymphosome）在内完整的淋巴结构器官。胃网膜淋巴结包括第 6 组淋巴结（幽门下淋巴结）和第 4 组淋巴结（胃网膜右侧淋巴结）。这些淋巴结大小不一，在影像学检查中可能表现为不存在或不可见[8]。虽然可以单用胃网膜淋巴结，但是同时切取整个淋巴群不会增加太多工作量，反而可以提供更多的淋巴组织和毛细血管床，从而减少静脉充血，使患者获益。乳斑本质上是无包膜的淋巴结，可将物质吸收进入腹腔，这可能比胃网膜淋巴结更有效。乳斑通常比胃淋巴结小，沿大网膜边缘呈不同的分布形式，因此在术中定位成像中需要包含这些结构。乳斑的输出淋巴管非常脆弱，易受损，沿胃网膜右侧血管表浅处走行，汇入较大的传出淋巴管。

患者选择

与任何淋巴外科手术一样，要获得理想效果，筛选患者至关重要。手术之前，所有患者必须采用淋巴水肿综合消肿治疗充分改善病情，术前治疗不充分将增加术后发生血清肿、蜂窝织炎、皮瓣功能无效和皮瓣坏死的可能性。适宜进行网膜淋巴皮瓣移植术的人群：治疗依从性良好者，中度和重度淋巴水肿者，检查发现严重纤维化者，复发性蜂窝织炎病史者，经其他淋巴手术方式控制不佳者，以及不适合其他带血管淋巴结移植方案的患者。病态性肥胖患者的供区发生淋巴水肿或者伤口愈合延迟的风险较高，因此可能更适合进行微创带血管网膜淋巴移植术，而不是其他淋巴结移植术。

设定合适的患者期望值也很重要。这种皮瓣不包括皮岛，因此为了检测皮瓣活性，一些患者可能需要皮肤开窗并由皮片移植覆盖，将会影响美观。同时，由于这种皮瓣没有内在的结构支撑，患者术后需要保持特定的姿势并且限制活动。此外，患者还必须理解，尽管带血管网膜淋巴移植术的效果很好，但并不能治愈淋巴水肿。

术前注意事项

术前对受区进行影像学检查，对于所有的淋巴结移植术都很重要。但是对于带血管网膜淋巴移植术而言，腹部供区的术前影像学检查并不会显著改变治疗效果。该供区不存在淋巴水肿发生的风险，所以术中定位并区分皮瓣的关键结构更为重要。假如患者有既往影像学检查，则应对其进行回顾，因为通过这些检查可能会发现皮瓣剖离过程中预期的解剖变异。尽管这种皮瓣移植对于有蜂窝织炎病史的患者也有效，但在围手术期皮瓣极易感染，近期或者反复感染的患者在术前应积极应用抗生素，以应对慢性生物膜感染。

患者存在合并症时，可能会改变该皮瓣的手术入路。严重的呼吸系统或心脏病可能会妨碍腹部入路大手术。有腹部放疗病史的患者应选取替代皮瓣。腹部手术史或腹部感染史虽然不是该皮瓣手术的禁忌证，但会导致皮瓣内出现纤维化，因而影响预期的疗效。如果网膜呈明显纤维化或有网膜切除病史，但是影像学证实有保留完好的蒂部，可能需要更换皮瓣，转为仅携带胃网膜淋巴结的皮瓣。

手术技巧

皮瓣设计

经开放切口或微创方式进入腹腔后，确定皮瓣的关键结构。通过双重注射技术定位单向胃网膜右淋巴群（lymphosome）。将等量的吲哚菁绿、异硫蓝、锝-99m 和白蛋白混合，用小口径针头，注射在右侧大网膜，避免溢出。这种方法有助于分离皮瓣，利于区分剩下的胃网膜左淋巴结群。接下来，通过胃黏膜下注射染料定位胃网膜淋巴结，以确定切取的蒂的数量。

微创切取皮瓣时，可以用脊椎穿刺针，经皮注射在大网膜。胃网膜淋巴结在借助上消化道内镜行胃腔内注射后显影最佳。通过腹腔镜荧光成像和放射性示踪探针双示踪方法，可识别皮瓣内包含的乳斑。

通过这种方法确定皮瓣边界和体积后，再根据预期的皮瓣体积制成合适的受体囊袋，可防止皮瓣过度剥离和无效腔形成。大网膜的厚度可变，与体型无关，在制作受体囊袋之前应对大网膜进行影像学检查。去除受体囊袋的纤维化淋巴水肿软组织和深筋膜，保留浅静脉和皮神经，形成有利于淋巴管生成的受区床。

皮瓣切取

腹部探查是为了排除其他合并症。行网膜粘连松解术有利于剥离皮瓣。对网膜进行影像学检查，鉴别蒂部起源是否存在变异，确定蒂部连续性、网膜血管分支，辨认跨网膜弓（transomental arch）是否存在。

分离横结肠与网膜，进入小网膜囊平面。这个平面经常在解剖学上发生融合，抑或由于既往感染或手术导致异常融合。小网膜囊外侧缘通常与脾结肠韧带内侧毗邻，这是进入小网膜囊的可靠切入点。当纤维化明显时，可以分离胃短血管，逆向掀起皮瓣。由于蒂解剖的变异性，分离胃短血管应由外侧向内侧进行。胃网膜左动脉可尽早分离，以减少皮瓣操作致其受损；应在胃网膜右动脉起点的近端充分进行解剖，使幽门下淋巴结包括在皮瓣内。鉴于皮瓣较脆弱，为防止皮瓣淋巴管和微血管受损，最好通过患者体位调整、邻近结构回缩及分离过程中的皮瓣处理最小化等方法达到无接触式抬高皮瓣。

可选择各种切口进行皮瓣的开放式切取，重要的是切口长度应合适，要充分暴露术野，以减少皮瓣损伤。用血管夹夹住胃短血管，既能减少热辐射对蒂部的损伤，还能预防胃肠梗阻。由于上腹部切口发生切口疝的风险最高，所以我们要

了解任何已经存在的缺损，同时将腹直肌复合体的支柱合并到筋膜闭合处。

微创切取网膜淋巴皮瓣可降低腹部并发症的发生率。由于皮瓣结构脆弱，腹腔镜手术可能优于机器人手术甚至开放手术，因为腹腔镜手术不仅能改善触觉反馈，而且将尽可能降低皮瓣的牵引程度或操作力度。一个内镜口用于内镜摄像头观察和皮瓣取出，另外两三个内镜口用于解剖分离组织。应采用无接触式皮瓣切取的无创器械，目的是最大限度地减少淋巴破坏。使用热辐射量最少的超声能量器械。当胃短血管不够长、无法使用超声能量器械时，为尽量减少蒂损伤和潜在血栓形成，应使用血管夹或偏向壁厚胃方向操作。为降低过度的热损伤或胃部操作造成的不适，术后可能需要胃减压。通过摄像头观察孔在直视下取出皮瓣，孔径应足够大，通常为2～3 cm，此举旨在最大限度地减少皮瓣的创伤。

网膜淋巴皮瓣有一个特别吸引人的性质：多功能性。皮瓣可以分成两瓣，作为双重皮瓣嵌入或双侧使用[9]，但劈开网膜可能导致第二皮瓣的组织量不足[10]。另外，该研究人员倾向于利用共同的供区并发症，进行双重皮瓣嵌入联合肠系膜淋巴结移植微创治疗[10]。如果患者禁忌行同期的腹股沟淋巴结移植术，可同时切取网膜淋巴皮瓣与 DIEP 皮瓣用于乳房重建。如果以开放方式切取 DIEP 蒂部，腹直肌后筋膜的相同旁正中缺损是首选腹内入路，以免对腹壁造成更大的损伤。如果以微创方式切取 DIEP 皮瓣蒂部，可以先经腹膜前间隙切取 DIEP 蒂部，然后切取网膜淋巴皮瓣。

皮瓣嵌入

皮瓣血运重建取决于患者的解剖结构和所选受区。由于胃网膜静脉没有瓣膜[7]，因此首选受区瓣膜远端的静脉进行吻合，将胃网膜右输出淋巴管与受区小静脉吻合，实现解剖重建和生理重建。

皮瓣移植后可能会发生棘手的静脉充血。如果选择毛细血管网发达（如可能存在的跨网膜弓）的网膜皮瓣，替代仅含血管蒂的胃网膜皮瓣

进行移植，那么术后静脉充血的发病率显著降低。如果有完整的跨网膜弓，通常无须再行静脉吻合。通过将胃网膜左静脉和胃网膜右静脉（最好选择浅、深静脉系统）吻合，形成双重静脉生理性流出道，可减轻术后皮瓣肿胀[11]。如果受区（尤其下肢）发生淋巴-静脉高压，或既往手术导致皮瓣明显纤维化而损害毛细血管床，可实行胃网膜左动静脉瘘分流[12]。术后早期的瘘管会引起皮瓣充血，但随着时间的推移，瘘管会恢复正常并变得柔软[13]。此外，通过胃网膜左动脉的流通式吻合术，可自动调节动脉血液的流入量，从而减少静脉充血。在这些操作结束后，使用笔式或植入式多普勒倾听静脉血液通过所发出的声音，帮助指导外科医师确定哪种选择更有效。

皮瓣植入应细致认真，谨防皮瓣折叠，注意优化皮瓣与受区床接触的表面积。由于皮瓣本身结构不完整，因此皮瓣袋的造型必须考虑到术后肿胀，不会留下太多的空间，防止对吻合口和蒂部的牵拉。用于监测移植物活性的皮片，通常来自受区或皮瓣取出切口，有一定的活动度。手术结束时再次检查腹部，确保止血效果。

术后护理

此时，有皮瓣监测的经验至关重要，因为这不是普通的皮瓣，它不含有皮岛。皮瓣外观和检查结果可出现动态变化，术后第 1 天可能需要重新探查，但预期是术后第 5 天。应每天向医疗人员告知皮瓣的预期变化，以及多普勒信号或皮瓣外观变化。如果热辐射靠近胃部，需留置鼻胃管减压 24 小时，以免发生胃轻瘫和胃胀。下肢动静脉瘘患者可以开始早期治疗。术后 3 个月继续

结论

带血管网膜淋巴移植是有价值的治疗选择，应该成为淋巴外科医师的必备技能。了解皮瓣解剖知识和细致的手术技术是成功的关键。这种

综合性消肿治疗。若皮瓣移植术改善了肢体淋巴纤维化症状，并且患者同时进行了减容手术（必要时），应慎重将监测窗的关闭时间推迟到 12 个月以上。

结果

作者开展的带血管网膜淋巴移植术超过 100例，治疗效果与之前发表的文献结果相似，有83% 症状缓解，22% 体积改善（图 17.1～图17.5）[12]。应用该皮瓣移植时，最重要的疗效是改善纤维化和蜂窝织炎。可能的供区并发症包括胰腺炎、肠梗阻、疝和肠损伤，受区并发症包括血肿、血清肿、蜂窝织炎和皮瓣坏死。

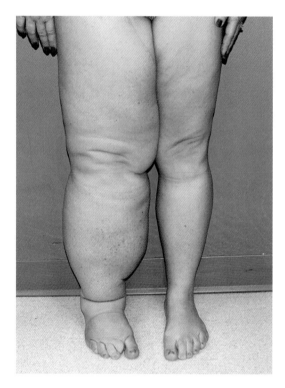

• 图 17.1　患者，46 岁，有下肢淋巴水肿病史和蜂窝织炎发作病史 11 年

皮瓣提供的供区不会发生医源性淋巴水肿，是淋巴水肿和淋巴水肿相关蜂窝织炎治疗的有效选择。

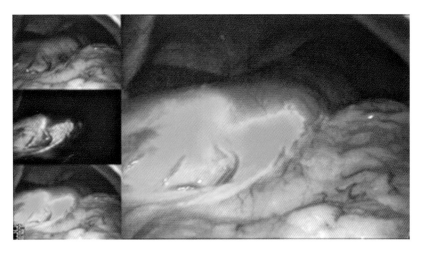

• 图 17.2　采用腹腔镜荧光成像技术定位胃网膜右淋巴群

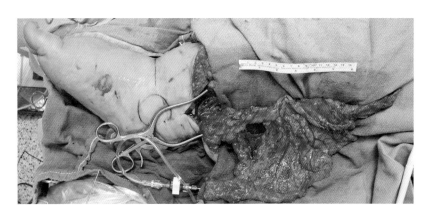

• 图 17.3　沿小腿内侧嵌入带血管网膜淋巴皮瓣

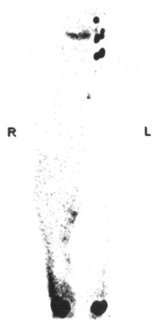

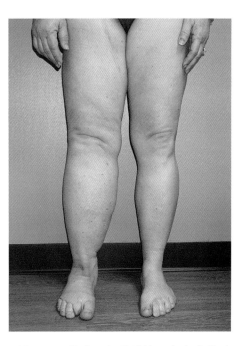

• 图 17.4　术后 2 年，核素淋巴造影术显示皮瓣对示踪剂的摄取情况

• 图 17.5　治疗 6 年后随访，患者症状改善，体积改善 38%，纤维化改善，蜂窝织炎没有进一步发作

参考文献

［ 1 ］ Goldsmith HS, De los Santos R. Omental transposition for the treatment of chronic lymphedema. *Rev Surg*. 1966; 23(4): 303−304.

［ 2 ］ Goldsmith HS. Long term evaluation of omental transposition for chronic lymphedema. *Ann Surg*. 1974; 180(6): 847−849.

［ 3 ］ Nguyen AT, Suami H. Laparoscopic free omental lymphatic flap for the treatment of lymphedema. *Plast Reconstr Surg*. 2015; 136(1): 114−118.

［ 4 ］ Ciudad P, Kiranantawat K, Sapountzis S, et al. Right gastroepiploic lymph node flap. *Microsurgery*. 2015; 35(6): 496−497.

［ 5 ］ Lasso JM, Pinilla C, Castellano M. New refinements in greater omentum free flap transfer for severe secondary lymphedema surgical treatment. *Plast Reconstr Surg Glob Open*. 2015; 3: e387.

［ 6 ］ Ranvier I. Du développement et de l'accroissement des vaisseaux sanguins. *Arch Physiol Norm Path*. 1874; 6: 429−449.

［ 7 ］ Settembre N, Labrousse M, Magnan PE, et al. Surgical anatomy of the right gastro-omental artery: a study on 100 cadaver dissections. *Surg. Radiol. Anat*. 2018; 40(4): 415−422.

［ 8 ］ Howell AC, Gould DJ, Mayfield C, et al. Anatomical basis of the gastroepiploic vascularized lymph node transfer: a radiographic evaluation using computed tomographic angiography. *Plast Reconstr Surg*. 2018; 142(4): 1046−1052.

［ 9 ］ Cuidad P, Manrique OJ, Date S, et al. Double gastroepiploic vascularized lymph node transfers to middle and distal limb for the treatment of lymphedema. *Microsurgery*. 2017; 37(7): 771−779.

［10］ Fan KL, Black CK, Song DH, Del Corral GA. The "String of Pearls" technique for increased surface area and lymphedematous fluid drainage in right gastroepiploic-vascularized lymph node transfer: a report of two cases. *Microsurgery*. 2019; 39(6): 548−552.

［11］ Dayan JH, Voineskos S, Verma R, Mehrara BJ. Managing venous hypertension in vascularized omentum lymphatic transplant: restoring bidirectional venous drainage. *Plast Reconstr Surg*. 2018; 141(2): 326e−327e.

［12］ Nguyen AT, Suami H, Hanasono MM, et al. Long-term outcomes of the minimally invasive free vascularized omental lymphatic flap for the treatment of lymphedema. *J Surg Oncol*. 2017; 115(1): 84−89.

［13］ Johnson AR, Bravo MG, Granoff MD, et al. Flow-through omental flap for vascularized lymph node transfer: a novel surgical approach for delayed lymphatic reconstruction. *Plast Reconstr Surg Glob Open*. 2019; 7(9): e2436.

第18章

肠系膜带血管淋巴结移植术

ALBERT H. CHAO AND ROMAN J. SKORACKI

关键点

- 小肠系膜是带血管淋巴结移植的供区之一，它含有丰富的淋巴结，解剖学信息十分可靠，供区并发症发病率极低。

- 在切取小肠系膜淋巴结组织瓣之前，可用透射法勾画出皮瓣内的淋巴结、淋巴结和血管蒂的关系及肠道尚存的血供。

- 空肠近端 1/3 处的肠系膜是淋巴结数量最多的区域。

- 使用外周淋巴结的优点是具有更好的血管流入、流出平衡，由细小的毛细血管连接动脉（流入）和静脉（流出），毛细血管床容量较大。相比之下，肠系膜根部的淋巴结与更粗大的供血血管相邻，主要为肠道供血，可能需要通过在血管蒂远端建立动静脉环路或植入灌流皮瓣（flow-through flap）才能维持动脉流入和静脉流出之间的平衡。

引言

带血管淋巴结移植（VLNT）是借助显微外科技术将供区的淋巴结移植至淋巴水肿区域。与淋巴管-静脉旁路吻合术相比，VLNT 还适用于无法进行淋巴管吻合的淋巴水肿病例，如病情严重的患者。据猜测，VLNT 植入的淋巴结就像吸水芯，消除了淋巴引流受阻的区域，同时又像淋巴泵，吸收了间质液后再将其回流入体循环，最终淋巴水肿病情得到改善[1]。

本书已经描述了几种不同的 VLNT 供区，包括大网膜、腹股沟、胸部/腋窝、颏下和锁骨上区。理想的 VLNT 供区有以下几个特征：能够在单个血管蒂上携带多个淋巴结；解剖学信息可靠；供区并发症极低（包括供区淋巴水肿）；可行性高；瘢痕不明显。空肠系膜供区恰好具备这些特点，是 VLNT 治疗淋巴水肿的重要供区之一。

解剖

空肠位于小肠的中段，主要参与肠道内容物的消化和吸收，约占小肠的 2/5，长约 2.5 m。肠系膜是将小肠和大肠连于腹后壁的双层腹膜结构，其内有肠系膜血管、淋巴管、淋巴结和神经等。

空肠的血液供应来自肠系膜上动脉（superior mesenteric artery，SMA），SMA 在腹腔动脉起始部的稍下方约 1 cm 处发自主动脉，该处通常正对第 1 腰椎。SMA 继续向下走行，经过胰腺颈部和脾静脉的后方，然后发出数条空肠动脉，在肠系膜两层间平行走行。当这些血管行向小肠时，空肠动脉进一步发出分支，相邻支可吻合形成动脉弓。这些经吻合形成的侧支血流，成为选择性地分离肠系膜分支而不引起缺血的基础。肠系膜上静脉收集分布小肠的静脉回流，最终经脾静脉注入门静脉系统。

尸体解剖发现，空肠系膜近端 1/3 处的淋巴结最多，平均总淋巴结数量为 19.2 个，明显多于中间和远端 1/3 处[2]。这些淋巴结可分为两类：一类淋巴结位于肠系膜周围，更靠近肠道；另一类淋巴结大量分布于肠系膜根部的中央区，更靠近大血管。外周淋巴结通常由直径为 1.5～3 mm 的血管（静脉比相应动脉要大，约为 0.5 mm）供血，淋巴结旁存在稳固的毛细血管网，因而是与受区进行标准端-端吻合或端-侧吻合的理想位置。这些组织瓣中的动脉流入和静脉流出应该维持平衡，因为它们其实是血管蒂的"终端器官"，与我们常规使用的筋膜皮瓣（如股前外侧皮瓣）不同。这些外周淋巴结组织瓣内可能含有吻合环和空肠直动脉，切取皮瓣后，可能会阻断部分肠道的血供，所以需要采用透照法仔细选择皮瓣。进行显微外科移植时，与靠近肠系膜根部的血管相比，管径较小的血管与皮瓣的血管更加匹配，通常约为 3 mm。

在肠系膜根部有丰富的血管吻合环，选择该部位的带血管淋巴结组织瓣时不用太担心肠缺血的问题。然而，肠系膜根部较大的血管（动脉和静脉管径通常为 3 mm 和 4～6 mm）携带大量的血液进出空肠。这些血液大部分会绕过小的毛细血管穿支到达淋巴结区域，在行端-端吻合后可能导致显著的血管流入和流出不平衡，造成组织瓣失活。如果能建立更生理性的连接，比如动静脉间流通设计或者在皮瓣蒂的远端设计一个动静脉环，组织瓣失活风险会降低。

术前评估

采集详细的病史，包括腹部和患肢的手术史。在大多数情况下，相对于大网膜瓣，普通的腹部手术史对空肠系膜血管淋巴结移植的可行性影响不大。在患肢上进行淋巴结移植的具体部位要根据既往治疗史和淋巴水肿部位而定。在上肢，如果手和前臂淋巴水肿较上臂严重，则选择手腕或前臂作为受区。如果上肢完全受累或腋窝有明显瘢痕，则选择腋窝作为受区。在下肢，如果患者既往有腹股沟淋巴结清扫手术史，建议将腹股沟作为淋巴结移植的部位；如果患者既往有

主动脉周围或盆腔深部淋巴结清扫手术史，且腹股沟淋巴结完好，建议将远端小腿作为淋巴结移植的部位。对于近端淋巴结清扫部位有明显的瘢痕和主要影响远端肢体的淋巴水肿的病例，建议同时行双水平淋巴结移植和近端瘢痕松解手术。

作者通常会指导患者在术前一天晚上摄入一杯奶昔或高脂肪餐，可以产生乳白色淋巴液，淋巴液从小肠流向肠系膜所有淋巴管，便于术中识别输入和输出的淋巴管，以便在需要的时候进行受区部位淋巴管端-端吻合。

手术技巧

供区准备。空肠系膜 VLNT 术选择脐上垂直正中切口，长度为 4～7 cm。将空肠近端 1/3 牵出切口。用触诊、检视和透射方法来确定淋巴结数量、位置及其相关血管的关系（图 18.1）。选择一组适合血管吻合的淋巴结后，在组织瓣远端周围用电刀切开一侧肠系膜，然后结扎该层下方的远端血管分支。在肠系膜深层剥离出所需的淋巴结组及浅层肠系膜形成组织瓣，抬高组织瓣使血供自远端向近端回流，在整个组织瓣切取过程中，保留肠系膜的深层以防止形成内疝。继续分离直到血管口径和血管蒂长度足以进行微血管吻合。通常可以获得 3～5 cm 的血管蒂，血管蒂动脉和静脉直径通常为 1～2.5 mm，如前所述，越靠近肠系膜根部，其直径越大。

受区准备。在适当范围内尽可能地切除瘢痕组织及接受过放疗的组织，为淋巴结组织瓣移植提供健康的软组织床，同时分辨并标记受区血

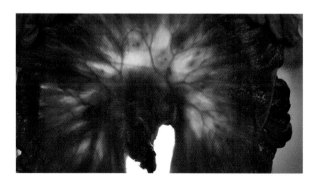

• 图 18.1   肠系膜透照法可以显示淋巴结及其血管供应，以及肠道的血管供应

管。由于外周空肠系膜带血管淋巴结组织瓣及其蒂相对较小，应选择来自肢体血管的无名侧支行端-端吻合，也可与指定血管行端-侧吻合，如桡动脉或尺动脉。如果选择较大血管的近端淋巴结组织瓣，则应优选受区知名动脉及其伴行静脉进行血管间流通设计。移植空肠系膜带血管淋巴结组织瓣，通过微血管吻合术恢复组织瓣灌注。

切口处理。当受区软组织足够松弛，皮下纤维化的瘢痕组织已经切除且与移植组织瓣本身体积接近时，可进行一期缝合。在这些覆盖表皮的病例中，建议使用植入式多普勒探头监测皮瓣血运。如果不能一期缝合，也可以在组织瓣上方游离植皮，并直接用手持多普勒监测组织瓣血运。毗邻腹部切口的皮肤可以作为全层皮肤移植的现成供区部位，这样不会影响腹部的闭合或创造额外的手术切口。腹部供区切口以标准方式闭合，筋膜、皮下组织和皮肤分层闭合。

术后护理

监测游离皮瓣，在术后 48 小时内，每小时进行 1 次；至第 2 个 48 小时，每 2 小时进行 1 次；再过渡到每 4 小时 1 次。术后在患者耐受的情况下即可进食。术后制动部位和范围因受区不同而异。受区是腋窝时，建议保持肩关节外展 1 周，防止压迫血管蒂，随后逐渐恢复到全肩关节活动。受区是腹股沟时，我们建议患者在术后 3～4 周内避免超过 45° 的髋关节屈曲，之后逐渐恢复全髋范围的运动。组织瓣转移到远端肢体时需要抬高患肢，防止组织瓣内水肿。1 周后即可开始悬吊康复。大多数患者可在术后 4～5 天出院。

结果

已有研究证明，使用空肠系膜 VLNT 可获得良好的临床效果。Coriddi 等在对 15 例接受上肢（$n=8$）或下肢（$n=7$）肢体淋巴水肿治疗的患者研究中发现，经过中位 9.1 个月的随访，87.5% 和 70% 的淋巴水肿患者有主观和客观上的改善[2]，皮瓣存活率为 93.3%，没有一例供区发生疝气等并发症。

结论

空肠系膜带血管淋巴结组织瓣具有淋巴结数量多、解剖结构一致、供区并发症少（包括供区淋巴水肿）、多数患者可行、瘢痕不明显等优点。在空肠近端 1/3 处可以找到数量较多的淋巴结。现有研究表明，利用空肠系膜带血管淋巴结移植可实现主、客观淋巴水肿改善的目的。

参考文献

[1] Tourani SS, Taylor GI, Ashton MW. Vascularized lymph node transfer: a review of the current evidence. *Plast Reconstr Surg.* 2016; 137(3): 985-993.

[2] Coriddi M, Wee C, Meyerson J, et al. Vascularized jejunal mesenteric lymph node transfer: a novel surgical treatment for extremity lymphedema. *J Am Coll Surg.* 2017; 225(5): 650-657.

第 19 章

显微外科手术：极致减少带血管淋巴结移植的供区并发症

JOSEPH H. DAYAN AND MARK L. SMITH

关键点

- 可供移植的腹股沟浅淋巴结位于腹股沟皱褶和腹股沟韧带之间。
- 腹股沟浅淋巴结的血供通常来自旋髂浅动脉。
- 腹股沟浅淋巴结的引流区域通常为下腹部，亦有例外，某些情况下可参与下肢的淋巴引流。
- 反向淋巴做图（reverse lymphatic mapping，RLM）技术使医师得以辨认出淋巴结在生理状态下

的引流路径。
- RLM 可以鉴别引流下肢或躯干区域的两类淋巴结。
- RLM 具有识别引流下肢淋巴的重要腹股沟淋巴结的作用，能协助外科医师避开这些重要淋巴结或另选供区，从而将供区淋巴水肿的发生风险降至最低。

引言

随着跨多中心的更多的成功案例得到报道，带血管淋巴结移植术（VLNT）在淋巴水肿治疗中得到稳步普及[1-4]。带血管淋巴结的游离皮瓣这一概念对许多显微外科医师十分具有吸引力，因为 VLNT 可通过标准的显微外科技术来完成。然而，熟练掌握标准的游离皮瓣切取和吻合术，就是掌握腹壁下动脉穿支皮瓣和带血管腹股沟淋巴结皮瓣之间的不同之处。由于可能诱发供区淋巴水肿和永久性残疾，VLNT 面临着更多的技术挑战和压力[5-9]。由于解剖、腹股沟淋巴引流途径和外科技术在细节方面的文献相对缺乏，阻碍了这项技术的应用。然而，跨多中心的大量患者在接受 VLNT 治疗后都获得了客观和主观改善，并对这一技术给予了足够的信任，从而为该领域的研究争取了更多的时间和投资。针对引起供区淋巴水肿的主要问题，作者阐述了应用于 VLNT

的反向淋巴做图（RLM）技术，RLM 能够区分哪些淋巴结引流肢体部位，哪些淋巴结引流躯干区域，从而准确切取淋巴结，将供区发生淋巴水肿的风险降至最小[10]。在已发表的一项研究中，作者采用磁共振血管成像（MRA）和近 2 000 个淋巴结做图对该供区进行了解剖学研究，从而明确其解剖结构，促进了本章提及的相关技术的发展[1]。未来长期的前瞻性研究将进一步完善 VLNT 的适应证，使我们更好地理解其风险 / 获益。本章目的在于介绍利用 RLM 进行带血管腹股沟淋巴结移植术的手术技巧。

概念

局部解剖

带血管腹股沟淋巴结皮瓣的血管蒂通常选择旋髂浅动脉（superficial circumflex iliac artery，SCIA）。旋髂浅动脉由股总动脉发出，在股总

动脉上外侧做短发样转弯，与腹股沟韧带走行几乎平行。该皮瓣的静脉回流主要由伴行静脉及旋髂浅静脉（superficial circumflex iliac vein，SCIV）完成，在一定程度上还有腹壁下浅静脉（superficial inferior epigastric vein，SIEV）参与。SCIV 和 SIEV 汇合，继续向下方远离 SCIA 走行，在大隐静脉和股静脉交界处附近流入大隐静脉球部。

一项解剖学研究发现，由 SCIA 供血的淋巴结集中在 SCIV 和 SIEV 交界处[1]，具体为从耻骨结节到髂前上棘的 1/3 区域，垂直向下 3 cm 处。这些淋巴结几乎总是位于腹股沟皱褶上方、腹股沟韧带下方，而不会出现在腹股沟皱褶的下方。位于腹股沟皱褶下方的淋巴结通常在下肢淋巴引流中具有重要作用，且引流下肢的前哨淋巴结通常在腹股沟皱褶水平或下方沿股血管排列。SIEV 内侧的淋巴结也可能参与下肢引流，因此也可能需要避开。这些只是静态解剖学指导，而非手术规范，由于每位患者的生理引流情况不同，所以应使用 RLM 进行评估。在一些病例中，腹股沟皱褶上方存在对下肢引流有重要作用的淋巴结。

术区还存在感觉神经：来自股神经和股外侧皮神经的直接分支。股神经分支可缠绕血管蒂，神经损伤可导致大腿前部麻木。股外侧皮神经走行于髂前上棘内侧并于同一水平深达腹壁筋膜，在取皮瓣时通常不可见。

皮瓣设计

首先标记解剖标志：从耻骨结节到髂前上棘画一条线（对应腹股沟韧带）。标记腹股沟自然皱褶，触诊股动脉并标记，标记缝匠肌边界。股三角很容易显现，是血管蒂的起点。治疗上肢淋巴水肿时，通常将腹股沟皮瓣作为埋藏皮瓣使用，无须腋窝皮岛移植。此时将切口位置设计在 SCIA 上方，切口定位可使用手持式多普勒和（或）借助解剖标志：SCIA 斜向走行于腹股沟韧带下方约 3 cm 处，始终位于腹股沟皱褶的上方（图 19.1）。切口长度取决于所需的软组织量。如果腋窝瘢痕扩大切除后出现大空腔，切口可向

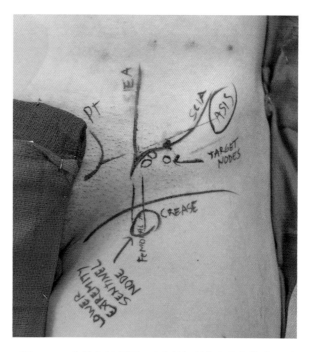

• 图 19.1　术前标记展示了通过旋髂浅动脉定位腹股沟淋巴结的方法，该方法已经吲哚菁绿淋巴造影术证实。采用伽马探头定位腹股沟皱褶下方的下肢前哨淋巴结，作为标记

外侧延伸，从而满足更大的皮瓣需求。皮瓣宽度在下方虽然受限于腹股沟皱褶，但可根据需要向上方扩展。典型的皮瓣尺寸为 5 cm × 10 cm 或 5 cm × 12 cm。如果计划远端移植到前臂或手腕，则调整皮岛位置，使 SCIA 位于皮岛中央部位。

患者选择

存在下肢淋巴水肿病史、盆腔放射史或肿瘤手术史，或有任何下肢淋巴水肿易感因素的患者，可能不适合接受带血管腹股沟淋巴结移植术。在作者的实践中，对于体重指数大于 32 kg/m² 的患者，通常在体重改善之后才会考虑手术。对于无法医治的严重静脉功能不全的患者，可能也不适合开展淋巴结移植。彩色多普勒超声可以评估静脉功能不全。静脉压升高，则在淋巴结发生的淋巴管-静脉分流可能有改变。理想的患者应当具有体瘦、健康、依从性好、有明显凹陷性水肿的特点。这说明患者的水肿肢体含有大量液体成分（而非增生性脂肪），因此对淋巴结移植术的疗效好。

术前注意事项

由于就诊的大多数患者都是癌症幸存者，因此我们迟早会接触到癌症复发者，需要排除这些疾病。针对乳腺癌幸存者的体格检查包括触诊所有淋巴结和乳房检查。除非证明不是复发，否则一旦发现患者存在乳房肿块、腋窝肿块或进展快速的淋巴水肿，就会判定为肿瘤复发。患者如果能获得肿瘤科医师或经治医师的同意，以及与治疗师和其治疗过程中的其他关键角色建立沟通，就能拥有更全面的视角，这在治疗中非常重要。

所有患者在开始淋巴结移植术之前，应由专业的淋巴水肿治疗师对其进行评估和治疗。有相当数量的患者仅通过保守治疗就能获得满意的疗效，无须进一步手术。如果患者正在接受治疗，治疗师会与其讨论和制订手术和术后计划。

知情同意

应与患者明确讨论，建立现实的期望值；VLNT 通常无法根治淋巴水肿，但可改善病情。淋巴结移植术后最令人畏惧的并发症是供区淋巴水肿，应与患者详细沟通。这就是我们为什么要采用 RLM 避开引流下肢的淋巴结[10]。术中皮瓣完全分离之前，采用 RLM 还能显示出该皮瓣所携带的下肢前哨淋巴结；RLM 能提示外科医师放弃相应供区，避免为患者带来风险。虽然这并不常见，但在过去 4 年里，有 2 个病例应用腹股沟区 RLM 后改变了原先的手术计划，包括转换为替代供区。因此，针对这种可能情况，我们会获取患者使用替代供区可能性的知情同意。

腹股沟供区的优缺点

带血管腹股沟淋巴结皮瓣最常见的适应证是乳腺癌相关淋巴水肿。这种皮瓣的优点是供区瘢痕隐蔽，有腹股沟皮瓣手术经验的显微外科医师熟悉此处的解剖；缺点是血管蒂较短，一般小于 2 cm，血管直径为 1～1.5 mm，对于受区修复需要较长血管蒂的严重病例，其应用受限。这

类皮瓣切取的潜在并发症包括供区淋巴水肿、大腿前部感觉丧失和血清肿，其中以血清肿最为常见。

术前检查

术前检查还包括手术效果评价，最好客观和主观指标都有。作者对所有患者开展术前 MRA 等影像学检查，用于观察供区和受区的解剖，评估患肢液体成分含量及测量体积。再行核素淋巴造影术和吲哚菁绿淋巴造影术，获得患者基线数据，并与术后数据相比较。针对腋窝淋巴结清扫术后患者，术前 MRA 可以发现腋静脉狭窄或闭塞以及胸背血管结扎等许多重要问题；它协助我们选择淋巴结数量最多、解剖位置最佳的腹股沟供区（图 19.2）。这种信息十分有价值，不仅影响到手术方案的设计，还能减少术中的不确定性。

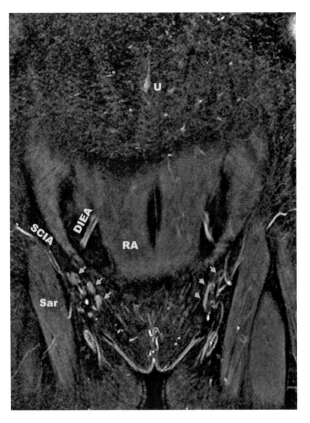

• 图 19.2　腹股沟区磁共振血管成像冠状位图像显示，两侧腹股沟解剖存在差异。绿色箭头提示计划切取的目标淋巴结；红色箭头提示需要避开的引流下肢的淋巴结。DIEA，腹壁下深动脉；RA，腹直肌；Sar，缝匠肌；SCIA，旋髂浅动脉；U，脐

手术技巧

反向淋巴做图的概要

在论文[10] 的基础上，我们认为肢体淋巴结切取方法的核心是 RLM 技术。Klimberg 等首先提出 RLM 这一概念，其应用于乳腺癌腋窝淋巴结清扫术和前哨淋巴结活检术后，可降低淋巴水肿的发生风险[11]。我们改进了这一概念，并将其应用于 VLNT。手术当天清晨，将过滤后的锝注射入患者淋巴结采集侧的第 1 和第 2 趾蹼间隙。手术中，于下腹部（脐下、腹股沟上的区域）分 4 次皮内注射吲哚菁绿，每次 0.1 mL。利用伽马探头识别并避开引流下肢的淋巴结。利用近红外探测器找到引流下腹部的淋巴结，确保顺利采集到带血管淋巴结。

手术操作技巧

▶ 视频 19.1

手术当天清晨，将 0.2 mL 过滤后的锝注射于患者足部第 1 和第 2 趾蹼间隙。部分医疗机构在手术前 1 天注射未过滤的锝会更方便，其通过时间（transit time）较慢。气管插管后，立即将吲哚菁绿注入下腹部，按摩几分钟，为患者做好术前准备并消毒铺巾。然后使用伽马探头定位引流下肢的前哨淋巴结（图 19.3）。这些淋巴结通常位于腹股沟皱褶下方并沿股血管排列，但有时位于皮瓣区域内。解剖前将伽马探头指向皮瓣区域，探头将检测到皮瓣深部盆腔淋巴结中的锝，会被错误认为皮瓣本身含有重要淋巴结。因此，应从外向内掀起皮瓣，将伽马探头置于皮瓣

下方，探头方向朝上，探查含锝淋巴结并注意避开。通过术前使用近红外探测器，观察引流下腹部的淋巴管，查看计划切取的淋巴结，再次保证了所制备的皮瓣中含有合适的淋巴结。

手术时，首先沿 SCIA 做平行的斜切口，切口始终位于腹股沟皱褶上方。然后在 Scarpa 筋膜浅面掀起皮下组织皮瓣上下端，所需淋巴结始终位于 Scarpa 筋膜下方。如果预期在受区瘢痕切除后腋窝会有大空腔，可以考虑应用去上皮皮岛增加皮瓣的容积或向外侧延伸皮瓣的长度。近红外探测器可再次使用，能更清楚地查看目标淋巴结，对初学者尤其有用。此时通常能够触及淋巴结。

然后继续分离皮瓣上缘和外缘，直至缝匠肌筋膜。找到 SIEV 和 SCIA/SCIV 后仔细剥离血管。这些血管是目标淋巴结的可靠术中标记，目标淋巴结就聚集在 SIEV 和 SCIV 的交界处。在接近股三角部位，SCIA 蒂通常走行于缝匠肌筋膜浅层。以这种方式将皮瓣从外向内提起（图 19.4）。SCIA 通常有一个下行支深入缝匠肌筋膜。然而，我们遇到的一些解剖变异，有可能导致血管蒂的意外破坏。有时，整个 SCIA 蒂穿入缝匠肌筋膜深方，与旋髂深动脉（deep circumflex iliac artery，DCIA）汇合，在这里两者可合并，直接起自股总动脉。因为此处 SCIA 血管非常细小，解剖应非常小心。

当皮瓣由外侧向内侧掀起时，使用伽马探头检查皮瓣中可能对下肢引流有重要作用的淋巴结（图 19.5）。如果发现前哨淋巴结本身就位于皮瓣内或遇到高信号，则放弃该供区，倘若术前与患者沟通过，此时就可以使用替代供区。如果皮瓣

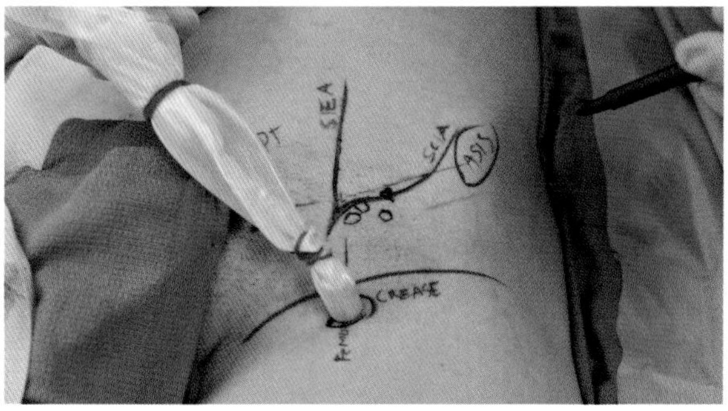

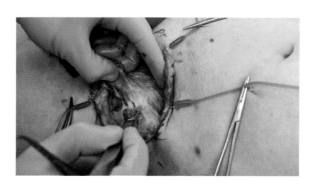

• 图 19.3　使用伽马探头识别引流下肢的前哨淋巴结。术前足部注射锝

• 图 19.4　在腹壁和缝匠肌筋膜上方，由外向内剥离皮瓣

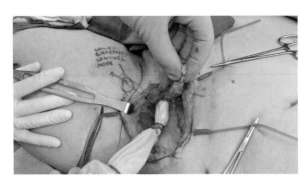

• 图 19.5   使用伽马探头评估以旋髂浅动脉作为血管蒂的淋巴结皮瓣是否含锝。如果信号强度较高，则放弃该供区

中存在引流下肢的淋巴结，通过伽马探头从外到内逐步分离，有助于维持淋巴管的连续性和保护淋巴结的血管。

当解剖至缝匠肌内侧的股三角时，我们可以直接看到 SCIA 及伴随静脉，此时向血管近端进行解剖，直至股血管（图 19.6）。SCIA 在穿过覆盖股血管的深筋膜（切开暴露）时向上转弯。将血管完全分离至起点。一些患者的伴随静脉口径大小合适，可作吻合血管；另外一些患者的伴随静脉非常纤细。分离血管要非常小心，保留任何存在变异的浅静脉或浅动脉，它们是潜在的吻合血管。SIEV 近端较粗大，在某些病例中使用时要考虑以下 2 个因素：

- 位于 SIEV 内侧的淋巴结通常参与下肢引流，可通过 SIEV 实现静脉回流。
- SIEV 可能仅仅穿过淋巴结皮瓣，基本不参与皮瓣静脉回流。虽然我们在缺乏其他可行的选择时也使用过 SIEV，但皮瓣中央的顺行引流静脉才是更佳选择。

蒂部解剖完成后，可以根据需要触诊淋巴

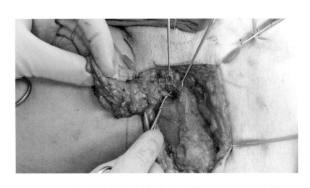

• 图 19.6   完全游离旋髂浅动脉至其股总动脉起点处

结，并使用近红外成像确认。

腋窝受区的处理

我们应用最多的受区是以胸背血管为受体血管的腋窝受区，也会使用前臂桡侧返动脉和腕部桡动脉。腋窝受区需要经腋窝横切口切除所有瘢痕。确定背阔肌的前缘和胸大肌。瘢痕切除范围包括从腋静脉、侧胸壁水平到上臂，直到显露正常的皮下组织。仔细解剖分离准备吻合的胸背血管。对于胸背血管缺失的严重患者，需沿腋动脉进一步向远端解剖，直至动脉分支和静脉出现。避开头静脉，因为引流上肢的淋巴旁路就沿着头静脉走行。此时切取皮瓣，我们的治疗方案包括使用伽马探头检查淋巴结皮瓣及下肢前哨淋巴结，记录两个 10 秒计数中的较高值。通常以 10-0 尼龙线吻合动脉，利用静脉吻合器吻合静脉。随后利用吲哚菁绿皮瓣血管造影术确认实现血运重建。然后，小心地沿腋静脉原位植入皮瓣，以 3-0 单乔线缝合，再以 3-0 单乔线分层闭合切口，放置密闭引流管，腋窝手术即完成。轻柔包裹手指至中上臂的区域，患肢外展 45°，保持 2 周。

供区闭合的处理

尽管已在供区进行负压引流、三层缝合和术后穿弹力衣等，但是供区血清肿仍是最常见的并发症。尽管尚未有正式研究，但是去年作者团队采用了倒刺线进行褥式缝合，这似乎显著减少了血清肿的形成。从腰部至大腿上部范围予弹力衣治疗，疗程为 4 周，每天引流量低于 30 mL 时拔除引流管。

术后护理

由于缺乏相应文献支持，而且研究设计困难，要考虑众多的变量和混淆因素，所以目前抗生素、引流和术后疗法的选择和应用主要是依靠临床经验和外科医师的偏好。作者团队制订术后护理方案主要基于目前掌握的知识，未来可能会改变。无蜂窝织炎病史的患者在 24 小时内停用预防性抗生素；有严重的蜂窝织炎复发病史的患者需给予 2 周抗生素治疗。如果既往感染引起耐药，如对甲氧西林金黄色葡萄球菌（MRSA）耐药，作者团队会合理选用万古霉素或利奈唑胺等抗生素。术后皮瓣周围感染可导致吻合口血栓，不利于血运重建。在上肢淋巴水肿患者进行麻醉诱导前和住院期间，需要预防深静脉血栓。接受下肢淋巴结移植术的患者应预防性使用低分子量肝素，疗程为 2 周。

腋窝 VLNT 术后即刻实施加压包扎，操作要谨慎，术后 2 周避免压迫腋窝附近组织；腋窝 VLNT 术后第 2 天大多数患者可出院回家。对于手腕或前臂的淋巴结移植术治疗，术后 2 周要完全避免受压，之后再包扎。接着专业治疗师参与进来，指导患者严格完成淋巴水肿后续治疗，疗程为 6 个月。患者的疾病分期不同，对各种消肿方式（加压包扎、弹力衣、压力泵、手法淋巴引流）的疗效就有差别，应由治疗师为其制订专业的治疗方案。

结果

在一天当中的不同时间，在不同季节，肿胀也会有所变化，患者术后后续治疗量也会不同，因此很难去客观评估淋巴水肿的疗效。作者团队在术前和术后 1 年采取了所有可行的方法，包括 MRA 测量肢体体积、核素淋巴造影术、吲哚菁绿淋巴造影术、压力治疗需求、蜂窝织炎发作及患者报告的结局疗效。目前作者团队仍在积累前瞻性数据。总的来说，在过去 4 年里，作者团队观察了 60 例淋巴结移植术患者，其中超过 50% 的患者病情有显著改善。术后 1 年采用核素淋巴造影术和吲哚菁绿淋巴造影术对患者进行生理评估和临床评估，目前为止，作者团队还没有观察到供区淋巴水肿病例。只要投入更多时间，开展多中心研究，作者团队就能进一步优化患者选择，提高手术技能，以推进技术的发展。

结论

带血管腹股沟淋巴结移植术是有价值的技术，选择合适的患者治疗，可以显著提高其生活质量。这项技术之所以普及，主要因为患者和外科医师皆见证了临床症状的改善。这项技术最重要的是优先保证了安全性，RLM 正好将该风险降到了最低。腹股沟供区由于解剖结构为大家熟悉，所以是热门首选供区，但术者在与患者沟通时，还应与其他供区进行权衡比较。人们对淋巴结移植术的兴趣渐浓，研究逐步增加，未来一定会增进理解，提升手术的有效性和安全性。

参考文献

[1] Dayan JH, Dayan E, Kagen A, et al. The use of magnetic resonance angiography in vascularized groin lymph node transfer: an anatomic study. *J Reconstr Microsurg*. 2014; 30(1): 41−45.

[2] Becker C, Assouad J, Riquet M, et al. Postmastectomy lymphedema: long-term results following microsurgical lymph node transplantation. *Ann Surg*. 2006; 243: 313−315.

[3] Lin CH, Ali R, Chen SC, et al. Vascularized groin lymph node transfer using the wrist as a recipient site for management of postmastectomy upper extremity lymphedema. *Plast Reconstr Surg*. 2009; 123: 1265−1275.

[4] Althubaiti GA, Crosby MA, Chang DW. Vascularized supraclavicular lymph node transfer for lower extremity lymphedema treatment. *Plast Reconstr Surg*. 2013; 131(1): 133e−135e.

[5] Azuma S, Yamamoto T, Koshima I. Donor-site lymphatic function after microvascular lymph node transfer should be followed using indocyanine green lymphography. *Plast Reconstr Surg*. 2013; 131: 443e−444e.

[6] Vignes S, Blanchard M, Yannoutsos A, et al. Complications of autologous lymph-node transplantation for limb lymphoedema. *Eur J Vasc Endovasc Surg*. 2013; 45(5): 516−520.

[7] Viitanen TP, Maki MT, Seppanen MP, et al. Donor-site lymphatic function after microvascular lymph node transfer. *Plast Reconstr Surg*. 2012; 130: 1246−1253.

[8] Viitanen TP, Suominen EA, Saaristo AM. Reply: donor-site lymphatic function after microvascular lymph node transfer should be followed using indocyanine green lymphography. *Plast Reconstr Surg*. 2013; 131: 444e.

[9] Pons G, Masia J, Loschi P, et al. A case of donor-site lymphoedema after lymph node-superficial circumflex iliac artery perforator flap transfer. *J Plast Reconstr Aesthet Surg*. 2014; 67(1): 119−123.

[10] Dayan JH, Dayan E, Smith ML. Reverse lymphatic mapping: a new technique for maximizing safety in vascularized lymph node transfer. *Plast Reconstr Surg*. 2015; 135(1): 277−285.

[11] Klimberg VS. A new concept toward the prevention of lymphedema: axillary reverse mapping. *J Surg Oncol*. 2008; 97: 563−564.

第 20 章

显微外科手术：淋巴管－静脉吻合术 手术技巧

DAVID W. CHANG, SHUJI YAMASHITA, AND ISAO KOSHIMA

关键点

- 淋巴管－静脉旁路术（lymphovenous bypass, LVB）通常是将直径小于 0.8 mm 的淋巴管与细小的真皮下小静脉吻合。
- 高分辨率显微镜、超精细器械设备和缝线及超显微外科操作训练是保证 LVB 成功的基本

要求。

- LVB 优先适用于存在功能性淋巴管的早期淋巴水肿患者，尤其是上肢淋巴水肿患者。
- LVB 术前采用吲哚菁绿淋巴造影术检测可用的淋巴管，对手术有帮助。

引言

淋巴水肿是一种慢性、致人衰弱的疾病，会导致生理和心理疾病，全世界患病人数多达 2.5 亿。在美国等发达国家，癌症本身及癌症治疗是引起淋巴水肿的主要原因。淋巴水肿可发展为进行性肿胀、纤维化、功能缺陷和慢性感染，从而降低患者的生活质量，增加其医疗费用负担[1, 2]。

很遗憾，目前尚无针对淋巴水肿的确切治疗方法。淋巴水肿目前的主要治疗方法包括综合消肿治疗（complex decongestive therapy，CDT）和穿着弹力衣治疗。虽然 CDT 确实对诸多患者有效，但其耗时长、难以定期进行且费用昂贵，会引发患者的不依从和不满意。

外科术式分为切除减容术或生理重建术两种。切除减容术包括直接切除（Charles 术式）或周围脂肪抽吸术，旨在切除淋巴水肿病变组织。生理重建术如带血管淋巴结移植术或淋巴管－静脉旁路术（LVB），则是通过重建淋巴管－静脉回流通道来恢复正常的淋巴引流。显微

外科手术及新近的超显微外科手术对这些生理重建术的发展产生了重大影响，因其可以减轻淋巴水肿的严重性而备受青睐。

1962 年，Jacobson 和 Suarez 首次报道淋巴管－静脉吻合术的犬模型实验[3]。Yamada 在 1967 年首次报道了临床应用 LVB 治疗阻塞性淋巴水肿[4]。Degni 将腹股沟区的大隐静脉与周围淋巴管行端－侧吻合[5]。O'Brien 等在 20 世纪 70 年代临床应用 LVB 治疗淋巴水肿[6]，许多学者在此基础上不断加以改良。然而，LVB 并没有在临床上得到广泛应用，原因在于很难找到淋巴管，而且一旦静脉压超过淋巴压就容易导致反流的发生和旁路血栓的形成，因此症状只能得到短暂的改善。

Koshima 在 1996 年将"超显微外科"引入 LVB 中，实现四肢远端的皮下淋巴管与邻近小于 0.8 mm 的皮下小静脉的吻合[7-12]。这一术式被称为淋巴管－静脉吻合术（LVA）。采用 LVA 的理由是：淋巴水肿病变远端的淋巴管不易累及，正适用于旁路引流术；皮下小静脉压力较

低，不易发生静脉反流，术后效果更持久。

20 世纪 80 年代以来，超显微外科技术的引入对推进重建显微外科手术的发展起到关键作用。此后指尖再植手术成功率升高，穿支皮瓣手术逐步发展[7, 8]。20 世纪 90 年代，Koshima 利用超显微外科技术，通过 LVA 治疗淋巴水肿患者[9-12]。超显微外科技术使得直径小于 0.8 mm 的小血管得以精确吻合。超显微手术器械和缝合材料的发展推动着淋巴水肿显微外科不断进步[13]。

淋巴水肿分为原发性淋巴水肿和继发性淋巴水肿。大多数继发性淋巴水肿与恶性肿瘤及其治疗有关。女性乳腺癌术后和放射治疗后出现的继发性淋巴水肿占上肢淋巴水肿患病总人数的 90%。乳腺癌患者发生上肢淋巴水肿的显著高危因素包括放射治疗和腋窝淋巴结清扫。随着前哨淋巴结（sentinel lymph node，SLN）活检术逐渐应用于腋窝乳腺癌分期的评估，淋巴水肿的发病率相较腋窝淋巴结清扫术而言有所降低。据报道，接受 SLN 活检的患者有 3.0% 发生上肢淋巴水肿，而接受传统腋窝淋巴结清扫术的患者有 17.1% 发生上肢淋巴水肿[14]。其他可能与上肢淋巴水肿相关的危险因素包括肿瘤部位、肿瘤大小、清除淋巴结数量、放疗和肥胖[15]。

恶性肿瘤行淋巴结切除治疗后，若引流受阻，其远端淋巴管就会扩张。淋巴管的平滑肌细胞由近端至远端退变[10]。因此，淋巴管收缩力下降，淋巴管腔内瓣膜出现功能障碍，会导致淋巴液反流。过多的淋巴液在组织间隙积聚，也会导致淋巴管功能障碍。在这种环境下，成纤维细胞活化，刺激皮下脂肪组织和真皮内的胶原纤维增生。此外，复发性蜂窝织炎会进一步促进纤维增生，加重淋巴水肿。

概念

淋巴水肿的治疗分为保守和手术两类。尽管淋巴水肿的一线治疗推荐保守治疗，如淋巴按摩法和穿弹力衣治疗，但长期效果不理想，中断治疗会引起病情的反弹。

LVB 作为显微外科手术方法之一，旨在提

高淋巴液向血液回流的速度。近年来，随着超显微外科技术的发展，直径小于 0.8 mm 的淋巴管与真皮下小静脉吻合成为可能，LVB 因此成为一种用于治疗淋巴水肿的外科疗法[9-12]。高分辨率显微镜、超精细显微手术器械和极精细缝线是开展这项技术所必需的。外科医师需要通过动物模型训练掌握手术操作方法。

技术在不断细化完善，促进了端-端、侧-侧和侧-端吻合方法的发生发展（图 20.1～图 20.5）。选定某种吻合方式时，一定要全面考虑各方面因素。淋巴水肿患者有时合并静脉疾病，保证瓣膜功能和近端静脉血流是决定吻合方法的重要因素。同样地，要对淋巴系统功能、瓣膜功能和双向淋巴流动等因素加以考量以指导手术决策。若淋巴管具有双向淋巴流动且无淋巴液向静脉回流时，可行侧-端吻合（图 20.2）。此例中，近端或远端淋巴系统的压力降低。

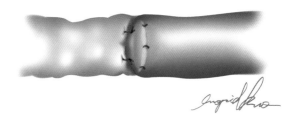

• 图 20.1　端-端吻合术。常用 11-0 或 12-0 缝线行间断缝合

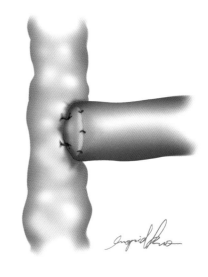

• 图 20.2　侧-端吻合术。淋巴液可从淋巴管的任何一侧流入静脉，部分功能性淋巴管通过侧-端吻合术得以保留下来

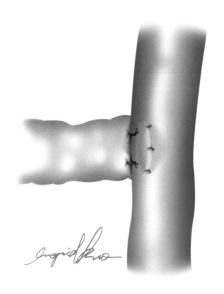

• 图 20.3　端-侧吻合术可避免静脉血向淋巴系统反流

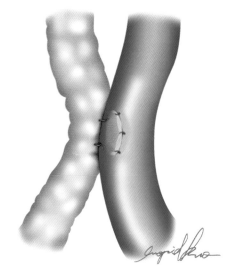

• 图 20.4　侧-侧吻合术。当淋巴管内压力升高时，吻合口处的液体流动处于自然平衡状态，淋巴系统内压力降低

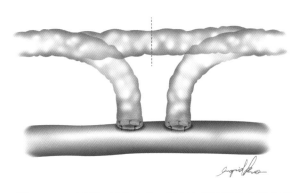

• 图 20.5　双重端-侧吻合术。当病变淋巴系统中存在双向淋巴流动时，该术式可达到近侧和远侧淋巴管的同时减压效果。蓝色虚线表示淋巴管的离断

患者选择

关于 LVB 治疗四肢、躯干和阴囊部位的淋巴水肿的病例已有报道，但研究表明 LVB 对早期上肢淋巴水肿患者最有效 [16]。在患者的一次手术过程中，可采用多台手术显微镜，多个 LVB 同时进行，从而提高手术效率（图 20.6）。对于单用淋巴管-静脉旁路术可能无效的严重淋巴水肿，推荐采用包括多个 LVB 联合功能性淋巴结移植术的综合手术治疗。

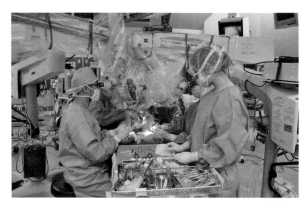

• 图 20.6　手术室中数名外科医师借助多个显微镜进行淋巴管-静脉吻合术

术前注意事项

LVB 最新技术进步是应用吲哚菁绿（ICG）淋巴造影术定位淋巴管 [2]。借助 ICG 淋巴造影术，外科医师能够精确定位 lVB 相关的功能性淋巴管，在其上做切口，极大缩短了手术时间，显著提高 LVB 的疗效（图 20.7）。

利用 ICG 进行近红外荧光显像技术相对简单，可提供丰富的术前淋巴管成像信息 [17]，作为无创性检查手段，定性和定量评估淋巴系统。此外，这项技术在 LVB 术前评估中被用于判断淋巴管的位置。市场上有数种 ICG 淋巴造影术设备，包括 SPY（Life Cell, NJ, USA）、PDE（Hamamatsu, Japan）和其他定制设备。ICG 淋巴造影术的主要缺点之一是对淋巴管的检测范围有限，仅达到皮肤以下 10 mm 的深度。ICG 设备无法检测更深层次的淋巴管，可能需要通过研发有创性显像技术才能观察到这些深层淋巴管。

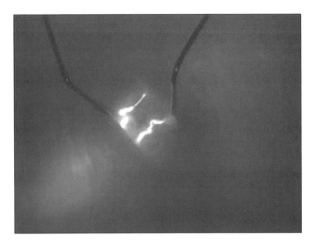

• 图 20.7　ICG 淋巴造影术通过对 ICG 染料进行近红外照射，实现淋巴通路的可视化和标记

注射技巧

　　为了在术前观察淋巴管，给患者注射 ICG 染料和异硫蓝染料中的 1 种或 2 种，有助于定位沿肢体长轴分布的可用淋巴管。通常将少量 ICG（0.1～0.2 mL）皮内注射至足部或手部。ICG 染料在近端迁移，有助于功能性淋巴管的显像。由于 ICG 检测的局限性，更深层、更大的淋巴管可能很难显像。此外，这种方法可以清晰地勾勒出皮下淋巴管的轮廓。ICG 注射结束后，可再将异硫蓝皮内注射至计划切口的附近，这样我们不用借助 ICG 近红外相机，也能直接观察功能性淋巴管。为确保切口位置正确和精准识别出功能性淋巴管，术前检查时通常要联用这两种技术。

皮肤淋巴管反流的分期

　　ICG 淋巴造影术可评估淋巴系统的精细解剖结构，以及了解由于淋巴流动变化所引起的动态病理学改变。近端淋巴管闭塞时，淋巴液反流进入皮下浅淋巴管，于是出现皮肤淋巴管反流。在疾病进展过程中，可能会出现越来越多的弥漫性皮肤淋巴管反流，预示疾病恶化[18]。

手术技巧

　　▶ 视频 20.1～视频 20.3
　　LVB 通常通过 2～3 cm 长的切口进行，旁路

位置的选择要根据 ICG 淋巴造影术的淋巴管定位功能（图 20.8）。在 20～30 倍手术显微镜下探查淋巴管，将直径为 0.8～1.5 mm 的皮下小静脉与检测到的相关淋巴管吻合，形成分流。由于进行性淋巴管病变，可检测到淋巴管大多已硬化和阻塞。LVB 在手术显微镜下操作，通常采用 50 μm 针头（11-0 或 12-0 尼龙缝线）进行端－端或侧－端吻合（图 20.9～图 20.12）。首选直径小于 0.5 mm 且无反流的小静脉，因为较大的皮静脉可能具有较高的管内压，此处发生反流后，吻合口易阻塞。谨慎评估所选的静脉和淋巴管可确保淋巴液成功分流至静脉系统。侧－端吻合术中，通过夹闭近端淋巴管和按摩远端肢体获取暂时性的淋巴管扩张，有助于外科医师顺利完

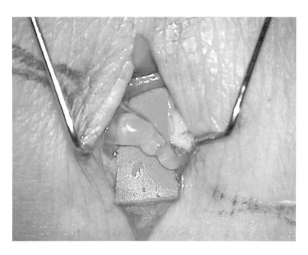

• 图 20.8　吲哚菁绿作为导航工具用来指导选择合适的切口位置。图中可见淋巴管和静脉彼此相邻

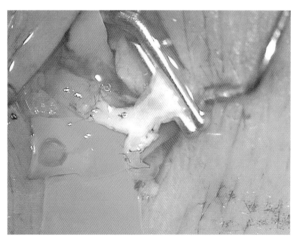

• 图 20.9　静脉分支可与近端和远端的淋巴管进行双重端－端吻合

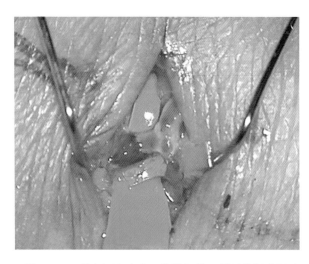

• 图 20.10　观察两个吻合口的通畅性。吲哚菁绿或异硫蓝染料可更好地显示旁路的通畅性

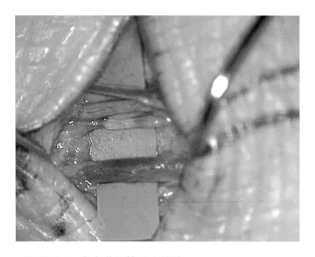

• 图 20.11　多个淋巴管和小静脉

成这些富有挑战性的操作。该技术可扩张淋巴管，使显微外科吻合术更易进行[19]。吻合完成后，使用专利蓝染料或 ICG 可确认旁路的通畅性和流向。

术后护理

Koshima 主张术后使用血管扩张剂（前列环素），可应用不同长度的弹力绷带直到伤口愈合。从术后 4 周开始，大多数患者还需要接受弹力衣等保守治疗，至少持续 6 个月。若病情有明显改善，则可逐渐停止保守治疗。

结果

不同机构采用的评估 LVB 术后效果的方法可能不同。大多数淋巴外科医师可能会将患肢与健肢的周径差作为客观分析指标（图 20.13）。除客观分析外，通过获取主观的患者报告结局，了解其在肢体重量减轻和周径减小后肢体功能的改善情况。

Koshima 等报道其对 18 例上肢淋巴水肿患者（38～73 岁）进行超显微外科 LVA 治疗的经验[9]。这些上肢淋巴水肿患者的平均病程为 7.2 年（11 个月至 22 年）。患者平均随访 2.6 年（1～10 年），

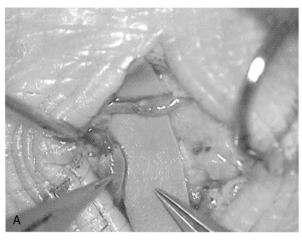

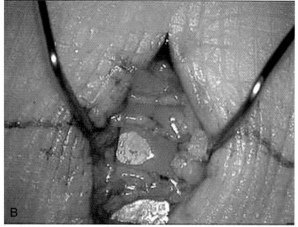

• 图 20.12　A、B. 通过开展各种形式的端-端、侧-端和（或）端-侧吻合术，达到淋巴系统至静脉系统的最佳分流效果

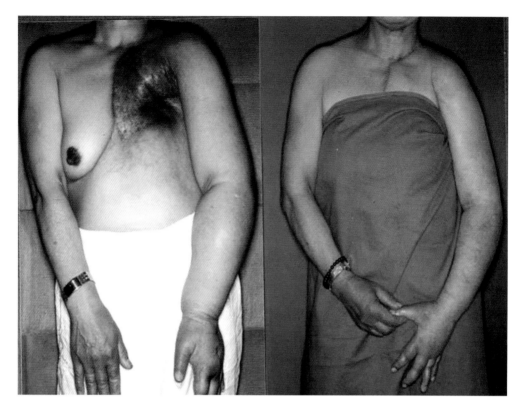

• 图 20.13　患者，女性，57 岁，因左侧乳腺癌行乳房切除术、腋窝淋巴结清扫术和放疗，继发左上肢淋巴水肿 16 年，给予淋巴管-静脉旁路术治疗。左图为手术前，右图为手术 8 年后

平均周径减小 4.5 cm（0～8.5 cm）。平均周径减小率为术前患肢周径增加量的 45.2%（0～85%）（图 20.13）。

　　在一项对 100 名患者进行的连续性前瞻性研究中，Chang 等[16] 发现 LVB 可有效降低淋巴水肿的严重程度，特别是对于完整的功能性淋巴管数量较多和组织纤维化程度极低的早期上肢淋巴水肿患者。在 LVB 术后 12 个月，这些患者的平均肢体体积差减少了 61%[2]。晚期淋巴水肿患者只残存少许功能性淋巴管，还伴有明显的组织纤维化，因此 LVB 术后 12 个月的效果不再强劲，平均肢体体积差仅减少了 17%[16]。

　　另一项研究强调早期干预的益处，对 LVA 在亚临床和早期淋巴水肿中的治疗效果做出评价。研究表明，与单用常规治疗相比，LVB 可有效防止淋巴水肿的进展[20]。

　　淋巴水肿的另一特征性症状是蜂窝织炎反复发作。在一项纳入 95 名患者的队列研究中，

Mihara 等分析了此类感染的发生率，发现上肢或下肢淋巴水肿患者在接受淋巴管-静脉吻合的术前和术后两个阶段，其蜂窝织炎的发生率在统计学上有显著减少[21]。

　　尽管目前 LVB 主要用于治疗上肢和（或）下肢淋巴水肿，但在面部、躯干和生殖器淋巴水肿方面的应用也表现出了令人振奋的效果。Mukenge 等研究了 LVB 应用于男性外生殖器淋巴水肿的治疗效果。其中 5 例患者的显微吻合发生在浅表部位（精索集合管与精索静脉丛）。术后 12 个月随访时，患者自述阴囊软组织硬度与阴囊皮肤外观得到改善，疼痛和水肿消失[22]。

　　在面部淋巴水肿方面，Ayestaray 等研究了 LVB 在颈部淋巴结清扫术后继发的慢性面部淋巴水肿中的应用。其中 4 名患者（淋巴水肿平均病程为 2.6 年）的术后客观和主观指标均有改善。患侧进行一次 LVB 后，肢体的体积差减少的比例和横断面差减少的比例均有明显改善[23]。

结论

　　LVB 实现了淋巴液从淋巴管向皮下小静脉的分流，可有效地治疗上下肢、阴囊和躯干部位的淋巴水肿。而早期淋巴水肿的患者，尤其是累及上肢的淋巴水肿患者，似乎受益最大。

参考文献

[1] Herd-Smith A, Russo A, Muraca MG, et al. Prognostic factors for lymphedema after primary treatment of breast carcinoma. *Cancer*. 2001; 92(7): 1783−1787.

[2] Moffatt C, Franks P, Doherty D, et al. Lymphoedema: an underestimated health problem. *QJM*. 2003; 96(10): 731−738.

[3] Jacobson JH, Suarez EL. Microvascular surgery. *Dis Chest*. 1962; 41: 220−224.

[4] Yamada Y. The studies on lymphatic venous anastomosis in lymphedema. *Nagoya J Med Sci*. 1969; 32(1): 1−21.

[5] Degni M. New technique of lymphatic-venous anastomosis (buried type) for the treatment of lymphedema. *VASA Zeitschrift fur Gefasskrankheiten*. 1973; 3(4): 479−483.

[6] O'Brien BM, Sykes PJ, Threlfall GN, et al. Microlymphaticovenous anastomoses for obstructive lymphedema. *Plast Reconstr Surg*. 1977; 60(2): 197−211.

[7] Koshima I, Soeda S. Inferior epigastric artery skin flaps without rectus abdominis muscle. *British J Plast Surg*. 1989; 42(6): 645−648.

[8] Koshima I, Soeda S, Moriguchi T, et al. The use of arteriovenous anastomosis for replantation of the distal phalanx of the fingers. *Plast Reconstr Surg*. 1992; 89(4): 710−714.

[9] Koshima I, Inagawa K, Urushibara K, et al. Supermicrosurgical lymphaticovenular anastomosis for the treatment of lymphedema in the upper extremities. *J Reconstr Microsurg*. 2000; 16(6): 437−442.

[10] Koshima I, Kawada S, Moriguchi T, et al. Ultrastructural observations of lymphatic vessels in lymphedema in human extremities. *Plast Reconstr Surg*. 1996; 97(2): 397−405; discussion 6−7.

[11] Koshima I, Nanba Y, Tsutsui T, et al. Long-term follow-up after lymphaticovenular anastomosis for lymphedema in the leg. *J Reconstr Microsurg*. 2003; 19(4): 209−216.

[12] Koshima I, Nanba Y, Tsutsui T, et al. Minimal invasive lymphaticovenular anastomosis under local anesthesia for leg lymphedema: is it effective for stage III and IV? *Ann Plast Surg*. 2004; 53(3): 261−266.

[13] Chang DW. Lymphaticovenular bypass for lymphedema management in breast cancer patients: a prospective study. *Plast Reconstr Surg*. 2010; 126(3): 752−758.

[14] Sener SF, Winchester DJ, Martz CH, et al. Lymphedema after sentinel lymphadenectomy for breast carcinoma. *Cancer*. 2001; 92 (4): 748−752.

[15] Silberman AW, McVay C, Cohen JS, et al. Comparative morbidity of axillary lymph node dissection and the sentinel lymph node technique: implications for patients with breast cancer. *Ann Surg*. 2004; 240(1): 1.

[16] Chang DW, Suami H, Skoracki R. A prospective analysis of 100 consecutive lymphovenous bypass cases for treatment of extremity lymphedema. *Plast Reconstr Surg*. 2013; 132(5): 1305−1314.

[17] Ogata F, Narushima M, Mihara M, et al. Intraoperative lymphography using indocyanine green dye for near-infrared fluorescence labeling in lymphedema. *Ann Plast Surg*. 2007; 59(2): 180−184.

[18] Yamamoto T, Yamamoto N, Doi K, et al. Indocyanine greenenhanced lymphography for upper extremity lymphedema: a novel severity staging system using dermal backflow patterns. *Plast Reconstr Surg*. 2011; 128(4): 941−947.

[19] Yamamoto T, Yoshimatsu H, Yamamoto N, et al. Side-to-end lymphaticovenular anastomosis through temporary lymphatic expansion. *PLoS One*. 2013; 8(3): e59523.

[20] Akita S, Mitsukawa N, Kuriyama M, et al. Suitable therapy options for sub-clinical and early-stage lymphoedema patients. *J Plast Reconstr Aesthet Surg*. 2014; 67(4): 520−525.

[21] Mihara M, Hara H, Furniss D, et al. Lymphaticovenular anastomosis to prevent cellulitis associated with lymphoedema. *Br J Surg*. 2014; 101(11): 1391−1396.

[22] Mukenge SM, Catena M, Negrini D, et al. Assessment and followup of patency after lymphovenous microsurgery for treatment of secondary lymphedema in external male genital organs. *Eur Urol*. 2011; 60(5): 1114−1119.

[23] Ayestaray B, Bekara F, Andreoletti JB. π-shaped lymphaticovenular anastomosis for head and neck lymphoedema: a preliminary study. *J Plast Reconstr Aesthet Surg*. 2013; 66(2): 201−206.

第21章

Campisi 淋巴外科手术

CORRADO CESARE CAMPISI, FRANCESCO BOCCARDO JR, MELISSA RYAN,
AND CORRADINO CAMPISI

关键点

- 淋巴水肿分期。
- 淋巴水肿外科治疗和淋巴显微外科手术。
- SS-MLVA：单切口多支淋巴管-静脉吻合术。
- MLVLA：多重淋巴管-静脉-淋巴管吻合术（自体静脉插入移植）。
- CLyFT：淋巴水肿综合功能性治疗。
- FLLA-LVSP：保留淋巴管的纤维-脂肪-淋巴

抽吸术。
- BPV 检查：专利蓝染料淋巴显色试验。
- ICG 检查 /ICGL：吲哚菁绿淋巴造影术。
- 针对浅、深两层淋巴管行核素淋巴造影术可计算输送指数。
- LyMPHA：预防性淋巴显微外科手术。

外周淋巴水肿的新概念

慢性外周淋巴水肿是指发生在外周组织（如四肢、头颈部、乳房、躯干或生殖器等）的进行性和相对无痛性肿胀，由淋巴系统运输能力降低所致。根据发病原因的不同，慢性淋巴水肿可分为原发性慢性淋巴水肿和继发性慢性淋巴水肿。继发性淋巴水肿患者存在确切的外源性病因（如丝虫病、手术、放疗、恶性肿瘤、感染或炎症、创伤等），可经辨别确定，通过阻断淋巴回流［损伤或者切除淋巴结和（或）淋巴管］，从而影响功能正常的淋巴系统。

临床上考虑为原发性淋巴水肿的大多数病例，在淋巴生成的最后阶段会出现主干淋巴管发育畸形[1, 2]，此时期正是淋巴干、血管和淋巴结的发育阶段[3, 4]。这些畸形导致淋巴管和（或）淋巴结的病变表现为发育不良、过度发育或不发育，临床上可表现为淋巴管阻塞或扩张。实际

上，对患肢进行体格检查或仪器检查是无法确定外周淋巴水肿到底是原发性还是继发性的，因为无论病因如何，患者的临床征象相同。有用的是淋巴水肿分期，因为这能预测疗效。

为了提供全面的淋巴水肿分类系统，我们根据免疫组织病理学标准、临床可见的水肿程度、核素淋巴造影术检查结果和身体残疾程度等方面，建立了外周淋巴水肿分期模型，分为Ⅰ～Ⅲ期（表 21.1）[5, 6]。临床上，ⅠA、ⅠB、ⅡA 和ⅡB 期为疾病的早期，ⅢA 和ⅢB 期（即象皮肿期）为慢性期和晚期。值得注意的是，淋巴水肿是一种进行性疾病，如果患者未能进行充分治疗，可迅速发展至下一期[7-10]。

在过去的 50 年里，外科新技术为恢复淋巴水肿患者的淋巴引流功能提供了新的治疗方法，这是一种不仅能缓解症状，还能从根本上解决淋巴液蓄积问题的功能性修复术。最初人们通过消融类手术治疗伴有明显组织纤维化的淋巴水肿晚

表 21.1	外周淋巴水肿分期（Campisi 2009）
Ⅰ期	A. 潜伏性淋巴水肿，无水肿但淋巴输送功能障碍（经核素淋巴造影术证实），淋巴结、淋巴管和细胞外基质的免疫组织化学开始发生改变 B. 初期淋巴水肿，休息和引流性体位可使水肿完全或部分消失，淋巴输送功能障碍加重，淋巴集合管、淋巴结和细胞外基质的免疫组织化学改变加重
Ⅱ期	A. 渐进性淋巴水肿，淋巴输送功能几近丧失，淋巴管炎反复发作，皮肤纤维硬化，发展为残疾 B. 柱状患肢伴纤维性淋巴水肿，淋巴滞留性皮肤改变，淋巴转运功能受抑，残疾加重
Ⅲ期	A. 象皮肿，有硬化性皮炎，淋巴滞留性疣病呈乳头瘤样生长，淋巴运输功能衰竭，危及生命的残疾 B. 重度象皮肿，完全残疾

注：根据免疫组织学标准、核素淋巴造影术检查、临床症状和身体残疾程度进行分期。

期患者，但是手术后会留下醒目的瘢痕，引发伤口愈合不良和感染等并发症，因此在显微外科技术普及后，医师便不再使用这类手术[11, 12]。

早期显微外科手术包括淋巴管-静脉分流术，但由于淋巴结髓质进入静脉系统后会发生血栓形成和淋巴结表面再内皮化，因此手术失败率很高[13]。后来，人们直接将淋巴管与侧支静脉［淋巴管-静脉吻合术（lymphatic-venous anastomoses, LVA）］或微静脉血管（淋巴管-微静脉吻合术；超显微外科手术）吻合[14, 15]。这种改进后的手术方式，使淋巴显微外科手术的长期疗效得以提升，但在肢体体积减小和长期稳定性两方面，世界各地不同手术中心之间存在很大差异。

意大利热那亚淋巴外科和显微外科中心利用多重淋巴管-静脉吻合术（MLVA）/多重淋巴管-静脉-淋巴管吻合术（MLVLA）治疗淋巴水肿，40多年来取得了高度稳定的临床疗效。经单切口开展吻合术，将较大的淋巴管与靠近静脉瓣膜的主静脉侧支进行吻合，可避免血液反流和吻合口的闭合。单切口入路还最大限度地减少了切口的数量，因而感染进入身体的机会随之减少。本章我们结合原发性和继发性外周淋巴水肿的治疗经验，对这些丰富的手术经验进行回顾。

患者选择

顽固性淋巴水肿患者经过保守治疗无效后，可以选择外科手术。手术适应证包括：保守治疗后体积减小不足（＜50%）；反复性淋巴管炎或

丹毒发作；与过度肿胀和炎症相关的顽固性疼痛或不适；肢体功能丧失或致残风险升高；患者对既往的治疗结果不满意；患者希望进行手术治疗。淋巴显微外科手术的相对禁忌证不多，包括淋巴-淋巴结发育不良（极其罕见）、恶性肿瘤扩散转移及保守治疗无效的极晚期淋巴水肿（ⅢB期）。

术前管理

诊断

淋巴水肿和淋巴系统其他疾病的诊断应由经验丰富的临床医师和淋巴专家进行。基本的诊断标准是证明有肢体或局部组织肿胀，淋巴流动缓慢、减少或完全消失。核素淋巴造影术是目前评估淋巴引流的金标准，但尚未标准化。意大利热那亚一些医师在手术前的诊断检查中，会采用锝-99m（^{99m}Tc）标记的锑硫胶体或 ^{99m}Tc 纳米胶体人血清白蛋白（90% 的颗粒＞80 nm）进行核素淋巴造影检查，从而确定患者是否适合进行 MLVA。核素淋巴造影术清楚地显示患者的水肿是否源于淋巴管，有助于明确淋巴水肿的病因和病理组织学性质。通过计算输送指数（transport index，TI），将浅、深两层淋巴管中的淋巴回流分为正常和病理两类[16]。评分＜10 分，为正常 TI；评分≥10 分，为病理 TI。分别评测双侧 TI，包括单侧肿胀的患者在内。

近来，我们对 248 例原发性或继发性上/下肢淋巴水肿患者使用核素淋巴造影术检查后发

现，病变主要累及深筋膜下淋巴管，伴或不伴浅淋巴管受累[17, 18]。这凸显了核素淋巴造影术的重要性。此外，有一组患者仅存在深淋巴管受损，仅进行常规的核素淋巴造影术（仅适用于浅淋巴管）进行诊断，他们将被误诊为非淋巴水肿。

近来，新的成像技术正在兴起，包括吲哚菁绿淋巴造影术（ICGL）和淋巴磁共振成像等[19]，这些技术虽然还没有完全标准化，但可以定性地描绘淋巴管和淋巴结内的淋巴流动。ICGL 是制订手术计划和术中观察淋巴回流的一种有力的工具，它能实时观察浅淋巴管的淋巴回流，确认 LVA 的通畅性。对于晚期淋巴水肿患者（实施保留淋巴管的纤维-脂肪-淋巴抽吸术），作者会在术前和术中使用 ICGL 标测淋巴管[20]，以便吸脂时避开这些淋巴管，防止进一步损伤脆弱的淋巴管。

必须指出的是，ICGL 仅限于观察浅淋巴管。因此，在对水肿患者进行初步评估时，不应将 ICGL 用于诊断目的，因为 ICGL 无法确诊疾病，即便排除了浅淋巴管疾病，也不能排除深淋巴管阻塞或损伤导致的淋巴水肿可能性。

因此，作者建议根据特定目的选择最合适的工具：核素淋巴造影术用于诊断、术前计划和预防；ICGL 用于术前和术中实时观察浅表部位的淋巴引流。

淋巴水肿外科治疗的常规注意事项

衍生术式

LVA 技术是将淋巴管与主静脉的侧支吻合，同时确保静脉瓣膜功能正常。这可以有效防止血液回流进入淋巴管，从而避免吻合口血栓形成[15]。吻合口位置靠近静脉瓣膜时，静脉系统和淋巴系统之间的压力差会减小，这样静脉瓣膜泵产生的吸力能够推动淋巴液快速通过吻合口，防止吻合口血栓形成。40 多年来，意大利热那亚淋巴外科和显微外科中心通过在单一术野下的 MLVA/MLVLA 技术，取得了良好的临床疗效。在单切口行多支静脉-淋巴管吻合术，选择主静脉侧支靠近静脉瓣膜的位置与较粗大的淋巴管吻

合，可避免血液回流和吻合口的闭塞。正如下文中所说的，单一部位手术还可以最大限度地减少切口的数量，从而减少感染途径。

手术中通过使用专利蓝（blue patent violet，BPV）（二乙基氢氧化铵的钠盐或钙盐）染料识别手术切口内功能正常的淋巴管。在术区，将多支正常的淋巴管套入相应静脉腔内并采用 U 形缝合，然后固定在静脉断端（将静脉边缘与淋巴管周围脂肪组织缝合数针进行固定）。我们所提出的 MLVA 技术，使用多支淋巴管的同时不伤及周围淋巴组织，因而确保淋巴管功能正常，有利于防止血栓形成。手术结束时，拆除第一个 U 形缝合可防止淋巴管闭合。专利蓝将正常淋巴管染成蓝色，LVA 术后通过手术显微镜下可见已被染成蓝色的淋巴液进入静脉分支，证实吻合口通畅（图 21.1）。

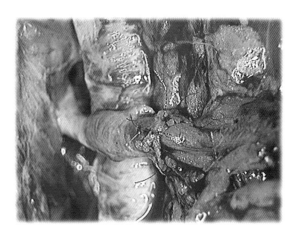

• 图 21.1　多重淋巴管-静脉吻合术，手术显微镜下可见蓝色淋巴液进入静脉分支，证实吻合口通畅

下肢淋巴水肿采用腹股沟单切口可完成 MLVA。上肢淋巴水肿的 MLVA 切口位于手臂掌面的中上 1/3 处，使用专利蓝显色浅、深两层输入集合淋巴管。深淋巴管通常位于肱动脉、肱静脉和内侧神经之间，术者通过伸缩法将淋巴管套入瓣膜功能良好的肱骨静脉分支。

多重淋巴管-静脉-淋巴管吻合术

在保证静脉分支畅通的情况下，可以同时进行多重 MLVA。采用双功能超声扫描仪对所有患者进行检查，排除导致水肿的任何静脉疾病。在

对多数患者施行显微手术时可考虑同步修复静脉功能障碍，比如对静脉功能不全者行瓣膜成形术，用 6-0 尼龙线缝合。在少数病例中，静脉疾病是在淋巴阻塞部位上方和下方的淋巴集合管之间进行静脉移植的指征，因为病变静脉如果存在瓣膜功能不全，MLVA 将会降低吻合术的疗效。这种静脉桥接移植术式被称为淋巴管-静脉-淋巴管吻合术。可从同一手术部位或者前臂（通常为头静脉）切取合适的静脉段。根据需要，移植静脉段的长度为 7～15 cm。需要将几个淋巴集合管连接到静脉远端，以确保静脉段充满足够的淋巴液，避免以后吻合口周围发生纤维化导致吻合口闭合。静脉瓣膜是保证正常的淋巴液引流，对抗重力作用对淋巴回流影响的重要结构。与 LVA 一样，淋巴集合管直接采用 U 形缝合套入静脉断端，然后与周围组织缝合进行固定。

临床经验

1973 年至 2019 年 5 月，意大利热那亚淋巴水肿中心对 5 136 名原发性或继发性上肢、下肢淋巴水肿患者进行了外周淋巴水肿显微手术治疗。术后对患者进行了 5～25 年的随访，包括在手术后 1、3、6 和 12 个月进行定期的临床评估，之后每年进行一次临床评估。为获得长久的临床疗效，对患者进行密切的随访并提供最优控制策略。

术中组织学标本显示，原发性淋巴水肿通常涉及淋巴结发育不良（Papendieck 分类为 LAD Ⅱ [21]），伴有窦组织细胞增生症的淋巴结发育不良、厚纤维包膜和微小淋巴管腺肌瘤病。这些发育不良会导致淋巴回流受阻，其中以传入淋巴集合管的病变最为明显，包括扩张、肿胀、扭曲、管壁增厚、平滑肌细胞数量减少等，大量的纤维化成分生成会进一步破坏传入淋巴集合管。

根据作者的临床经验，继发性淋巴水肿常见于淋巴结清扫术后或放疗后的癌症患者（乳腺癌、子宫癌、阴茎癌、膀胱癌、前列腺癌、直肠和附睾原细胞瘤），它也是一些小手术（静脉曲张、腹股沟疝、脂肪瘤、肌腱囊肿、腹股沟和

腋窝淋巴结活检）的并发症。大多数接受治疗的淋巴水肿处于 Ⅱ A 期（39%）和 Ⅱ B 期（52%），其次是 Ⅲ A 和 Ⅲ B 期（合计 5.2%）、Ⅰ B 期（3.8%）（根据 Campisi 淋巴水肿分期；表 21.1）[22]。

疾病早期阶段，淋巴液在组织中蓄积时，很少引发淋巴管壁和周围组织纤维硬化，因此，越早使用显微外科技术治疗外周淋巴水肿，临床疗效就越好。采用排水法和周径测量观察临床疗效，患者的多余肢体体积与术前相比显著减少超过 86%，平均减少 73%（图 21.2 和图 21.3）。对这些患者进行平均 13 年的随访，结果表明，治疗效果保持稳定。在随访期间，Ⅰ 期或 Ⅱ A 期淋巴水肿患者中有超过 87% 的人逐渐停止保守治疗，Ⅱ B 期、Ⅲ A 期和 Ⅲ B 期患者中有 45% 的人进行长期物理治疗的频率变低。与术前相比，所有患者的感染发生率降低 95% 以上，特别是淋巴管炎、蜂窝织炎和丹毒。

患者无感染、淋巴漏或水肿加重等术后早期并发症。最近，我们会在术后立即采用吲哚菁绿荧光 PDE 测试确认淋巴回流的通畅性（图 21.4）。PDE 测试可显示浅层淋巴通路，对证实显微外科手术后皮肤淋巴管回流减少有一定价值。手术后立即使用 PDE 测试，有助于验证吻合口的通畅性，确定是否有血栓形成。

核素淋巴造影术可以直接或间接验证显微吻合口的长期通畅性（图 21.5），包括以下几种情况：

- 示踪剂向皮肤淋巴管回流减少，术前无优先显影的淋巴通路。
- LVA 部位的示踪剂消失，提示淋巴进入血循环。
- 与术前参数相比，示踪剂在肝脏摄取提早，间接提示淋巴进入血循环。

术后护理

患者在意大利热那亚中心治疗时要遵照规定的方案——淋巴水肿综合功能性治疗（complete lymphedema functional treatment，CLyFT）（图 21.6）[23, 24]。CLyFT 包括：强化物理治疗，采用

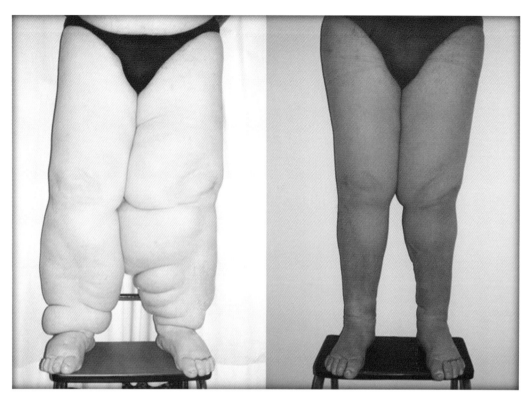

• 图 21.2　象皮肿患者，接受多支淋巴管-静脉吻合术和饮食控制，治疗前（左）和治疗后（右）

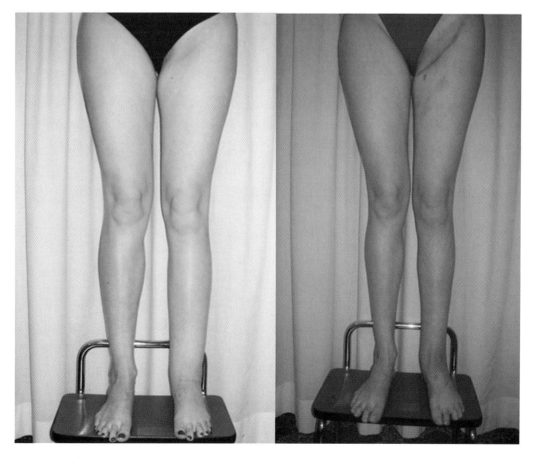

• 图 21.3　肿瘤治疗后继发性下肢淋巴水肿患者，术前照片（左）和术后即刻照片（右）

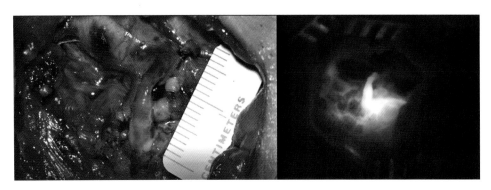

• 图 21.4 筋膜外腹股沟-小腿处行单切口多支淋巴管-静脉吻合术，手术期间吲哚菁绿淋巴造影术证实吻合口通畅

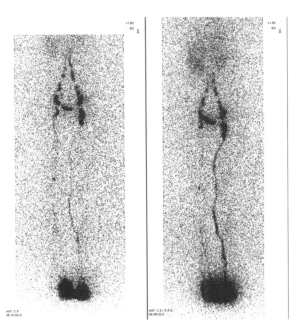

• 图 21.5 左腿淋巴水肿患者的核素淋巴造影术检查。术前（左）；术后可见进入腹股沟区域的淋巴通路优先显影（右）

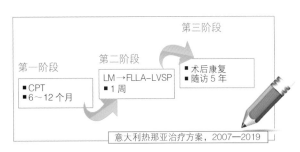

• 图 21.6 淋巴水肿综合功能治疗方案。CPT，联合理疗；LM，淋巴显微外科手术；FLLA-LVSP，保留淋巴管的纤维-脂肪-淋巴抽吸术

间歇性加压装置均匀、连续施加压力；手法和机械淋巴引流；间歇性负压治疗，可改善微循环，促进下肢的静脉和淋巴流动[25]，对减小体积有

显著疗效。所有患者每天 24 小时穿着弹力衣或使用多功能弹力绷带以巩固 CLyFT 治疗效果，维持缩小的肢体体积，为手术做好准备。

CLyFT 分 3 个阶段应用：第一阶段是术前强化阶段，在显微外科术前尽可能缩小患肢体积；第二阶段是术后温和阶段，随着伤口的愈合，淋巴引流的压力逐渐增加；第三阶段是长期维持阶段，每天进行机械淋巴引流和体育锻炼（特别是游泳）以加强吻合口的连接。第三阶段通常在患者家里进行。在手术后 1 周内应用 CLyFT 之中的机械引流方法，有助于吻合口的淋巴回流[26]，有利于长时间维持吻合口的通畅。

术后，所有患者均给予抗血栓药物（术后立即使用低分子量肝素，随后小剂量服用阿司匹林 6～12 个月）以预防血栓形成，还需接受抗生素治疗（术后第 1 周使用阿莫西林，然后使用长效青霉素 6～12 个月），以预防蜂窝织炎和丹毒感染。

其他注意事项

手术时机

手术时机取决于每例患者的临床指征。在淋巴水肿初期，还未出现组织纤维硬化和过度脂肪沉积时，及早进行显微手术治疗为宜。这些患者（ⅠB、ⅡA 和 ⅡB 期）需在手术前接受 1～2 周的 ClyFT 治疗以尽量减轻水肿。在淋巴水肿晚期（ⅢA 和 ⅢB 期，称为象皮肿期），由于肢体发生组织纤维化，当 CLyFT 的物理治疗环节不能进一步减轻水肿，或淋巴管炎复发时，可进行显微手术。这可能是在几周或几个月后进行。此时，淋巴显微手术可减小肢体体积，改善病理状态[13, 27, 28]。

在意大利热那亚中心，我们遵循淋巴水肿治疗规范。治疗重点强调通过安全有效的外科技术预防淋巴管损伤。淋巴疾病是根据疾病的不同阶段进行治疗的，淋巴水肿尤其如此。早期阶段应尽快实施 MLVA 或 MLVLA 治疗。晚期阶段也可以采用 MLVA/MLVLA 治疗，但是通常要辅以其他外科治疗手段去除阻碍淋巴引流的纤维化组织。

淋巴管损伤的预防：预防性淋巴显微外科手术

2009 年，医学文献中首次提出淋巴显微外科预防性治疗（lymphatic microsurgical preventive healing approach，LyMPHA）[29]，这是乳腺癌治疗后继发性淋巴水肿的一级预防，在淋巴结切除的时候进行 MLVA（在肿瘤手术结束时，将上肢的蓝染淋巴管与腋窝集合淋巴管分支或胸背静脉吻合；图 21.7）。在一项针对乳腺癌患者进行腋窝淋巴结清扫的广泛随机对照试验中，一部分患者实施腋窝清扫，同时联合 LyMPHA 以增强患肢的淋巴引流，另一部分患者只进行腋窝清扫[30]。未进行 LyMPHA 治疗的患者中，有 30.43% 的人在术后 6 个月内出现患侧上肢淋巴水肿。相比之下，LyMPHA 组有 1 例患者（4.34%）出现一过性淋巴水肿，治疗后 6 个月内消退。通过更大样本、更长时间的随访，证实 LyMPHA 是一种强大稳健的技术，为需要行淋巴结清扫治疗的癌症患者保留了患肢的淋巴引流功能。在躯干黑色素瘤和外阴癌患者中，术者应用 LyMPHA 进行下肢淋巴水肿的预防性治疗[31-35]。此技术特别适用于妇科肿瘤学科和泌尿外科，因为这些专科治疗经常会诱发腹股沟/盆腔淋巴通路受损。LyMPHA，或更确切的说法是淋巴通路保留术，不仅应用在肿瘤学领域，也适用于涉及主要淋巴结构的普通外科、整形外科和静脉的手术。

单切口 MLVA 淋巴显微外科手术

意大利热那亚中心进行的淋巴显微外科手术包括单切口 MLVA，即在同一切口内进行浅、深淋巴管的 MLVA。外科医师也采用这种淋巴显微外科技术：先沿着淋巴水肿肢体远端做多个切口，再在每个切口处行淋巴管-小静脉吻合术（超显微外科手术）[36, 37]。这种技术吻合的管径很小，实在令人赞叹，但只能用于吻合真皮下最表层的淋巴管，而且这些淋巴管容易因受压和血栓形成而发生闭合。此外，最近的研究表明，少部分淋巴水肿患者仅仅累及浅表系统，大多数患者因为同时伴有深淋巴管异常，故无法进行多切口的超显微外科手术[17, 18]。

这种单切口技术背后的理论依据有 2 个。

第一，近端单切口技术的皮肤损伤面积减小，降低了细菌侵入皮肤屏障的机会，因此感染的风险降低，这在淋巴淤滞严重的晚期患者中相关性更强[38-40]。此外，在热那亚中心开展的临床研究经验中，感染往往发生在肢体远端（患肢的脚或手），其原因可能是增厚的组织阻碍了

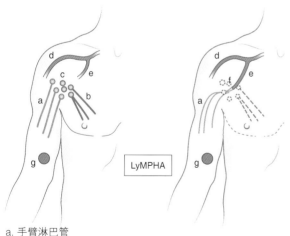

a. 手臂淋巴管
b. 乳房淋巴管
c. 腋窝淋巴结
d. 腋静脉
e. 侧支静脉
f. LVA
g. 蓝色染料

• 图 21.7　LyMPHA 手术示意图，显示了淋巴结切除时进行的多次 LVA。LVA，淋巴管-静脉吻合术；LyMPHA，预防性淋巴显微外科手术

免疫系统组织动员树突状细胞到达淋巴结[41, 42]。因此，在淋巴水肿肢体远端做切口可能会增加术后感染的风险。

第二，近端淋巴管的管径大。这些淋巴管不仅容易吻合，还能容纳更多的淋巴流过吻合口。当纠正肢体的液体流入和流出平衡时，这一点非常重要[43]。采用超显微手术吻合小管径脉管，虽然手术技术精细，但可能不足以完全恢复肢体的淋巴引流，尤其是晚期淋巴水肿。这一观点得到了文献支持，文献结果显示，与热那亚单切口 MLVA 技术相比，采用超显微手术取得的患肢体积减小率较低[44]。

然而，反对使用大口径脉管的观点认为，在这种情况下，静脉系统和淋巴系统之间的压力差太大，无法防止吻合口的血栓形成[45]。单切口 MLVA 技术通过在静脉瓣膜附近建立吻合来克服压力差。这样，瓣膜在泵血时产生的吸力可以推动淋巴液迅速通过吻合口，以防止血栓形成。相反，淋巴-小静脉吻合术（超显微外科手术）使用的端-端吻合方式使淋巴和血液直接相通，不存在额外的吸力，因此可能导致吻合口血栓形成。此外，超显微手术的吻合口不仅位置非常浅表，而且颇为脆弱，穿着弹力衣容易使吻合口闭塞，但是弹力衣作为淋巴水肿的最基本的治疗，手术后通常不可或缺。

20 世纪 90 年代出现的带血管淋巴结移植术（VLNT），是基于通过将有功能的淋巴结移植到淋巴淤滞区从而恢复部分淋巴流动的理念[46]。VLNT 的方法是从供区采集 1 个或多个带有供血血管的淋巴结，然后将这些带血管组织作为游离组织移植物或带蒂皮瓣移植到患肢。这一理念首先在动物模型中进行了验证，然后是人类身上，目前主要在小规模的病例研究中使用。尚未在大规模样本量或多部位的试验中证实其长期疗效[47, 48]。此外，供区的医源性淋巴水肿是令人担忧的严重问题，尽管在采集淋巴结时，研究人员会通过使用前哨淋巴结技术（反向淋巴做图）避开引流下肢的淋巴结，但并不能完全消除医源性淋巴水肿[49, 50]。在原发性淋巴水肿的患者中更应该注意避免医源性淋巴水肿，因为对他们未

受累的健侧肢体进行核素淋巴造影术时，通常检查结果异常，这表明患者存在广泛的先天性淋巴管病变[51, 52]。腹股沟 VLNT 术后，医源性淋巴水肿的发生率高达 23%[49]。其他可能发生的并发症包括血清肿、淋巴囊肿、皮瓣坏死、神经损伤和伤口延迟愈合等[53]。

VLNT 会诱发医源性淋巴水肿，因此原发性淋巴水肿患者不宜使用，除此之外，VLNT 仍被认为是一种实验技术。关于 VLNT 治疗淋巴水肿的作用机制，目前主要有两种假说：生理性引流和淋巴管新生[54]。淋巴管新生假说认为，移植的淋巴结皮瓣产生细胞因子（主要是 VEGF-C）促进淋巴管新生，在皮瓣及其周围组织之间生成了新的淋巴管。而生理性引流假说认为，移植的淋巴结是通过泵机制起作用的，因此身为低压系统（胶体渗透压比血液渗透压小）的淋巴结得以收集淋巴液并将其运输至静脉系统，其中也利用了 Starling 定律[55, 56]。但是，这些理论只是推测，目前还不清楚 VLNT 如何发挥作用，也不确定 VLNT 的长期疗效。一些研究人员发现，VLNT 可以在短期内减小高达 40% 的体积[57]。相比之下，在疾病的早期进行单切口 MLVA 技术，可使体积平均减小 86%，部分患者在 20 多年的随访中肢体体积维持稳定。

监测手术是否成功的难点在于，目前既没有衡量淋巴水肿程度的标准，也没有针对术前、术后保守治疗的标准化方案。此外，多数研究采用的预后指标各不相同，因此很难在不同的研究之间进行比较。Scaglioni 等报道，VLNT 后的"病情改善"幅度为 30%～100%（但没有列出病情改善的确切内容），然而他们注意到报道中存在极大的不一致性[53]。体积测量也具有误导性：如果患者可以接受弹力衣降级治疗或患肢不受感染，那么体积略微减小对患者同样具有临床意义。

淋巴水肿是一种难以管理的疾病，如果没有得到充分治疗，病情容易进展。对此，一些外科中心正在将 LVA 和 VLNT 与其他切除 / 消融类手术相联合，如吸脂术或改良的 Charles 手术[58, 59]。但联合治疗进一步使问题复杂化，因为人们很难解释治疗取得成功是取决于联合治疗，还是单一

技术。直到淋巴水肿手术治疗的研究方法实现标准化，我们才能向前迈进，才能解释哪种淋巴水肿患者该用哪种类型手术的细微差别。

鉴于此，一项核素淋巴造影术研究[17]可能有助于解释哪种类型的淋巴显微外科手术适合哪种类型的患者。需要注意的是，淋巴管有 3 层。第 1 层非常表浅，紧靠表皮下方，一端是盲端，进入位于真皮层、筋膜上，形成 2 层浅淋巴管。最后 1 层是较大的筋膜下淋巴管，起自引流肌腔隙的淋巴管。目前的研究表明，大多数淋巴水肿病例存在较深层的淋巴管损伤，伴或不伴浅表淋巴管受损。超显微手术只适合非常浅的淋巴管。相反，单切口 MLVA 适合浅淋巴管和深淋巴管，因此可能更适合于大多数深淋巴管受累的患者。对于肢体肿胀的患者，推荐其进行术前淋巴造影显像，以观察两种类型的淋巴管受损情况，并根据病理输送指数（TI）和受累淋巴管类型选择合适的显微手术类型，治疗流程如图 21.8 所示。

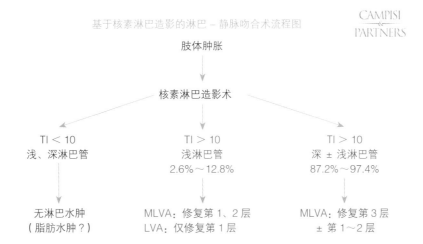

• 图 21.8　基于核素淋巴造影术 TI 评分开展淋巴显微外科手术的流程图。LVA，淋巴管-静脉吻合术；MLVA，多支淋巴管-静脉吻合术；TI，输送指数［百分比数据引自 Campisi CC, Ryan M, Villa G, et al. Rationale for study of the deep subfascial lymphatic vessels during lymphoscintigraphy for the diagnosis of peripheral lymphedema. Clin Nucl Med. 2019; 44(2): 91−98］

结论

近年来，随着医疗水平的提高，人们对外周淋巴水肿有了更好的认识，也使早期诊断得以实现。预防性技术，如 LyMPHA，能够避免肿瘤治疗过程中发生淋巴水肿。迄今为止，庞大的样本量和长期的随访已经证实，淋巴显微外科手术是治疗外周淋巴水肿患者淋巴管阻塞的有效方法。在淋巴水肿早期，可以选择单切口 MLVA 和 MLVLA 技术，实现淋巴管的功能性修复，恢复淋巴引流，在术后长达 25 年的时间里疗效保持稳定一致。与超显微手术相比，这种单切口手术适用于所有类型的淋巴管病理性损伤，包括浅、深淋巴管，原发性或继发性淋巴水肿。在疾病的早期阶段，将外科手术与物理康复方法适当结合应用，可以获得最佳疗效。

参考文献

[1] Rutkowski JM, Boardman KC, Swartz MA. Characterization of lymphangiogenesis in a model of adult skin regeneration. *Am J Physiol Heart Circ Physiol*. 2006; 291: H1402−H1410.

[2] Goldman J, Le TX, Skobe M, Swartz MA. Overexpression of VEGF-C causes transient lymphatic hyperplasia but not increased lymphangiogenesis in regenerating skin. *Circ*

Res. 2005; 96: 1193−1199. Comment: *Circ Res*. 2005; 96: 1132−1134.

[3] Bastide G, Lefebvre D. Anatomy and organogenesis and vascular malformations. In: Belov S, Loose DA, Weber J, eds. *Vascular Malformations*. Reinbek, Germany: Einhorn-Presse Verlag; 1989: 20−22.

[4] Leu HJ. Pathoanatomy of congenital vascular malformations.

In: Belov S, Loose DA, Weber J, eds. *Vascular Malformations.* Reinbek, Germany: Einhorn-Presse Verlag; 1989: 37−46.

[5] Murdaca G, Cagnati P, Gulli R, et al. Current views on diagnostic approach and treatment of lymphedema. *Am J Med*. 2012; 125: 134−140.

[6] Campisi C, Boccardo F. Microsurgical techniques for lymphedema treatment: derivative lymphatic-venous microsurgery. *World J Surg*. 2004; 28: 609−613.

[7] Schneider M, Conway EM, Carmeliet P. Lymph makes you fat. *Nat Genet*. 2005; 10: 1023−1024.

[8] Rutkowski JM, Davis KE, Scherer PE. Mechanisms of obesity and related pathologies: the macro- and microcirculation of adipose tissue. *FEBS J*. 2009; 276: 5738−5746.

[9] Dixon JB. Lymphatic lipid transport: sewer or subway? *Trends Endocrinol Metab*. 2010; 21: 480−487.

[10] Rutkowski JM, Markhus CE, Gyenge CC. Dermal collagen and lipid deposition correlate with tissue swelling and hydraulic conductivity in murine primary lymphedema. *Am J Pathol*. 2010; 176: 1122−1129.

[11] Mehara B, Zampell JC, Suami H, et al. Surgical management of lymphedema: past, present, and future. *Lymphat Res Biol*. 2011; 9: 159−167.

[12] Fujita T. Optimizing surgical treatment for lymphedema. *J Am Coll Surg*. 2013; 216: 169−170.

[13] Dellachà A, Boccardo F, Zilli A, et al. Unexpected histopathological findings in peripheral lymphedema. *Lymphology*. 2000; 33: 62−64.

[14] O'Brien BM. Replantation and reconstructive microvascular surgery Part II. *Ann R Coll Surg*. 1976; 58: 171−182.

[15] Campisi C, Boccardo F. Lymphedema and microsurgery. *Microsurgery*. 2002; 22: 74−80.

[16] Kleinhans E, Baumeister RG, Hahn D, et al. Evaluation of transport kinetics in lymphoscintigraphy: follow-up study in patients with transplanted lymphatic vessels. *Eur J Nucl Med*. 1985; 10: 349−352.

[17] Campisi CC, Ryan M, Villa G, et al. Rationale for study of the deep subfascial lymphatic vessels during lymphoscintigraphy for the diagnosis of peripheral lymphedema. *Clin Nucl Med*. 2019; 44(2): 91−98.

[18] Villa G, Campisi CC, Campisi C, et al. Procedural recommendations for lymphoscintigraphy in the diagnosis of peripheral lymphedema: the Genoa Protocol. *Nucl Med Mol Imaging*. 2019; 53: 47−56.

[19] O'Donnell TF, Rasmussen JC, Sevick-Muraca EM. New diagnostic modalities in the evaluation of lymphedema. *J Vasc Surg Venous Lymphat Disord*. 2017; 5: 261−273.

[20] Campisi CC, Ryan M, Boccardo F, et al. Fibro-lipo-lymphaspiration with a lymph vessel sparing procedure (FLLA-LVSP) to treat advanced lymphedema after multiple lymphatic-venous anastomoses (MLVA): the complete treatment protocol. *Ann Plast Surg*. 2017; 78: 184−190.

[21] Papendieck CM. The big angiodysplastic syndromes in pediatrics with the participation of the lymphatic system. *Lymphology*. 1998; 31: 390−392.

[22] Campisi C, Campisi C, Accogli S, et al. Obesity and lymphedema in geriatrics: combined therapeutical approaches. *BMC Geriatrics*. 2010; 10(suppl 1): A50.

[23] Campisi C, Bellini C, Campisi C, et al. Microsurgery for lymphedema: clinical research and long-term results. *Microsurgery*. 2010; 30: 256−260.

[24] Campisi C, Davini D, Bellini C, et al. Lymphatic microsurgery for the treatment of lymphedema. *Microsurgery*. 2006; 26: 65−69.

[25] Campisi CC, Ryan M, Campisi CS, et al. Intermittent

negative pressure therapy in the combined treatment of peripheral lymphedema. *Lymphology*. 2015; 48: 197−204.

[26] Campisi CC, Ryan M, Boccardo F, et al. A single-site technique of multiple lymphatic venous anastomoses for the treatment of peripheral lymphedema: long-term clinical outcomes. *J. Reconstr Microsurg*. 2016; 32(1): 42−49.

[27] Campisi C, Eretta C, Pertrile D, et al. Microsurgery for the treatment of peripheral lymphedema: long-term outcome and future perspective. *Microsurgery*. 2007; 27: 333−338.

[28] Campisi C, Boccardo F, Tacchella M. Reconstructive microsurgery of lymphatic vessels: the personal methods of lymphatic-venouslymphatic (LVL) interpositioned grafted shunt. *Microsurgery*. 1995; 16: 161−166.

[29] Boccardo F, Casabona F, De Cian F, et al. Lymphedema microsurgical preventive healing approach: a new technique for primary prevention of arm lymphedema after mastectomy. *Ann Surg Oncol*. 2009; 16: 703−708.

[30] Boccardo F, Casabona F, Friedman D, et al. Surgical prevention of arm lymphedema in breast cancer treatment. *Ann Surg Oncol*. 2011; 18: 2500−2505.

[31] Boccardo F, Campisi CC, Molinari L, et al. Lymphatic complications in surgery: possibility of prevention and therapeutic options. *Updates Surg*. 2012; 64(3): 211−216.

[32] Morotti M, Menada MV, Boccardo F, et al. Lymphedema microsurgical preventive healing approach for primary prevention of lower limb lymphedema after inguinofemoral lymphadenectomy for vulvar cancer. *Int J Gynecol Cancer*. 2013; 23(4): 769−774.

[33] Boccardo F, De Cian F, Campisi CC, et al. Surgical prevention and treatment of lymphedema after lymph node dissection in patients with cutaneous melanoma. *Lymphology*. 2013; 46: 20−26.

[34] Boccardo F, Dessalvi S, Campisi CC, et al. Microsurgery for groin lymphocele and lymphedema after oncologic surgery. *Microsurgery*. 2014; 34: 10−13.

[35] Boccardo F, Casabona F, Decian F, et al. Lymphatic microsurgical preventing healing approach (LYMPHA) for primary surgical prevention of breast cancer-related lymphedema: over 4 years followup. *Microsurgery*. 2014; 34(6): 421−424.

[36] Koshima I, Nanba Y, Tsutsui T, et al. Long-term follow-up after lymphaticovenular anastomosis for lymphedema in the leg. *J Reconstr Microsurg*. 2003; 19: 209−215.

[37] Maegawa J, Yabuki Y, Tomoeda H, et al. Outcomes of lymphaticovenous side-to-end anastomosis in peripheral lymphedema. *J Vasc Surg*. 2012; 55: 753−760.

[38] Olszewski WL, Engeset A, Romaniuk A, et al. Immune cells in the peripheral lymph and skin of patients with obstructive lymphedema. *Lymphology*. 1990; 23: 23−33.

[39] Beilhack A, Rockson SG. Immune traffic: a functional overview. *Lymphat Res Biol*. 2003; 1: 219−234.

[40] Szolnoky G, Dobozy A, Kemény L. Decongestion improves cell-mediated immunity in postmastectomy arm lymphoedema: a pilot study. *Journal of the European Academy of Dermatology and Venereology*. 2013; 27: 1579−1582.

[41] Angeli V, Randolph GJ. Inflammation, lymphatic function, and dendritic cell migration. *Lymphat Res Biol*. 2006; 4: 217−228.

[42] Swartz M, Hubbell JA, Reddy ST. Lymphatic drainage function and its immunological implications: from dendritic cell homing to vaccine design. *Semin Immunol*. 2008; 20: 147−156.

[43] Koshima I, Kawada S, Moriguchi T, et al. Ultrastructural

observations of lymphatic vessels in lymphedema in human extremities. *Plast Reconstr Surg*. 1996; 97: 397−405.

[44] Maclellan RA, Couto RA, Sullivan JE, et al. Management of primary and secondary lymphedema: analysis of 225 referrals to a center. *Ann Plast Surg*. 2015; 75: 197−200.

[45] Lopez Penha TR, Ijsbrandy C, Hendrix NAM, et al. Microsurgical techniques for the treatment of breast-cancer related lymphedema: a systematic review. *J Reconstr Microsurg*. 2013; 29: 99−106.

[46] Chen HC, O'Brien BM, Rogers IW, et al. Lymph node transfer for the treatment of obstructive lymphoedema in the canine model. *Br J Plast Surg*. 1990; 43(5): 578−586.

[47] Ozturk CN, Ozturk C, Glasgow M, et al. Free vascularized lymph node transfer for treatment of lymphedema: a systematic evidence based review. *J Plast Reconstr Aesthet Surg*. 2016; 69(9): 1234−1247.

[48] Gould DJ, Mehrara BJ, Neligan P, et al. Lymph node transplantation for the treatment of lymphedema. *J Surg Oncol*. 2018; 118 (5): 736−742.

[49] Vignes S, Blanchard M, Yannoutsos A, et al. Complications of autologous lymph-node transplantation for limb lymphoedema. *Eur J Vasc Endovasc Surg*. 2013; 45(5): 516−520.

[50] Sulo E, Hartiala P, Viitanen T, et al. Risk of donor-site lymphatic vessel dysfunction after microvascular lymph node transfer. *J Plast Reconstr Aesthet Surg*. 2015; 68(4): 551−558.

[51] Bains SK, Stanton AW, Cintolesi V, et al. A constitutional predisposition to breast cancer −related lymphoedema and effect of axillary lymph node surgery on forearm muscle lymph flow. *Breast*. 2015; 24: 68−74.

[52] de Almeida CA, Lins EM, Brandão SCS, et al. Lymphoscintigraphic abnormalities in the contralateral lower limbs of patients with unilateral lymphedema. *J Vasc Surg Venous Lymphat Disord*. 2017; 5: 363−369.

[53] Scaglioni MF, Arvanitakis M, Chen YC, et al. Comprehensive review of vascularized lymph node transfers for lymphedema: outcomes and complications. *Microsurgery*. 2018; 38(2): 222−229.

[54] Garza R, Skoracki R, Hock K, Povoski SP. A comprehensive overview on the surgical management of secondary lymphedema of the upper and lower extremities related to prior oncologic therapies. *BMC Cancer*. 2017; 17: 468.

[55] Raju A, Chang DW. Vascularized lymph node transfer for treatment of lymphedema: a comprehensive literature review. *Ann Surg*. 2015; 261(5): 1013−1023.

[56] Cheng MH, Huang JJ, Wu CW, et al. The mechanism of vascularized lymph node transfer for lymphedema: natural lymphaticovenous drainage. *Plast Reconstr Surg*. 2014; 133(2): 192e−198e.

[57] Carl HM, Walia G, Bello R, et al. Systematic review of the surgical treatment of extremity lymphedema. *J Reconstr Microsurg*. 2017; 33(6): 412−425.

[58] Yamamoto T, Yoshimatsu H, Yamamoto N. Complete lymph flow reconstruction: a free vascularized lymph node true perforator flap transfer with efferent lymphaticolymphatic anastomosis. *J Plast Reconstr Aesthet Surg*. 2016; 69(9): 1227−1233.

[59] Ciudad P, Agko M, Huang TCT, et al. Comprehensive multimodal surgical treatment of end-stage lower extremity lymphedema with toe management: the combined Charles,' Homan's, and vascularized lymph node transfer (CHAHOVA) procedures. *J Surg Oncol*. 2019; 119(4): 430−438.

第22章

即刻淋巴管重建

ANNA ROSE JOHNSON, MIGUEL G. BRAVO, FRANCESCO BOCCARDO JR, AND DHRUV SINGHAL

关键点

- 淋巴显微外科预防性治疗，又称即刻淋巴管重建（ILR）[1]，是一种用于预防淋巴水肿的外科手术方法。

- 即刻淋巴管重建的目标人群是淋巴水肿高危患者（如接受淋巴结切除术的患者），由操作熟练的显微外科医师对其施行手术。

- 在即刻淋巴管重建手术过程中，完成淋巴结清扫后需要立即确认离断的淋巴管，在肢体淋巴管和外周静脉系统之间建立淋巴管-静脉吻合，从而恢复生理性淋巴循环。

- 淋巴水肿预防性治疗手段，能够显著改善患者的生活质量，降低医疗相关成本，提高卫生服务利用率。

引言

2009年，Boccardo等首次将淋巴显微外科预防性治疗（lymphatic microsurgical preventative healing approach，LyMPHA）描述为乳腺癌相关淋巴水肿（breast cancer-related lymphedema，BCRL）一级预防的外科技术[2]。自此，该方法被用于其他恶性肿瘤患者行淋巴结清扫后的一级预防[3-7]。本章将该技术称为即刻淋巴管重建（immediate lymphatic reconstruction，ILR），即在根治性手术的同时重建已经离断的肢体淋巴管。在即刻淋巴管重建出现之前，人们主要致力于慢性淋巴水肿的治疗。

▶ 视频 22.1

慢性淋巴水肿的保守治疗在本质上主要为姑息性治疗，包括终身的综合消肿疗法（complete decongestive therapy，CDT）、穿弹力衣和指导性的体育锻炼[8]。由于医保不一定会覆盖这些治疗

方案，所以对于有意选择此类方案的患者是一个重大的阻碍。此外，BCRL患者易发生各种并发症，包括反复感染、社会心理压力和生活质量下降[9, 10]。

过去，保守治疗无效的慢性淋巴水肿患者通常考虑外科手术干预。Charles手术最早于1912年被报道用于治疗阴囊淋巴水肿，切除范围包括皮肤、皮下组织和深筋膜[11]。虽然Charles手术如今仍被用于治疗极严重的病例，且大多为下肢淋巴水肿病例，但患者也可以选择其他创伤较小的治疗方法。

当今时代，慢性淋巴水肿的治疗包括减容手术（如动力辅助吸脂术）、带血管淋巴结移植和淋巴管-静脉吻合术，作者将这些方法统称为"延期淋巴管重建（delayed lymphatic reconstruction）"。尽管接受延期淋巴管重建患者的生活质量和患肢体积均有明显改善，但无法达到完全治愈[9]。

概念

本章重点讨论针对乳腺癌患者的即刻淋巴管重建。早期的经验和数据也证明了即刻淋巴管重建在下肢恶性肿瘤中的有效性,这将在本章结尾进行简要讨论。

在 Halsted 乳腺癌根治术出现之前,浸润性乳腺癌常提示预后不良[12]。Halsted 创建了根治性手术,即切除肿瘤、胸大肌、胸小肌、淋巴管和腋窝淋巴结[13],该治疗方法提高了乳腺癌患者的生存率,但同时增加了术后淋巴水肿的发生率。后来,研究证实了小范围病灶切除联合全身性治疗、放疗用于治疗乳腺癌的有效性,从而促进了微创手术方式的诞生。在腋窝入路的手术中同样如此。前哨淋巴结活检后,部分患者可以免除腋窝淋巴结清扫(axillary lymph node dissection,ALND),从而降低了淋巴水肿发生率,从 10%~40% 降低至 0~7%。近年来,更多的证据表明,乳腺癌患者伴有腋窝淋巴结活检阳性(T1 和 T2期)的治疗也许可以豁免 ALND[14]。此外,腋窝反向淋巴做图技术使手臂淋巴管的识别、显影及保留成为可能[15],但该技术存在腋窝部位隐匿性恶性肿瘤残留的风险,故目前尚未普及应用。

乳腺癌患者发生淋巴水肿的 3 个主要危险因素有:

- ALND[16, 17]。
- 区域淋巴结放疗[18, 19]。
- 高体重指数(BMI)[16, 20, 21]。

患者选择

拟行 ALND 的乳腺癌患者可考虑即刻淋巴管重建。根据作者的经验,这类患者存在淋巴结转移,往往会接受新辅助化疗。大部分患者会接受辅助治疗,包括区域淋巴结放疗,这进一步增加了罹患 BCRL 的风险。

对于确诊乳腺癌且将接受 ALND 的患者,适合行即刻淋巴管重建。Boccardo 等提出,对这些患者而言,进行即刻淋巴管重建的重要指征包括 BMI ≥ 30 kg/m² (高风险),以及核素淋巴造影术提示输送指数(TI)≥ 10 分[22]。他们认为,只有符合上述标准的患者才能进行即刻淋巴管重建,而作者医院对所有接受 ALND 的患者均会采取即刻淋巴管重建。高 BMI 不是作者团队选择即刻淋巴管重建的指征,其原因是现阶段对该指征仍缺乏统计学证据,并且会阻碍部分女性接受该治疗方法。同样,作者没有常规对这类患者进行术前的核素淋巴造影术检查。

术前注意事项

作者医院会对所有患者术前进行基线评估,均由有资质的淋巴水肿治疗师执行,评估方法包括生物阻抗光谱法(bioimpedance spectroscopy,BIS)、Perometry(一种用来测量物体体积的光电成像装置)和肢体周径测量。通过截锥体公式计算,可以将周径测量值转换为体积[23]。每6 个月使用 SF-36 量表(医学结局调查简表 36项)对所有患者进行一次问卷调查[24, 25]。SF-36量表内容有两大方面:生理功能(躯体组分);心理健康、情感和社会功能(心理组分)。此外,作者每 6 个月使用淋巴水肿生活质量量表(the lymphedema quality of life,LYMQOL)来随访观察患者的生活质量,但目前还没有临床证据证明其是否适用于无淋巴水肿的患者[26]。同时,作者将患者的人口统计学资料、病史、癌症特征、治疗方法及淋巴水肿基线测量值等相关数据录入REDCap 淋巴水肿质量改善临床数据库[27],方便开展后续随访。

手术技术

ICG 淋巴造影术

全身麻醉诱导后,在术前通过 ICG 淋巴造影术观察患肢浅淋巴引流模式。术前准备显影剂,为 0.1 mL ICG 原液(0.625 mg/mL)和白蛋白,皮内注射到手术肢体的第 1 和第 4 掌蹼间隙,前臂掌侧远端 1/3 处,以及位于肘窝皱褶近端 4 cm处的头静脉上方。用 PDE-Neo(Hammamatsu,

Japan）可视化观察淋巴管和获取淋巴管的影像，并生成记录患者基线淋巴解剖结构的报告。存储图像数据，若随访期间患者出现淋巴水肿，这些基线图像可作为淋巴水肿治疗师进行治疗的依据。

即刻淋巴管重建：注射染料

ALND 开始前（通常涉及 Ⅰ 组和 Ⅱ 组淋巴结），在上臂内侧注射 2% 异硫氰酸荧光素（fluorescein isothiocyanate，FITC）和白蛋白溶液。具体操作：取 0.25 mL 溶液注射在上臂内侧真皮内的 2 个位置（彼此相距 4 cm）；另取 0.25 mL 溶液注射在肌筋膜层，注射 2 个位置。需注意，操作过程中切勿损伤肱动脉。作者之前开展的研究表明，FITC 对即刻淋巴管重建有益，尤其可以作为乳腺外科医师计划在乳房中注射的蓝色染料 [28]。不过，如果乳腺外科医师不使用蓝色染料，也可选用异硫蓝染料，这是在最初期的手术中所应用的染料 [2, 22]。

即刻淋巴管重建：手术过程

ALND 术后即刻，使用带 Kelley 叶片（1" × 2.5"）的 Bookwalter 牵引器（Codman Inc.，Raynham，MA，USA）暴露腋窝区（图 22.1），进行仔细评估，定位一条长度适宜（约 5 cm）的腋静脉属支。根据作者早期的经验，与乳腺外科医师同台进行 ALND 有助于对适宜的静脉进

行保护。最常选用副静脉，起自腋静脉，向前走行 2 cm，平行于胸背血管穿过腋窝（图 22.2）。当未找到副静脉或者该静脉受损时，可以解剖分离沿胸壁走行的其他静脉，或是较外侧的不太常用的静脉。静脉解剖变异并不少见。在分离静脉时，需要仔细观察是否存在静脉瓣，静脉瓣的存在对减少静脉反流至关重要。剥离操作过程应小心仔细，避免损伤肋间神经和胸长神经。然后，双重夹闭静脉远端，将其旋转至近端手臂，按照解剖静脉的标准方式剥离静脉外膜。理想情况下，不会出现静脉反流；但是极少的静脉反流也可以接受，因为考虑到患者处于正压通气状态，拔管后血流方向可能会逆转。是否采用可能发生静脉反流的静脉进行吻合，最终取决于外科医师的术中判断。

作者在实践中会使用配备 560 nm 滤光片的 Mitaka MM51 显微镜（Mitaka Kohki Co., Ltd, Tokyo, Japan），以显示来自手臂的淋巴管（图 22.3），进而了解各种淋巴管的大小和确定与腋静脉属支的相对位置。吻合方法则参照最初期的手术，具体操作为使用 9-0 缝合线（Ethicon Inc., Somerville，NJ，USA）在静脉前壁行 U 形缝合，在此过程中取 1 条或多条淋巴管做贯穿缝合 [2]，因此淋巴管会"落入"静脉内 [2]。然后使用 9-0 缝线，采用单纯间断缝合贯穿静脉全层，同时锚定淋巴管周围组织，以有效固定重建

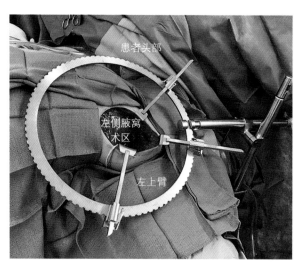

• 图 22.1　即刻淋巴管重建的手术设备，用于充分暴露腋窝

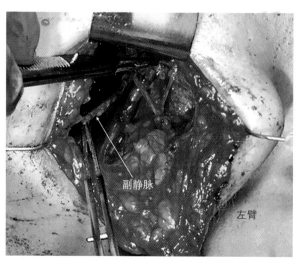

• 图 22.2　术中解剖。可观察到即刻淋巴重建的关键解剖结构，胸背静脉的一条属支，以及肋间神经

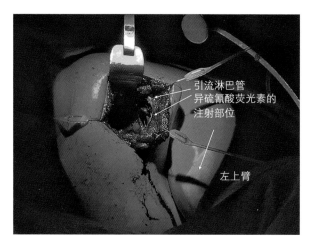

引流淋巴管异硫氰酸荧光素的注射部位

左上臂

• 图 22.3 上臂注射染料的实时可视化观察。利用滤光技术，使腋窝的引流淋巴管呈现绿色，为淋巴管–静脉吻合做准备

的淋巴管。紧接着，剪断最初的 U 形缝合，在显微镜下通过异硫氰酸荧光素（FITC）显示吻合部位的淋巴流动，将没有吻合的淋巴管做细微修剪，采集脂肪移植至吻合部位并包裹吻合的淋巴管。通常吻合 1～3 条淋巴管[22]。最后放置 15 号 Blake 引流管，按标准方法缝合腋窝切口。

术后护理

出院时，嘱患者遵循常规切口护理。当连续 2 天引流量小于 20 mL/d 时可拔除引流管，一般在术后 14 天。在术后第 4 周，作者诊所按规定的时间间隔对患者进行随访，并在接下来的 2 年里每 3 个月随访一次。研究证明，术后随访在发生 BCRL 的高风险患者中是有效且具有成本效益的[29-33]。我们使用 3 种测量方式密切随访观察患者：Perometry（一种被设计用来测量物体体积的光电成像装置）、生物阻抗光谱和周径测量容积法。如果在此期间没有临床变化或有意义的结果，则在接下来的 2 年里，随访时间将延长到每 6 个月一次，患者总共需接受 4 年的随访观察。

结果

早期的数据支持即刻淋巴管重建可以预防

淋巴水肿，这有望彻底改变长期以来的主要治疗范式——慢性淋巴水肿治疗的模式。与延期淋巴重建相比，关于即刻淋巴管重建评价方面的研究相对较少。值得注意的是，Boccardo 等通过初步研究发现，对淋巴水肿发生风险高的乳腺癌患者进行 ALND、放疗联合淋巴显微外科预防性治疗，4 年后淋巴水肿发生率为 4%[22]。这些结果在其他机构的研究中得到了印证[33, 34]。2019 年的一篇纳入 3 000 多例患者的荟萃分析显示，ALND 后发生乳腺癌相关淋巴水肿的个体权重比例为 15.58%（95% CI：8.27%～27.41%）（图 23.4）[35]。尽管接受即刻淋巴管重建治疗的患者只占小部分，但其淋巴水肿发生率下降至 4.62%（95% CI：0.53%～30.64%）。同样，ALND 联合区域淋巴结放疗的患者发生乳腺癌相关淋巴水肿的权重比例为 26.49%（95% CI：14.0%～44.34%）（图 22.5），而增加即刻淋巴管重建手术的患者中这一权重比例为 10.55%（95% CI：4.8%～21.58%）。

当前的争议

有关即刻淋巴管重建术后并发症的研究报道并不多。值得注意的是，由于目前淋巴水肿的评估方法不统一，因而不仅限制了针对不同研究之间的比较，还会掩盖我们对其影响的正确认识。这也体现在评估即刻淋巴管重建的多个研究中，研究人员采用各种方法来评估淋巴水肿，包括肢体周径[2-4, 36]、体积测量[5, 6, 22, 37]、临床评估[7, 34] 和淋巴造影术[38]。此外，当前亟须利用标准统一的工具，完成对患者报告的治疗效果进行定期收集。随着高质量数据的不断积累，作者必定会更准确地证实某种治疗方法是成功的，继而拓宽其应用范围。作者认为这一点至关重要，因为淋巴水肿的影响会伴随终身，对患者的健康、生活质量等可能造成严重不良影响[39-43]。医疗服务体系不断追求最佳成本效益下的有效处理措施，即刻淋巴管重建就有望成为理想的手段。有限的医疗资源应有效分配用于预防，避免发生严重后果，而不是消耗在终身昂贵的保守治疗上。

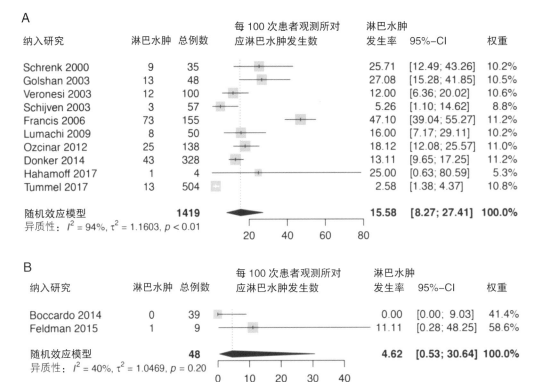

• 图 22.4　一篇荟萃分析纳入进行腋窝淋巴结清扫不联合（A）和联合（B）即刻淋巴管重建的患者，分析其乳腺癌相关淋巴水肿发生率。CI，置信区间

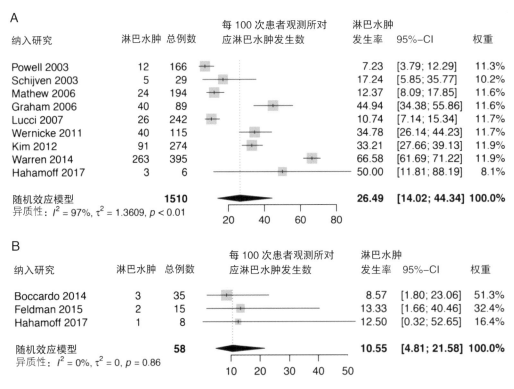

• 图 22.5　一篇荟萃分析纳入进行腋窝淋巴结清扫、局部淋巴结放射治疗，不联合（A）和联合（B）即刻淋巴管重建的患者，分析其乳腺癌相关淋巴水肿发生率。CI，置信区间

即刻淋巴管重建：用于其他恶性肿瘤

由于其他恶性肿瘤（妇科肿瘤、泌尿生殖系统肿瘤、黑色素瘤和肉瘤）需要进行淋巴结清扫术的患者，也可以采用即刻淋巴管重建来预防淋巴水肿。但需要强调的是，发生在肢体部位的恶性肿瘤（如皮肤黑色素瘤）可能不适合这种预防性手术，因为可能会促进肿瘤的转移扩散。

为了预防躯干黑色素瘤和外阴癌患者在腹股沟淋巴结清扫术后发生淋巴水肿，有研究提出了一种新的外科手术方法——多重淋巴管-静脉吻合术（multiple lymphaticovenous anastomosis，MLVA）。该手术使用大隐静脉的属支来进行多重淋巴管-静脉吻合。黑色素瘤患者和妇科恶性肿瘤患者在淋巴结清扫术后发生淋巴水肿的概率分别为 18% 和 30%。Jørgensen 等 [44] 发表的一篇荟萃分析表明，与未行即刻淋巴管重建的患者相比，行即刻淋巴管重建治疗的患者的淋巴水肿发生率显著降低（相对风险为 0.33；95% CI：0.19～0.56，$P < 0.000\ 1$）；另外，与历史对照（未进行即刻淋巴管重建的患者）相比，行即刻淋巴管重建治疗的黑色素瘤患者和妇科癌症患者的淋巴水肿发生率较低。

结论

即刻淋巴管重建作为一种外科技术，是在淋巴结清扫的同时进行淋巴管-静脉吻合，从而恢复生理性淋巴回流。越来越多的证据表明，此技术是预防淋巴水肿的有效外科手段。为了确定更为理想的患者选择，应该借助标准化的疗效指标对该手术进行持续评估。

参考文献

[1] Johnson AR, Singhal D. Immediate lymphatic reconstruction. *J Surg Oncol*. 2018; 118(5): 750–757.

[2] Boccardo F, Casabona F, De Cian F, et al. Lymphedema microsurgical preventive healing approach: a new technique for primary prevention of arm lymphedema after mastectomy. *Ann Surg Oncol*. 2009; 16(3): 703–708.

[3] Morotti M, Menada MV, Boccardo F, et al. Lymphedema microsurgical preventive healing approach for primary prevention of lower limb lymphedema after inguinofemoral lymphadenectomy for vulvar cancer. *Int J Gynecol Cancer Off J Int Gynecol Cancer Soc*. 2013; 23(4): 769–774.

[4] Takeishi M, Kojima M, Mori K, et al. Primary intrapelvic lymphaticovenular anastomosis following lymph node dissection. *Ann Plast Surg*. 2006; 57(3): 300–304.

[5] Boccardo F, De Cian F, Campisi CC, et al. Surgical prevention and treatment of lymphedema after lymph node dissection in patients with cutaneous melanoma. *Lymphology*. 2013; 46(1): 20–26.

[6] Boccardo F, Valenzano M, Costantini S, et al. LYMPHA technique to prevent secondary lower limb lymphedema. *Ann Surg Oncol*. 2016; 23(11): 3558–3563.

[7] Onoda S, Todokoro T, Hara H, et al. Minimally invasive multiple lymphaticovenular anastomosis at the ankle for the prevention of lower leg lymphedema. *Microsurgery*. 2014; 34(5): 372–376.

[8] Rockson SG. Lymphedema after breast cancer treatment. *N Engl J Med*. 2018; 379(20): 1937–1944.

[9] Basta MN, Gao LL, Wu LC. Operative treatment of peripheral lymphedema: a systematic meta-analysis of the efficacy and safety of lymphovenous microsurgery and tissue transplantation. *Plast Reconstr Surg*. 2014; 133(4):

905–913.

[10] Pusic AL, Cemal Y, Albornoz C, et al. Quality of life among breast cancer patients with lymphedema: a systematic review of patient-reported outcome instruments and outcomes. *J Cancer Surviv Res Pract*. 2013; 7(1): 83–92.

[11] Charles R. *Elephantiasis Scroti*. London: Churchill; 1912.

[12] Freeman MD, Gopman JM, Salzberg CA. The evolution of mastectomy surgical technique: from mutilation to medicine. *Gland Surg*. 2018; 7(3): 308–315.

[13] Plesca M, Bordea C, El Houcheimi B, Ichim E, Blidaru A. Evolution of radical mastectomy for breast cancer. *J Med Life*. 2016; 9(2): 183–186.

[14] Giuliano AE, Ballman KV, McCall L, et al. Effect of axillary dissection vs no axillary dissection on 10-year overall survival among women with invasive breast cancer and sentinel node metastasis. *JAMA*. 2017; 318(10): 918–926.

[15] Klimberg VS. A new concept toward the prevention of lymphedema: axillary reverse mapping. *J Surg Oncol*. 2008; 97(7): 563–564.

[16] DiSipio T, Rye S, Newman B, et al. Incidence of unilateral arm lymphoedema after breast cancer: a systematic review and metaanalysis. *Lancet Oncol*. 2013; 14(6): 500–515.

[17] McLaughlin SA, Wright MJ, Morris KT, et al. Prevalence of lymphedema in women with breast cancer 5 years after sentinel lymph node biopsy or axillary dissection: objective measurements. *J Clin Oncol*. 2008; 26(32): 5213–5219.

[18] Gillespie TC, Sayegh HE, Brunelle CL, Daniell KM, Taghian AG. Breast cancer-related lymphedema: risk factors, precautionary measures, and treatments. *Gland Surg*. 2018; 7(4): 379–403.

[19] Warren LEG, Miller CL, Horick N, et al. The impact

of radiation therapy on the risk of lymphedema after treatment for breast cancer: a prospective cohort study. *Int J Radiat Oncol*. 2014; 88(3): 565−571.

[20] Fu MR, Axelrod D, Guth AA, et al. Patterns of obesity and lymph fluid level during the first year of breast cancer treatment: a prospective study. *J Pers Med*. 2015; 5(3): 326−340.

[21] Jammallo LS, Miller CL, Singer M, et al. Impact of body mass index and weight fluctuation on lymphedema risk in patients treated for breast cancer. *Breast Cancer Res Treat*. 2013; 142(1): 59−67.

[22] Boccardo F, Casabona F, De Cian F, et al. Lymphatic microsurgical preventing healing approach (LYMPHA) for primary surgical prevention of breast cancer-related lymphedema: over 4 years followup. *Microsurgery*. 2014; 34(6): 421−424.

[23] Brorson H, Höijer P. Standardised measurements used to order compression garments can be used to calculate arm volumes to evaluate lymphoedema treatment. *J Plast Surg Hand Surg*. 2012; 46(6): 410−415.

[24] Hoffner M, Bagheri S, Hansson E, et al. SF-36 shows increased quality of life following complete reduction of postmastectomy lymphedema with liposuction. *Lymphat Res Biol*. 2017; 15(1): 87−98.

[25] Velanovich V, Szymanski W. Quality of life of breast cancer patients with lymphedema. *Am J Surg*. 1999; 177(3): 184−187; discussion 188.

[26] Keeley V, Crooks S, Locke J, et al. A quality of life measure for limb lymphoedema (LYMQOL). *J Lymphoedema*. 2010; 5: 26−37.

[27] Harris PA, Taylor R, Thielke R, et al. Research electronic data capture (REDCap) — a metadata-driven methodology and workflow process for providing translational research informatics support. *J Biomed Inform*. 2009; 42(2): 377−381.

[28] Spiguel L, Shaw C, Katz A, et al. Fluorescein isothiocyanate: a novel application for lymphatic surgery. *Ann Plast Surg*. 2017; 78 (6S suppl 5): S296−S298.

[29] Stout NL, Pfalzer LA, Springer B, et al. Breast cancer-related lymphedema: comparing direct costs of a prospective surveillance model and a traditional model of care. *Phys Ther*. 2012; 92(1): 152−163.

[30] Brunelle C, Skolny M, Ferguson C, et al. Establishing and sustaining a prospective screening program for breast cancer-related lymphedema at the Massachusetts General Hospital: lessons learned. *J Pers Med*. 2015; 5(2): 153−164.

[31] Yang EJ, Ahn S, Kim E-K, et al. Use of a prospective surveillance model to prevent breast cancer treatment-related lymphedema: a single-center experience. *Breast Cancer Res Treat*. 2016; 160(2): 269−276.

[32] Shah C, Arthur DW, Wazer D, et al. The impact of early detection and intervention of breast cancer-related lymphedema: a systematic review. *Cancer Med*. 2016; 5(6): 1154−1162.

[33] Hahamoff M, Gupta N, Munoz D, et al. A lymphedema surveillance program for breast cancer patients reveals the promise of surgical prevention. *J Surg Res*. 2019; 244: 604−611.

[34] Feldman S, Bansil H, Ascherman J, et al. Single institution experience with lymphatic microsurgical preventive healing approach (LYMPHA) for the primary prevention of lymphedema. *Ann Surg Oncol*. 2015; 22(10): 3296−3301.

[35] Johnson AR, Kimball S, Epstein S, et al. Lymphedema incidence after axillary lymph node dissection: quantifying the impact of radiation and the lymphatic microsurgical preventive healing approach. *Ann Plast Surg*. 2019; 82: S234−S241.

[36] Casabona F, Bogliolo S, Valenzano Menada M, et al. Feasibility of axillary reverse mapping during sentinel lymph node biopsy in breast cancer patients. *Ann Surg Oncol*. 2009; 16(9): 2459−2463.

[37] Boccardo FM, Casabona F, Friedman D, et al. Surgical prevention of arm lymphedema after breast cancer treatment. *Ann Surg Oncol*. 2011; 18(9): 2500−2505.

[38] Yamamoto T, Yamamoto N, Yamashita M, et al. Efferent lymphatic vessel anastomosis: supermicrosurgical efferent lymphatic vessel-to-venous anastomosis for the prophylactic treatment of subclinical lymphedema. *Ann Plast Surg*. 2016; 76(4): 424−427.

[39] Shaitelman SF, Cromwell KD, Rasmussen JC, et al. Recent progress in the treatment and prevention of cancer-related lymphedema. *CA Cancer J Clin*. 2015; 65(1): 55−81.

[40] Beesley V, Janda M, Eakin E, et al. Lymphedema after gynecological cancer treatment: prevalence, correlates, and supportive care needs. *Cancer*. 2007; 109(12): 2607−2614.

[41] Stolldorf DP, Dietrich MS, Ridner SH. A comparison of the quality of life in patients with primary and secondary lower limb lymphedema: a mixed-methods study. *West J Nurs Res*. 2016; 38(10): 1313−1334.

[42] Teo I, Novy DM, Chang DW, et al. Examining pain, body image, and depressive symptoms in patients with lymphedema secondary to breast cancer. *Psychooncology*. 2015; 24(11): 1377−1383.

[43] Chachaj A, Maøyszczak K, Pyszel K, et al. Physical and psychological impairments of women with upper limb lymphedema following breast cancer treatment. *Psychooncology*. 2010; 19(3): 299−305.

[44] Jørgensen MG, Toyserkani NM, Sørensen JA. The effect of prophylactic lymphovenous anastomosis and shunts for preventing cancer-related lymphedema: a systematic review and meta-analysis. *Microsurgery*. 2018; 38(5): 576−585.

第23章

淋巴水肿切除手术：减容疗法

MEHMET EMIN CEM YILDIRIM, MICHELE MARUCCIA, AND HUNG-CHI CHEN

关键点

- 晚期淋巴水肿的治疗在重建外科领域仍然是一大挑战。保守治疗效果不佳的患者具备外科手术切除的指征。
- 基于对血管解剖学和穿支皮瓣手术的认识加深，保留穿支血管的淋巴水肿根治性减容手术通过切除性手术及显微外科技术，达到患肢体积的根治性治疗。

- Chen 改良 Charles 手术是将传统 Charles 手术与淋巴结瓣移植相结合，可预防传统手术（如反复感染和肢体水肿加重等）潜在并发症。此外，为预防晚期淋巴水肿蜂窝织炎并发症的发生，足趾治疗也是治疗策略中重要的一环。

引言

保守治疗无效的难治性淋巴水肿可能需要外科手术的治疗，对此有几种不同的手术方法。经典的手术治疗主要包括生理性手术和切除性手术。生理性手术旨在恢复或改善淋巴回流，而切除性手术则是通过切除病变组织以减少淋巴负荷。然而，这些方法都有同一目的：改善肢体体积，减少蜂窝织炎的发生，从而提高患者的生活质量[1]。

在本章中，我们将介绍以下切除手术：

（1）保留穿支血管的根治性淋巴水肿减容术（radical reduction of lymphedema with preservation of perforators，RRPP）。

（2）Chen 改良 Charles 手术联合带血管淋巴结移植（Chen-modified Charles procedure with vascularized lymph node flap transfers）。

我们也将讨论吸脂术在淋巴水肿中的作用。

保留穿支血管的根治性淋巴水肿减容术

概念和现有证据

由于淋巴水肿的病变局限于皮肤和皮下组织，切除性手术的概念是通过外科手术去除大量的局部病变。此方法可以减缓受累组织中成纤维细胞、单核细胞、脂肪细胞和角质形成细胞数量的累加[2]。此外，患肢体积减小更利于弹力衣的使用及非手术疗法的实施。研究也表明，患肢体积的减小可以降低感染的概率，从而防止淋巴系统的进一步破坏和疾病进展。相对于上肢淋巴水肿，切除性手术对下肢淋巴水肿的治疗效果更好，其可减小下肢总体积的 52%[2, 3]。当然，此技术也适用于上肢淋巴水肿。

保留穿支血管的根治性淋巴水肿减容术（RRPP）是基于对皮肤穿支血管的深入研究，在保证皮肤血管体区灌注的同时实施根治性切除手术。在众多切除性手术中，RRPP 已被证明能获得可接受、可维持的术后效果。此外，资深作者（Hung Chi Chen，HCC）及其同事[4]最近报道，带血管淋巴结移植联合改良 RRPP 在一期手术中的同时应用是安全可靠的，并可在晚期肢体淋巴水肿患者身上获得最佳的治疗效果。

RRPP 的适应证

- 早期至中期淋巴水肿患者（Hung-Chi Chen

分期为Ⅲ B 期)(表 23.1)。

- 保守治疗无效的患者。
- 不宜仅行淋巴结移植的患者。
- 少数仅能接受 Charles 手术的晚期患者（但有较高的潜在并发症风险）。
- 作为其他治疗方式的辅助手段（如淋巴结瓣）。

术前准备

建议淋巴水肿患者术前卧床休息 5 天，保持足部卫生，并定期洗澡，以减少术后并发症的发生。手术当日早上测量患肢的体积或周径，并与上次就诊时的测量值进行比较，若显著增加（> 20%），则推迟手术。麻醉期间使用抗生素（如第一代头孢菌素），术后持续使用 3 天。

局部解剖

下肢内侧和外侧的皮肤有以下 2～3 处血供：

- 在小腿内侧，胫后动脉的皮肤穿支通常位于内踝近端 9～12 cm、17～19 cm 和 22～24 cm 处。
- 在小腿外侧，大多数皮肤穿支属于起自腓动脉的肌间隔穿支，通常供应腓骨复合组织瓣的皮岛。
- 由于内侧和外侧皮瓣设计为双血管蒂，其血供来自膝关节以上和踝关节以下。
- 供应内侧和外侧皮瓣的两个主要穿支之一通常可来源于胫前动脉。

上肢内侧和外侧皮肤的血供，一个来源于上臂，另两个来源于前臂。内外侧双蒂皮瓣的设计确保了肘部以上和腕部以下的血液供应。上臂血供引自肌间隔穿支、肌皮穿支或肱动脉的穿支供养，前臂血供引自桡骨、尺动脉和骨间后动脉的肌间隔穿支或肌皮穿支。

桡动脉发出 9～17 个筋膜分支，且于起点不远处发出桡侧返动脉。掌浅弓起于手腕的远端。尺动脉紧邻骨间前动脉、骨间后动脉、骨间返动脉和骨间总动脉，在尺腕屈肌和指浅屈肌之间发出 3～5 个筋膜穿支。

RRPP 的手术设计及技术要点

患者手术台上取仰卧位，并尽可能在肢体近端捆绑止血带。

在下肢，首先于小腿前后皮肤分别设计 2 个

序号	分　　期	推 荐 治 疗
Ⅰ	失代偿前期；淋巴负荷超过淋巴系统转运能力，淋巴管内压力增加，导致瓣膜功能不全，淋巴液滞留	非手术治疗
Ⅱ	短暂代偿期；淋巴管及侧副支扩张开放，引流淋巴液；皮肤淋巴管反流征，轻度水肿，有时会有红斑；患者此时皮肤柔软，对疾病无明显感知	非手术治疗或间歇性压力治疗
Ⅲ	随着感染的发生，组织中的成纤维细胞、单核细胞、脂肪细胞和角质形成细胞增加	
Ⅲ A	症状明显，但休息后肿胀可以改善	物理疗法：淋巴结移植或淋巴管吻合
Ⅲ B	发生不可逆性改变的初期	淋巴结移植或 RRPP 伴或不伴抽脂
Ⅳ A	纤维化血管增生、坚韧的皮革样皮肤、隐窝及皮肤溃疡症状	根治性切除：伴或不伴有淋巴结移植的 Charles 手术
Ⅳ B	Ⅳ A 期同时伴有严重足趾病变；蜂窝织炎反复发作、疣状增生、角化过度、畸形或骨髓炎	Charles 手术和足趾截肢伴或不伴淋巴结移植

表 23.1 Hung-Chi Chen 淋巴水肿分期和推荐治疗

注：RRPP，保留穿支血管的根治性淋巴水肿减容术。

引自 Salgado CJ, Mardini S, Chen HC, et al. Ann Plast Surg. 2007; 59; 173-179。

与纵轴倾斜且相互平行的椭圆形标记。设计椭圆形的皮肤标记有 2 个目的：首先是为了避免皮肤切除后"犬耳现象"的发生；其次是为了提供进入小腿周围皮下层的手术入路（图 23.1）。

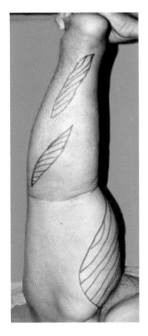

• 图 23.1　保留穿支的下肢淋巴水肿根治性减容术前标记

　　手术切口一般设计在胫后动脉和腓动脉 2 个血管体区的交界处。后方的切口选择在小腿后侧腓肠肌内、外侧头之间，皮肤切口为垂直的线性切口。在之前设计的 2 个皮肤椭圆形标记区域之间保留至少宽为 4 cm 的皮肤桥，以避免皮瓣中央区域循环障碍。

　　用手持式多普勒探头分别在内、外踝上方定位胫后动脉和腓动脉的皮肤穿支。通常，这些穿支位于内踝和外踝上方 12 cm×3 cm（长 - 宽）矩形内。在小腿中段的内、外侧，分别存在一支粗大穿支提供内、外侧皮瓣血供。这些穿支动脉及伴行静脉的正常直径为 1～3 mm。需要注意的是，在内侧和外侧切取皮瓣时，2 个主要穿支周围需保留 2 cm 的筋膜脂肪。如果发现几支粗大穿支，则需要对靠近中心和距离内、外踝最远的穿支进行标记。

　　皮肤椭圆形标记区域表示保留皮肤穿支后将被切除的皮肤组织。皮下多余脂肪组织需切除至皮瓣厚度约 5 mm，同时需保留真皮下静脉网和

极少的皮下脂肪。椭圆标记区域的范围取决于小腿的体积和减容手术的预计切除量。在术中，止血带压力不宜过大，腿部需有部分出血，以便更好地显露皮肤穿支血管。切口向下延伸至肌间隔上方深筋膜水平，在小腿的内、外侧，筋膜层以上所有皮肤组织作为一个整体被掀起。

　　术中注意保护腓浅神经和腓肠神经，避免损伤内踝和外踝周围的皮肤及皮下组织。松开止血带，在止血的同时评估皮瓣的血运情况。对齐创缘，评估切除组织量，切除椭圆标记区域的皮肤及皮下脂肪，若无法进一步减容，则放置负压引流，关闭切口。

　　在上肢，前臂的第 1 个手术切口位于前侧桡动脉和尺动脉的血管体区之间，第 2 个手术切口也位于后侧的这 2 个血管体区之间。从肘前窝中点下方 1 cm 至前臂掌侧舟状骨结节处画一条线以标记桡动脉和前外侧肌间隔。从肱骨内上髁到豌豆骨外侧缘画第 2 条标记线。尺动脉的体表投影位于肘前窝中点下方 1 cm 至第 2 条线的近、中段 1/3 交界点的连线，从第 2 条线上的交界点开始，尺动脉继续延伸至豌豆骨外侧。皮瓣的设计是前臂前、后各 1 个椭圆标记，且 2 个椭圆的角度呈 30°，这种设计既避免了"犬耳现象"的发生，又保护中心皮肤桥。于体表对应的桡动脉和尺动脉之间设计前椭圆标记（掌侧），保留其主要的肌间隔穿支。于前臂轴的中央区设计后椭圆标记（背侧）。若需对前臂行减容手术，因内侧组织量充足，可在内侧设计一个椭圆标记，这样即使充分减容后，也不易产生明显的瘢痕。椭圆的大小取决于肢体的大小和预期减容量。

　　术中需注意保护前臂内侧和外侧皮神经，特别是肘关节周围的尺神经皮支，并在皮瓣切取时识别重要血管穿支。

　　前臂内、外侧的区域，手腕周围均保持不变。切口向下延伸至深筋膜，掀起筋膜上方的所有组织，手术过程与前面描述的方式相同，并尽可能保留粗大静脉。

术后护理

　　术后使用的敷料包括内层松弛的弹性绷带和

外层紧绷的弹性压缩绷带。术后 2 小时在麻醉复苏室拆除外部绷带。患者通常在术后 3～5 天出院，并建议其在接下来的 2 周内穿着弹力衣及抬高患肢。

结果

基于作者的经验，需外科处理的术后并发症发生率较小，且与健侧肢体进行术前和术后对比时，肢体体积的减小量具有统计学意义。

在下肢病例中，所有患者膝关节以上平均周径减少的百分比为 51%，膝关节以下减少了 66%，脚踝处减少了 44%，而在足部水平减少了 41%。下肢淋巴水肿的总周径减少了 52%。接受 RRPP 而未接受其他治疗的患者中，20% 的患者出现蜂窝织炎，6.7% 的患者出现局部血肿，无创面裂开及皮瓣坏死并发症的发生。13.3% 的患者出现肢体麻木，并在 1 年内该症状未消失。大多数患者主诉有短暂的下肢麻木症状，但均在 6 个月内消失。

在上肢病例中，肘关节上方、下方、手腕处和手部的平均周径减少的百分比分别为 15.1%、20.7%、0.5% 和 3.6%。统计分析显示出肘部上下周径有显著减少，但腕部和手部没有。术后均无伤口裂开、皮肤坏死、蜂窝织炎的发生。36.3% 的患者存在局限性术区周围轻度麻木。

所有的淋巴水肿患者均进行一期减容手术（图 23.2A～C）。

Charles 手术和改良手术

概念和现有证据

Charles 手术在 1940 年首次被提出[5]，可非常有效地治疗原发性或继发性晚期下肢淋巴水肿伴硬化、纤维化、坚韧的皮革样皮肤、"方形"足趾、过度角化及多发性瘘管症状[6]。

最近的证据表明，Charles 手术可使患肢周径减少 30%，并维持 3 年以上的时间，且可使蜂窝织炎发生率减少 90%[7]。该手术的潜在并发症包含伤口裂开、角化过度、溃疡和水肿加重（图 23.3）[7]。

为了预防这些并发症，许多学者提出了一种改良的 Charles 手术。Van der Walt 等提出改良 Charles 手术，即在减容手术后立即使用负压敷料，并于 5～7 天后进行植皮[8]。在切除过程中可联合淋巴结瓣移植，被称为"Chen 改良 Charles 手术"。

患者若反复感染、蜂窝织炎、淋巴管炎等不良并发症，会导致皮下组织逐渐纤维化，使淋巴管过度充盈、近端闭塞，故其不适合淋巴管-静

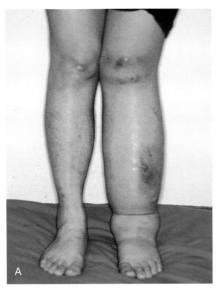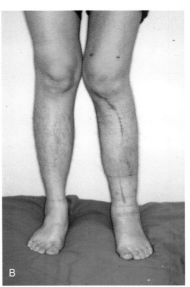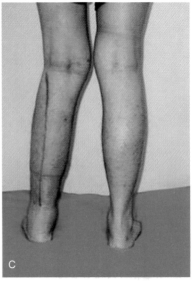

• 图 23.2　A. 术前左下肢淋巴水肿。B. 术后正面观。C. 术后后面观（术后随访 2 年）

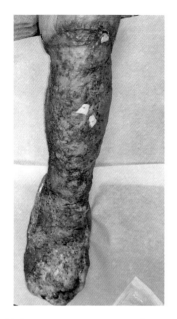

• 图 23.3　传统 Charles 手术和足趾截肢后出现增生性瘢痕和感染，治疗效果较差

脉吻合显微手术。此外，这些并发症还加重了患者的沮丧感，降低了生活质量。另外需注意的是，预防足趾感染已被证明是控制下肢蜂窝织炎的重要环节[6]。足趾的治疗可与减容手术同时进行（足趾治疗的外科设计和技术在 Charles 手术的足趾治疗部分描述）。

适应证

Charles 手术和其改良术式适用于不适合进行 RRPP 的 HCC 分期Ⅳ A 期和Ⅳ B 期患者（表 23.1）。足趾治疗是晚期淋巴水肿治疗中预防蜂窝织炎的重要环节。

保留足趾的 Charles 手术适合以下患者：
- 晚期淋巴水肿（HCC 分期Ⅳ A 期）。
- 足趾肿胀，但无蜂窝织炎既往史或反复发作的蜂窝织炎及疣状角化过度。
- 足趾没有畸形及骨髓炎发生证据。

术前准备

手术前 1 周，嘱患者保持足部卫生，定期洗澡和卧床休息同时抬高患肢。入院时，由整形外科专科护士测量患肢 4 个水平的周长：足中部、踝部（内外踝之间）、小腿中部（膝关节以下 15 cm）和大腿中部（膝关节以上 15 cm）。术中给

予抗生素（通常为头孢菌素）且术后维持 3 天。

局部解剖

Chen 改良 Charles 手术（Charles 手术联合淋巴结瓣）的一个重要解剖细节是保留了小隐静脉及其浅表属支。保留小隐静脉及其他浅静脉，用于淋巴结瓣移植的第 2 套静脉吻合。

Charles 手术同时处理足趾的手术设计和技术要点

一次手术只针对一侧肢体进行，且在一期完成。患者处于平卧位，并在大腿近端捆绑气压止血带。

在大腿近端做一环形切口标记，在内、外侧做 2 个楔形切口标记。若大腿受累不严重或患者表示拒绝，则手术范围可以限制在膝关节以下。在远端，即足和足趾处，在足的中外侧和内侧、足跟以上以及足趾和趾蹼之间的足背部做切口标记，保留足趾之间的趾蹼间隙（图 23.4）。

断层皮片移植（split-thickness skin graft，STSG）使用 12/1 000 英寸（1 英寸 ≈ 2.54 cm）的气动取皮刀，沿近端–远端（垂直）方向进行，从整个患肢尽可能长地进行取皮，且获取的 STSG 需行打孔处理。在胫骨远端钻入 3 mm 的

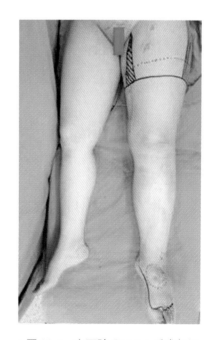

• 图 23.4　左下肢 Charles 手术标记

K 针，并将肢体悬挂于支架上，以便处理患肢的后方皮肤。另外，K 针还可在患者住院期间协助抬高肢体。

手术切口按照术前设计，采用钝性和锐性分离的方法将纤维化的淋巴水肿组织从深筋膜上分离并去除。需要注意的是，深筋膜上所有软组织都要去除，同时将增厚的深筋膜修剪至正常厚度。若踇趾趾甲有慢性复发性感染，则对其施行趾甲成形术，即切除甲和甲根，并用局部皮瓣或 STSG 修复甲床。若患者趾蹼间隙有顽固性感染，则切除第 2 和第 4 足趾。若所有足趾都有复发性感染甚至骨髓炎，且感染扩散至足背及小腿远端，无论是否采用 Chen 改良 Charles 手术，所有足趾均需切除[26]。在小腿淋巴水肿组织剥除后，立即用浸透肾上腺素的纱布和弹力绷带包扎术区，并放松止血带。组织切除和止血操作均应在阻断血供后的 2 小时内完成。待肾上腺素发挥作用时进行大腿近端的减容手术。从大腿中轴线的内侧和外侧分别进行 2 个标记的楔形切除，然后将前、后皮瓣下组织进行环形去除，直至近端 10 cm。大腿近端前、后皮瓣的远端需修薄至 2 cm 并缝合至深筋膜，以便从大腿远端的植皮更平滑地过渡到大腿近端的皮瓣，操作完毕后放置负压引流管。从楔形切除的组织中取全厚皮片，移植到足背，以减少增生性瘢痕和过度疣状角化。将止血带重新充气，并将 STSG 环形移植，使其边缘重叠 1 cm，以消除因肿胀而形成的间隙，从而预防增生性瘢痕。按照上述方式在踝关节和膝关节周围植皮，皮片衔接处位于关节的外侧。

最后，使用非黏附性敷料、棉垫、加压包扎，后方石膏托包扎固定，放松止血带，抬高肢体，以避免剪切力，确保 STSG 紧贴创面（图 23.5）。

Chen 改良 Charles 手术的技术要点

实施 Charles 手术和获取淋巴结瓣由 2 个团队同时进行。第 1 个团队实施 Charles 手术及受区动脉和深静脉的准备。Charles 手术按照上述方法执行，分离足背或足底内侧动脉及其伴行静脉用于与移植淋巴结瓣的血管吻合。第 2 个团队则负责淋巴结瓣的获取。

在以往的病例中，作者团队虽然积累了大量常用的带血管淋巴结瓣（VLN）移植的经验[9-16]，但没有任何一种能成为减容和减少感染的"金标

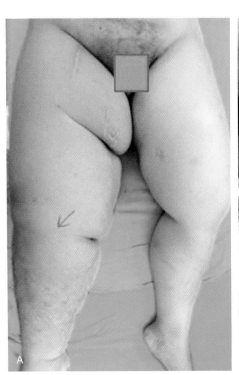
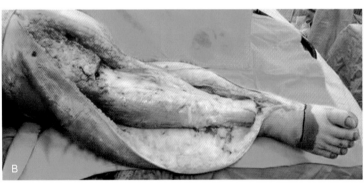
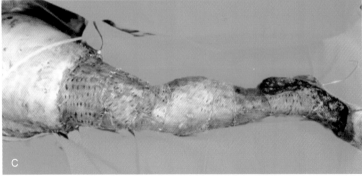

• 图 23.5　A. 右下肢淋巴水肿患者。B. 分离纤维化淋巴水肿组织与深筋膜。C. 断层皮片沿环形移植

准"。作者认为 VLN 移植手术的要点是对正常淋巴结的移植，同时减少供区的并发症及避免医源性淋巴水肿。本章描述了右侧胃网膜、锁骨上和腹股沟淋巴结瓣在 Chen 改良 Charles 手术中的应用，但任何淋巴结瓣都可采用（图 23.6）。目前，参考临床效果、住院时间、供区发病率及医源性淋巴水肿发生率等重要指标，我们考虑选择

胃网膜淋巴结瓣作为治疗上、下肢淋巴水肿的淋巴结瓣，在整形外科团队的指导下，由经验丰富的腹腔镜普外科医师切取右侧胃网膜淋巴结瓣。最近，作者团队在获取淋巴结瓣后，通过将单个带血管胃网膜淋巴结分为两半，以进行 2 个水平层次的移植（图 23.7）。该技术将单个淋巴结瓣一分为二，然后移植到 2 个水平层次，从而避免

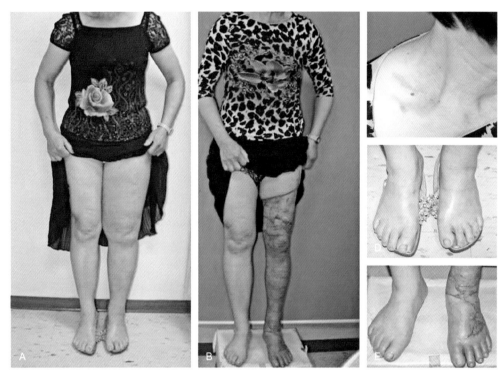

• 图 23.6　Chen 改良 Charles 手术（Charles 手术 + 锁骨上淋巴结瓣）。A. 患者左下肢淋巴水肿。B. 术后 2 年。C. 锁骨上淋巴结瓣供区部位美容效果良好。D. 术前足部。E. 术后足部（随访 2 年），左足淋巴水肿改善且未加重

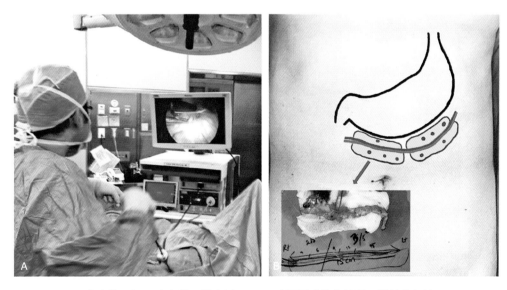

• 图 23.7　A. 腹腔镜下切取腹内淋巴结皮瓣。B. 双重胃网膜带血管淋巴结瓣的设计

第 2 个淋巴结瓣的切取及供区相关的并发症。

作者团队之前发表的文章中已经描述了右侧锁骨上淋巴结瓣的切取过程[9, 10]。该淋巴结瓣的解剖标志：前方为胸锁乳突肌，后方为斜方肌，下方为锁骨。颈外静脉也包括在淋巴结瓣内（用于第 2 套静脉吻合）。主要的淋巴结位于肩胛舌骨肌深处，分离的过程应仔细进行，避免淋巴结与颈横动脉（TCA）的分离（图 23.8），并将其伴行静脉分离及纳入淋巴结瓣。切取皮岛时需注意勿将皮肤与皮下组织分离，以及识别出从 TCA 到皮肤的穿支。简而言之，在锁骨上方 1.5 cm 处切开，基于 TCA 完成对游离淋巴结瓣的获取。

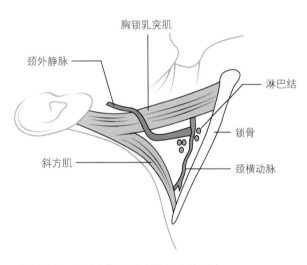

胸锁乳突肌

颈外静脉

淋巴结

锁骨

斜方肌

颈横动脉

• 图 23.8　锁骨上淋巴结皮瓣的术前设计

▶ 视频 23.1

切取腹股沟淋巴结瓣时，需先触及股浅动脉，然后在腹股沟韧带下方约 2 cm、股动脉外侧设计一个皮岛。若在不需要皮岛的情况下获取淋巴结瓣，可在腹股沟韧带下方 2 cm 处做一长 6～8 cm 的 S 形切口，在识别旋髂浅动脉和静脉后，可从内侧到外侧或从外侧到内侧切取淋巴结瓣。值得注意的是，旋髂浅动脉管径较细，可通过切取起始部位的部分股动脉血管壁以增加吻合动脉的直径，然后用 5-0 Prolene 线修复股动脉[17]。

Charles 手术完成并获取淋巴结后，在受区寻找 1 条动脉和 2 条静脉与淋巴结瓣的血管进行吻合。用局部皮瓣覆盖淋巴结瓣，其余皮肤缺损应用皮片进行移植修复。应使用 1 条深静脉和 1 条浅静脉（小隐静脉的属支）进行静脉的吻合。1 个月后，当移植的皮片稳定后，在足、小腿和大腿使用弹力衣进行加压处理。

Chen 改良 Charles 手术可以在一期或两期完成。在两期手术中，淋巴结移植在 Charles 手术前后均可进行。两期手术的主要优点是由于其在 Charles 手术后不用压迫 STSG，从而增加淋巴结瓣的存活率，而缺点则是需要进行 2 次手术。

术后护理

严格嘱咐患者术后将腿抬高 5 天。白种人患者术后可进行深静脉血栓预防。中国人群由于深静脉血栓的发生率较低，故不需要预防深静脉血栓形成[18]。在接下来的 2 周内鼓励患者腿部抬高，2 周后穿弹力袜，随后开始物理治疗和长期的肢体加压治疗。

结果

淋巴水肿肢体根治性减容可以通过 Charles 手术实现，该手术包括皮肤、皮下组织的根治性切除，筋膜削薄，然后使用 STSG 重建（图 23.9A 和 B）。

手术并发症包括伤口裂开、皮肤移植物缺损、角化过度、溃疡和足部淋巴水肿加重（图 23.3）[7]。

根据作者以往开展 Charles 手术的经验，通过结合淋巴结瓣移植，可以改善术后效果，消除复发风险，无须进行二次手术[9]。

淋巴结瓣移植的主要机制是淋巴管的再通[19]。淋巴结移植后，正常淋巴结与淋巴水肿周围组织之间的淋巴管自发地再生与连接，然后通过淋巴结瓣内正常的淋巴管将淋巴液引流至静脉系统。在此基础上，我们采用双静脉吻合的方式对淋巴结皮瓣进行增压，使淋巴引流最大限度地进入静脉系统。在作者的实践中，由于移植淋巴结瓣的保护作用，没有患者出现足部淋巴水肿的加重。此外，在作者的病例中，术后感染的发生率很

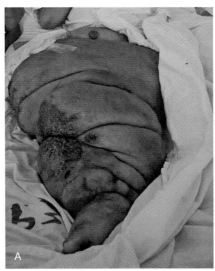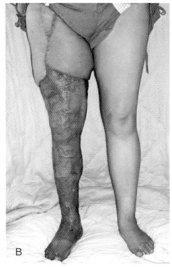

• 图 23.9　A. 晚期慢性下肢淋巴水肿患者。B. 术后观（随访 3 年）

低，考虑是因为移植的淋巴结瓣中含有巨噬细胞和淋巴细胞，它们具有从感染部位捕获、吞噬和摧毁病原体的作用。此种免疫机制可以解释淋巴结瓣移植后患肢感染率降低的原因[7, 20, 21]。

吸脂术在淋巴水肿中的作用

淋巴水肿的脂肪沉积被认为与血流减少有关，这导致了脂肪组织的堆积[22]。而巨噬细胞向脂肪细胞的转化似乎加强了这一过程，导致皮下淋巴水肿组织更加牢固和致密。

吸脂术可以作为淋巴水肿治疗的主要或辅助方法来去除皮下脂肪组织，现在其作为一种淋巴水肿的治疗方案已得到广泛接受[23-25]。

在作者的实践中，抽脂主要被用作切除性减容手术的辅助手段，特别是在 RRPP 或 Charles 术后，可有效改善大腿周径。同样，也适用于需接受 RRPP 的上臂和（或）前臂淋巴水肿患者。作者也将吸脂术作为对 VLNT 的效果不满意或要求更快速和明显改善的患者的辅助治疗。

结论

淋巴水肿无法得到完全治愈，大多数治疗方法都是姑息性的，但的确有些方法更为有效。淋巴水肿的手术治疗只适用于那些内科治疗失败或在某种程度上无法成功实施内科治疗的患者。生理性手术和切除性手术在具备指征的淋巴水肿患者中都表现出明显的改善效果。RRPP 是一种基于血管体区和穿支血管技术的切除疗法，适用于淋巴水肿的减容手术，通过该方法进行一期手术可达到良好的外观效果，且效果持久。

许多学者因 Charles 手术的并发症和较差的外观效果认为其是过时的。作者认为，在部分晚期淋巴水肿患者中，这种技术可以联合足趾治疗用于预防潜在的感染。Chen 改良 Charles 手术是一种将切除手术与淋巴结瓣移植相结合的新术式，是治疗晚期肢体淋巴水肿的可靠方法。此外，吸脂术通常作为切除性减容手术的辅助治疗。

参考文献

[1] Ciudad P, Agko M, Perez Coca JJ, et al. Comparison of long term clinical outcomes among different vascularized lymph node transfer: 6 year experience of a single center's approach to the treatment of lymphedema. *J Surg Oncol.* 2017; 116(6): 671-682.

[2] Salgado CJ, Mardini S, Spanio S, et al. Radical reduction of lymphoedema with preservation of perforators. *Ann Plast Surg.* 2007; 59: 173-179.

[3] Salgado CJ, Suma P, Gharb BB, et al. Radical reduction of upper extremity lymphedema with preservation of perforators. *Ann Plast Surg*. 2009; 63(3): 302－306.

[4] Ciudad P, Manrique OJ, Adabi K, et al. Combined double vascularized lymph node transfers and modified radical reduction with preservation of perforators for advanced stages of lymphedema. *J Surg Oncol*. 2019; 119(4): 439－448.

[5] Dumanian GA, Futrell JW. The Charles procedure: misquoted and misunderstood since 1950. *Plast and Reconstr Surg*. 1996; 98(7): 1258－1263.

[6] Chen HC, Garb BB, Salgado CJ, et al. Elective amputation of the toes in severe lymphoedema of the lower leg: rational and indications. *Ann Plast Surg*. 2009; 63(2): 193－197.

[7] Karonidis A, Chen HC. Preservation of toes in advanced lymphedema: an important step in the control of infection. *Ann Plast Surg*. 2010; 64: 446－450.

[8] Van der Walt JC, Perks TJ, Zeeman BJ, et al. Modified Charles procedure using negative pressure dressings for primary lymphedema: a functional assessment. *Ann Plast Surg*. 2009; 62: 669－675.

[9] Sapountzis S, Ciudad P, Lim SY, et al. Modified Charles procedure and lymph node flap transfer for advanced lower extremity lymphedema. *Microsurgery*. 2014; 34(6): 434－447.

[10] Sapountzis S, Singhal D, Rashid A, et al. Lymph node flap based on the right transverse cervical artery as a donor site for lymph node transfer. *Ann Plast Surg*. 2014; 73(4): 398－401.

[11] Ciudad P, Kiranantawat K, Sapountzis S, et al. Right gastroepiploic lymph node flap. *Microsurgery*. 2015; 35(6): 496－497.

[12] Ciudad P, Maruccia M, Socas J, et al. The laparoscopic right gastroepiploic lymph node flap transfer for upper and lower limb lymphedema: technique and outcomes. *Microsurgery*. 2017; 37(3): 197－205.

[13] Ciudad P, Manrique OJ, Date S, et al. Vascularized appendicular lymph node transfer for treatment of extremity lymphedema: a case report. *Microsurgery*. 2018; 38(5): 553－557.

[14] Ciudad P, Manrique OJ, Agko M, et al. Ileocecal vascularized lymph node transfer for treatment of extremity lymphedema: a case report. *Microsurgery*. 2019; 39(1): 81－84.

[15] Yeo MS, Lim SY, Kiranantawat K, et al. A comparison of vascularized cervical lymph node transfer with and without modified Charles' procedure for the treatment of lower limb lymphedema. *Plast Reconst Surg*. 2014; 134(1): 171－172.

[16] Ciudad P, Manrique OJ, Date S, et al. A head-to-head comparison among donor site morbidity after vascularized lymph node transfer: pearls and pitfalls of a 6-year single center experience. *J Surg Oncol*. 2017; 115(1): 37－42.

[17] Chuang DCC, Jeng SF, Chen HT, et al. Experience of 73 free groin flaps. *Br J Plast Surg*. 1992; 45: 81.

[18] Badger C, Preston N, Seers K, et al. Antibiotics/anti B inflammatories for reducing acute episodes in lymphoedema of the limb (review). *The Cochrane Collaboration*. 2008; 2: 1－15.

[19] Cheng MH, Chen SC, Henry SL, et al. Vascularized groin lymph node flap transfer for postmastectomy upper limb lymphedema: the flap anatomy, recipient sites, and outcomes. *Plast Reconstr Surg*. 2014; 133(3): 428－429.

[20] Gharb BB, Rampazzo A, Spanio di Spilimbergo S, et al. Vascularized lymph node transfer based on the hilar perforators improves the outcome in upper limb lymphedema. *Ann Plast Surg*. 2011; 67: 589－593.

[21] Fanzio PM, Singhal D, Becker C. Combined radical excision and free microsurgical lymph node transfer for treatment of lower extremity lymphedema. *Eur J Plast Surg*. 2012; 35: 565－568.

[22] Brorson H. Liposuction in arm lymphoedema. *Scandinavian J Surg*. 2003; 92: 287－295.

[23] Brorson H. From lymph to fat: complete reduction of lymphoedema. *Phlebology*. 2010; 25: 52－63.

[24] O'Brien BC, Khazanchi RK, Kumar PAV, et al. Liposuction in the treatment of lymphedema; a preliminary report. *Br J Plast Surg*. 1989; 42: 530－533.

[25] Sando WC, Nahai F. Suction lipectomy in the management of limb lymphedema. *Clin Plast Surg*. 1989; 16: 369－373.

[26] Yildirim MEC, Chen SH, Weng HC, et al. Treatment of toes as an integrated part of infection control for advanced lower limb lymphedema. *J Plast Reconstr Aesthet Surg*. 2020; S1748－6815(20): 30371－30375.

第24章

淋巴水肿切除手术：吸脂术

HÅKAN BRORSON

关键点

- 若淋巴水肿患肢有明显的凹陷（凹陷深度＞8～10 mm），应行保守治疗（联合理疗）清除淤积的淋巴液并将凹陷性水肿转变为非凹陷性水肿，此时患肢多余的肿胀组织由淋巴水肿诱导生成的脂肪组织所组成。

- 当患肢不存在凹陷或凹陷极小时，应行吸脂术。

- 吸脂术中，联合使用皮下注射肿胀液（1～2 L）

和止血带可减少失血量。

- 电动辅助吸脂装置有助于缩短手术时间，减轻外科医师的疲劳。

- 术中使用定制的弹力套袖和手套。

- 为了维持吸脂手术的治疗效果，患者必须终身穿着（24 h/d）弹力衣，并需要根据患肢体积的变化更换弹力衣。

引言

吸脂术已被证实对重建手术的各个方面都有价值，但关于吸脂术用于治疗晚期淋巴水肿仍存在一些争议。很显然，对淋巴水肿患者应首先尝试进行综合消肿治疗（complex decongestive therapy，CDT）、可控加压治疗（controlled compression therapy，CCT）等保守治疗，但是这些保守治疗对于晚期淋巴水肿无效，晚期患者是否可以选用目前尚不明确。研究人员已经开发了用于解决各种淋巴水肿病理生理学临床问题的手术方法。显微外科技术和保守治疗提倡，在淋巴水肿早期阶段对淤积的淋巴液实施生理性引流。然而，在晚期病例中，脂肪组织沉积和（或）纤维化是主要表现，难以通过保守治疗和显微外科技术消除。外科治疗的目的是去除脂肪组织，明显缓解患者的症状。吸脂术可以彻底清除沉积的脂肪组织，使晚期淋巴水肿患者的多余体积大大减小。此外，吸脂术可能是生理性手术术后的有效辅助手段，可以优化早期淋巴水肿的

治疗效果。

概念

脂肪组织肥大

关于淋巴水肿组织引起脂肪组织肥大的原因有许多可能的解释。其中一种解释认为是血液流动与淋巴引流的生理性失衡，导致脂质清除能力受损以及巨噬细胞摄取脂质的能力减弱[1, 2]。越来越多的证据表明，脂肪细胞是内分泌器官，可被细胞因子激活[3, 4]，而慢性炎症反应在疾病进展变化中发挥了重要作用[5, 6]。此外，先前的研究强调了淋巴流动缓慢与肥胖之间的关系，以及淋巴系统的结构变化与肥胖之间的关系[7, 8]。

证明脂肪组织肥大的其他研究结果如下：

- 炎症性肠病（克罗恩病）患者肠段的脂肪组织增多，被称为"脂肪包裹"，这清晰地表明炎症起着重要的作用[5, 9, 10]。

- 使用止血带创建"无血区"，抽取内容物进行连续分析，发现脂肪组织含量高（平

均 90%）[11]。

- 在伴有眼球突出的 Grave 眼病中，脂肪细胞相关的即刻早期基因过表达，富含半胱氨酸的血管生成诱导剂-61（cysteine-rich, angiogenic inducer 61）可能在眼眶炎症和脂肪形成中起作用[12]。
- 张力测定法可以辨别淋巴水肿患肢与正常肢体相比是更坚硬还是更柔软。与健康上肢相比，手臂较坚硬的患者存在过量的脂肪组织[13]。
- 对 11 例患者进行容积再现计算机断层扫描（VR-CT）检查显示，术前肿胀手臂的脂肪组织显著增加了 81%，术后 3 个月恢复正常且多余的体积完全减少[11, 14]。
- 对 18 例乳房切除术后上肢淋巴水肿女性患者使用双能 X 线吸收仪进行分析，结果表明，术前非凹陷性肿胀手臂的脂肪组织显著增加。术后 3 个月分析显示患肢恢复正常，术后 1 年时亦是如此，这些分析结果和多余体积的完全减少是同步的[15]。
- 同源异形基因 Prox1 的一个等位基因功能失活时，淋巴管会发生形态异常和破裂，从而引起异常的淋巴漏，导致成人型肥胖症[7]。
- 甲状旁腺激素类似激素可以抑制脂肪生成，在慢性眼病活动期表达下调，表明脂肪生成的风险可能有增加[16]。
- 淋巴液滞留引起的脂肪生成，与明显的单核细胞炎症反应有关[17]。
- 淋巴液滞留后，脂肪分化标志物在时间和空间上的表达显著增高[18]。
- 淋巴水肿的潜在病理生理机制可促进脂肪干细胞的成脂分化[19]。
- 最近的研究表明，淋巴水肿患者手臂肌肉中的脂肪组织也会增加[20]。

临床医师往往认为淋巴水肿肢体的肿胀纯粹是淋巴液的聚集引起的，可采用无创的保守治疗方案来解决，如 CDT 和 CCT。当肿胀组织中是滞留的淋巴液时，这些保守治疗有效，然而当肿胀组织中大部分是脂肪组织和纤维化成分时，进行保守治疗就会失效[21]。通过保守治疗[22]和显

微外科手术，如淋巴分流、淋巴管移植、带血管淋巴结移植等[23-29]，是无法消除脂肪组织的。

局部解剖

浅淋巴系统由致密的真皮网构成，真皮网将淋巴液引流入位于主要浅表静脉（如头臂静脉、大隐静脉）周围的淋巴管。深淋巴系统位于肌肉筋膜下，沿主要血管分布。浅、深淋巴系统的淋巴液沿淋巴管（腘窝、腹股沟、腋窝）汇入局部淋巴结，然后从局部淋巴结流出，输送至较大的淋巴管和淋巴导管（左侧汇入胸导管，右侧汇入右淋巴导管），最终全部注入颈部静脉角（颈内静脉和锁骨下静脉的交汇处）导入静脉系统。

Starling 方程描述了跨毛细血管的交换如何进行调节。由于静水压和胶体渗透压的变化影响了血液与组织之间的液体交换，因而组织液总量发生改变。了解这种调节机制是治疗淋巴水肿的基础（框 24.1）。

框 24.1	Starling 方程

$$Jv = Kf(Pc - Pt) - Kd(Poc - Pot)$$

Jv，液体流动的净滤过；Kf 和 Kd 分别为过滤系数和渗透反应系数；Pc － Pt 是毛细血管和组织间隙之间的静水压差；Poc － Pot 是毛细血管和组织间隙之间的胶体渗透压差。

该方程表明，静水压的变化（如静脉血淤滞）或蛋白质浓度的变化（如肝、肾或肠道疾病）对于毛细血管内、外的液体调节至关重要。组织间液中的蛋白质通常随淋巴液一起运输。如果淋巴液运输受阻，蛋白质就会滞留并与液体结合。慢性炎症反应可能在脂肪组织形成中起关键作用。随着时间推移，皮下淋巴水肿更加紧实，并以脂肪组织为主，即使不进行治疗，凹陷也会减少。组织间隙中的蛋白质浓度升高，加剧了纤维化程度。

患者选择

如果保守治疗不满意，无法有效减小患肢

多余体积，而且患者对于沉重的肢体有主观不适感时，通过手术移除多余的脂肪组织似乎符合逻辑。

虽然从理论上来讲是可行的，但在选择吸脂术的适用人群时需要多方面考虑。有凹陷性淋巴水肿的患者不宜行吸脂术，因为其主要由淋巴液积聚引起，患者可采取保守治疗。

第一要务是通过保守治疗（如 CDT、CCT）将凹陷性淋巴水肿转变成非凹陷性淋巴水肿。"凹陷"是指用拇指按压水肿组织，将淋巴液排向周围组织，此处出现凹陷（图 24.1A）。为了对凹陷进行标准化测量，测试时将拇指尖放在检查区，用最大的力气按压 1 分钟，凹陷的深度精确到毫米。极度肿胀的腿部可能需要按压 3 分钟才能出现凹陷。以肥大的脂肪组织为主的肿胀，凹陷很小或者没有凹陷（图 24.1B）[30]。

采用最佳保守治疗方案的患者，按压患肢后，未出现凹陷或凹陷极小（1～2 mm）；部分患者由于保守治疗无效，可表现出较多的凹陷。正因为如此，适合吸脂术的患者可以有水肿症状，有时治疗师无法进一步改善患者的水肿情况，那么上肢 4～5 mm 的凹陷或下肢 6～7 mm 的凹陷都可以接受。如果淋巴水肿组织中主要是水肿液，则患者必须先行保守治疗，直至转变成非凹陷性水肿，此时多余的体积主要是脂肪。对肢体体积进行测量，若患者的生活质量仍受到水

肿体积的影响，可行吸脂术。虽然理论上吸脂术也可以去除凹陷性淋巴水肿中积聚的液体，同时不会形成多余的脂肪组织，但实际上吸脂术是一种去除脂肪的手术，不用于去除淋巴液。

对于凹陷性淋巴水肿患者，行生理性手术消除水肿液之后，可通过吸脂术消除脂肪组织，吸脂术是一种有价值的辅助治疗，可以让患者完全不用穿弹力衣。

除了适应证中提及的减小肢体体积，吸脂术已证实还可以提高患者的生活质量[21, 31, 32]，降低丹毒的发生率[33, 34]。患者的水肿肢体重量减轻后，其功能相关生活质量评分提高，身体活动能力增强，能量消耗减少。可以通过各种生活质量测量工具测定吸脂术的有效性，主要是普适性生活质量评分和满意度评分。

术前注意事项

淋巴水肿治疗效果的评判多为测量肢体体积，随访时常采用水置换法，也就是通过测量双侧肢体的体积，计算两者间的差值即为多余体积[21, 35, 36]。此外，还有双指示电极电流滴定和周径测量法等多种方法[37]。具体选用哪种测量方法，需要考虑医疗机构和患者的实际情况。

患者应进行静脉彩色多普勒检查，排除因静脉功能不全所致肿胀，尤其适用于下肢肿胀的患

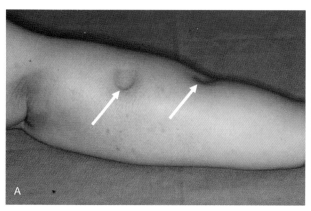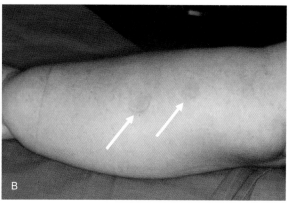

• 图 24.1　A. 乳腺癌治疗后的手臂淋巴水肿，凹陷深度为数厘米（水肿 I 级），手臂肿胀以液体为主（即淋巴液积聚）。B. 乳腺癌治疗后出现严重的手臂淋巴水肿（Ⅲ 级），用拇指用力按压 1 分钟后，局部按压的两点处仅见轻微发红，未出现凹陷，这表明"水肿"主要由脂肪沉积（而非淋巴液）所致，抽吸物中没有或只有少量的淋巴液，因此此时使用"水肿"一词并不合适（引自 Brorson H, Ohlin K, Svensson B. The facts about liposuction as a treatment for lymphoedema. J Lymphoedema. 2008; 1: 38-47。版权归 Håkan Brorson 所有）

者。此外，静脉-淋巴双重功能不全是一种已知疾病，会影响淋巴水肿患者的治疗效果，因此为了更好地治疗疾病，制订治疗策略时需要重点评估这两类脉管的情况。

影像学评估

核素淋巴造影术不仅可以提供解剖相关信息，还可以提供淋巴管功能（输送能力）信息，其通常适用于原发性淋巴水肿及不明原因腿部肿胀的患者，如疑似有脂肪水肿的患者。

计算机断层扫描（CT）和磁共振成像（MRI）也是评估淋巴水肿的有效方法，可以检测近端淋巴结缺失的情况，同时显示出多余的脂肪组织和水肿。当怀疑原发或继发性恶性肿瘤时，CT 和 MRI 可用于检查肿大的淋巴结，以便于进行鉴别诊断。

弹力衣

早期持续的压力治疗对于吸脂术方案的成功至关重要。术前应以健侧手臂和手的测量尺寸为模板，定制两套弹力衣（3 个有绑带的手臂套、2 个手套和 2 个标准临时手套）。术前对其中一套弹力衣进行消毒，用于术中撤掉止血带之前穿戴在手臂和手上（参见"手术技巧"）。由于无菌手臂套的弹力会在使用后逐渐减小，所以只能使用 2 天。此外，在游泳或健身时弹力衣仅能使用数小时。

手术技巧

随着手术经验的增加，为追求更加理想的治疗效果，手术技术也发生了变化。目前，通过吸脂术可为慢性非凹陷性上肢淋巴水肿患者移除高达 4.5 L 的多余体积[38, 39]，通常在术后 1～3 个月达到体积减小的高峰。长期随访证实，永久穿弹力衣的患者并未出现上肢淋巴水肿的复发（图 24.2）[39]。此外，吸脂术在下肢淋巴水肿治疗中也取得了良好的效果（图 24.3），通常在术后 6～12 个月水肿达到体积减小的高峰[38, 40]。

近年来，我们采用动力装置辅助吸脂，这不但有助于吸脂术的实施，也有效减轻了外科医师的手术疲劳，尤其是对治疗要求更高的下肢淋巴水肿。当软组织间隔内存在纤维化时，使用这种装置更具优势。行吸脂治疗时，起初采用干性抽吸技术[41]，后来为了尽可能地减少失血，吸脂时就会使用止血带结合肿胀液，肿胀液的配制是取小剂量肾上腺素和利多卡因注入 1～2 L 的生理盐水中[42, 43]。

通过长约 3 mm 的 15～20 个切口，分别插入长为 15 cm 和 25 cm、导管直径为 3 mm 和 4 mm 的吸引导管（图 24.4）。当止血带远端部分的治疗结束时，为其套上经灭菌处理的、量身定制的平纹型弹力手臂套（JOBST Elvarex，Essity，Sweden，压力 2 级）利于止血和减轻术后水肿。经灭菌处理的 Easy-Slide 装置（Arion，

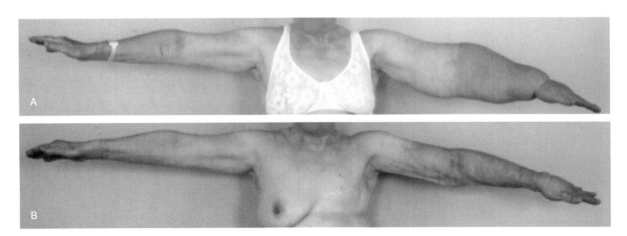

• 图 24.2　A. 患者，女性，74 岁，乳腺癌治疗后，手臂非凹陷性淋巴水肿持续 15 年，术前多余体积为 3 090 mL。B. 术后效果。注意：手术移除了 2.9 L 脂肪组织（引自 Brorson H, Ohlin K, Svensson B. The facts about liposuction as a treatment for lymphoedema. J Lymphoedema。2008; 1: 38-47. 版权归 Håkan Brorson 所有）

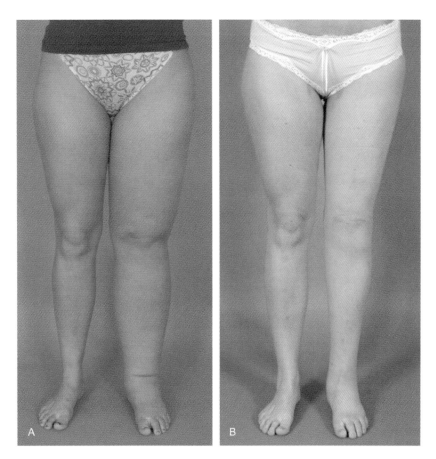

• 图 24.3 A. 原发性淋巴水肿：术前多余体积为 6 630 mL。B. 术后 2 年，患肢体积完全恢复正常。注意：手术移除了 6.1 L 脂肪组织（引自 Brorson H, Ohlin K, Svensson B. The facts about liposuction as a treatment for lymphoedema. J Lymphoedema. 2008; 1: 38-47。版权归 Håkan Brorson 所有）

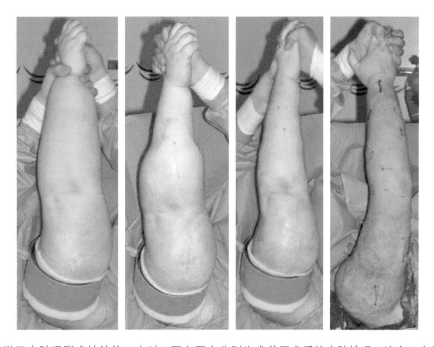

• 图 24.4 手臂淋巴水肿吸脂术持续约 2 小时，图左至右分别为术前至术后的患肢情况。注意：右图中的止血带已被拆除，并伴有反应性充血（引自 Brorson H, Ohlin K, Svensson B. The facts about liposuction as a treatment for lymphoedema. J Lymphoedema. 2008; 1: 38-47。版权归 Håkan Brorson 所有）

Heerlen, the Netherlands）可辅助患者轻松穿着弹力衣，目前吸脂术也会使用它。将灭菌处理的标准临时手套（Cicatrex interim，Thuasne，France）戴在患者手上，该手套露出指尖，方便紧握物品。取下止血带，对上臂最近端采用肿胀麻醉技术进行处理 [36, 40, 43]。最后，将手臂套的上部分向上拉紧，以对上肢近端进行加压。切口保持开放，经手臂套引流。选用吸水性强的大敷料（60 cm × 60 cm，Cover-Dri，Yorkshire，UK）轻轻地包裹住整个手臂。手术持续时间约 2 小时。鼓励患者术后尽早下地活动。根据需要及时更换辅料。

术后第 2 天，将定制的无指手套（手套不包裹拇指和其他手指）（JOBST Elvarex，Essity，Sweden，压力等级 2 级）套在标准临时手套的外面。

术后护理

术后 2 天，患者可以脱下弹力衣进行淋浴，浴后更换另一套弹力衣。脱下的弹力衣要清洗干净，保持干燥。Easy-Slide 装置（Arion，Heerlen，the Netherlands）可辅助患者轻松穿脱弹力衣。出院前 2 天，患者再重复这一过程。

术后 2 周内，患者交替穿 2 套定制弹力衣（2 个手臂套，2 个手套，2 个手套 / 临时手套），第 1 周隔天更换一次，第 2 周每天更换一次，保证在淋浴和润滑后手臂所用的弹力衣是卫生干净的。脱下的弹力衣清洗后会"缩水"，从而恢复弹性。

可控性加压治疗

想要长期维持吸脂和保守治疗的效果，患肢必须持续穿着弹力衣 [21, 35, 36]。在加压治疗初期，每次随访后，应根据肢体尺寸使用缝纫机将弹力衣改小，从而恢复弹力衣的加压作用。术后第一次随访安排在术后第 1 个月，此时患肢的体积变化最为明显，应调整服装大小。之后还要根据弹力衣的正常磨损，适时调整服装。第 3 个月随访时，依据手臂的测量尺寸，重新定制弹力衣。部分患者没有选择定制手套，他们更喜欢使用手套

形绷带或临时手套。第 6 个月、9 个月、12 个月的随访内容同上。待水肿完全消退后，订购无绑带的手臂套（即带硅胶旋钮的无绑带弹力衣）。如果患肢水肿在第 6 个月随访时已经完全消退，则第 9 个月随访时无须再次订购，那么在第 6 个月时就需要定制弹力衣并且定制数量要满足 6 个月的使用，也就是每 3 个月的使用量乘以 2。患侧手臂经治疗后的体积通常比健侧要小，当其体积达到最小值后维持稳定状态，此时需重新测量尺寸并定制新的弹力衣。综上，第 1 年需要更换 3～4 次弹力衣。患者应备有 2 套手臂套和手套，1 套穿戴中，另 1 套用于更换。因此，患者只会在淋浴或正式的社交场合短暂脱下弹力衣，其余时间一直穿着弹力衣。

2 套弹力衣交替穿着，其使用寿命通常为 4～6 个月。水肿完全消退通常在 3～6 个月后，甚至是更早。1 年之后，每半年（即术后 1.5 年及术后 2 年）需要再次随访。2 年之后，每年随访一次，同时定制下一年的弹力衣，包括 4 只手臂套和 4 只手套（4 只手臂套和 4 只临时手套）。对于活跃好动的患者，每年需要 6～8 只手臂套和手套 / 手臂套。对于术前无手部肿胀表现的患者，通常在术后 6～12 个月可以停止佩戴手套或者手套形绷带 / 临时手套。

对于下肢淋巴水肿，作者团队常采用 2 层弹力衣叠加穿着法，有时甚至叠加 3 层，具体层数取决于凹陷的程度。例如，带有内裤的 JOBST Elvarex 压力 3 级弹力衣（偶用 3 Forte）叠加 JOBST Elvarex 压力 2 级弹力袜，晚上睡觉时脱下外层，保留最里面的一层。我们之所以提出叠加弹力衣，这源于部分患者发现单层弹力衣的压力不能满足其治疗需求，因此提出多层穿着的想法。此类患者需要准备 2 套 2～3 层的弹力衣。根据患者的年龄和活动情况不同，2 套弹力衣一般可使用 2～4 个月，所以第 1 年他们需量身定制 3～6 次弹力衣。下肢水肿完全消退后，可以拿掉内裤，仅需要穿上带硅胶旋钮的弹力衣，此后患者每年随访一次，同时定制下一年的弹力衣。

结论

推荐保守治疗和吸脂术，两者之间并不矛盾。患肢内积聚的淋巴液，经可靠的保守治疗可得到缓解，当肢体无凹陷或仅有轻微凹陷时停止治疗，此时肢体存在的多余体积由脂肪沉积所致，如果影响患者生活质量，可行吸脂术移除脂肪沉积。研究证实，持续穿着弹力衣可防止水肿复发[44-48]。

多余体积＜ 10%，不建议手术。体重指数＞ 30 kg/m² （患者体重减去多余体积的重量后计算，kg 为计量单位）的下肢淋巴水肿患者，不建议手术。因为根据拉普拉斯定律（Laplace's law）（其力与半径成反比），当腿部半径较大时，弹力衣（甚至叠加多层）的压力反而减小。

参考文献

[1] Vague J, Fenasse R. Comparative anatomy of adipose tissue. In: Renold AE, Cahill GF, eds. *American Handbook of Physiology*. Washington DC: American Physiology Society; 1965: 25-36.

[2] Ryan TJ. Lymphatics and adipose tissue. *Clin Dermatol*. 1995; 13: 493-498.

[3] Mattacks CA, Sadler D, Pond CM. The control of lipolysis in perinodal and other adipocytes by lymph node and adipose tissuederived dendritic cells in rats. *Adipocytes*. 2005; 1: 43-56.

[4] Pond CM. Adipose tissue and the immune system. *Prostaglandins Leukot Essent Fatty Acids*. 2005; 73: 17-30.

[5] Borley NR, Mortensen NJ, Jewell DP, et al. The relationship between inflammatory and serosal connective tissue changes in ileal Crohn's disease: evidence for a possible causative link. *J Pathol*. 2000; 190: 196-202.

[6] Sadler D, Mattacks CA, Pond CM. Changes in adipocytes and dendritic cells in lymph node containing adipose depots during and after many weeks of mild inflammation. *J Anat*. 2005; 207: 769-781.

[7] Harvey NL, Srinivasan RS, Dillard ME, et al. Lymphatic vascular defects promoted by Prox1 haploinsufficiency cause adult-onset obesity. *Nat Genet*. 2005; 37: 1072-1081.

[8] Schneider M, Conway EM, Carmeliet P. Lymph makes you fat. *Nat Genet*. 2005; 37: 1023-1024.

[9] Jones B, Fishman EK, Hamilton SR, Rubesin SE, et al. Submucosal accumulation of fat in inflammatory bowel disease: CT/pathologic correlation. *J Comput Assist Tomogr*. 1986; 10: 759-763.

[10] Sheehan AL, Warren BF, Gear MW, et al. Fat-wrapping in Crohn's disease: pathological basis and relevance to surgical practice. *Br J Surg*. 1992; 79: 955-958.

[11] Brorson H. Adipose tissue in lymphedema: the ignorance of adipose tissue in lymphedema. *Lymphology*. 2004; 37: 175-177.

[12] Lantz M, Vondrichova T, Parikh H, et al. Overexpression of immediate early genes in active Graves' ophthalmopathy. *J Clin Endocrinol Metab*. 2005; 90: 4784-4791.

[13] Bagheri S, Ohlin K, Olsson G, et al. Tissue tonometry before and after liposuction of arm lymphedema following breast cancer. *Lymphat Res Biol*. 2005; 3: 66-80.

[14] Brorson H, Ohlin K, Olsson G, et al. Adipose tissue dominates chronic arm lymphedema following breast cancer: an analysis using volume rendered CT images. *Lymphat Res Biol*. 2006; 4: 199-210.

[15] Brorson H, Ohlin K, Olsson G, et al. Breast cancer-related chronic arm lymphedema is associated with excess adipose and muscle tissue. *Lymphat Res Biol*. 2009; 7: 3-10.

[16] Planck T, Parikh H, Brorson H, et al. Gene expression in Graves' ophthalmopathy and arm lymphedema: similarities and differences. *Thyroid*. 2011; 21: 663-674.

[17] Zampell JC, Aschen S, Weitman ES, et al. Regulation of adipogenesis by lymphatic fluid stasis: part I. Adipogenesis, fibrosis, and inflammation. *Plast Reconstr Surg*. 2012; 129: 825-834.

[18] Aschen S, Zampell JC, Elhadad S, et al. Regulation of adipogenesis by lymphatic fluid stasis, part II: expression of adipose differentiation genes. *Plast Reconstr Surg*. 2012; 129: 838-847.

[19] Levi B, Glotzbach JP, Sorkin M, et al. Molecular analysis and differentiation capacity of adipose-derived stem cells from lymphedema tissue. *Plast Reconstr Surg*. 2013; 132: 580-589.

[20] Hoffner M, Peterson P, Månsson S, et al. Lymphedema leads to fat deposition in muscle and decreased muscle/water volume after liposuction: a magnetic resonance imaging study. Accepted: *Lymphat Res Biol*. 2018; 16(2): 174-181.

[21] Brorson H, Svensson H. Liposuction combined with controlled compression therapy reduces arm lymphedema more effectively than controlled compression therapy alone. *Plast Reconstr Surg*. 1998; 102: 1058-1067; discussion 1068.

[22] Tambour M, Holt M, Speyer A, et al. Manual lymphatic drainage adds no further volume reduction to complete decongestive therapy on breast cancer-related lymphoedema: a multicentre, randomised, single-blind trial. *Br J Cancer*. 2018; 119: 1215-1222.

[23] Baumeister RG, Siuda S. Treatment of lymphedemas by microsurgical lymphatic grafting: what is proved? *Plast Reconstr Surg*. 1990; 85: 64-74; discussion 75-66.

[24] Baumeister RG, Frick A. [The microsurgical lymph vessel transplantation]. *Handchir Mikrochir Plast Chir*. 2003; 35: 202-209.

[25] Campisi C, Davini D, Bellini C, et al. Lymphatic microsurgery for the treatment of lymphedema. *Microsurgery*. 2006; 26: 65-69.

[26] Saaristo AM, Niemi TS, Viitanen TP, et al. Microvascular breast reconstruction and lymph node transfer for postmastectomy lymphedema patients. *Ann Surg*. 2012; 255: 468-473.

[27] Viitanen TP, Visuri MT, Hartiala P, et al. Lymphatic vessel function and lymphatic growth factor secretion after

microvascular lymph node transfer in lymphedema patients. *Plast Reconstr Surg Glob Open.* 2013; 1: 1-9.

[28] Baumeister RG, Mayo W, Notohamiprodjo M, et al. Microsurgical lymphatic vessel transplantation. *J Reconstr Microsurg.* 2016; 32: 34-41.

[29] Cheng MH, Loh CYY, Lin CY. Outcomes of vascularized lymph node transfer and lymphovenous anastomosis for treatment of primary lymphedema. *Plast Reconstr Surg Glob Open.* 2018; 6: e2056.

[30] Brorson H. Liposuction in arm lymphedema treatment. *Scand J Surg.* 2003; 92: 287-295.

[31] Brorson H, Ohlin K, Olsson G, et al. Quality of life following liposuction and conservative treatment of arm lymphedema. *Lymphology.* 2006; 39: 8-25.

[32] Hoffner M, Bagheri S, Hansson E, et al. SF-36 shows increased quality of life following complete reduction of postmastectomy lymphedema with liposuction. *Lymphat Res Biol.* 2017; 15: 87-98.

[33] Brorson H, Svensson H. Skin blood flow of the lymphedematous arm before and after liposuction. *Lymphology.* 1997; 30: 165-172.

[34] Lee D, Piller N, Hoffner M, et al. Liposuction of postmastectomy arm lymphedema decreases the incidence of erysipelas. *Lymphology.* 2016; 49: 85-92.

[35] Brorson H, Svensson H. Complete reduction of lymphoedema of the arm by liposuction after breast cancer. *Scand J Plast Reconstr Surg Hand Surg.* 1997; 31: 137-143.

[36] Hoffner M, Ohlin K, Svensson B, et al. Liposuction gives complete reduction of arm lymphedema following breast cancer treatment — a 5-year prospective study in 105 patients without recurrence. *Plast Reconstr Surg Glob Open.* 2018; 6: e1912.

[37] Brorson H, Hoijer P. Standardised measurements used to order compression garments can be used to calculate arm volumes to evaluate lymphoedema treatment. *J Plast Surg Hand Surg.* 2012; 46: 410-415.

[38] Brorson H. Liposuction normalizes lymphedema induced adipose tissue hypertrophy in elephantiasis of the leg — a prospective study with a ten-year follow-up. *Plast Reconstr Surg.* 2015; 36(4S suppl): 133-134.

[39] Brorson H. Complete reduction of arm lymphedema following breast cancer — a prospective twenty-one years' study. *Plast Reconstr Surg.* 2015; 136(4 suppl): 134-135.

[40] Brorson H, Ohlin K, Olsson G, et al. Controlled compression and liposuction treatment for lower extremity lymphedema. *Lymphology.* 2008; 41: 52-63.

[41] Clayton DN, Clayton JN, Lindley TS, et al. Large volume lipoplasty. *Clin Plast Surg.* 1989; 16: 305-312.

[42] Klein JA. The tumescent technique for liposuction surgery. *AJCS.* 1987; 4: 263-267.

[43] Wojnikow S, Malm J, Brorson H. Use of a tourniquet with and without adrenaline reduces blood loss during liposuction for lymphoedema of the arm. *Scand J Plast Reconstr Surg Hand Surg.* 2007; 41: 243-249.

[44] Damstra RJ, Voesten HG, Klinkert P, Brorson H. Circumferential suction-assisted lipectomy for lymphoedema after surgery for breast cancer. *Br J Surg.* 2009; 96: 859-864.

[45] Schaverien MV, Munro KJ, Baker PA, Munnoch DA. Liposuction for chronic lymphoedema of the upper limb: 5 years of experience. *J Plast Reconstr Aesthet Surg.* 2012; 65: 935-942.

[46] Lamprou DA, Voesten HG, Damstra RJ, Wikkeling OR. Circumferential suction-assisted lipectomy in the treatment of primary and secondary end-stage lymphoedema of the leg. *Br J Surg.* 2017; 104: 84-89.

[47] McGee P, Munnoch DA. Treatment of gynaecological cancer related lower limb lymphoedema with liposuction. *Gynecol Oncol.* 2018; 151: 460-465.

[48] Stewart CJ, Munnoch DA. Liposuction as an effective treatment for lower extremity lymphoedema: a single surgeon's experience over nine years. *J Plast Reconstr Aesthet Surg.* 2018; 71: 239-245.

第 4 篇

淋巴水肿的术后管理
Postoperative Management

第25章

淋巴水肿治疗效果的循证评价

KATE D. CROMWELL, ELIZABETH A. ANDERSON, NUHA K. WAREG, AND JANE M. ARMER

关键点

- 综合消肿治疗仍然是目前唯一获得最高证据支持的淋巴水肿治疗措施。
- 健康相关生活质量（QOL）是一个多维度（维度，又称领域）的概念，包括生理、功能、心理和社会适应性等维度。
- 用于测定淋巴水肿患者治疗效果的生活质量量表有很多种，但其中一些量表对淋巴水肿特异性治疗效果的评测不敏感。
- 在评定淋巴水肿患者具有临床意义的变化方面，淋巴水肿特异性症状评价工具可能比其他工具更为敏感。

引言

2006 年和 2010 年，Livestrong 癌症基金会针对癌症幸存者的调查报告发现，淋巴水肿仍然是癌症幸存者的一个重大健康问题[1]。有 6 593 例癌症幸存者（不限定癌症种类）参与完成调查问卷，淋巴水肿位居最常见健康问题的第六位；关注淋巴水肿的调查对象比例由 2006 年的 20% 增加至 2010 年的 25%。有 53% 的调查对象因为癌症进行了手术治疗或放疗，联合或不联合辅助性全身治疗。2012 年、2014 年和 2015 年，Livestrong 癌症基金会的调查内容侧重于淋巴水肿患者的其他生活方面，如幸存者护理计划、财务及重返工作岗位等问题。

淋巴水肿标准治疗作为一项基于管理的治疗计划，可缓解水肿症状，然而患者需要终身坚持加压治疗和自我按摩，有时还需要定期预约治疗师进行局部包扎、健康教育和手法淋巴引流。尽管某些外科手术可使患者"一劳永逸"，一次手术就能摆脱终身治疗的麻烦，而且部分患者术后无须持续加压治疗，但是这些较为新颖的手术的长期疗效如何，目前尚无充足证据支持（参见第 26 章的讨论）。

随着对生活质量（quality of life，QOL）的关注，大多数临床试验将 QOL 设定为主要终点或次要终点，因此开发了一系列通用性、癌症特异性和症状特异性的自我评价工具，用于测定淋巴水肿患者或淋巴水肿风险人群的 QOL 及症状。本章将概述淋巴水肿保守治疗的已发表证据、以患者为中心的疗效评价，以及淋巴水肿患者特异性 QOL 和症状评价工具。

淋巴水肿的非手术治疗（保守治疗）

淋巴水肿的传统、金标准疗法仍然是综合消肿治疗（complete decongestive therapy，CDT）[2, 3]。CDT 由经过专业培训的淋巴水肿治疗师实施操作，其囊括多种治疗形式，包括手法淋巴引流（manual lymph drainage）、多层短拉伸绷带加压包扎（multilayer short-stretch compression bandaging）、运动疗法（therapeutic exercises）、皮肤护理、弹力加压包扎（elastic compression）

和自我治疗教育。通常在持续 3～8 周的治疗期结束之后，患者将进入维持期，此时应进行自我淋巴引流、锻炼、皮肤护理、穿着弹力衣[2,3]。

最近，Lasinski 等[4] 撰写了一篇系统综述，纳入与 CDT 治疗效果与有关的 8 项随机对照试验和 10 项前瞻性队列研究（表 25.1）。所纳入研究文献的证据水平为中等强度，但是收集的数据缺乏一致性和客观性；有几项研究的干预措施相同，经常是 CDT 联合其他干预措施。这些数据证明，CDT 可以减小肢体体积，但 CDT 联合治疗我们难以确定单用 CDT 的疗效。

表 25.1	证据分级系统
证据级别	**理疗 / 治疗 / 预防的证据**
1a	同质随机对照试验的系统评价
1b	窄置信区间的单个随机对照试验
1c	"全或无"病例系列
2a	同质队列研究的系统评价
2b	单个队列研究
2c	治疗效果的研究；生态学研究
3a	同质病例研究的系统评价
3b	单个病例对照研究
4	病例系列（低质量队列研究或病例对照研究）
5	无明确批判性评价的专家意见

注：引自 Sullivan D, Chung KC, Eaves 3rd FF, et al. The level of evidence pyramid: indicating levels of evidence in plastic and reconstructive surgery articles. Plast Reconstr Surg. 2011; 128(1): 311-314[69]。

淋巴水肿患者还可以考虑其他非手术疗法。涉及淋巴水肿补充疗法、替代疗法等其他非 CDT 治疗方法的一篇综述表明，这些治疗方法虽然应用广泛，但有效性尚缺证据支持[5]。这篇综述将这些淋巴水肿疗法归类为物理疗法和应用现代物理治疗设备：物理疗法包括超声治疗、电刺激淋巴引流、高压电刺激、透热疗法、低强度激光治疗、高压氧治疗、弹力贴布和针灸；现代物理治疗设备是一款家用淋巴水肿治疗仪，采用国际化

产品设计手法，旨在通过环形按摩、水疗和体外冲击波疗法等治疗模式达到手法淋巴引流的效果。但是，纳入的研究大多数是小规模的方便抽样研究或病例系列，尚未在另外研究中被重复试验。此外，很少有研究会针对肢体体积减小值采用客观性测量方法，如周径测量、Perometry（光电体积测量仪）、排水法或生物阻抗等；主观性测量方法是通过症状评估和临床检查等方式，对患者在治疗前和治疗结束后的一些变化进行测评，然而主观性数据限制了研究的有效性（效度）。

"以患者为中心"的测评

治疗效果的测评应以患者为中心，这对于鉴别客观性和主观性疗效有着重要作用，可以被界定为采用不同的评价工具——最常使用 QOL 量表、症状评价工具、人体功能状态测量工具和总体健康状况评级。世界卫生组织（WHO）宣布，健康相关的 QOL 评估不仅仅是没有疾病，而且是身体、社会和精神等多维度的幸福感[6]。对任何治疗方案开展的疗效评估中，主观性疗效评估是关键组成部分。因此，淋巴水肿的客观性评价不应只有肢体体积的减小值。事实上，大多数淋巴水肿患者正在承受身体形象[7]、心理社会障碍[8] 和情绪的困扰[9]。

要想获取以患者为中心的疗效评估数据，最有效的途径是设计前瞻性的纵向评价研究，包括收集患者在基线（干预前）、干预期间的所有时间节点及治疗后维持期的资料[10]。在调查淋巴水肿治疗对患者总体 QOL 的影响时，横断面研究即便是缺乏纵向数据，但其是重要的参考依据。

患者报告的主观性 QOL 测量经常会有"天花板效应"，表现为得分很自然地聚集在高分层次。这是一个挑战，表明所用测评工具设置的变化幅度缺乏敏感性，难以捕捉到结局指标的变化，导致报告的结局不具有临床意义[10]。因此，一些研究在对部分人群进行疗效测评时，限定了临床最小重要差异值，以便临床医师能解释

主观性结局随时间而发生了具有重要意义的变化（通常变化不太大）[8, 11]。反之，得分有细微的变化，可能意味着患者的结局指标发生了不可忽视的重要变化。最近，一项针对肿瘤患者的健康相关 QOL 调查采用了连续性得分分布，并根据得分区间进行分类[9, 12]。对患者报告的结局进行长期测评时，尽管采集数据的真实性将渐渐难以保证，但是它所提供的深刻见解是我们仅凭客观性评估无法获得的。

生活质量

测定 QOL

健康相关生活质量是一个多维的概念，包括个体对身体、功能、情感和社会 / 家庭的幸福感[10, 13]。身体健康状况是指与疾病相关的症状（如疼痛、恶心、疲劳）和治疗副作用（如肢体体积的变化）。功能健康状况包括个体进行日常生活活动（如散步、洗澡和穿衣）和履行社会角色的能力。情感健康状态用于衡量应对能力，反映了从愉悦到痛苦的各种感受。社会交往状况含家庭关系、朋友关系，以及更广泛的社交交往[11, 12, 14, 15]。

健康效用（health utilities）与 QOL 之间既有联系，又有区别。健康效用通过标准方法来评定特定人群的特定健康状态。欧洲五维度生活质量量表（EuroQol-5D）是最常用的健康效用评价工具之一，其基于一般人群的偏好设定权重，用于计算质量调整生命年后进行成本效益分析[13, 16]。1990 年，EuroQol 小组推出 EQ-5D-3L（为 EuroQol-5D 的三级评分版本），因其简单易行，提供 170 余种语言版本，故而得到广泛应用。LIMPRINT 研究中，将 EQ-5D-3L、视觉模拟量表（visual analog scale，VAS）及淋巴水肿生活质量测定量表（quality of life measure for limb lymphedema，LYMQOL）用于 1 094 例患者的健康相关生活质量评价[17]。EQ-5D-3L 与 LYMQOL VAS 两者的得分呈现显著正相关（$P = 0.79$；$P < 0.001$）[17]。EQ-5D VAS 和 LYMQOL VAS 得分呈正相关，即一种工具得分越高，另一种工具的得分也越高。LYMQOL 评分越高，代表生活质量越低。研究者发现，慢性淋巴水肿成年人患者的健康相关生活质量明显降低。上臂水肿的成年人受到症状和外观的影响更大，而下肢水肿的成年人遭受功能和外观的影响更大[17]。

淋巴水肿和 QOL

淋巴水肿已经反复证明对 QOL 有显著影响，导致部分患者出现治疗后的社会心理焦虑。Burckhardt 等[18] 在一篇关于乳腺癌相关淋巴水肿的文献中指出，淋巴水肿给人们的许多日常活动造成影响，包括影响职业生涯，日常生活活动需要依赖他人，难以完成多种形式的锻炼，衣服不合身、不舒适，弹力衣的使用等方面存在着问题[18]。

对于不同的头颈癌生存者，淋巴水肿对其身体的影响有明显差异。头部和颈部肿胀会严重影响人体功能，如发音困难、无法吞咽。在一项针对 20 例头颈癌症生存者进行的定性研究中，Deng 等[19] 发现，受试对象从淋巴水肿治疗中能取得生理及心理上的双重获益，包括肿胀和吞咽功能得到改善。由于保险覆盖的范围有限，故研究未涉及淋巴水肿的护理方面。研究者指出，消除护理壁垒非常重要，这是获得最佳治疗效果和高品质健康相关 QOL 的关键环节[19]。

在检查淋巴水肿患者的 QOL 结果时，Tidhar 和 Arme[20] 确定了预示淋巴水肿治疗成功的概念。该研究揭示了一些反复出现的相同主题，如希望、对治疗实施者的转变（从治疗师对患者进行治疗，过渡到教会患者自我治疗）缺乏理解和信息、自我管理能力提高，以及恢复正常的生活[20, 21]。Salgarello 等[22] 开展的一项前瞻性研究，纳入的上肢和下肢淋巴水肿患者均予实施淋巴管-静脉吻合术，同时将 LYMQOL 用于术前和术后患者的生活质量评价，研究发现受试对象在肢体功能、整体的身体形象、淋巴水肿症状和情绪方面都有显著改善（$P < 0.001$）[22]。

已验证的评价工具

用于评价淋巴水肿疗效的普适性生活质量测定量表和健康效用工具（表 25.2～表 25.4）

医学结局调查简表 36 项（short form-36, SF-36）（美国兰德公司在医学结局研究的基础上开发出该量表）

SF-36[24] 包括 8 个领域，评估身体功能状态和精神健康状态，包括活力、精神健康和躯体功能等（表 25.2）。一项探索性研究使用 SF-36 测定举重训练对下肢淋巴水肿（$n=10$）的影响，结果表明，举重训练开始和结束之后下肢淋巴水肿情况无显著变化[25]。另一项研究使用 SF-36 评测 60 例乳腺癌生存者伴淋巴水肿的 QOL，分别在吸脂前、吸脂后 1 个月、3 个月、6 个月和 12 个月测量 QOL，发现吸脂术联合定制性弹力衣治疗可以提高患者的 QOL[26]。

综合心理健康指数（psychological general well-being index，PGWB）

PGWB 用于测评总体健康状况，含有 22 个条目，条目的回答采用 Likert 量表（Likert-type scale）形式[27]。在对 1 683 例乳腺癌患者进行的纵向问卷调查中，研究者采用多元线性回归模型分析结果后发现：患者自我报告的淋巴水肿与 PGWB 得分较低有相关性（$P < 0.001$）；伴和不伴有淋巴水肿的患者在各个维度（除了"自我控制"）都有显著差异（$P < 0.001$）[27]。另一项研究用 PGWB 对 49 例接受 CDT 联合或不联合吸脂术的慢性淋巴水肿患者进行评测，进行 CDT 联合吸脂术治疗的患者在治疗后 6 个月的总得分（$P < 0.05$）和总体健康状况维度（$P < 0.04$）皆明显高于单用 CDT 的患者。未发现其他维度所属条目存在组间差异[28]。

癌症治疗功能评价系统（FACT）通用模块和乳腺癌模块［functional assessment of cancer therapy (FACT)-general and breast］

FACT 由一个专门测量癌症患者生活质量的一般问卷（又称通用模块，包括 27 个条目）和一些针对特定癌症的问卷（又称特异模块或附加模块，包括乳腺癌、膀胱癌、宫颈癌、子宫内膜癌、鼻咽癌、前列腺癌、外阴癌、黑色素瘤，以及其他实体／非实体肿瘤等模块）构成的量表体系[29]。通用模块是对癌症患者在身体、社会／家庭、情感和功能健康状态等领域的生活质量进行评测。研究人员通过 280 例接受放疗的导管原位癌患者的资料（健康相关 QOL）分析显示，FACT-乳腺癌量表（FACT-B）测定健康相关 QOL 与医师报告的药物毒性反应之间具有良好的可信性和有效性，在身体形象上也显示了同样良好的可信性和有效性[30]。一项研究针对 287 例澳大利亚乳腺癌生存者上肢功能障碍进行评价，发现上肢功能下降与 FACT-B 的 QOL 评分下降有相关性[29]。

欧洲癌症研究与治疗组织的生活质量核心量表（European organization for research and treatment of cancer — QOL questionnaire，EORTC QLQ）

EORTC QLQ 含 30 个条目，广泛用于评估癌症患者的 QOL[31, 32]。该工具被用于评价妇科癌症幸存者的健康状况。一项研究对 263 例妇科癌症患者进行年龄分层后，使用 EORTC QLQ 癌症特异模块对患者进行评估，45 岁及以下的女性患者比 45 岁以上者更容易受到疲劳、淋巴水肿、身体形象差和性功能受损的影响[33]。另一项研究对 63 例接受髂腹股沟淋巴结清扫的多种癌症（如外阴癌、鳞状细胞癌）患者进行 QOL 评价，发现患者的 QOL 与一般人群相似，淋巴水肿不会影响患者的总体 QOL 评分或日常生活[34]。上述研究结果表明，EORTC QLQ 及其癌症特定模块在识别淋巴水肿病情变化相关问题上可能不够敏感。

癌症患者生活功能指标（functional living index-cancer，FLIC）

FLIC 是癌症患者 QOL 测评中最常用的量表之一，包含 22 个条目，每个条目的回答均采用"7 点"Likert 量表形式，并且已在不同类型的癌症患者中得到验证[35]。FLIC 用于癌症患

| 表 25.2 | | 已验证的评估问卷概览 | | | | |

问卷		问卷	研究	验证作者,	一致性	克朗巴赫
英文缩写	英文全称	（中文译名）	数量	年份	效度（n）	α 系数
Ⅰ组						
SF-36	short form 36	简表 36 项	12	Brazier 等，1992 年[50]	1 582	0.73～0.96
DASH	disabilities of arm, shoulder, and hand	上肢功能评定量表	4	Dias 等，2008 年[51]	100	0.98
HADS	hospital anxiety and depression scale	医院焦虑抑郁量表	1	Bjelland 等，2002 年[52]	综述	0.67～0.93
McGill Pain score	McGill pain score	McGill 疼痛评分	1	Melzack 等，1987 年[53]	16	0.74～1.00
MYMOP	measure yourself medical outcome profile	患者症状自评量表	1	Barbosa Lima 等，2016 年[54]	74	0.38～0.62
PANAS	positive and negative affect schedule	正性负性情绪量表	1	Waston 等，1988 年[55]	未知	0.86～0.90
Ⅱ组						
EORTC QLQ-C30	quality of life questionnaire core-30	欧洲癌症研究与治疗组织（EORTC）的癌症生活质量核心量表	12	Tan 等，2014 年[56]	170	0.85
EORTC QLQ-BR23	quality of life questionnaire breast-23	欧洲癌症研究与治疗组织（EORTC）的生活质量量表-乳腺癌特异量表	11	Sprangers 等，1996 年[57]	170	0.57～0.89
FACT-B	functional assessment of cancer therapy breast cancer	乳腺癌治疗功能评价系统-乳腺癌特异量表	11	Coster 等，2001 年[58]	279	0.62～0.88
Ⅲ组						
Lymph-ICF	lymphedema functioning, disability, and health	淋巴水肿功能、残疾和健康问卷	5	Devoogdt 等，2011 年[59]	60	＞0.70
ULL 27	upper limb lymphedema 27	上肢淋巴水肿问卷	3	Launois 等，2002 年[60]	301	0.82～0.93
LSIDS-A	lymphedema symptom and intensity survey-arm	淋巴水肿症状和强度调查问卷-上肢特异性量表	1	Ridner & Dietrich，2015 年[61]	236	0.93～0.94
LyQLI	lymphedema quality of life inventory	淋巴水肿生活质量测定量表	2	Klermas 等，2015 年[62]	126	0.87～0.92
PBI-L	patient benefit index-lymphedema	患者受益指数-淋巴水肿特异量表	1	Blome 等，2014 年[63]	65	0.80～1.00
LYMQOL	quality of life measure for limb lymphedema	淋巴水肿生活质量测定量表	1	Keeley 等，2010 年[2]	209	0.83～0.88

注：引自 Cornelissen AJM, Kool M, Keuter XHA, et al. Quality of life questionnaires in breast cancer-related lymphedema patients: review of the literature. Lymph Res Biol. 2018; 16 (2): 134-139, Table 1[23]。

表 25.3 生活质量评测问卷包含的维度（领域）

问卷[a]	回答类型	躯体功能	精神状态	日常活动	爱好与工作	灵活性	社交活动	性功能
Ⅰ组								
SF-36[50]	分类	×	×	×	—	—	×	—
DASH[51]	分类	×	×	×	×	×	×	×
HADS[52]	分类	—	×	—	—	—	—	—
McGill Pain score[53]	分类—VAS	×	×	×	—	—	—	—
MYMOP[54]	分类	×	×	×	—	—	—	—
PANAS[55]	分类	—	×	—	—	—	—	—
Ⅱ组								
EORTC QLQ-C30[56]	分类	×	×	×	×	×	×	×
EORTC QLQ-BR23[57]	分类	×	×	—	—	—	—	×
FACT-B[58]	分类	×	×	—	×	—	×	×
Ⅲ组								
Lymph-ICF[59]	VAS	×	×	×	×	×	×	—
ULL 27[60]	分类	×	×	×	×	×	×	—
LSIDS-A[61]	分类	×	×	×	×	×	×	×
LyQLI[62]	分类	×	×	×	×	×	×	×
PBI-L[63]	分类	×	×	×	×	×	×	—
LYMQOL[41]	分类	×	×	×	×	×	×	—

注：VAS, visual analog scale，视觉模拟量表。
[a] 量表的全称请参见表 25.2。
引自 Cornelissen AJM, Kool M, Keuter XHA, et al. Quality of life questionnaires in breast cancer-related lymphedema patients: review of the literature. Lymph Res Biol. 2018; 16 (2): 134-139, Table 25.2。

表 25.4 已验证的评估问卷概览（更新）

问卷 英文缩写	问卷 英文全称	问卷（中文译名）	研究数目	验证作者，年份	样本量（n）	克朗巴赫 α 系数
PGWB	psychological general well-being index	总体心理健康指数	4	Dupuy 等，1984 年[66]	未知	0.90～0.94
FLI-C	functional living index-cancer	功能性生活指数-癌症	4	Morrow 等，1992 年[67]	489	0.64～0.87
LBCQ	lymphedema and breast cancer questionnaire	淋巴水肿和乳腺癌问卷	3	Armer 等，2003 年[68]	35	K-R=0.79；重测信度=0.98
GCLQ	gynecologic cancer lymphedema questionnaire	妇科癌症淋巴水肿问卷	1	Carter 等，2010 年[44]	58	0.95

者 QOL 的自我测试[36]，也可用于测定身体功能、心理状态和家庭互动。癌症患者可以根据总得分划分为两组：低 QOL 组，总得分≥ 49；高 QOL 组，总得分< 49[36]。FLIC 内部一致性和效度在既往的研究中已被证实，克朗巴赫 α 系数为 0.85～0.88[35-37]。

淋巴水肿特异性 QOL 量表（表 25.2 和表 25.3）

上肢淋巴水肿-27（upper limb lymphedema-27，ULL-27）

ULL-27 是一款专门用于评测淋巴水肿患者 QOL 的有效工具[38]。在对淋巴水肿患者生存状态的研究中，ULL-27 显示出强大的心理评测优势和内容效度。一项横断面研究对 51 例淋巴水肿患者使用 ULL-27 进行评测，发现患者的整体 QOL 较高[39]。另一项研究通过 ULL-27 对 48 例采用水疗的淋巴水肿女性患者的生活质量进行评定，ULL-27 得分显示患者在进行水疗的 3 个月期间，其 QOL、情感健康和社交健康方面都获得改善[40]。

淋巴水肿生活质量测定量表（QOL measure for lymphedema，LYMQOL）

LYMQOL 的条目 24 和 25 分别在上肢和下肢淋巴水肿患者中得到了验证[41]。每个条目的回答均采用 Likert 量表形式（1～4），涵盖症状、身体形象 / 外观、功能和情绪方面。LYMQOL 用于评估 90 例爱尔兰慢性下肢淋巴水肿患者的 QOL，结果显示慢性下肢淋巴水肿显著降低了患者的 QOL[42]。

症状特异性评价工具（表 25.5）

淋巴水肿和乳腺癌量表（lymphedema and breast cancer questionnaire，LBCQ）

LBCQ 包含 19 个条目并且经过验证，用于测定淋巴水肿相关症状，如压痛、肿胀、沉重感和紧绷感[43]。LBCQ 经过改良后研制成淋巴水肿和黑色素瘤量表（lymphedema and melanoma questionnaire，LMEQ），一项前瞻性研究使用

LMEQ 对 182 例接受前哨淋巴结活检和（或）治疗性淋巴结清扫的黑色素瘤患者进行评测，结果发现术后肢体体积增加超过 10% 的患者出现症状的次数是没有淋巴水肿患者的 8 倍[43]。

妇科癌症淋巴水肿问卷（gynecologic cancer lymphedema questionnaire，GCLQ）

GCLQ 是原始 LBCQ 的修订版，包含 20 个标准条目和 4 个补充条目[44]。该量表最初被用于评测 28 例伴有淋巴水肿和 30 例不伴有淋巴水肿的妇科癌症幸存者，发现 GCLQ 能够体现两组的差异，显示出很好的敏感度和特异度。研究结果表明，GCLQ 可以筛查妇科癌症患者发生淋巴水肿早期体征和症状，具有应用前景。一项研究对 71 例早期（Ⅰ～Ⅱ）妇科癌症患者进行调查后发现，患者最常见的症状包括麻木（41%）、僵硬感 / 紧绷感（23%）、肿胀（23%）、沉重感（23%）和膝关节活动受限（21%）[45]。

上肢功能评定量表（disabilities of the arm, shoulder, and hand questionnaire，DASH）

DASH 是由 30 个条目组成的自填式量表，针对特定上肢区域，包括手臂、肩膀和手，已获得美国整形外科医师学会的认可用于评估上肢的功能和残疾[46]。一项研究使用 DASH 对 287 例女性进行测评后发现，高达 41% 的被调查者在乳腺癌术后 6～18 个月时上半身功能下降[46]。另一项研究使用 DASH 对 100 例乳腺癌患者进行评价，结果表明无论年龄、体重指数或术后间隔时间如何，淋巴水肿患者的 DASH 得分显著低于未发生淋巴水肿的患者[47]。

淋巴水肿症状强度和困扰调查问卷-头颈特异性量表（lymphedema symptom intensity and distress survey-head and neck，LSIDS-H&N）

头颈癌的临床症状涉及说话、吞咽和维持呼吸道开放等复杂生理过程。LSIDS-H&N 用于发现与头颈淋巴水肿相关的特定损伤，这是第一个也是我们在该学科所知的唯一一个经过验证的工具[48]。量表的初步设计开发基于文献综述、专家评估和患者意见，并在 30 例头颈癌症幸存者

| 表 25.5 | 症状特异性评价工具 | | | | |

问　卷		问　卷	条目数	癌症种类	淋巴水肿特异性表现
英文缩写	英文全称				
LBCQ；LMEQ	Lymphedema and Breast Cancer Questionnaire；Lymphedema and Melanoma Questionnaire	淋巴水肿和乳腺癌量表；淋巴水肿和黑色素瘤量表	19	乳腺癌；改良版适用于黑色素瘤	与未发生淋巴水肿的黑色素瘤患者相比，发生淋巴水肿的黑色素瘤患者报告的症状增加了 8 倍[43]；此量表对乳腺癌相关淋巴水肿的测定比 Perometer 更敏感[64]
GCLQ	Gynecologic Cancer Lymphedema Questionnaire	妇科癌症淋巴水肿问卷	20+4	妇科癌症	早期患者常见麻木、僵硬/紧绷、肿胀、沉重感和膝关节活动受限[45]
DASH	Disability of the Arm, Shoulder, and Hand Questionnaire	上肢功能评定量表	30	乳腺癌	功能下降与 DASH 评分降低有相关性[65]；对于乳腺癌术后患者，伴有淋巴水肿者的 DASH 评分低于无淋巴水肿者[47]
LSIDS-H&N	Lymphedema Symptom Intensity and Distress Survey-Head and Neck	淋巴水肿症状强度和困扰调查问卷-头颈特异性量表	NR	头颈癌	工具尚在开发中
HADS	Hospital Anxiety and Depression Scale	医院焦虑抑郁量表	14	任何部位	一项针对 CDT ± 吸脂术的研究发现，与单用 CDT 的患者相比，接受吸脂术联合 CDT 的患者具有较低的 HADS 评分（10）；乳腺癌幸存者无论是否发生淋巴肿，其 HADS 评分没有差异[49]

注：CDT，完全消肿治疗。

中进行探索性测定，然而统计验证还在进行中。LSDS-H&N 包含 6 个功能领域，可以通过头颈癌患者的相关心理症状来识别早期淋巴水肿。

医院焦虑抑郁量表（hospital anxiety and depression scale，HADS）

HADS 由 14 个条目组成，包括焦虑和抑郁 2 个子量表。每个条目的得分在 0（无危害）～3（严重危害），每个子量表的最高得分为 21 分。一项研究使用 HADS 对患有淋巴水肿的 49 例患者进行评测，患者的中位病程为 8 年，既往行 CDT 联合或不联合吸脂术治疗，结果显示，与单用 CDT 的患者相比，联合治疗组患者的焦虑和抑郁明显减少（$P < 0.02$）[28]。另一项配对研究采用 HADS 对 100 例乳腺癌幸存者进行测量后发现，淋巴水肿女性和无淋巴水肿女性在 HADS 评分上并没有显著差异[49]。

声明

Elizabeth A. Anderson 曾得到密苏里大学辛克莱护理学院 T32 健康行为科学研究培训助学金（5T32NR015426）的支持。

感谢

衷心感谢 Janice Cormier 博士对第一版本章内容的重大贡献。

结论

　　对于淋巴水肿治疗相关的患者报告结局，目前仍然难以完全捕捉和解释，这与客观性结局指标的差异值界定，以及主观性结局指标的采集困难等因素有关。各种患者报告的 QOL 和症状评价工具已被用于评测淋巴水肿的治疗效果。该领域的大多数研究都是针对乳腺癌相关上肢淋巴水肿生存者的治疗效果进行评测，但也有一些工具被修改后用以评测患有其他恶性肿瘤的患者，包括黑色素瘤、妇科癌症和头颈癌。无论使用何种评测工具，患者报告的 QOL 和症状评估都是评测淋巴水肿治疗效果的关键组成部分，应贯穿整个治疗过程。

参考文献

[1] Livestrong surveys (2006, 2010, 2012, 2014, 2015). Available from: https: //www.livestrong.org/what-we-do/our-research. First accessed June 11, 2019.

[2] Fu MR, Deng J, Armer JM. Putting evidence into practice: cancer-related lymphedema evolving evidence for treatment and management from 2009 −2014. *Clin J Onc Nurs*. 2014; 18(6): 68−79.

[3] Foldi E, Foldi M. Lymphedema. In: Foldi M, Foldi E, Kubik S, eds. *Foldi's Textbook of Lymphology: For Physicians and Lymphedema Therapists*. Munich, Germany: Elsevier Health Sciences; 2003: 232−319.

[4] Lasinski BB, McKillip Thrift K, Squire D, et al. A systematic review of the evidence for complete decongestive therapy in the treatment of lymphedema from 2004 to 2011. *PM R*. 2012; 4(8): 580−601.

[5] Rodrick JR, Poage E, Wanchai A, et al. Complementary, alternative, and other noncomplete decongestive therapy treatment methods in the management of lymphedema: a systematic search and review. *PM R*. 2014; 6(3): 250−274.

[6] World Health Organization. WHOQOL: measuring quality of life. Accessed 07/01/2019.

[7] Lewis-Smith H, Diedrichs PC, Rumsey N, et al. Efficacy of psychosocial and physical activity-based interventions to improve body image among women treated for breast cancer: a systematic review. *Psychooncology*. 2018; 27: 2687−2699.

[8] Río-González A, Molina-Rueda F, Palacios-Ceña D, et al. Living with lymphoedema — the perspective of cancer patients: a qualitative study. *Support Care Cancer*. 2018; 26: 2005−2013.

[9] Herberger K, Blome C, Heyer K, et al. Quality of life in patients with primary and secondary lymphedema in the community. *Wound Rep Reg*. 2017; 26: 466−473.

[10] Unger JM, Vaidya R, Gore JL. Key design and analysis principles for quality of life and patient-reported outcomes in clinical trials. *Urologic Onc Sem Origin Invest*. 2019; 37: 324−330.

[11] Quinten C, Kenis C, Decoster L, et al. Determining clinically important differences in health-related quality of life in older patients with cancer undergoing chemotherapy or surgery. *Qual Life Res*. 2019; 28: 663−676.

[12] Anota A, Hamidou Z, Paget-Bailly S, et al. Time to health-related quality of life score deterioration as a modality of longitudinal analysis for health-related quality of life studies in oncology: do we need RECIST for quality of life to achieve standardization? *Qual Life Res*. 2015; 24(1): 5−18.

[13] Fontes KP, Veiga DF, Naldoni AC, et al. Physical activity, functional ability, and quality of life after breast cancer surgery. *J Plast Recon Aesth Surg*. 2019; 72: 394−400.

[14] Merluzzi TV, Serpentini S, Philip EJ, et al. Social relationship coping efficacy: a new construct in understanding social support and close personal relationships in persons with cancer. *Psychooncology*. 2019; 28(1): 85−91.

[15] Mosher CE, Winger JG, Given BA, et al. Mental health outcomes during colorectal cancer survivorship: a review of the literature. *Psychooncology*. 2016; 25(11): 1261−1270.

[16] Schwenkglenks M, Matter-Walstra K. Is the EQ-5D suitable for use in oncology? An overview of the literature and recent developments. *Exp Rev Pharm Outcome Res*. 2016; 16(2): 207−219.

[17] Mercier G, Pastor J, Moffatt C, et al. LIMPRINT: health-related quality of life in adult patients with chronic edema. *Lymph Res Biol*. 2019; 17(2): 163−167.

[18] Burckhardt M, Belzner M, Berg A, et al. Living with breast cancer-related lymphedema: a synthesis of qualitative research. *Onc Nur Forum*. 2014; 41(4): e220−e237.

[19] Deng J, Sinard RJ, Murphy B. Patient experience of head and neck lymphedema therapy: a qualitative study. *Support Care Cancer*. 2019; 27: 1811−1823.

[20] Tidhar D, Armer JM. The meaning of success in lymphoedema management. *J Lymph*. 2018; 13(1): 37−42.

[21] Morgan PA, Franks PJ, Moffatt CJ. Health-related quality of life with lymphoedema: a review of the literature. *Int Wound J*. 2005; 2(1): 47−62.

[22] Salgarello M, Mangialardi ML, Pino V, et al. A prospective evaluation of health-related quality of life following lymphaticovenular anastomosis for upper and lower extremities lymphedema. *J Recon Microsurg*. 2018; 34(9): 701−707.

[23] Cornelissen AJM, Kool M, Keuter XHA, et al. Quality of life questionnaires in breast cancer-related lymphedema patients: review of the literature. *Lymphatic Res Biol*. 2018; 16(2): 134−139.

[24] McHorney CA, Ware Jr JE, Raczek AE. The MOS 36-item shortform health survey (SF-36): II. Psychometric and clinical tests of validity in measuring physical and mental health constructs. *Med Care*. 1993; 31(3): 247−263.

[25] Katz E, Dugan NL, Cohn JC, et al. Weight lifting in patients with lower-extremity lymphedema secondary to cancer: a pilot and feasibility study. *Arch Physical Med Rehabil*. 2010; 91(7): 1070−1076.

[26] Hoffner M, Bagheri S, Hansson E, et al. SF-36 shows increased quality of life following complete reduction of

postmastectomy lymphedema with liposuction. *Lymphat Res Biol*. 2017; 15(1): 87−98.

[27] Bell RJ, Robinson PJ, Barallon R, et al. Lymphedema: experience of a cohort of women with breast cancer followed for 4 years after diagnosis in Victoria, Australia. *Support Care Cancer*. 2013; 21(7): 2017−2024.

[28] Carl HM, Walia G, Bello R, et al. Systematic review of the surgical treatment of extremity lymphedema. *J Reconstr Microsurg*. 2017; 33: 412−425.

[29] Webster K, Cella D, Yost K. The Functional Assessment of Chronic Illness Therapy (FACIT) measurement system: properties, applications, and interpretation. *Health Qual Life Out*. 2003; 1: 79.

[30] Hahn EA, Segawa E, Kaiser K, et al. Health-related quality of life among women with ductal carcinoma in situ or early invasive breast cancer: validation of the FACT-B (version 4). *Expert Rev Qual Life Cancer Care*. 2016; 1(1): 99−109.

[31] Fayers P, Bottomley A. EORTC Quality of Life Group; Quality of Life Unit. Quality of life research within the EORTC — the EORTC QLQ-C30. European Organisation for Research and Treatment of Cancer. *Eur J Cancer*. 2002; 38(suppl 4): S125−S133.

[32] Groenvold M, Klee MC, Sprangers MA, et al. Validation of the EORTC QLQ-C30 Quality of Life Questionnaire through combined qualitative and quantitative assessment of patient-observer agreement. *J Clin Epidemiol*. 1997; 50(4): 441−450.

[33] Bifulco G, De Rosa N, Tornesello ML, et al. Quality of life, lifestyle behavior and employment experience: a comparison between young and midlife survivors of gynecology early stage cancers. *Gynecol Oncol*. 2012; 124(3): 444−451.

[34] Brouns E, Donceel P, Stas M. Quality of life and disability after ilio-inguinal lymphadenectomy. *Acta Chir Belg*. 2008; 108(6): 685−690.

[35] Schipper H, Clinch J, McMurray A, et al. Measuring the quality of life of cancer patients: The Functional Living Index−Cancer: development and validation. *J Clin Oncol*. 1984; 2(5): 472−483.

[36] Gonin R, Lloyd S, Cella D. Establishing equivalence between scaled measures of quality of life. *Qual Life Res*. 1996; 5: 20−26.

[37] Heppner PP, Armer JM, Mallinckrodt B. Problem-solving style and adaptation in breast cancer survivors: a prospective analysis. *J Cancer Surviv*. 2009; 3: 128−136.

[38] Launois R, Alliot F. Quality of life scale in upper limb lymphoedema — a validation study. *Lymphology*. 2000; 33(suppl): 266−274.

[39] Ridner SH, Dietrich MS, Kidd N. Breast cancer treatment-related lymphedema self-care: education, practices, symptoms, and quality of life. *Support Care Cancer*. 2011; 19: 631−637.

[40] Tidhar D, Katz-Leurer M. Aqua lymphatic therapy in women who suffer from breast cancer treatment-related lymphedema: a randomized controlled study. *Support Care Cancer*. 2010; 18(3): 383−392.

[41] Keeley V, Crooks S, Locke J, et al. A quality of life measure for limb lymphoedema (LYMQOL). *J Lymph*. 2010; 5(1): 26−37.

[42] Greene A, Meskell P. The impact of lower limb chronic oedema on patients' quality of life. *Intern Wound J*. 2017; 14(3): 561−568.

[43] Hyngstrom JR, Chiang YJ, Cromwell KD, et al. Prospective assessment of lymphedema incidence and lymphedema-associated symptoms following lymph node surgery for melanoma. *Melanoma Res*. 2013; 23(4): 290−297.

[44] Carter J, Raviv L, Appollo K, et al. A pilot study using the Gynecologic Cancer Lymphedema Questionnaire (GCLQ) as a clinical care tool to identify lower extremity lymphedema in gynecologic cancer survivors. *Gynecol Oncol*. 2010; 117(2): 317−323.

[45] Lim MC, Lee JS, Nam BH, et al. Lower extremity edema in patients with early ovarian cancer. *J Ovarian Res*. 2014; 7(1): 317−323.

[46] Gummesson C, Atroshi I, Ekdahl C. The disabilities of the arm, shoulder and hand (dash) outcome questionnaire: longitudinal construct validity and measuring self-rated health change after surgery. *BMC Musculoskel Disord*. 2003; 4(1): 11.

[47] Pinto M, Gimigliano F, Tatangelo F, et al. Upper limb function and quality of life in breast cancer related lymphedema: a cross-sectional study. *Eur J Phys Rehabil Med*. 2013; 49(5): 665−673.

[48] Deng J, Ridner SH, Murphy BA, et al. Preliminary development of a lymphedema symptom assessment scale for patients with head and neck cancer. *Support Care Cancer*. 2012; 20(8): 1911−1918.

[49] Tobin MB, Lacey HJ, Meyer L, et al. The psychological morbidity of breast cancer-related arm swelling. Psychological morbidity of lymphoedema. *Cancer*. 1993; 72(11): 3248−3325.

[50] Brazier JE, Harper R, Jones NM, et al. Validating the SF-36 Health Survey Questionnaire: new outcome measure for primary care. *BMJ*. 1992; 305: 160−164.

[51] Dias JJ, Rajan RA, Thompson JR. Which questionnaire is best? The reliability, validity and ease of use of the Patient Evaluation Measure, the Disabilities of the Arm, Shoulder, and Hand and the Michigan Hand Outcome Measure. *J Hand Surg Eur*. 2008; 33: 9−17.

[52] Bjelland I, Dahl AA, Haug TT, Neckelmann D. The validity of the Hospital Anxiety and Depression Scale. An updated literature review. *J Psychosom Res*. 2002; 52: 69−77.

[53] Melzack R. The short-form McGill Pain Questionnaire. *Pain*. 1987; 30: 191−197.

[54] Barbosa Lima PM, Fernande de Brito R, Fernandes de Brito Farias RT, et al. Cultural adaptation and reproducibility of the Measure Yourself Medical Outcome Profile (MYMOP 2). *Fisioter Mov*. 2016; 29: 251−267.

[55] Watson D, Clark LA, Tellegen A. Development and validation of brief measures of positive and negative affect: the PANAS scales. *J Pers Soc Psychol*. 1988; 54: 1063−1070.

[56] Tan ML, Idris DB, Teo LW, et al. Validation of EORTC QLQC30 and QLQ-BR23 questionnaires in the measurement of quality of life breast cancer patients in Singapore. *Asia Pac J Oncol Nurs*. 2014; 1: 22−32.

[57] Sprangers MA, Groenvold M, Arraras JI, et al. The European Organization of Research and Treatment of Cancer breast cancerspecific quality-of-life questionnaire module: first results from a three-country field study. *J Clin Oncol*. 1996; 14: 2756−2768.

[58] Coster S, Poole K, Fallowfield LJ. The validation of a quality of life scale to assess the impact of arm morbidity in breast cancer patients post-operatively. *Breast Cancer Res Treat*. 2001; 68: 273−282.

[59] Devoogdt N, van Kampen M, Geraerts I, et al. Lymphoedema

functioning, disability and health questionnaire (Lymph-ICF): reliability and validity. *Phys Ther*. 2011; 91: 944−957.

[60] Launois R, Mègnigbeto AC, Pocquet K, et al. A specific quality of life scale in upper limb lymphedema: the ULL-27 questionnaire. *Lymphology*. 2002; 35: 181−187.

[61] Ridner SH, Dietrich MS. Development and validation of the Lymphedema Symptom and Intensity Survey−Arm. *Support Care Cancer*. 2015; 23: 3103−3112.

[62] Klernäs P, Johnsson A, Horstmann V, et al. Lymphedema Quality of Life Inventory (LyQLI) — development and investigation of validity and reliability. *Qual Life Res*. 2015; 24: 427−439.

[63] Blome C, Augustin M, Heyer K, et al. Evaluation of patient-relevant outcomes of lymphedema and lipedema treatment: development and validation of a new benefit tool. *Eur J Vasc Endovasc Surg*. 2014; 47: 100−107.

[64] Bulley C, Gaal S, Coutts F, et al. Comparison of breast cancer-related lymphedema (upper limb swelling) prevalence estimated using objective and subjective criteria and relationship with quality of life. *BioMed Res Int*. 2013; 2013: 807569.

[65] Hayes SC, Rye S, Battistutta D, et al. Upper-body morbidity following breast cancer treatment is common, may persist longer-term and adversely influences quality of life. *Health Qual Life Out*. 2010; 8: 92.

[66] Dupuy HJ. The Psychological General Well-Being (PGWB) index. In: Wenger NK, Mattson ME, Furberg CD, Elinson J, eds. *Assessment of Quality of Life in Clinical Trials of Cardiovascular Therapies*. New York: Le Jacq Publishing; 1984: 170−183.

[67] Morrow GR, Lindke J, Black P. Measurement of quality of life in patients: psychometric analyses of the Functional Living Index−Cancer (FLIC). *Qual Life Res*. 1992; 1(5): 287−296.

[68] Armer JM, Culbertson SD, Radina ME, et al. Prediction of breast cancer lymphedema based on Lymphedema and Breast Cancer Questionnaire (LBCQ) symptom report. *Nurs Res*. 2003; 52(6): 370−379.

[69] Sullivan D, Chung KC, Eaves 3rd FF, et al. The level of evidence pyramid: indicating levels of evidence in plastic and reconstructive surgery articles. *Plast Reconstr Surg*. 2011; 128(1): 311−314.

第26章

淋巴水肿治疗效果的随访观察

THOMAS CONSTANTINE, NUHA K. WAREG, ELIZABETH A. ANDERSON, AND MING-HUEI CHENG

关键点

- 手术成功是指患者的淋巴水肿分期降低，症状缓解，肢体周径差减少≥10%，蜂窝织炎发作次数减少，生活质量提高等。

- 手术治愈是指肢体周径恢复正常，无须加压治疗——换言之，手术虽然无法从病理上治愈淋巴水肿，却可以实现肢体的生理代偿，进而回归正常生活。

- 对淋巴水肿术后患者进行疗效随访评估时，可采用的方法包括肢体周径或体积测量、皮肤张力测定、生物电阻抗测量、Perometry（光电

体积测量仪）、多普勒超声、计算机断层扫描（CT）、磁共振成像（MRI）、吲哚菁绿淋巴造影术、核素淋巴造影术等。

- Cheng淋巴水肿分级系统作为一种新的客观性评价方法，目的是规范淋巴阻塞严重程度分级、手术选择和提升医患之间对疾病的认知沟通。

- 为了提高淋巴水肿手术的质量，应该长期随访术后患者的主、客观性疗效指标，如患者自我报告结局。

引言

现代淋巴水肿治疗是一个不断发展的研究领域，目前还需明确其概念、范围、适应证和预期。与任何新兴领域一样，它还需要建立一个更明确的准则，用于讨论和有效沟通。尽管近年来淋巴水肿治疗快速发展，但关于治疗效果的研究数据相对匮乏，导致无法得出有力结论，因此依据更多的研究数据来制定疗效衡量标准是治疗进展的一个关键点。本章旨在导览已发表的研究数据，同时试图根据专家意见填补淋巴水肿治疗领域的空白，以取得最佳临床实践。本章将逐步介绍术后护理和管理，以及对于实施不同类型淋巴水肿手术患者而言，如何进行生活质量评测的经验分享。淋巴外科界通过了解患者的主观感受，用"患者满意度"作为衡量手术疗效的最终评估

标准，继而不断反思，为技术的改进和创新铺平道路。

定义和疗效评估

医学能够真正治愈的慢性疾病非常少。我们提出了淋巴显微外科手术成功、手术失败和手术治愈的定义。现有的几个分期系统中，国际淋巴学会（ISL）分期最为医学界所接受，然而ISL分期不含客观性指标，难以追踪手术患者的治疗效果[1]。因此，我们建议采用Cheng淋巴水肿分级系统，其通过多种客观性指标（包括肢体周径差、核素淋巴造影术、ICG淋巴造影术、最近1年蜂窝织炎发作次数和生活质量等）对患者进行术前和术后评估（表26.1）[2-4]。该分级系统利于外科医师和患者之间、医疗专业人员彼此之

表 26.1　Cheng 淋巴水肿分级的客观性指标及治疗方案

分级	周径差	最近 1 年蜂窝织炎发作次数	中国台湾核素淋巴造影术分期	ICG 表现	治疗方案
0	< 9%	0~1	部分阻塞	线性型	CDT
I	10%~19%	< 2	部分阻塞	线性型，飞溅型	CDT，LVA，吸脂术
II	20%~29%	2~4	完全阻塞	线性型，飞溅型，星尘型	VLN 移植，LVA
III	30%~39%	4~6	完全阻塞	飞溅型，星尘型，弥散型	VLN 移植联合吸脂术或部分切除术
IV	> 40%	> 6	完全阻塞	星尘型，弥散型	切除术联合 VLN 移植

注：CDT，淋巴水肿综合消肿治疗；ICG，吲哚菁绿；LVA，淋巴管-静脉吻合术；VLN，带血管淋巴结。

间进行沟通交流。手术成功的定义：患者的淋巴水肿分级降低，周径差减少 ≥ 10%，症状缓解，蜂窝织炎发作次数减少，生活质量提高。手术失败的定义：症状和生活质量未得到改善，甚至病情进一步恶化。手术治愈定义为肢体周径恢复正常、无须加压治疗——换言之，手术虽然无法从病理上根治淋巴水肿，却可以恢复肢体的生理代偿，进而回归正常生活。图 26.1 所示既是水肿不同分级下的代表性实例，也是水肿降级所具备的条件。

术后注意事项

随访时间

术后门诊随访，第 1 个月内每周一次，然后每个月一次持续 1 年，之后每 3 个月一次，如有不适请随时就诊。根据患者需求，可以同时预约随访和理疗。早期随访的目的包括发现和治疗术后早期并发症，及时加强与其他专科医师的协作治疗，与患者保持良好沟通并给予其鼓励。一些研究发现，患者的依从性是影响淋巴水肿治疗疗效的重要因素[5, 6]；识别早期并发症同样重要，包括切口血肿、裂开、感染，以及早期加压包扎治疗导致皮瓣受损或功能不全。术后肢体皮肤可发生变化（图 26.2）。之所以术后随访，主要目的是维持手术效果、评估修复手术的必要性和判断是否需要辅助吸脂术。

肢体的测量

关于淋巴水肿肢体体积变化的定义和最佳测量方法，以及评估治疗效果的方法，目前尚无全球共识[1]。如前所述，术后肢体测量对于随访手术效果、外科医师和患者之间的沟通，以及医疗专业人员之间的交流是非常重要的。本章介绍的 Cheng 分期中，测得的肢体周径差是一个关键参数。现代淋巴水肿的治疗需要根据肢体测量标准进行诊断和分期。文中讨论比较了几种测量方式，包括周径卷尺测量法[7]、排水法[7]、皮肤张力测定[8]、Perometry（光电体积测量仪）[9]、生物电阻抗测量[10]、CT 测量[11]。若能发明一种更为简单易行的测量方法，将促进全球淋巴水肿专家之间的沟通交流。

排水法

排水法是利用阿基米德原理测量肢体的体积。先将肢体放置在装有水的容器中，再测量溢出水的容积。一些人认为排水法是实验室使用的"金标准"[12]，临床应用上则未必尽然，因为该方法不适用于有开放性伤口的患者，而且无法显示肢体水肿的位置。此外，严重的下肢淋巴水肿患者采用这种方法进行测量将极其困难。

卷尺周径测量法

卷尺周径测量法易于操作。作者团队定义上

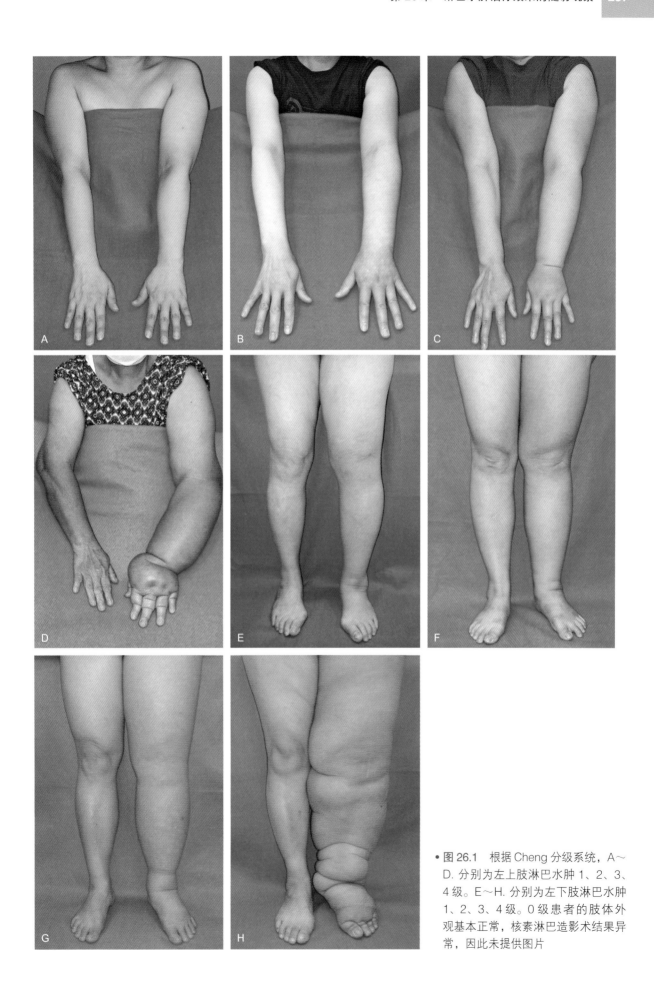

• 图 26.1　根据 Cheng 分级系统，A～D. 分别为左上肢淋巴水肿 1、2、3、4 级。E～H. 分别为左下肢淋巴水肿 1、2、3、4 级。0 级患者的肢体外观基本正常，核素淋巴造影术结果异常，因此未提供图片

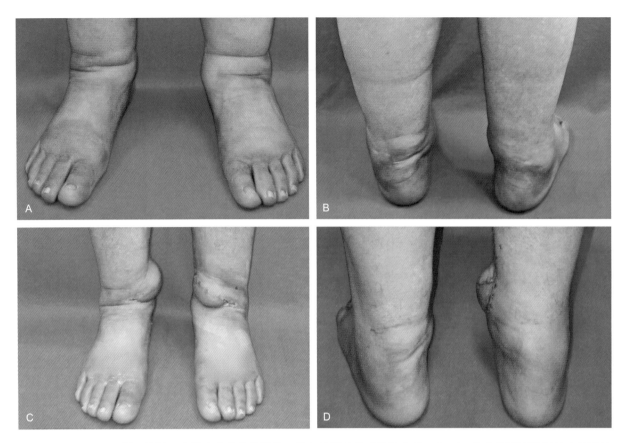

• 图26.2   A、B. 双侧下肢淋巴水肿患者的术前照片，伴有足部真菌感染和皮炎。C、D. 带血管颏下淋巴结皮瓣移植至踝关节术后2个月的照片，可见真菌感染消退，皮炎得到改善

肢淋巴水肿的测量平面位于肘关节上、下10 cm位置，下肢淋巴水肿的测量平面是在膝关节上、下15 cm和踝关节上10 cm位置[13]。通过计算平截头台的体积，或采用CT/MRI测量，可以获得肢体体积的近似值[14]。对肢体大小进行连续测量和记录，可追踪肢体水肿的改善情况，确定肢体周径减小达到稳定期的时间。

周径差（circumferential difference，CD）=（病变肢体的周径－健侧肢体的周径）/健侧肢体的周径（图26.3A～D）。周径减少率（circumferential reduction rate，RR）=[（术前病变肢体的周径－术前健侧肢体的周径）－（术后病变肢体的周径－术后健侧肢体的周径）] / （术前病变肢体的周径－术前健侧肢体的周径）。例如，在一项针对上肢淋巴水肿患者行带血管淋巴结移植（VLNT）治疗的研究中，术后平均随访39个月，周径差（CD）平均改善7%，周径减小率（RR）为40%[13]。

卷尺周径测量法有以下5个优点：
• 简单易行。
• 不依赖医师进行操作。
• 成本低，简单易行。
• 不需要借助特别设备。
• 无辐射。

采用这种方法，对淋巴显微外科手术术后患者在不同时间段进行疗效评估变得更加易行（图26.4）。一项对肢体体积采用不同测量方法的比较性研究表明，与排水法相比，卷尺周径测量法用于评估手术疗效更为可靠，临床上应将此方法作为衡量淋巴水肿疗效的常规方法[5]。

皮肤张力测定计

张力测定计可测定组织的张力，反映组织对压力的抵抗力。当淋巴水肿加重伴有纤维化改变时，组织变得更坚实。淋巴水肿患者在术后病情得到好转，使用张力测定计可以评估组织张力的

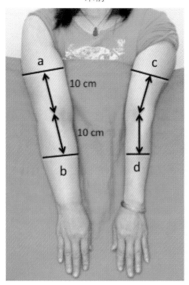
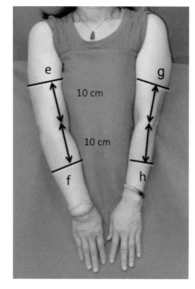

A　术前肘上周径差：$\dfrac{(a-c)}{c}$　　　术后肘上周径差：$\dfrac{(e-g)}{g}$

　　术前肘下周径差：$\dfrac{(b-d)}{d}$　　　术后肘下周径差：$\dfrac{(f-h)}{h}$

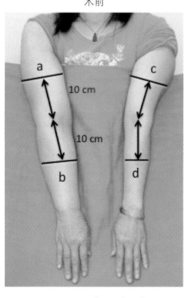
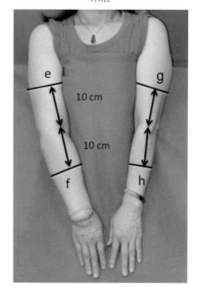

B　肘上周径减少率：$\dfrac{(a-c)-(e-g)}{(a-c)}$

　　肘下周径减少率：$\dfrac{(b-d)-(f-h)}{(b-d)}$

• 图 26.3　A、B. 上肢淋巴水肿的周径差和周径减少率

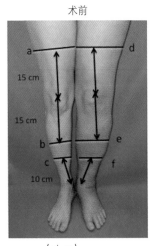
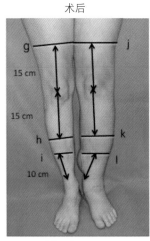

术前   术后

C   术前膝上周径差：$\dfrac{(d-a)}{a}$ 术前踝上周径差：$\dfrac{(f-c)}{c}$ 术后膝上周径差：$\dfrac{(j-g)}{g}$ 术后踝上周径差：$\dfrac{(l-i)}{i}$

术前膝下周径差：$\dfrac{(e-b)}{b}$ 术后膝下周径差：$\dfrac{(k-h)}{h}$

术前   术后

D   膝上周径减少率：$\dfrac{(d-a)-(j-g)}{(d-a)}$ 膝下周径减少率：$\dfrac{(e-b)-(k-h)}{(e-b)}$ 踝上周径减少率：$\dfrac{(f-c)-(l-i)}{(f-c)}$

• 图 26.3（续） C、D. 下肢淋巴水肿的周径差和周径减小率；该方法实用且可重复，可应用于不同场合，有助于医疗专业人员之间的交流与合作，方便术前和术后随访肢体大小的变化

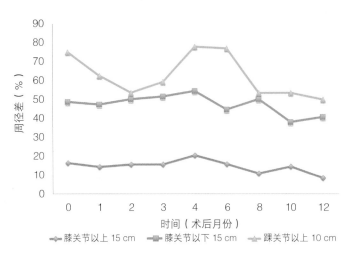

• 图 26.4   带血管颏下淋巴结皮瓣移植到踝关节术后，随访 12 个月，下肢周径差的变化情况

改善情况[8]，尤其适合没有发生明显纤维化的病例。该方式只能评估浅表筋膜室张力，无法评估更深层次。

光电体积测量仪

光电体积测量仪（Perometry）依据红外线技术。将待测肢体放置于测量仪的扫描框架内，启动纵向扫描，红外线会测量肢体的横截面积，最后经计算机处理后得到肢体体积。其标准差为 8.9 mL 或约为手臂体积的 0.5%[15, 16]，虽然该仪器还未得到广泛应用，但是它属于经过验证的测量工具[9]。

生物电阻抗测量

生物电阻抗测量技术是利用电流通过组织的电阻性，从而确定肢体细胞外液的含量。电流经标准化电极传导至肢体，测定不同位置点的电阻。液体含量越高，则电阻越低。该方法快速，社区可以开展[17, 18]，结果可靠[19, 20]。然而，Fu 等发现生物电阻抗测量的敏感度较低，淋巴水肿的漏诊率约为 20%[21]。生物电阻抗测量的优势是可以在临床上检测术后患者，注意电极应远离

伤口。相关数值恢复至正常水平需要一段时间，当术后淋巴水肿明显消退，手术效果也会显而易见。

多普勒超声

多普勒超声不仅用于术前静脉功能的评估，也能评估术后是否出现静脉功能不全、静脉曲张的表现，以及淋巴水肿是否得到改善。术后 6 个月行多普勒超声检查可观察移植淋巴结的数量，检测血管蒂吻合的通畅度，以及测量血管直径。

CT

术前和术后 CT 检查对于评估淋巴水肿治疗效果是非常重要的，该检查可以显示当前淋巴水肿状态及改善状况、淋巴引流不畅的区域，并能精确测量肢体体积[5]（图 26.5）。作者医院通常在术前、术后 6 个月分别对患者进行 CT 检查，可以当作比较数据使用。

磁共振成像

磁共振成像（MRI）可用于评估肢体淋巴水肿，特别是脂肪和液体含量。纤维化区域特别明

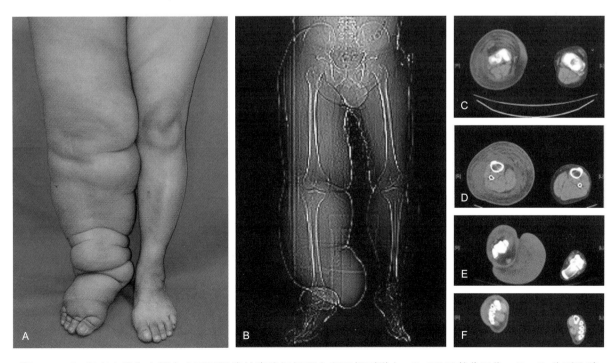

• 图 26.5　A. 患者大腿和小腿存在不同程度的脂肪组织肥大和不规则增大。B. CT 冠状位图像。C～F. 分别为膝、腿、踝和足的 CT 横断面图像

显，MRI 信号加权能更准确地识别病灶。MRI 可以更好地显示淋巴系统，为术前淋巴结做图[22] 和术后淋巴管评估[23] 提供更好的数据。研究表明，MRI 作为一种新的检查，可以准确评估术前和术后淋巴引流状态和肢体体积变化，但由于成本昂贵和患者医疗保险的限制，在围手术期不作为常规检查使用。

术后可使用锝-99（^{99}Tc）进行核素淋巴造影术，由于新生淋巴管形成及淋巴管的新连接促进了患肢病变区域的引流，所以 ^{99}Tc 的积聚会减少[24]（图 26.6）。这项检查并非术后常规检查，它会给患者造成痛苦并且 ^{99}Tc 不易给药，但该检查还是有用的，它可以依靠显微外科手术（如带血管的淋巴结移植和淋巴管-静脉吻合术）证实淋巴清除率，可以更好地评估显微外科手术是否成功。MRI 是一种新的淋巴造影方式，

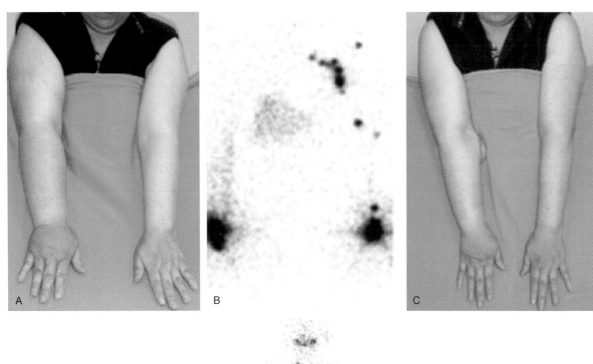

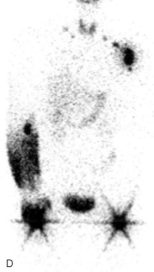

• 图 26.6　A. 患者，女性，68 岁，右侧上肢淋巴水肿，接受了带血管腹股沟淋巴结皮瓣移植至右侧肘关节手术。B. 术前核素淋巴造影术显示前臂内有 ^{99}Tc 的积聚，右侧腋窝淋巴结未显影。C. 术后随访 56 个月，患者对上肢的柔软性比较满意，肘关节以上水平的周径减小率为 58%，肘关节以下水平的周径减小率为 40%。D. 术后核素淋巴造影术显示，肘关节处移植的带血管淋巴结对 ^{99}Tc 的摄取增加，右上肢 ^{99}Tc 的积聚减少

若与术前影像进行比较，可以指导后续的治疗计划。

吲哚菁绿

吲哚菁绿（ICG）是一种与血浆蛋白结合的荧光染料，也可以与淋巴液中的蛋白质结合，被用作淋巴引流的标记物。它可以用于评估术前淋巴管状况和淋巴管-静脉吻合术后淋巴管显像[25, 26]。该染料可于术中使用，用于确认移植的淋巴结是否可以将受区部位的组织液引流至供区静脉，继而引流至受区静脉（图 26.7A～C）[13, 27]。术中也可以通过 ICG 引流到静脉系统，从而观察淋巴管-静脉吻合的通畅性（图 26.7D～F）。ICG 可用于评估淋巴水肿的进展和术后的改善情况[25, 28]。术后使用 ICG 同样有用[24]，一般用荧光定位仪（Photodynamic eye, Hamamatsu, Japan）、ICG 成像仪 SPY（Novadaq, Canada）、集成式 ICG 荧光显微镜如双荧光显微镜 OPMI

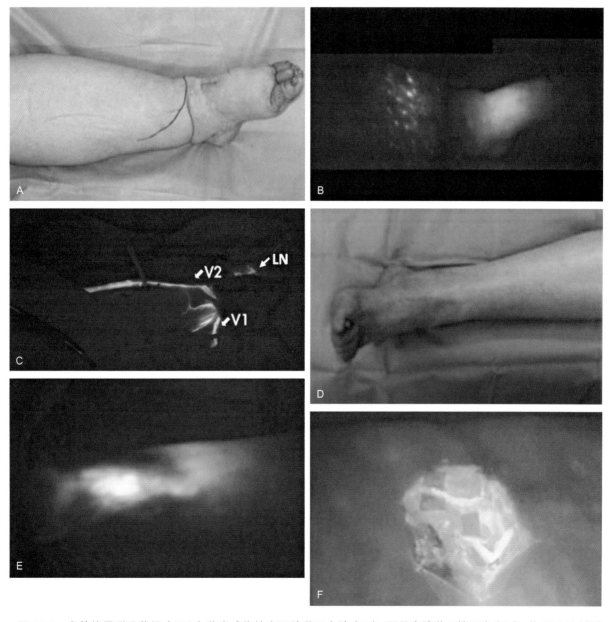

• 图 26.7　术前使用吲哚菁绿（ICG）荧光成像检查下肢淋巴水肿（A），可见皮肤淋巴管回流（B）。将 ICG 注射到移植的颏下淋巴结，荧光成像可以观察到组织液从 2 条供区面静脉引流至 2 条受区静脉（V1，胫骨后静脉；V2，大隐静脉）（C）。淋巴管-静脉吻合术后采用 ICG 检查显示，在不透光的矩形背景映衬下，淋巴水肿下肢（D）可见 1 条通畅的集合淋巴管（E）。这证明吻合口通畅，淋巴液引流进入静脉系统（F）

Pentero（Zeiss, Germany）、Leica FL800（Leica, Germany）或者其他 ICG 荧光探测摄像机[13]。该检测特别适合评估 2 种术式（淋巴管修复术或者去上皮化皮瓣埋入术）下的淋巴引流，测评时间通常安排在术后 1 年[29]。

药物治疗

抗生素

对于淋巴水肿术后抗生素的应用尚无明确推荐。Winters 等[30] 发表的一篇系统性综述提及，有 5 项研究会在术后常规预防性使用抗生素[30]。作者的经验是在术中开始使用抗生素，术后常规持续 1 周，或直至伤口闭合（普遍使用 2 周）。

持续物理治疗和加压治疗

部分淋巴水肿患者在术后可见肢体周径减小，但一段时间后复发（图 26.4）。原因是患肢通过手术建立新的引流途径，从而达到生理代偿，因而提升了患者的肢体功能和舒适度，行动变得灵活。反过来，当肢体活动增加时，患肢需要增加血液供应以满足更多的能量代谢需求，此时会超过新建立的淋巴引流和加压治疗的代偿能力，最终引起水肿复发。有关使用长筒袜进行加压治疗的研究结果各不相同[30]，14 项研究支持术后即刻或术后 1 个月内开始加压治疗，同时根据需要继续加压治疗，7 项研究不建议术后加压治疗。根据实践经验，作者不推荐 VLNT 患者术后即刻及以后进行加压治疗。施行淋巴管-静脉吻合术（lymphovenous anastomosis, LVA）的患者若采取端-端吻合方式，常规推荐其穿着弹力衣。

术后管理

切除手术

Charles 手术是对重度淋巴水肿组织和纤维化组织进行根治性切除，行肢体肌筋膜植皮。它会引起明显的血流动力学改变和导致失血，延长患者的住院时间。术后应完善血常规检查和电解质等实验室检查，予以有效止痛。移植的皮肤用烧伤专用敷料或真空辅助封闭敷料进行保护，注意防止移植皮肤下的积液生成。若无感染迹象，抗生素疗程为 1 周，在术后第 5 天首次更换敷料时评估植皮的成活率。由于术后需要肢体完全制动，患者应使用肝素预防深静脉血栓形成（在医院使用）。术后根据需要对患者再次植皮。首次换药后，患者需穿着弹力衣和使用硅胶垫，特别是容易产生瘢痕的患者。足部位于切除和植皮区的远端，由于存在淋巴液积聚无法引流，故常常发生足部感染，在长时间随访中发现感染可能会导致脚趾截肢。一旦移植达到愈合，理疗师会指导患者行走、运动训练、肢体按摩、受累肢体脱敏治疗和淋浴等日常活动的康复。

吸脂术

接受吸脂术的患者通常需在医院住一晚，对其镇痛治疗，同时观察体征[31, 32]。吸脂量小的患者可以考虑日间手术，是否使用抗生素取决于外科医师的选择，肝素预防深静脉血栓形成需在院内进行。术后即刻在理疗师的协助下穿上弹力衣，抬高肢体以促进术后水肿回流，24 小时后可更换敷料。

淋巴管-静脉吻合术（LVA）

接受 LVA 治疗的患者在术后应住院 3 天，以便观察吻合情况。部分医院通过门诊手术开展局部麻醉下 LVA。术后 2～4 周开始进行加压治疗，复杂病例应推迟直至病情允许。通常术后 2 周，上肢淋巴水肿患者可以重返工作岗位或恢复先前的体力活动；下肢淋巴水肿患者则为术后 4 周。与淋巴结移植（不联合皮岛移植）类似，目前无法针对闭合伤口检测 LVA 通畅性。因此，LVA 更依赖于外科医师的技术水平，吻合口的长期通畅性决定了手术效果。

带血管淋巴结皮瓣移植（VLNT）

患者行 VLNT 术后，应监测 3～7 天，术后先在重症监护病房监护，继而转入普通病房进行监护，直至达到 VLNT 出院标准。由经验丰富的护理人员和外科团队协作管理，利用多普勒超声笔式探头、温度计和红外热成像技术监测皮瓣的活性[33]。淋巴水肿患者的皮瓣与其他人群的皮瓣不同，由于淋巴水肿会导致受区血管异常，因此更易发生灌注相关并发症。静脉受损是严重的并发症，监测时务必提高警惕，尤其要关注最近有蜂窝织炎发作的晚期肢体淋巴水肿患者[34]。血栓形成与多种因素相关，包括血管改变，血肿，周围的脂肪组织发生肿胀、纤维化和水肿导致血管受压，以及受到皮瓣压迫等。术后7 天，如果已经将淋巴液成功引流入静脉系统且出现新生血管，皮瓣肿胀就会得到缓解，此时对预留的缝线采用渐进性延迟闭合（图 26.8）[35]。这种闭合方式无须返回手术室进行，操作方法是对先前在术中预留的无菌缝线进行正确的牵拉。如果血管损伤持续进展，应立即返回手术室重新探查，进行皮瓣抢救处理。对临床医师来说，如何识别淋巴水肿患者的肢体静脉血栓形成是充满挑战的，持续的皮瓣肿胀、充血及伤口渗出可能是启动立即重新探查的指征。根据临床经验，血管蒂受压的主要原因可能是受区持续渗血形成血肿所致。受区手术操作应精细，可有效避免血肿形成。术后不建议加压治疗，鼓励患者在物理治疗师的监督下开始行走。通常在上肢手术 2 周后患者可以重返工作岗位，下肢手术 4 周后患者可以恢复体力活动。术后 6 个月，通过超声和 CT 等影像检查对肢体状况进行评估，并与术前数据进行比较。术后 1 年，采用 ICG 和核素淋巴造影术重新评估淋巴引流情况。VLNT 的治疗效果可能取决于移植的淋巴结数目、受区血管的灌流及残留淋巴管的连接，最重要的决定因素则是移植淋巴结的存活率。埋入式淋巴结移植术后，应该利用皮岛监测移植瓣的活性；否则，埋入的VLNT 皮瓣会因为无法被监测，而容易错过及时探查的机会，一旦发生灌注不全就可能导致淋巴结功能受损。

多学科治疗

多学科诊疗是通过整合多学科专业医护人员的专业知识，从而优化淋巴水肿患者的治疗策略。术前应认识到淋巴水肿和迅速启动治疗的重要性，同样应该认识到，术后是继续坚持有效的物理治疗直至病情稳定期，还是停止物理治疗。例如，术后进行有效的物理治疗非常重要[24, 36-40]，特别是吸脂术后[31, 32]和 LVA 术后。Basta 等通过荟萃分析发现，中断保守治疗的比例是 65%[41]。然而，有些研究表明，术后不需要继续加压治疗[2, 3, 13, 42, 43]。对于癌症相关性淋巴水肿患者，其应与外科医师和肿瘤科医师保持沟通，进行相应的随访。

最后，营养学家也应参与对患者的评估过程，特别是对伴有肥胖等并发症的患者。虽然没有证据表明淋巴水肿特定饮食有益于治疗[44-46]，但对于围手术期患者来说，其代谢需求会发生显著变化，故建议维持合理饮食。

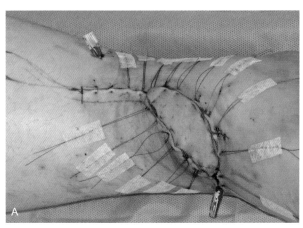
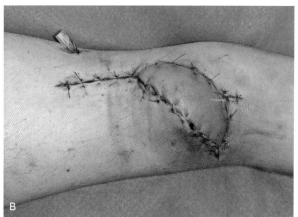

• 图 26.8　渐进式预留缝线延迟闭合技术，术中在皮瓣受区放置缝合线，术后延迟闭合

并发症

并发症分为两种：所有手术常见的一般并发症；淋巴水肿手术特有的并发症。作者将在文中介绍多种淋巴水肿手术的并发症。

切除手术并发症

切除手术主要是去除发生病变的多余组织，而生理性手术旨在重建或移植淋巴系统，相比之下，切除手术无法直接从病理上恢复淋巴循环。切除手术的并发症包括复发、溃疡、蜂窝织炎、乳头状瘤病、湿疹、瘢痕和淋巴漏[47]。Glovickzi 报道了切除术后出现的并发症，包括血肿、皮肤、皮瓣坏死、感染、伤口愈合延迟、深静脉血栓形成、瘢痕形成、残留淋巴管破坏、肢体功能丧失和淋巴水肿复发等[47]。Cormier等[48]在其系统性综述中引用了切除手术的一些并发症，包括慢性创面、感染、瘢痕扩大、血肿、皮肤坏死、残留淋巴管的潜在损伤和淋巴水肿恶化。Brorson 发现吸脂术不会引起严重并发症[49]。

淋巴管-静脉吻合（LVA）并发症

最近一篇系统性综述研究了 LVA 术后的并发症[30]。围手术期预防性使用抗生素、绷带加压包扎，以及显微外科技术的发展等，可以使蜂窝织炎、感染和淋巴漏等并发症明显减少[30]。对于 LVA 治疗效果不佳的患者，需要再次进行 LVA 手术或其他显微外科手术。

带血管淋巴结皮瓣移植（VLNT）并发症

Becker C 报道了 VLNT 的并发症，包括血肿、伤口感染、伤口延迟愈合、血管受损，其中血管受损的发生率为 2%[50]。Vignes 等对 26 例淋巴水肿患者（共实施 34 次自体淋巴结移植手术）进行随访后发现，并发症的总体发生率为 38%[50]，其中 6 例在术后 40 个月发生供区肢体持续性淋巴水肿，4 例淋巴囊肿，1 例供区持续性疼痛，1 例积液，1 例感染。值得注意的是，本研究的 26 例患者中，有 8 例患者接受了双供区带血管淋巴结移植手术（计算为 2 次手术），因此供区发病率可能增加。

Carl 等[40]发表了一篇关于 VLNT 并发症的系统性回顾文章，其中有 6 项研究提及了供区疼痛、淋巴漏、血肿、伤口裂开、蜂窝织炎和静脉淤血。伤口感染、血肿和伤口延迟愈合也被认为是可能的并发症，Scaglioni 等[51]指出应注意预防淋巴结过度切除，避免诱发供肢医源性淋巴水肿。这些并发症的发生部位往往是提供腹股沟淋巴结皮瓣（1.5%，$n=3$）和胸外侧淋巴结皮瓣（12.5%，$n=5$）的供区。颏下、锁骨上和网膜供区均未发现医源性淋巴水肿[51-54]。

生活质量

随着淋巴水肿显微外科手术的发展，将来人们会同时关注手术效果和生活质量，目前更关注后者。通过完成诊疗循环——"根据症状做出诊断，继而进行治疗，直至长期的术后随访"，希望淋巴水肿外科医师可以了解更多需要改进的地方，将真实世界的结局指标转化为外科治疗的具体计划。

研究人员针对切除手术设计了含有 13 个条目的问卷，分别在术前和术后时间调查患者的生活质量和手术效果满意度，研究发现术后患者在日常活动、社交、疼痛和身体形象方面都有所改善[55]。吸脂术（特别是联合加压治疗）可以提高生活质量[31]。LVA 治疗使 50%～100% 患者的淋巴水肿症状得到改善[51]。VLNT 通过改善肢体周径，提高患者生活质量[2, 56]。术后最快 1 个月，就能观察到这些手术效果，患者的症状也会如预期的那样得到持续稳定的改善。

声明

Elizabeth A. Anderson 得到密苏里大学辛克莱护理学院 Health Behavior Science Research Training Grant（5T32NR015426）项目的支持。

致谢

感谢 Jane M.Armer 博士为本章内容的撰写提供的支持。

结论

淋巴水肿多学科治疗涉及多位医疗专业人员和专家，治疗方式包括保守治疗和外科手术治疗。手术可以选择非生理性手术（如切除手术）和生理性手术（如 LVA 和 VLNT）。

在淋巴水肿相关的诊断、体积测量方法和患者选择上，目前还缺乏统一的标准，因此很难进一步准确评估淋巴水肿的治疗效果。随着淋巴水肿治疗经验的不断丰富，对客观和主观性治疗效果进行长期的大规模研究，将有助于更好地定义治疗范围和治疗效果，改进管理流程。

参考文献

[1] Executive Committee. The diagnosis and treatment of peripheral lymphedema: 2016 Consensus Document of the International Society of Lymphology. *Lymphology*. 2016; 49(4): 170−184.

[2] Patel KM, Lin CY, Cheng MH. A prospective evaluation of lymphedema-specific quality-of-life outcomes following vascularized lymph node transfer. *Ann Surg Oncol*. 2015; 22(7): 2424−2430.

[3] Cheng MH, Pappalardo M, Lin C, et al. Validity of the novel Taiwan Lymphoscintigraphy Staging and correlation of Cheng Lymphedema Grading for unilateral extremity lymphedema. *Ann Surg*. 2018; 268(3): 513−525.

[4] Pappalardo M, Cheng MH. Lymphoscintigraphy for the diagnosis of extremity lymphedema: current controversies regarding protocol, interpretation, and clinical application. *J Surg Oncol*. 2020; 121(1): 37−47.

[5] Petrek JA, Pressman PI, Smith RA. Lymphedema: current issues in research and management. *CA Cancer J Clin*. 2000; 50(5): 292−307; quiz 308−311.

[6] Peintinger F, Reitsamer R, Stranzl H, et al. Comparison of quality of life and arm complaints after axillary lymph node dissection vs sentinel lymph node biopsy in breast cancer patients. *Br J Cancer*. 2003; 89(4): 648−652.

[7] Deltombe T, Jamart J, Recloux S, et al. Reliability and limits of agreement of circumferential, water displacement, and optoelectronic volumetry in the measurement of upper limb lymphedema. *Lymphology*. 2007; 40(1): 26−34.

[8] Chen HC, O'Brien BM, Pribaz JJ, et al. The use of tonometry in the assessment of upper extremity lymphoedema. *Br J Plast Surg*. 1988; 41(4): 399−402.

[9] Coutts F, Geraghty M, Bulley C. Perometry measurement of lower limb volume: an investigation of criterion-related validity. Proceedings of the 2006 British Lymphology Society Conference: Solihull, UK, 2006.

[10] Cornish BH, Bunce IH, Ward LC, et al. Bioelectrical impedance for monitoring the efficacy of lymphoedema treatment programmes. *Breast Cancer Res Treat*. 1996; 38(2): 169−176.

[11] Garza RR, Skoracki R, Hock K, et al. A comprehensive overview on the surgical management of secondary lymphedema of the upper and lower extremities related to prior oncologic therapies. *BMC Cancer*. 2017; 17(1): 468.

[12] Zuther J, Norton S. *Lymphedema Management: The Comprehensive Guide for Practitioners*. 3rd ed. New York: Thieme; 2013.

[13] Cheng MH, Chen SC, Henry SL, et al. Vascularized groin lymph node flap transfer for postmastectomy upper limb lymphedema: flap anatomy, recipient sites, and outcomes. *Plast Reconstr Surg*. 2013; 131(6): 1286−1298.

[14] Sander AP, Hajer NM, Hemenway K, et al. Upper-extremity volume measurements in women with lymphedema: a comparison of measurements obtained via water displacement with geometrically determined volume. *Phys Ther*. 2002; 82(12): 1201−1212.

[15] Petlund CF. Volumetry of limbs. In: Olszewski WL, ed. *Lymph Statis: Pathophysiology, Diagnosis and Treatment*. London: Chemical Rubber Co.; 1991: 443−451.

[16] Tierney S, Aslam M, Rennie K, et al. Infrared optoelectronic volumetry, the ideal way to measure limb volume. *Eur J Vasc Endovasc Surg*. 1996; 12(4): 412−417.

[17] Ridner SH, Dietrich MS, Deng J, et al. Bioelectrical impedance for detecting upper limb lymphedema in nonlaboratory settings. *Lymphat Res Biol*. 2009; 7(1): 11−15.

[18] Ridner SH. Quality of life and a symptom cluster associated with breast cancer treatment-related lymphedema. *Support Care Cancer*. 2005; 13(11): 904−911.

[19] Moseley A, Piller N, Carati C. Combined opto-electronic perometry and bioimpedance to measure objectively the effectiveness of a new treatment intervention for chronic secondary leg lymphedema. *Lymphology*. 2002; 35(4): 136−143.

[20] Warren AG, Janz BA, Slavin SA, et al. The use of bioimpedance analysis to evaluate lymphedema. *Ann Plast Surg*. 2007; 58(5): 541−543.

[21] Fu MR. Breast cancer-related lymphedema: symptoms, diagnosis, risk reduction, and management. *World J Clin Oncol*. 2014; 5 (3): 241−247.

[22] Dayan JH, Dayan E, Kagen A, et al. The use of magnetic resonance angiography in vascularized groin lymph node transfer: an anatomic study. *J Reconstr Microsurg*. 2014; 30(1): 41−45.

[23] Gardner GC, Nickerson JP, Watts R, et al. Quantitative and morphologic change associated with breast cancer-related lymphedema. Comparison of 3.0T MRI to external measures. *Lymphat Res Biol*. 2014; 12(2): 95−102.

[24] Becker C, Assouad J, Riquet M, et al. Postmastectomy lymphedema: long-term results following microsurgical lymph node transplantation. *Ann Surg*. 2006; 243(3): 313−315.

[25] Yamamoto T, Narushima M, Yoshimatsu H, et al. Indocyanine green velocity: lymph transportation capacity deterioration with progression of lymphedema. *Ann Plast Surg*. 2013; 71(5): 591−594.

[26] Yamamoto T, Yamamoto N, Numahata T, et al. Navigation lymphatic supermicrosurgery for the treatment of cancer-related peripheral lymphedema. *Vasc Endovascular Surg*. 2014; 48(2): 139−143.

[27] Cheng MH, Huang JJ, Wu CW, et al. The mechanism of vascularized lymph node transfer for lymphedema: natural lymphaticovenous drainage. *Plast Reconstr Surg.* 2014; 133(2): 192e−198e.

[28] Hara H, Mihara M, Seki Y, et al. Comparison of indocyanine green lymphographic findings with the conditions of collecting lymphatic vessels of limbs in patients with lymphedema. *Plast Reconstr Surg.* 2013; 132(6): 1612−1618.

[29] Patel KM, Lin CY, Cheng MH. From theory to evidence: longterm evaluation of the mechanism of action and flap integration of distal vascularized lymph node transfers. *J Reconstr Microsurg.* 2015; 31(1): 26−30.

[30] Winters H, Tielemans HJ, Sprangers PN, et al. Perioperative care for patients undergoing lymphaticovenular anastomosis: a systematic review. *J Plast Reconstr Aesthet Surg.* 2017; 70(2): 178−188.

[31] McGee P, Munnoch DA. Treatment of gynaecological cancer related lower limb lymphoedema with liposuction. *Gynecol Oncol.* 2018; 151(3): 460−465.

[32] Brorson H. Liposuction in lymphedema treatment. *J Reconstr Microsurg.* 2016; 32(1): 56−65.

[33] Khatri N, Zhang S, Kale SS. Current techniques for postoperative monitoring of microvascular free flaps. *J Wound Ostomy Continence Nurs.* 2017; 44(2): 148−152.

[34] Koide S, Lin CY, Chen C, et al. Long-term outcome of lower extremity lymphedema treated with vascularized lymph node flap transfer with or without venous complications. *J Surg Oncol.* 2020; 121(1): 129−137.

[35] Koide S, Lin CY, Cheng MH. Delayed primary retention suture for inset of vascularized submental lymph node flap for lower extremity lymphedema. *J Surg Oncol.* 2020; 121(1): 138−143.

[36] Baumann FT, Reike A, Hallek M, et al. Does exercise have a preventive effect on secondary lymphedema in breast cancer patients following local treatment? — a systematic review. *Breast Care (Basel).* 2018; 13(5): 380−385.

[37] Yang A, Sokolof J, Gulati A. The effect of preoperative exercise on upper extremity recovery following breast cancer surgery: a systematic review. *Int J Rehabil Res.* 2018; 41(3): 189−196.

[38] Belcaro G, Errichi BM, Cesarone MR, et al. Lymphatic tissue transplant in lymphedema — a minimally invasive, outpatient, surgical method: a 10-year follow-up pilot study. *Angiology.* 2008; 59(1): 77−83.

[39] Lee BB, Kim YW, Kim DI, et al. Supplemental surgical treatment to end stage (stage IV−V) of chronic lymphedema. *Int Angiol.* 2008; 27(5): 389−395.

[40] Carl HM, Walia G, Bello R, et al. Systematic review of the surgical treatment of extremity lymphedema. *J Reconstr Microsurg.* 2017; 33 (6): 412−425.

[41] Basta MN, Gao LL, Wu L. Reply: operative treatment of peripheral lymphedema: a systematic meta-analysis of the efficacy and safety of lymphovenous microsurgery and tissue transplant. *Plast Reconstr Surg.* 2014; 134(3): 492e−493e.

[42] Campisi C, Bellini C, Campisi C, et al. Microsurgery for lymphedema: clinical research and long-term results. *Microsurgery.* 2010; 30(4): 256−260.

[43] Lin CH, Ali R, Chen SC, et al. Vascularized groin lymph node transfer using the wrist as a recipient site for management of postmastectomy upper extremity lymphedema. *Plast Reconstr Surg.* 2009; 123(4): 1265−1275.

[44] Han HW, Yang EJ, Lee SM. Sodium selenite alleviates breast cancer-related lymphedema independent of antioxidant defense system. *Nutrients.* 2019; 11(5): 1021.

[45] Garcia Nores GD, Cuzzone DA, Albano NJ, et al. Obesity but not high-fat diet impairs lymphatic function. *Int J Obes (Lond).* 2016; 40(10): 1582−1590.

[46] Gothard L, Cornes P, Earl J, et al. Double-blind placebo-controlled randomised trial of vitamin E and pentoxifylline in patients with chronic arm lymphoedema and fibrosis after surgery and radiotherapy for breast cancer. *Radiother Oncol.* 2004; 73(2): 133−139.

[47] Gloviczki P, ed. Principles of surgical treatment of chronic lymphedema. In: *Handbook of Venous Disorders: Guidelines of the American Venous Forum.* 3rd ed. Boca Raton, FL: CRC Press: 2008: 658−664.

[48] Cormier JN, Rourke L, Crosby M, et al. The surgical treatment of lymphedema: a systematic review of the contemporary literature (2004 −2010). *Ann Surg Oncol.* 2012; 19(2): 642−651.

[49] Brorson H. Liposuction gives complete reduction of chronic large arm lymphedema after breast cancer. *Acta Oncol.* 2000; 39(3): 407−420.

[50] Vignes S, Blanchard M, Yannoutsos A, et al. Complications of autologous lymph-node transplantation for limb lymphoedema. *Eur J Vasc Endovasc Surg.* 2013; 45(5): 516−520.

[51] Scaglioni MF, Fontein DBY, Arvanitakis M, et al. Systematic review of lymphovenous anastomosis (LVA) for the treatment of lymphedema. *Microsurgery.* 2017; 37(8): 947−953.

[52] Liu HL, Pang SY, Lee CC. Donor limb assessment after vascularized groin lymph node transfer for the treatment of breast cancer-related lymphedema: clinical and lymphoscintigraphy findings. *J Plast Reconstr Aesthet Surg.* 2019; 72(2): 216−224.

[53] Ciudad P, Manrique OJ, Date S, et al. Double gastroepiploic vascularized lymph node transfers to middle and distal limb for the treatment of lymphedema. *Microsurgery.* 2017; 37(7): 771−779.

[54] Chuang DC, Jeng SF, Chen HT, et al. Experience of 73 free groin flaps. *Br J Plast Surg.* 1992; 45(2): 81−85.

[55] Wisenbaugh E, Moskowitz D, Gelman J. Reconstruction of massive localized lymphedema of the scrotum: results, complications, and quality of life improvements. *Urology.* 2018; 112: 176−180.

[56] Engel H, Lin CY, Huang JJ, et al. Outcomes of lymphedema microsurgery for breast cancer-related lymphedema with or without microvascular breast reconstruction. *Ann Surg.* 2018; 268(6): 1076−1083.

第27章

淋巴显微外科的未来展望

MING-HUEI CHENG, DAVIDW. CHANG, AND KETAN M. PATEL

淋巴水肿的里程碑和全球化

淋巴水肿诊断和治疗的里程碑

随着新兴技术的涌现，疾病治疗效果的提高，有效治疗策略的报道，淋巴水肿相关的外科及显微外科治疗突飞猛进。在淋巴水肿专业领域，全面了解与之相关的解剖学、基础科学研究、诊断、手术技术、远期疗效和多模式治疗等在发展进程中的里程碑事件，将有助于优化淋巴水肿专业未来的发展途径。截至 2019 年 8 月 20 日，PubMed 数据库中共收载了 2003—2019 年发表的与淋巴水肿相关的文献有 6 683 篇，其中关于淋巴管-静脉吻合术（LVA）的文献有 50 篇，关于物理治疗的文献有 602 篇，关于风险 / 病因的文献有 1 247 篇，关于生活质量的文献有 768 篇，关于带血管淋巴结移植术（VLNT）的文献有 123 篇，关于吲哚菁绿（ICG）的文献有 150 篇，关于诊断的文献有 3 984 篇。有关淋巴水肿研究发展进程中的里程碑事件、外科治疗和显微外科入路的重要临床经验，已在前几章进行了全面的描述，此处以图 27.1 加以总结。在这条里程碑事件的时间线上，当前值得关注的是快速科学研究和临床调查。本章还简要概述了正常的淋巴循环和淋巴水肿手术的原则，见图 27.2。淋巴水肿的手术方法分为两类：① 非生理性手术，包括部分切除（吸脂术或楔形切除）和全切除。② 生理性手术，包括 LVA 和 VLNT。根据图 27.2 所示流程图可知，了解外科手术的生理学

并为患者选择合适的手术方案，才能获得良好疗效。非生理性手术可以减少淋巴液的生成，减轻负荷，并清除过多淋巴液淤滞后产生的副产物，但患者可能需要终身穿着弹力衣以预防淋巴水肿的复发和肢体肿胀。经严格筛选的合适患者在生理性手术后可不用穿弹力衣，因此生活质量得到极大改善。本专业内一直在定义淋巴水肿手术成功的评估标准，而其中评估因素之一是肢体周长的变化，找到其他因素至关重要。所有淋巴水肿手术的总体目标都是改善患者的生理功能和生活质量。患者报告结局指标可能对手术成功的定义有较大影响。如果未来能成功开发出全面的多因素评估方法，将不仅让医师个人得以判断自己患者的手术成功与否，还能作为不同专业之间的一种"通用语"，促进多学科患者医疗服务的改进。

图 27.3 总结了现有的循证外科治疗的选择方案。右半人体图代表可用的供区，左半人体图代表显微外科手术可用的受区。随着对与这些外科手术相关的淋巴结和生理过程的深入研究，未来将有更多的选择余地。在供区部位的水肿发病率、不同类型的淋巴结移植手术的适应证和疗效等方面，开展更多的科学研究和改进当前的方法刻不容缓。图 27.3 也标出了 LVA 和 VLNT 这两种显微外科手术的受区。对于 LVA，功能性皮下小静脉最可取的部位在上肢的前臂和手腕，或下肢的小腿和脚踝。而且经验表明，位于淋巴水肿肢体上的 VLN 受区的解剖位置存在变异。少量的文献也介绍了有关淋巴显微外科的多种联合

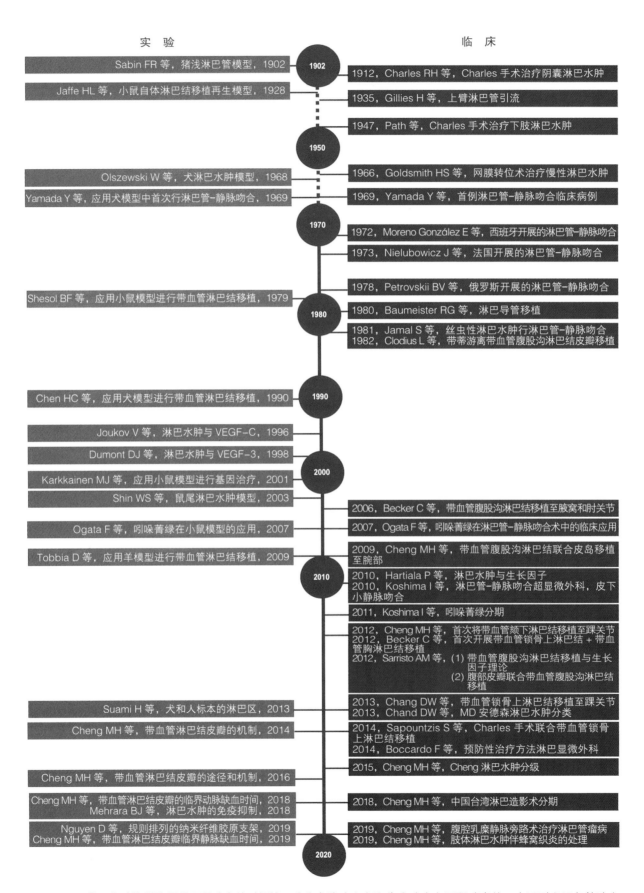

● 图 27.1 淋巴水肿外科发展的里程碑事件时间线，分为实验（左）和临床（右）里程碑事件。本图列出了每篇论文的通讯作者。VEGF-C，血管内皮生长因子

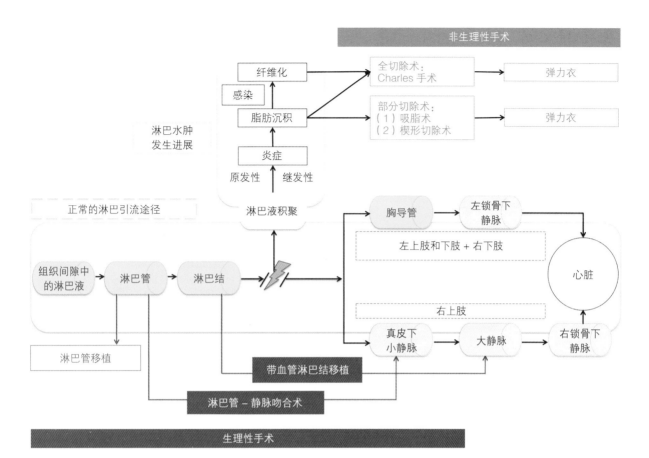

• 图 27.2　淋巴水肿生理性手术和非生理性手术的流程图

技术，认为这些技术不仅有效，而且患者获益极大。尽管这些技术更加复杂，也可能有效，但与这些联合技术相关的长期疗效和生活质量仍需要进一步评价。

　　关于 LVA 在淋巴水肿的治疗很早就有描述，但直到最近，Isao Koshima 引入了超显微外科技术并使用 ICG 淋巴造影术，LVA 才发展成为该专业的前沿技术。ICG 淋巴造影术是一种动态的淋巴成像工具，它对许多处理算法做了更改，运用微创诊断技术来准确识别浅淋巴管和实时测量淋巴流量。全世界的外科医师在淋巴水肿手术计划和实施中，不断探索 ICG 的应用，极大地促进了这一宝贵技术的精细化使用。确保 LVA 术后长期疗效的关键因素可能包括患者的严格筛选、术前评估、术中确认有利的淋巴管–静脉梯度及最佳的术后护理方案。

　　Sir Harold Gillies 在其里程碑式的教科书 *Principles and Art of Plastic Surgery* 中最早对淋巴移植进行了探索和报道。1982 年，Leo Clodius

首次提出，携带腹股沟淋巴结的腹股沟组织瓣可能是淋巴水肿的治疗方法；2006 年，Corrine Becker 发表了采用同种淋巴结治疗淋巴水肿的系列病例报道。接下来的一些病例报道证实了 VLNT 的相关获益，以及 VLNT 供区和受区的位置存在变异，后来开展的动物研究、实验研究和尸体研究对相关的 VLNT 机制进行了验证和确认（图 27.1）。许多著名的中心正在开展转化型研究，不断地从病理生理学角度进行探索，包括研究淋巴水肿的脂肪沉积和组织纤维化，探寻与带血管淋巴结皮瓣相关的内在生理学特点，这不仅有利于阐明软组织和皮肤组分的作用，还益于明确带血管淋巴结和周围淋巴水肿组织之间建立的连接和相互作用。此外，随着实践与经验的不断积累，将确定特定手术的最佳患者选择。

淋巴水肿手术的全球化

　　国际淋巴学会于 1966 年在苏黎世成立。学

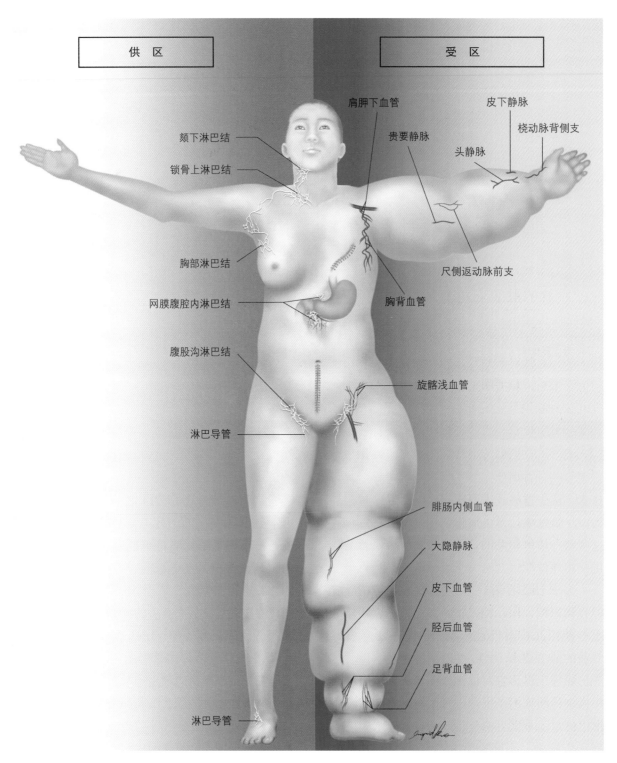

供区

受区

颏下淋巴结

锁骨上淋巴结

胸部淋巴结

网膜腹腔内淋巴结

腹股沟淋巴结

淋巴导管

淋巴导管

肩胛下血管

贵要静脉

头静脉

尺侧返动脉前支

胸背血管

皮下静脉

桡动脉背侧支

旋髂浅血管

腓肠内侧血管

大隐静脉

皮下血管

胫后血管

足背血管

• 图 27.3　淋巴显微外科手术的供区和受区

会现拥有 350 余名会员，大部分会员来自世界各地的淋巴水肿学术组织。学会专注于淋巴水肿和相关疾病的诊断、物理疗法和药物防治。此外，每年举办的年会（尤其是国际淋巴大会）向相关专业人士提供了一个促进专业提升和学术交流的

国际论坛。目前，针对淋巴水肿手术治疗的国内和国际会议越来越多，饱受大家的欢迎。2010年在西班牙巴塞罗那召开世界淋巴水肿外科研讨会第一次年会，此后淋巴水肿逐渐受到重视，小组讨论、会前活动和尸体解剖等方面均得到改

进。最重要的是，这次的年度研讨会特地在 3 个城市举办（西班牙巴塞罗那，中国台湾地区，美国伊利诺伊州芝加哥），加强了知识的交流，扩展了分享的途径。现场手术演示极大地提升了临床医师的学习兴趣，因为与这些手术相关的技术挑战可以进行严格评估和复制。作者有幸获得全球淋巴水肿管理和外科治疗相关的多位权威专家的支持，他们为本书第一版的内容做出了贡献，也在第二版中提供了更新的内容。本书作为教育工具书，面向全球临床医师提供全面的、共享的资源。

淋巴水肿的挑战与共识

淋巴水肿手术与显微外科手术的共识

临床医师对于淋巴水肿手术和显微手术的兴趣持续增加，相关的手术经验更加丰富，这为医师通过头脑风暴法分享经验，同时在患者选择、精细化手术技术、疗效研究和患者护理等各个方面达成共识意见创造了契机。特别是，这些手术所对应的患者选择，在不同的机构中有不同的标准。对于患者的肢体体积、肢体周长的测量和病情的评估分级，目前可用方法有多种，但如果在术前就采用最有效的方法，将确保疗效分析具有可比性和标准化。

患者的健康教育内容（预期和疗效方面）大多与其他的分期重建手术相似。乳房重建的分期手术可以达到根治效果，淋巴显微外科手术属于外科医师专业技能库的范畴，用于治疗淋巴水肿，同样可以达到根治效果。多学科方法中的多阶段、多模式治疗将证明是治疗淋巴水肿最有效的方法。皮瓣外科学为完全自体乳房重建提供

了依据，同样地，淋巴显微手术也能为淋巴液引流的生理学提供依据。其他辅助性手术也能减小肢体总容积，而且随着时间的推移，将会被证明具有同等价值。应根据不同的手术和非手术治疗方式，针对手术效果设置合理的患者期望值。

在肿瘤手术后实施继发性淋巴水肿的预防性手术，最近被作为一种可能的预防方案加以研究。在广泛采用这种预防性手术之前，需要考虑许多因素。尽管一些因素已经被证明会增加未来发生淋巴水肿的风险，但现实的成本分析将极大地促进预防手术在真实世界的应用。在广泛应用这些技术之前，需要进一步对特定患者的选择和显微外科治疗方法的选择进行严格评估。

新兴技术和创新

淋巴管显微外科技术

ICG 近红外检测仪是淋巴水肿诊断和外科治疗技术上的重大进步，特别是在显微外科手术术前评估和围手术期辅助方面。由于便携性和通用性的改善，多种器械得以引进，增加了成本效益和使用率。此外，未来技术的发展将有助于提高成像的清晰度和增大检测深度，定量分析将在围手术期手术计划和疗效评估方面越来越有用。

技术挑战限制了临床医师对某些淋巴显微外科手术的尝试。LVA 必须依靠超显微外科技术，才能实现有效的淋巴管-静脉转流。受限于超显微外科设备和仪器以及可视化技术，许多有资质的外科医师无法开展这些手术。攻克外科治疗中的这些技术难题后，这些复杂的手术技术就能得到普及。

结论

我们应该深入了解淋巴解剖学、淋巴水肿的病理生理学及 VLNT 的生理学和机制。淋巴水肿手术和显微外科的发展前景是光明的。淋巴水肿专业在不断成长和进步中，不远的将来，必定

会在患者选择、手术技术和疗效判断方面达成共识，确保患者的安全性和疗效的可重复性。有效的围手术期临床医疗相关技术不断涌现，将为外科医师的术后疗效提供保障。

索 引